Das Testosteron · Die Struma

Dreizehntes Symposion
der Deutschen Gesellschaft für Endokrinologie
in Würzburg vom 2. – 4. März 1967

Schriftleitung

Professor Dr. Erich Klein

Mit 106 Abbildungen

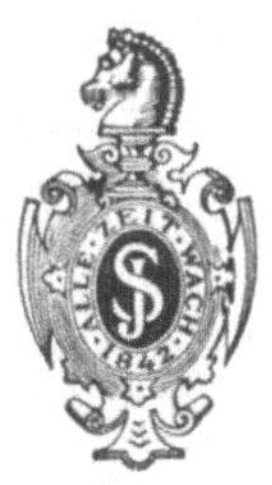

Springer-Verlag Berlin Heidelberg GmbH 1968

*Professor Dr. Erich Klein, Leitender Chefarzt der Städt. Krankenanstalten,
Chefarzt der I. Medizinischen Abteilung, 4800 Bielefeld*

ISBN 978-3-540-04353-9   ISBN 978-3-642-51623-8 (eBook)
DOI 10.1007/978-3-642-51623-8

© Springer-Verlag Berlin Heidelberg 1968

Titel-Nr. 6779

Deutsche Gesellschaft für Endokrinologie

Inhaltsverzeichnis

I. Das Testosteron und Antiandrogene

Inhaltsverzeichnis   VII

Alphabetisches Verzeichnis der Vortragenden und Diskussionsredner

Alberts, H., Dr., II. Med. Universitäts-Klinik München

Ammon, J., Dipl.-Phys. Dr., Abteilung für klinische Endokrinologie der I. Med. Klinik der Universität, Frankfurt

Apostolakis, M., Doz. Dr., II. Med. Universitäts- und Poliklinik Hamburg

Bahner, F., Prof. Dr., Abteilung für klinische Endokrinologie der Med. Universitäts-Klinik Heidelberg

Bansi, H. W., Prof. Dr., I. Med. Abteilung, Allgemeines Krankenhaus St. Georg, Hamburg

Beckebans, J., Dr., II. Med. Universitäts-Klinik München

Berswordt-Wallrabe, R. von, Dr. Hauptlaboratorium der Schering AG, Berlin 65, Müller-straße 170—172

Bethge, H., Dr., II. Med. Universitäts-Klinik Düsseldorf

Bettendorf, G., Prof. Dr., Universitäts-Frauenklinik Hamburg

Binder, H. D., Dr., Institut f. Biophysik d. Universität d. Saarlandes, Homburg/Saar

Bönicke, J., Dr., Pathologisches Institut der Universität Hamburg

Böttger, D., Dr., Universitäts-Frauenklinik Göttingen

Breckwoldt, M., Dr., Universitäts-Frauenklinik Hamburg

Breustedt, H.-J., Dr., Pathologisches Institut der Universität Hamburg

Burchardt, P., Dr., II. Med. Universitäts-Klinik Hamburg

Črepinko, I., Dr., Med. Universitätsklinik Zagreb (Jugoslawien)

Czygan, P.-J., Dr., Universitäts-Frauenklinik Hamburg

Dhom, G., Prof. Dr., Pathol. Institut der Universität Homburg/Saar

Dieterle, P., Dr., II. Med. Universitäts-Klinik München

Dimitrov, N., Dr., Med. Universitäts-Klinik Zagreb (Jugoslawien)

Dirscherl, W., Prof. Dr. Dr., Institut f. Physiol. Chemie der Universität Bonn

Egert, H., Dr., II. Med. Universitätsklinik Wien (Österreich)

Ehlers, O., Dr., Universitäts-Frauenklinik Göttingen

Eickhoff, W., Prof. Dr., Pathol. Institut der Stadt Duisburg

Elger, W., Dr., Schering AG, Berlin 65, Müllerstraße 170—172

Emrich, D., Doz. Dr., Med. Universitäts-Klinik Göttingen

Ewald, W., Dr., I. Medizinische Univ.-Klinik, Frankfurt (Main)

Frahm, H., Doz. Dr., I. Med. Universitäts-Klinik Hamburg

Frey, K. W., Dr., II. Med. Universitäts-Klinik München

Gabe, D., Dr., Med. Klinik der Städt. Krankenanstalten Wuppertal

Gauwerky, F., Prof. Dr., Strahleninstitut, Allgemeines Krankenhaus St. Georg, Hamburg

Glaubitt, D., Dr., I. Med. Universitäts-Klinik Hamburg

Glöbel, B., Dr., Institut f. Biophysik d. Universität d. Saarlandes, Homburg/Saar

Gröschel-Stewart, U., Dr., Abteilung für klinische Endokrinologie der I. Med. Klinik der Universität Frankfurt

Groot, K., Universitäts-Frauenklinik Hamburg

Gupta, D., Dr., Department of Growth and Development, Institute of Child Health, University of London (England)

Hachmeister, U., Dr., Pathologisches Institut der Universität Hamburg

Hacker, R., Dr., II. Med. Universitäts-Klinik München

Hammerstein, J., Prof. Dr., Frauenklinik der Freien Universität Berlin

Haubold, U., Dr., II. Med. Universitäts-Klinik München

Hauptmann, E., Prof. Dr., Med. Universitäts-Klinik Zagreb (Jugoslawien)

Herrmann, M., Doz. Dr., Med. Naturwissenschaftliche Hochschule Ulm

Hochheuser, W., Dr., II. Med. Universitäts-Klinik München

Höfer, R., Doz. Dr., II. Med. Universitäts-Klinik Wien (Österreich)

Hoffmann, G., Prof. Dr., Med. Universitäts-Klinik Freiburg

Holzmann, K., Dr., Universitäts-Frauenklinik Heidelberg

Horster, F. A., Doz. Dr., II. Med. Universitäts-Klinik Düsseldorf

Huhnstock, K., Doz. Dr., Med. Universitäts-Poliklinik Heidelberg

Husmann, F., Dr., Med. Universitäts-Poliklinik Würzburg

Junkmann, K., Prof. Dr. Dr. rer. nat. h. c., Berlin 33, In der Halde 14

Kaiser, E., Dr., Universitäts-Frauenklinik Düsseldorf

Karg, H., Prof. Dr., Institut für Physiologie u. Ernährung d. Tiere d. Universität München

Karl, H. J., Dr., I. Med. Universitäts-Klinik München

Klein, E., Prof. Dr., Städt. Krankenanstalten Bielefeld

Kluge, F., Dr., II. Med. Universitäts-Klinik München

Knorr, D., Doz. Dr., Universitäts-Kinderklinik München

König, A., Frau Prof. Dr., Hormonforschungslaboratorium d. Universitäts-Frauenklinik Göttingen

Kracht, J., Prof. Dr., Pathologisches Institut der Universität Hamburg

Kröner, H., Dr., Physiologisch-Chemisches Institut der Universität Düsseldorf

Krüskemper, H. L., Prof. Dr., Abteilung für klin. Endokrinologie d. Med. Klinik d. Med. Hochschule Hannover

Kuhn, D., Dr., Med. Universitäts-Poliklinik Heidelberg

Kunkel, R., Dr., Inst. f. Biophysik der Universität des Saarlandes, Homburg/Saar

Kutzim, H., Prof. Dr., Nuclearmedizin, Institut der Universitätskliniken Köln

Laschet, L., Dr., Pfälzische Nervenklinik Landeck, Psycho-endokrinologische Abteilung

Laschet, U., Frau Dr., Pfälzische Nervenklinik Landeck, Psycho-endokrinologische Abteilung

Lauritzen, C., Prof. Dr., Universitäts-Frauenklinik Kiel

Lenke, M., Dr., Pathologisches Institut der Universität Hamburg

Lipscomb, H. S., Dr., Med. Naturwissenschaftliche Hochschule, Zentrum für innere Medizin, Ulm

Lommer, D., Dr., II. Med. Universitäts-Klinik Homburg/Saar

Matthaes, P., Dr., Chirurgische Universitätsklinik und Poliklinik Hamburg

Mehta, V., Dr., Med. Naturwissenschaftliche Hochschule Ulm

Meier, J.-M., Dr., I. Med. Klinik der Universität Frankfurt

Melani, F., Dr. med., Abteilung für klinische Endokrinologie der I. Med. Universitäts-Klinik Frankfurt

Mosebach, K.-O., Prof. Dr., Physiologisch-Chemisches Institut der Universität Bonn

Müller, R., Dr., I. Med. Universitäts-Klinik München

Müller, W., Prof. Dr., Rheumatologische Universitäts-Klinik im Felix-Platter-Spital Basel (Schweiz)

Müller-Bardorff, M., Dr., II. Med. Universitäts-Klinik München

Neher, R., Dr., Ciba Aktiengesellschaft Basel (Schweiz)

Neumann, F., Dr., Hauptlaboratorium der Schering AG., Berlin 65, Müllerstr. 170—172

Niggemeyer, H., Prof. Dr., Universitäts-Kinderklinik Würzburg

Oberdisse, K., Prof. Dr., II. Med. Universitäts-Klinik Düsseldorf

Oberhausen, E., Priv.-Doz. Dr. Dr., Institut für Biophysik der Universität des Saarlandes, Homburg/Saar

Oertel, G. W., Prof. Dr., Universitäts-Frauenklinik Mainz

Overzier, C., Prof. Dr., II. Med. Universitäts-Klinik Mainz

Petry, R., Dr., Universitäts-Frauenklinik Düsseldorf

Pfannenstiel, P., Dr., Medizin. Universitäts-Klinik Freiburg

Pfeiffer, E. F., Prof. Dr., Abteilung für klinische Endokrinologie der I. Med. Klinik der Universität Frankfurt

Raith, L., Dr., I. Med. Universitäts-Klinik München

Raptis, S., Dr., Med. Naturwissenschaftliche Hochschule, Zentrum für innere Medizin, Ulm

Rausch-Stroomann, J. G., Doz. Dr., I. Med. Universitäts-Klinik Hamburg

Reinwein, D., Doz. Dr., II. Med. Universitäts-Klinik Düsseldorf

Retiene, K., Dr., Med. Naturwissenschaftliche Hochschule, Zentrum für innere Medizin, Ulm

Richter, J., Dr., II. Med. Universitäts-Klinik München

Rindt, W., Dr.., Institut für Hygiene, Abteilung für experimentelle Endokrinologie an der Universität des Saarlandes, Homburg/Saar

Rinkens, D., Dr., Physiologisch-Chemisches Institut der Universität Bonn

Ross, G., Frau Dr., I. Med. Abteilung ,Allgemeines Krankenhaus St. Georg, Hamburg

Runnebaum, B., Dr., Universitäts-Frauenklinik Heidelberg

Schindler, W., Dr., Med. Naturwissenschaftliche Hochschule, Zentrum für innere Medizin, Ulm

Schmidt, H., Dr., II. Med. Universitäts-Klinik Hamburg

Schmidt-Elmendorff, H., Dr. med., Universitäts-Frauenklinik Düsseldorf

Schulz, K. D., Dr., Universitäts-Frauenklinik Hamburg

Schwarz, K., Prof. Dr., II. Med. Universitäts-Klinik München

Scriba, P. C., Dr., II. Med. Universitäts-Klinik München

Škrabalo, Z., Doz. Dr., Med. Universitäts-Klinik Zagreb (Jugoslawien)

Solbach, H. G., Doz. Dr., II. Med. Universitäts-Klinik Düsseldorf

Staib, W., Prof. Dr., Physiologisch-Chemisches Institut der Universität Düsseldorf

Stein, B., Dr., Med. Naturwissenschaftliche Hochschule Ulm

Steinacker, H. G., Dr., II. Med. Universitäts-Klinik Homburg/Saar

Steinbeck, H., Dr., Schering AG, Berlin 65, Müllerstraße 170—172

Struck, H., Dr., Institut für Physiologie und Ernährung der Tiere, Universität München

Tamm, J., Prof. Dr., II. Med. Universitäts-Klinik Hamburg

Teller, W., Doz. Dr. med., Universitäts-Kinderklinik Marburg

Treiber, L., Dr. med., Abteilung für experimentelle Endokrinologie an der Universitäts-Frauenklinik Mainz

Vecsei, P., Dr. med., II. Med. Universitäts-Klinik Homburg/Saar

Vermeulen, A., Prof. Dr., Akademisches Krankenhaus Gent (Belgien)

Voigt, K. D., Prof. Dr., II. Med. Universitäts-Klinik Hamburg

Wenner, R., Prof. Dr., Kantonsspital Liestal (Schweiz)

Winkelmann, W., Dr., II. Med. Universitäts-Klinik Köln

Wolff, H. P., Prof. Dr., II. Med. Universitäts-Klinik Homburg/Saar

Yeboah, H., Dr., I. Med. Klinik der Universität Frankfurt

Zander, J., Prof. Dr., Univ.-Frauenklinik Heidelberg

Zimmermann, E., Dr., Med. Naturwissenschaftliche Hochschule Ulm

Zimmermann, H., Prof. Dr., II. Med. Universitäts-Klinik Düsseldorf

Das Testosteron · Die Struma

CIBA A.G., Basel/Schweiz

Biosynthese des Testosteron

Von

R. NEHER

Mit 5 Abbildungen

Referat

Der Isolierung des wirksamsten männlichen Sexualhormons Testosteron durch LAQUEUR in Amsterdam 1935 folgten noch im gleichen Jahr die Synthesen durch BUTENANDT bzw. RUZICKA und WETTSTEIN. Erst 20 Jahre später, nach einer Periode stürmischer Entwicklung der Steroid-Chemie, konnten SLAUNWHITE und SAMUELS 1956 erstmals zeigen, daß Testosteron im Testesgewebe der Ratte aus Progesteron gebildet wird. Die folgenden 10 Jahre brachten eine Unmenge von biochemischen Einzelbefunden durch verschiedene Forschergruppen, so daß sich heute ein relativ klares Bild der Testosteron-Biosynthese abzuzeichnen beginnt. (Über zahlreiche und ausführliche Übersichtsartikel vgl. DORFMAN et al., 1963; DORFMAN und SHARMA, 1965; DORFMAN und SHIPLEY, 1956; DORFMAN und UNGAR, 1965; LIPSETT et al., 1966; LIPSETT und KORENMAN, 1964; PINCUS et al., 1966; PRUNTY, 1966; TAMAOKI und SHIKITA, 1966; VERMEULEN und EXLEY, 1966; WOLSTENHOLME und O'CONNOR, 1967; Struktur und Aktivität s. DORFMAN, 1966.)

Bevor wir die einzelnen Biosynthesewege in Mensch und Säugetieren, ihre relative Bedeutung und Dynamik betrachten wollen, möchte ich kurz die neueren Ergebnisse über das *Vorkommen* von Testosteron (T) und seinen unmittelbaren Vorstufen wie Δ^4-Androsten-3,17-dion (A) und Dehydroepiandrosteron (DHA) in Erinnerung rufen, wobei hier nicht auf methodische Fragen eingegangen werden kann. Testosteron ist nach seiner Isolierung aus Hoden erstmals von HOLLANDER und HOLLANDER, 1958, in Spermatica-Venenblut nachgewiesen worden und zwar in höherer Konzentration als im peripheren Blut bzw. Plasma oder Lymphe (s. auch HUDSON et al., 1967). Im Urin kommt Testosteron nur zu einem kleinen Prozentsatz in freier Form vor, überwiegend in gebundener Form als Glucuronid. Freies Testosteron ließ sich auch im Ovar und ovariellen Venenblut (GANDY und PETERSON, 1964; HORTON et al., 1966), besonders reichlich aber in polycystischen Ovarien und Arrhenoblastomen identifizieren, während es aus normalem Nebennierenrindengewebe bisher nicht isoliert werden konnte; seine Konzentration in normalem Nebennierenvenenblut ist nicht merklich höher als diejenige im peripheren Plasma. Die Testosteronkonzentration ist hingegen erhöht in Nebennierenvenenblut von Fällen mit idiopathischem Hirsutismus, dann auch selbst im Gewebe hypertrophischer oder canceröser Nebennierenrinden (BORGSTEDE et al., 1963; BURGER et al., 1964; CASEY und KELLIE, 1964; WIELAND et al., 1965; einzelne Literaturangaben siehe bei DORFMAN und UNGAR, 1965).

Diese Beispiele belegen bereits, daß Testosteron unter bestimmten Bedingungen auch im Ovar und in der Nebennierenrinde gebildet werden kann, wie wir später noch besser aus dynamischen Daten sehen werden.

In Ovar und Nebennierenrinde sind, wie in den Testikeln, überdies immer reichlich unmittelbare Vorstufen des Testosteron, wie Androstendion und DHA vorhanden. Dazu kommt, daß diese Vorstufen, die im peripheren Blut zirkulieren, DHA insbesondere in großer Konzentration als Sulfathalbester, von der Leber und anderen Organen in Testosteron übergeführt werden können (s. Abb. 2). Zu diesen Vorstufen kann neuerdings auch Δ^5-Androsten-$3\beta,17\beta$-diol gerechnet werden (Sjövall und Vihko, 1966).

Tabelle 1. *Plasma Androgene (µg/100 ml)*[1]

		Testosteron	Androstendion	DHA	DHA-Sulfat
Normale Männer	20—80 J.	0,65—0,81	0,04—0,1	1,3	70—150
Knaben	4—9 J.	0,04—0,06	0,09		
Kastrierte Männer		0,12			
Normale Frauen		0,035	0,1—0,2	1,0	50—100
Mädchen	3—9 J.	0,02	0,03		
Stein-Leventhal-Syndrom		0,12—0,47	0,25		
Idiopathischer Hirsutismus		0,08—0,33	0,28		
Hirsutismus/Virilisierung adrenalen Ursprungs		0,3—0,7	0,6		

[1] Die angegebenen Zahlen bedeuten *Mittelwerte* verschiedener Autoren.

Literatur s. bei Lipsett et al., 1964, 1967; Prunty, 1966 sowie Conti et al., 1964; Coppage et al., 1965; Dray, 1966; Frasier et al., 1966; Horton et al., 1966, 1967; Kent et al., 1966; Korenman et al., 1965; Resko et al., 1966; van der Molen et al., 1966.

Tabelle 1 gibt zunächst einen Überblick der wichtigsten Androgen-Plasmawerte männlicher und weiblicher Individuen verschiedenen Alters sowie unter Bedingungen von Testosteron-Ausfall und Überproduktion. Androstendion ist bei der Frau auffallenderweise das einzige Androgen, das in größerer als der männlichen Konzentration vorliegt. Einen besseren Überblick der Altersabhängigkeit des Plasmatestosteron gibt Abb. 1; nach der Pubertät ist nicht nur ein starker Testosteron-Anstieg festzustellen, auch das Verhältnis Testosteron/Androstendion vergrößert sich bis auf das 26fache (Frasier und Horton, 1966). Andererseits bleibt das Plasma-Testosteron bis ins hohe Alter hinein hoch (Kent und Acone, 1966) — im Gegensatz zur 17-Ketosteroid- und Testosteronglucuronid-Ausscheidung. Ein Tagesrhythmus, gemessen an der peripheren Plasma-Konzentration beim Mann scheint für Testosteron, wenn überhaupt, nur in ganz abgeschwächter Form zu existieren (Dray, 1966; Hudson et al., 1965; Lipsett et al., 1966; Resko und Eik-Nes, 1966; Southren et al., 1966).

Ein Vergleich von Plasma- und Harn-Testosteron zeigt nebenbei (s. Tab. 2), daß sich der 10—20fache Unterschied der Plasmakonzentration zwischen Mann und Frau mittleren Alters in der Ausscheidung von Testosteronglucuronid spiegelt, obwohl letzteres nur 0,2—2% des Plasmatestosterons repräsentiert (Camacho und Migeon, 1964; Horton et al., 1965). Weniger deutlich gilt diese Parallelität für hirsute und virilisierte Frauen, die anderseits eine enorme Erhöhung der Ausscheidung von epi-Testosteronglucuronid aufzuweisen scheinen (DE NICOLA et al., 1966), (vgl. jedoch APOSTOLAKIS et al., 1967).

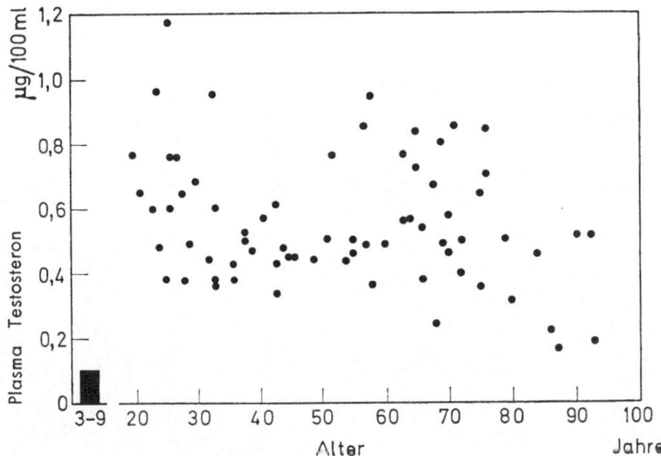

Abb. 1. Plasma-Testosteron in männlichen Individuen von 3—92 Jahren. Werte von KENT und ACONE, 1966; FRASIER und HORTON, 1966; HUDSON et al., 1966; COPPAGE und COONER, 1965

Wir wollen uns nun dem eigentlichen Thema zuwenden, nämlich den Wegen, auf welchen die Biosynthese von Testosteron verlaufen kann. Das Schema in Abb. 2 beruht auf vielen Einzelbefunden aus *in vitro* und *in vivo* Experimenten mit Organen verschiedener Species durch zahlreiche Forschergruppen während der letzten 10 Jahre. Wir können ausgehend von Cholesterin, das heute als obligates Zwischenprodukt gilt (MENON et al., 1965a), zwei Hauptwege unterscheiden, die nicht nur für Testesgewebe bzw. Leydigsche Zellen (mikrosomale Fraktion), sondern auch für Ovar und Nebennierenrinde nachgewiesen wurden. Der erste Weg, Stufen 2—5, 9, bleibt zunächst auf der Δ^5-3β-Hydroxysteroidstufe und führt über Δ^5-Pregnenolon, Δ^5-17-Hydroxypregnenolon, DHA und Δ^5-Androsten-3β, 17β-diol zu Testosteron; der andere, Stufen 6, 10—12, zweigt bereits von

Tabelle 2. *Vergleich von Plasma- und Harn-Testosteron*[1]

		Testosteron (T)	T-Glucuronid	epi-T-Glucuronid
Plasma	(µg/100 ml)			
	M	0,65—0,81	0,3	—
	F	0,035	0,1	—
Harn	(µg/24 Std)			
	M	1,1	50—120	60—180
	F normal	0,7	6—18	11—36
	hirsut		9	225 ?
	virilisiert		21	278 ?

[1] Die angegebenen Zahlen bedeuten *Mittelwerte* verschiedener Autoren.

Literatur s. bei PRUNTY, 1966; VERMEULEN und EXLEY, 1966 sowie DE NICOLA et al., 1966; LIM und DINGMAN, 1965; ROSNER et al., 1966; STAIB, 1967.

1*

Δ^5-Pregnenolon auf die Δ^4-3-Ketosteroid-Stufe ab und führt über Progesteron, 17-Hydroxyprogesteron und Androstendion ebenfalls zu Testosteron.
Daneben gibt es dank den Übergängen 7 und 8 weitere Verbindungswege zwischen
der Δ^5- und Δ^4-Reihe, die alle prinzipiell reversibel sind, deren Gleichgewicht unter
in vivo und den meisten *in vitro* Bedingungen aber weitgehend auf der rechten
Seite der Δ^4-3-Ketosteroide liegt (vgl. ROSNER et al., 1965). Im Gleichgewicht
befinden sich auch die durch 17-Hydroxysteroid-Dehydrogenasen regulierten

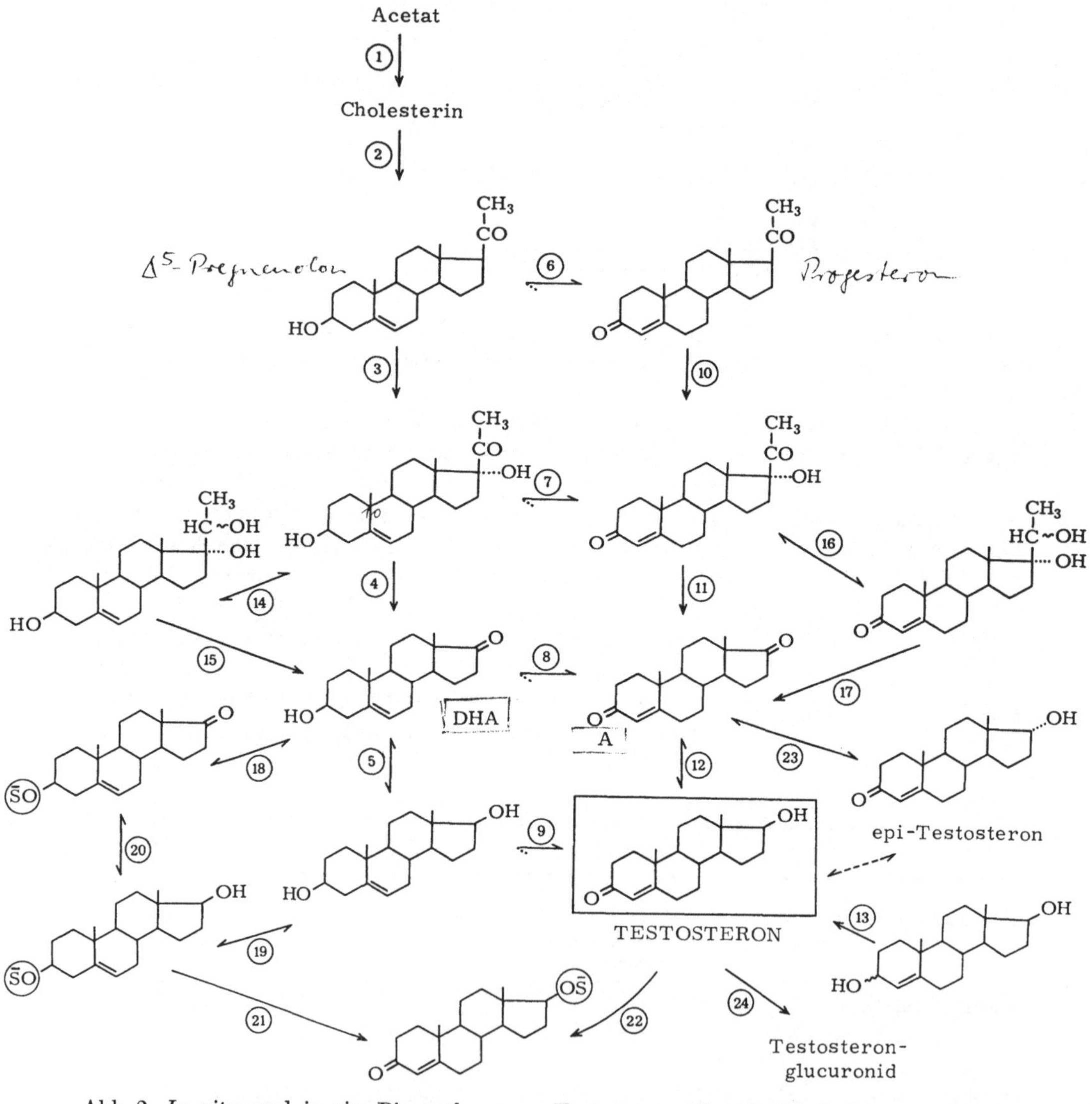

Abb. 2. *In vitro* und *in vivo*-Biosynthese von Testosteron (Mensch, Rind, Schwein, Hund,
Kaninchen, Ratte, Maus, Meerschweinchen). Testes: 1—12, 14 (15) 16 (17), 18—21; Ovar:
1—12, 16, 18—20; Nebennierenrinde: 1—18, 22; Placenta: 1—3, 5—10, 12, 18; Leber: 5, 8, 9,
12, 18—20, 23, 24; Prostata, Samenblase: 12; Niere: 12, 18; Muskel: (3, 4), 12; Haut, Erythrocyten: 5, 8 (9), 12; DHA = Dehydroepiandrosteron; A = Δ^4-Androsten-3,17-dion

Wege 5, 12, während die 17α-Hydroxylierungen, Stufen 3 und 10, sowie Seiten-
kettensplits 4 und 11, irreversibel verlaufen. Die Abspaltung der Seitenkette
benötigt wie die Hydroxylierung molekularen Sauerstoff, wobei das Sauerstoffatom der 17-Ketogruppe aus demjenigen der 17α-Hydroxylgruppe stammt und
nicht aus der Gasphase (NAKAO et al., 1966). Ein Nebenweg scheint, wenn auch
von untergeordneter Bedeutung, bzw. species- oder organspezifisch (Maus-Testes?
s. DOMINGUEZ, 1966; ELLIS und BERLINER, 1965; Schweine-Nebennieren?
s. ICHII et al., 1965) durch Seitenkettensplit der 17,20-Dihydroxysteroide zu den
C_{19}-Steroiden DHA und Androstendion (Stufen 15, 17) zu führen; die in 20-Stel-
lung reduzierten Steroide bilden sich leicht und reversibel auf Weg 14 bzw. 16
dank den stets im Überstand des Zellplasmas vorhandenen 20α- oder β-Hydroxy-
steroid-Dehydrogenasen.

Von größerer Wichtigkeit sind zweifellos die Gleichgewichtsreaktionen 18, 19
und 20, womit vor allem DHA-Sulfat auf breiter Basis mit in den Biosyntheseweg
für Testosteron einbezogen wird (AAKVAAG et al., 1964; BAULIEU, 1965; DIXON
et al., 1965a, b; DORFMAN und UNGAR, 1965; HOLCENBERG und ROSEN, 1965;
KILLINGER und SOLOMON, 1965; LINDBERG et al., 1966; PAYNE und MASON, 1965;
PIERREPOINT et al., 1966; WALLACE und SILBERMAN, 1964; WARREN und FRENCH,
1965). Weitere mögliche Umwege wie über epi-Testosteron mittels einer Epimerase
sind eher noch hypothetisch (TAMM et al., 1966a, dagegen WILSON und LIPSETT,
1966) und solche über Δ^4-Androstendiole (Reaktion 13) haben vorerst nur theo-
retische Bedeutung (COLLA et al., 1964). Den früher diskutierten Möglichkeiten
einer direkten Umsetzung einer C_{27}-Verbindung wie z. B. 17α,20α-Dihydroxy-
cholesterin direkt zum C_{19}-Steroid DHA wird heute keine Bedeutung mehr beigemessen; ebenso scheint der für Mikroorganismen gangbare Weg von Progesteron
durch intramolekulare Umlagerung direkt zu Testosteronacetat für die uns
interessierenden Species keine Rolle zu spielen.

Wie aus der Zusammenstellung Abb. 2 hervorgeht, sind fast alle angeführten
Biosynthesewege für *Testes-*, *Ovar-* und *Nebennierenrinden*-Gewebe nachgewiesen
worden (über ältere Literatur s. oben erwähnte Übersichtsartikel sowie bei TALA-
LAY, 1965; für neuere Literatur s. insbesondere für *Testes:* AHMAD und GOWER,
1966; AXELROD, 1965; CHRISTENSEN und MASON, 1965; EWING und EIK-NES,
1966; GAYLOR und TSAI, 1964; HALL, 1965; HORTON und TAIT, 1966; IBAJASHI
et al., 1965, 1966; MENON et al., 1965b; NAYFEH und BAGGETT, 1966; NEHER
und KAHNT, 1965, 1966; ROSNER et al., 1964; TAMAOKI, 1966; TAMAOKI und
SHIKITA, 1966; YING et al., 1965. *Ovar:* AAKVAAG und EIK-NES, 1965; FORLEO
und COLLINS, 1964; GOSPODAROVICZ, 1964; KAISER, 1964; KASE et al., 1963b;
KUMARI und GOLDZIEHER, 1966; GOWER, 1966; LUCIS et al., 1965; LOUTFI und
HAGERMAN, 1967; MILLER und TURNER, 1963; PLOTZ et al., 1966; RICE et al.,
1964; RICE und SAVARD, 1966; ROBERTS und WARREN, 1964; SHORT, 1964.
Nebennierenrinde: BURGER et al., 1964; COHN, 1965; IBAYASHI et al., 1966; KASE
et al., 1963a; TAMM et al., 1966b).

Der *Placenta* fehlen auffallenderweise fast nur die Desmolasen, die die C_{21}-
Steroide in C_{19}-Steroide überführen (Reaktionen 4, 11, 15, 17). Wie wir bereits
erwähnten, ist insbesondere die *Leber* dafür verantwortlich zu machen, daß
DHA-Sulfat und DHA als potentielle Vorstufen in der peripheren Bildung von
Testosteron zu betrachten sind (Reaktionen 8, 12; 5, 9; 18—20; s. bei DORFMAN

und UNGAR, 1965; KLEMPIEN et al., 1961; LINDBERG et al., 1966; LIPSETT und
KORENMAN, 1964).

Die Interkonversion von Androstendion und Testosteron ist ferner möglich
durch *Prostata* und *Samenblase* (s. u. a. bei DORFMAN und UNGAR, 1965; ACEVEDO
und GOLDZIEHER, 1964, 1965; KINSON und KOCHAKIAN, 1964) *Niere, Muskel-* und
*Haut*gewebe. Durch letzteres ist eine Testosteronbildung selbst aus DHA nachgewiesen worden (CAMERON et al., 1966).

Das Bild wird weiterhin dadurch kompliziert, daß sich dem Nacheinander und
Nebeneinander von Dehydrogenasen, Isomerasen, Hydroxylasen, Desmolasen,

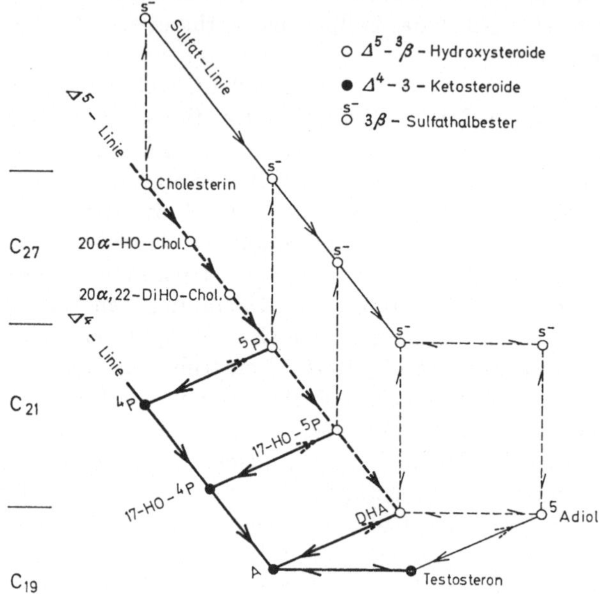

Abb. 3. Testosteron-Biosynthese. 4P = Progesteron; 5P = Δ^5-Pregnenolon; Chol. = Cholesterin; A = Δ^4-Androsten-3,17-dion; DHA = Dehydroepiandrosteron; 5A diol = Δ^5-Andro-
sten-3β, 17β-diol; HO = Hydroxy

Sulfatasen und Sulfokinasen noch andere enzymatische Reaktionen hinzugesellen,
die zwar direkt nichts mit der Biosynthese des Testosteron zu tun haben, es selber
und seine Vorstufen aber durch Nebenreaktionen abfangen. Ohne auf die eigentlichen metabolischen Reaktionen eingehen zu wollen, sei hier nur auf die Hydroxylierungen in Stellung 2β, 6β, 11β, 16α, 19 und 21 hingewiesen (s. bei DORF-
MAN und UNGAR, 1965 sowie ACEVEDO und GOLDZIEHER, 1964, 1965; BESCH et al.,
1964; ENGEL et al., 1966; GALLARDO et al., 1966; SMITH et al., 1964).

Welche Reaktion und ihre Richtung nun zur Hauptreaktion wird, hängt neben
vielen offensichtlichen Faktoren u. a. auch vom physiologischen Alter des Gewebes
(AXELROD, 1965; SNIPES et al., 1965; TAMAOKI, 1967) und von der Temperatur
ab (HALL, 1965). Wie man sich die eigentliche Regulation vorstellt, werden wir
noch später diskutieren. Immerhin erscheint es klar, daß Testesgewebe normalerweise Testosteron als Hauptsteroid produziert. Beim Mann beträgt der Anteil an
Testosteron, der in Nebennierenrinde und Peripherie entsteht, etwa höchstens

10% der Gesamtproduktion. In Nebennieren wie im Ovar zweigen wichtige Folge-reaktionen von 17-Hydroxyprogesteron und Androstendion bzw. DHA und Androstendion ab.

Wenn wir aus dieser verwirrenden Fülle von Möglichkeiten den oder die Hauptwege für die Biosynthese des Testosteron herauszuschälen versuchen, so präsentieren sich, wie bereits vorweggenommen, zwei Hauptwege, die in Abb. 3 etwas übersichtlicher als Δ^5- und Δ^4-Linie, von links oben nach rechts unten in Art einer Stiege dargestellt sind. Die räumlich gesehen waagrechten und senk-rechten Linien stellen Gleichgewichtsreaktionen dar, die diagonal verlaufenden Wege sind irreversibel von links oben nach rechts unten. Der ursprüngliche Ge-danke, daß die Δ^5- und Δ^4-Route species- oder organspezifisch sein könnte (DORF-MAN et al., 1963, NEHER und WETTSTEIN, 1960) oder daß Androstendion auf der Δ^4- und Testosteron bevorzugt über die Δ^5-Linie entstünde (SLAUNWHITE und BURGETT, 1965), ließ sich nicht eindeutig festlegen (s. auch DORFMAN und UNGAR, 1965). Es wurden in vivo und in vitro etwa ebensoviele Argumente für die Δ^5-Route (EIK-NES und KEKRE, 1963; ELLIS und BERLINER, 1965; HAGEN und EIK-NES, 1964; HALL et al., 1964; IBAYASHI et al., 1965; KUMARI und GOLDZIEHER, 1966; NEHER und KAHNT, 1966) wie für die Δ^4-Route (COHN, 1965; EIK-NES und KEKRE, 1964; GRANT, 1962; SHIKITA et al., 1964; TAMAOKI und SHIKITA, 1966) bei-gebracht, so daß man zum Schluß kommen muß, daß vor allem beim Mensch in Gona-den und Nebennieren beide Wege von Wichtigkeit sind, deren relative Bedeutung von der jeweiligen Situation abhängig ist. Die Sulfatlinie ist sozusagen als Sicher-heitslinie für gewisse Nachschubsituationen gedacht. Einzig in den fetalen Gonaden und Nebennieren scheint es klar, daß die Δ^5-Route dank den noch unterentwickelten 3β-Hydroxysteroiddehydrogenasen überwiegt (ACEVEDO et al., 1963). Anderseits legen die Untersuchungen an fetalem Testesgewebe nahe (Lit. s. bei DORFMAN und UNGAR, 1965; BLOCH, 1964; KARG und STRUCK, 1965; LIPSETT und TULLNER, 1965; NOUMURA et al., 1966; RICE et al., 1966), daß der mit der Geschlechtsdifferen-zierung der akzessorischen reproduktiven Gänge einhergehende starke Anstieg der Testosteronproduktion durch vermehrte Bildung oder Aktivierung der C_{19}-Steroid-Synthetase (Desmolase) ermöglicht wird. Diesem limitierenden Faktor steht so-dann das Gleichgewicht zwischen Androstendion und Testosteron zur Seite, wel-ches während der fetalen Entwicklung und nach der Geburt in den Testes be-stimmten Verschiebungen unterworfen zu sein scheint (s. auch FRASIER und HORTON, 1966; INANI und TAMAOKI, 1966).

Für das biosynthetische Potential stellen die Sekretionsraten von Testosteron unter normalen und pathologischen Bedingungen zweifellos interessante Parame-ter dar. Wie wir festgestellt haben, werden aber Testosteron und seine Vorstufen nicht nur von mehreren Drüsen innerer Sekretion produziert, sie werden auch peripher gebildet und vielfach ineinander umgewandelt. Man muß also statt bloß eine Sekretion in das Plasma einen multiplen Plasmapool in Betracht ziehen, wie er in Abb. 4 dargestellt ist. Nach der Konzeption offener Systeme multipler Poole von GURPIDE et al., 1963, können wir hierbei statt Sekretionsraten nur eine Produktionsrate bestimmen, welche die eigentliche Sekretionsrate einschließt, und deren Anteil an der Produktionsrate berechnen. Ursprünglich wurde nach Injek-tion radioaktiven Testosterons versucht, durch Bestimmung der spezifischen Akti-vität eines geeigneten Harnmetaboliten wie Testosteronglucuronid, die sog.

Urinproduktionsrate von Testosteron zu berechnen. Da im Fall Testosteron die Voraussetzungen nicht zutreffen, daß Urin-Testosteronglucuronid nur vom Plasmatestosteron stammt, werden höhere Werte gefunden als der effektiven Sekretion in die Zirkulation entspricht. Dieser Fehler in der Produktionsrate dürfte beim Mann gering, bei der Frau aber sehr erheblich sein (Horton und Tait, 1966; Lipsett und Korenman, 1964; Southren et al., 1966).

Tait u. Mitarb. (Horton und Tait, 1966; Tait und Burstein, 1964; Tait et al., 1964 a, b, 1966) versuchten diesen Fehler durch die sog. Blut-Produktions- und Interkonversionsraten zu eliminieren, d. h. durch Bestimmung der totalen Eintrittsrate von Testosteron und seiner Vorstufen in die allgemeine Zirkulation.

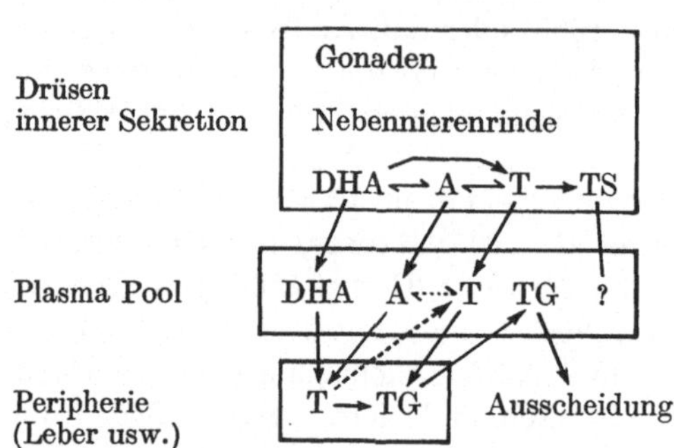

Abb. 4. Produktionswege von Plasma-Testosteron. DHA = Dehydroepiandrosteron; A = Δ^4-Androsten-3,17-dion; T = Testosteron, TS = Testosteronsulfat, TG = Testosteronglucuronid

Ein Vergleich von Blut- und Urin-Produktionsraten kann sodann gewisse Informationen über den Anteil der Steroidbildung in der Leber geben. Zu diesem Zweck bestimmt man die metabolische Clearance Rate (MCR) durch kontinuierliche Infusion des radioaktiv markierten Steroides und Bestimmung der konstanten Plasmakonzentration der Radioaktivität in Form des unveränderten Steroides; der Quotient aus Infusionsrate und Plasmakonzentration gibt den Wert der MCR in Liter/Tag. Durch Multiplikation dieser Größe mit der endogenen Plasma-Steroidkonzentration ergibt sich die in Milligramm/Tag ausgedrückte Blut-Produktionsrate; diese sollte also die gesamte Sekretion ins Plasma und die Konversion im Plasma angeben, ausschließlich der peripher möglichen Produktion. Ähnlich können Interkonversionsraten bestimmt bzw. berechnet werden (Horton und Tait, 1966; Tait und Horton, 1966, 1967). Tab. 3 gibt einen Überblick über die von verschiedenen Autoren gefundenen Mittelwerte der Produktionsraten in gesunden Männern und Frauen für Testosteron, Androstendion, DHA und DHA-Sulfat. Das Verhältnis der normalen männlichen Sekretionsraten Testosteron/Androstendion ist etwa 10, dasjenige der normalen weiblichen Raten etwa 1/25; die Frau sezerniert also eine große Menge der Vorstufe.

Während Blut- und Urin-Methode beim Mann gut übereinstimmende Werte ergeben, was für eine praktisch ausschließliche Sekretion ins Plasma spricht, deutet die erhebliche Diskrepanz der Werte bei der Frau darauf hin, daß etwa 1—1,5 mg Testosteron aus einer Vorstufe an einem anatomischen Ort konvertiert werden, der nicht mit dem Plasmapool äquilibriert ist.

In Übereinstimmung mit der abnehmenden Sekretionsrate im Alter nimmt auch die Testosteronkonzentration im Spermatica-Venenblut, nicht aber im Peripherplasma, ab.

Tait u. Mitarb., 1966, 1967 sowie Horton et al., 1966; Rivarola et al., 1966, und Horton und Tait, 1967, haben auf Grund einer verfeinerten Konzeption aus Produktions- und Interkonversionsraten eine Bilanz der Herkunft von Testosteron und Androstendion bei Mann und Frau berechnet, wie sie im folgenden Schema wiedergegeben ist:

Schema

Ursprung des Plasma-Testosteron und Adrostendion

(Produktion und Interkonversion nach HORTON und TAIT, 1966; HORTON und TAIT, 1966, 1967; MIGEON, 1967; RIVAROLA, 1966)

	Mann	Frau
Testosteron	90—100% aus testiculärer Sekretion < 10% aus Plasma-Androstendion	60% aus Plasma-Androstendion 40% aus NNR (Ovar, DHA via Leber ? usw.)
Androstendion	40% aus Plasma-Testosteron 60% aus NNR, Testes, DHA via Leber ? usw.	> 90% aus NNR-Sekretion < 10% aus ovarieller Sekretion ~ 1% aus Plasma-Testosteron

Tabelle 3. *Produktionsraten (mg/Tag) von Androgenen* (Mittelwerte)

		Testosteron	Androstendion	DHA	DHA-Sulfat
„Sekretion"					
(Blutproduktionsrate)	M	6,1—7,8[1]	0,5—1,4	3—7	6
	F	0,14—0,8	3,4	2—7	6
„Produktion"					
(Urin-Produktionsrate	M	6,5—7,2			16
	F	0,3—2,9	3,3	5	7—10

[1] In einer vergleichbaren Serie wurde im Mittel gefunden

für 21—34 jährige Männer　7,6
66—86 jährige Männer　7,4.

BAULIEU, 1965; BAULIEU und MAUVAIS-JARVIS, 1964; BROOKS et al., 1966; GURPIDE et al., 1965; HORTON et al., 1965, 1966; HORTON und TAIT, 1966, 1967; HUDSON et al., 1965, 1967; KENT und ACONE, 1966; KORENMAN et al., 1965; LIM und DINGMAN, 1965; LIPSETT et al., 1966; MIGEON, 1967; VAN DE WIELE et al., 1963.

Demnach ist für den Mann Testosteron und für die Frau Androstendion das primär sezernierte „Androgen"; umgekehrt entstehen beim Mann etwa 40% des Androstendion aus sezerniertem Testosteron und bei der Frau 60% des Testosteron aus sezerniertem Androstendion. Damit scheint bei der Frau die Nebennierenrinde indirekt ein wesentlicher Testosteronlieferant zu sein. Nach den obigen Befunden dürfte dagegen DHA bei normalen Personen nur sehr wenig zur Produktionsrate von Androstendion und Testosteron beitragen.

Abschließend wollen wir noch einen Blick auf die Regulations-Mechanismen und -Möglichkeiten der Testosteron-Biosynthese tun. Eine Inspektion der Parameter des Testosteronmetabolismus unter verschiedenen Einflüssen (s. Tab. 4 und 5) läßt sogleich erkennen, das HCG allein beim Mann eine deutliche Förderung bewirkt, bei der Frau dagegen erst in Gegenwart von FSH. ACTH hat bei gesunden Personen praktisch keinen Einfluß auf die Testosteronbildung. Die Entfernung, Blockierung oder der krankhafte Ausfall von Testes, Ovar bzw. Nebennierenrinde führen im allgemeinen zu den erwarteten oder doch erklärbaren Veränderungen. Von Interesse sind hier insbesondere diejenigen Kombinationen, die für eine Testosteronproduktion außerhalb der Testes sprechen; nämlich für das Ovar: HCG + FSH, Ovariektomie, polycystische Ovarien, Virilisierung und Hirsutismus + HCG; für die Nebennierenrinde: Erhöhung von Testosteron bei Eunuchoiden und Kastraten durch ACTH; Hemmung durch Corticosteroide, Adrenalektomie gegenüber Adrenalektomie + Ovariektomie; Krankheiten mit Überproduktion der Nebennierenrinde und nach deren Exstirpation.

Tabelle 4. *Variabilität der Paramter des Testosteron-Metabolismus beim Mann*

		Testosteron	
	im Plasma	Produktionsrate	im Urin
HCG	+	+[1]	+
ACTH	$\varnothing$, (—)	(+), (—)[2]	(+), $\varnothing$
Kastration	—		—
Kastration + HCG			—
Kastration + ACTH			+
Adrenalektomie und Addison			$\varnothing$
Adrenalektomie + ACTH			$\varnothing$
Adrenalektomie + HCG			+
Dexamethason, Prednison	(—)	—	(—), $\varnothing$
Oestrogene	—		
Androgene	(—)	(—)	
Androgene + HCG		$\varnothing$, +	
Pit. Hypogonadismus	—	—	—
Pit. Hypogonadismus + HCG	+		+
Klinefelter-Syndrom	—		—
Klinefelter-Syndrom + HCG	—		—

$\varnothing$ unveränderter Normalwert
+ starke, (+) schwache oder teilweise Erhöhung
— starke, (—) schwache oder teilweise Erniedrigung.

[1] Urin- und Blutproduktionsrate
[2] Blutproduktionsrate

Literatur hierzu s. bei Lipsett und Korenman, 1964; Prunty, 1966 sowie Cleveland et al., 1966; Conti et al., 1964; Coppage und Cooner, 1965; Hudson et al., 1965; Lim und Dingman, 1965; Migeon, 1967; Rivarola et al., 1966; Rosner und Conte, 1966; Schubert et al., 1965; Tamm et al., 1966b; Vermeulen, 1966, 1967.

Aus diesen Daten kann somit kein Zweifel bestehen, daß Ovar und Nebennierenrinde einen kleineren oder größeren Anteil an der Testosteronproduktion beitragen.

Auch bei *in vitro*-Versuchen konnte der positive Einfluß von HCG, HPG oder FSH auf die Überführung von Acetat bzw. Cholesterin in Testosteron nachgewiesen werden (nicht mehr aber von Pregnenolon in Testosteron; Hall, 1966; Rice et al., 1964; Ying et al., 1965). Ferner berichteten Ibayashi et al., 1965, 1966, über den stimulierenden Einfluß von HCG und LH, nicht aber FSH allein, auf die Konzentration von Testosteron, Androstendion und DHA in der Spermatica-Vene des Hundes [vgl. die Übersicht über den Effekt der Gonadotropine auf die Sekretion der Steroide in Testes und Ovar (Eik-Nes, 1964)].

Tabelle 5. *Variabilität der Parameter des Testosteronmetabolismus bei der Frau*

| | Testosteron | | |
	Plasma	Produktionsrate	Urin
HCG allein	(+)	$\varnothing$	
HCG + FSH		+	
LH + FSH	+		
ACTH	(—), (+)	$\varnothing$, (+)[3]	
Ovariektomie	—		
Adrenalektomie	(—)	(—)	(—)
Ovariektomie + Adrenalektomie[1]	—		
Prednison	(—)	—	
Virilisierung[2]	(+)	+	
Stein-Leventhal-Syndrom[2]	(+)	$\varnothing$	(+)
Idiopathischer Hirsutismus[2]	(+)	$\varnothing$	
Cushingsyndrom	+	+	
Nebennierencarcinom	+	+	
Adrenogenitalsyndrom (AGS)	+	+	
AGS + Corticosteroid	—		
AGS + Adrenalektomie	—		

$\varnothing$ unveränderte Normalwerte
+ starke, (+) schwache oder teilweise Erhöhung
— starke, (—) schwache oder teilweise Erniedrigung

[1] Stärkere Erniedrigung als bei Ovariektomie allein.
[2] Effekt von ACTH und Dexamethason variabel, in der Regel Anstieg mit HCG.
[3] Blutproduktionsrate

Literatur hierzu s. bei PRUNTY, 1966 sowie APOSTOLAKIS et al., 1967; CONTI et al., 1964; COPPAGE und COONER, 1965; DIGMAN et al., 1964; HUDSON et al., 1965; LAMB et al., 1964; LLOYD et al., 1966; LOBOTSKY etal., 1964; MIGEON, 1967; RIONDEL et al., 1963; RIVAROLA et al., 1966.

In Abb. 5 haben wir schließlich versucht, stimulierende und hemmende Faktoren und ihren Angriffspunkt auf die Testosteronbildung unseren heutigen Vorstellungen entsprechend zusammenzufassen (s. auch COLLA et al., 1966; DORFMAN et al., 1963; DORFMAN, 1967; HALL, 1966; KAHNT und NEHER, 1966; KENT und ACONE, 1966; LIPSETT und KORENMANN, 1964; LOUTFI und HAGERMAN, 1966; MENON et al., 1966a, b; NEHER und KAHNT, 1965): Ort der Stimulierung durch Gonadotropine, der Substrat- und Produktehemmung (Doppelstriche) weisen auf den Übergang Cholesterin $\rightarrow$ 20α-Hydroxycholesterin als den geschwindigkeitsbestimmenden Schritt. Eine weitere Substrathemmung durch Progesteron und einige seiner Derivate ließ sich am Ort des Überganges von C_{21}- nach C_{19}-Steroiden (Seitenkettensplit) lokalisieren. Das in seiner Konzentration von vielerlei Faktoren abhängige Endprodukt Testosteron seinerseits blockiert Freisetzung der übergeordneten Gonadotropine. Nucleotid-Cofaktoren stimulieren oder regulieren auf mehreren Stufen verschiedene enzymatische Reaktionen.

In letzter Zeit gelang es uns Substanzen zu entwickeln, die gewisse dieser enzymatischen Reaktionen — vorläufig in vitro — zu hemmen vermögen (NEHER und KAHNT, 1965). Greifen solche Substanzen, wie z. B. die Pyridin-Derivate Ba-21'773, Ba-36'581 bevorzugt an der spätest möglichen, noch spezifischen Stelle an, also beim Übergang der C_{21}- zu den C_{19}-Steroiden, so können Androgene und Oestrogene spezifisch gehemmt werden, ohne die für die Bildung der Corticosteroide obligatorischen Zwischenprodukte, 17-Hydroxy-C_{21}-Steroide, zu blockieren. Substanzen wie Su-9055 oder Su-10603 hemmen ebenfalls die Desmolase, mindestens so stark aber außerdem die vorhergehende Stufe der 17-Hydroxylierung und blockieren demnach außer den Androgenen und Oestrogenen sämtliche 17-Hydroxy-Corticosteroide. Sofern also solche Hemmstoffe eine genügend große Spezifität besitzen, ermöglichen sie unter Umständen eine gezielte pharmakologische Beeinflussung der Androgen/Oestrogen-Produktion.

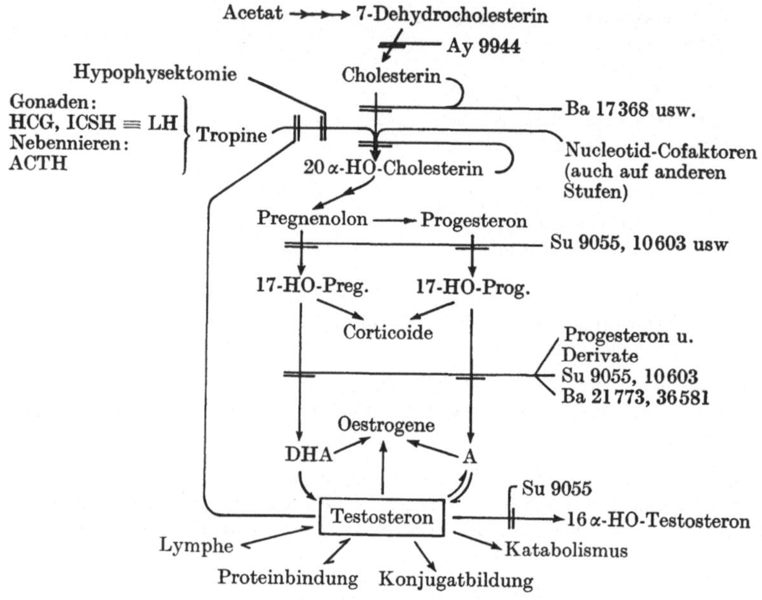

Abb. 5. Modifikatoren des Plasma-Testosteron (Sekretion, Stimulierung, Rückkoppelung, Hemmung, Verbrauch, Abbau, Ausscheidung)

Es besteht wohl kein Zweifel, daß wir nun dank der Aufklärung der verschiedenen Wege und Regulationen der Testosteronbiosynthese auch hier am Anfang einer endokrinologisch orientierten Pharmakologie stehen, welche für die experimentelle und angewandte Therapie neue Möglichkeiten eröffnet.

Literatur

AAKVAAG, A., u. K. B. EIK-NES: Biochim. biophys. Acta (Amst.) **111**, 273, 286 (1965).
— A. A. HAGEN u. K. B. EIK-NES: Biochim. biophys. Acta (Amst.) **86**, 622 (1964).
ACEVEDO, H. F., L. R. AXELROD, E. ISHIKAWA u. F. TAKAKI: J. clin. Endocr. **23**, 885 (1963).
—, u. J. W. GOLDZIEHER: Biochim. biophys. Acta (Amst.) **82**, 118 (1964).
— — Biochim. biophys. Acta (Amst.) **97**, 564 (1965).
AHMAD, N., and D. B. GOWER: Steroids 7, 273 (1966).
APOSTOLAKIS, M., dieser Band, 1967.
AXELROD, L. R.: Biochim. biophys. Acta (Amst.) **97**, 551 (1965).
BAULIEU, E. E.: Proc. 2nd Internat. Congress of Endocrinol. p. 1116. Excerpta Med. Foundation Amsterdam 1965.
—, and P. MAUVAIS-JARVIS: J. biol. Chem. **239**, 1578 (1964).

BESCH, P. K., R. D. BARRY, R. R. MILLER, and D. J. WATSON: J. clin. Endocr. 24, 1339 (1964).
BLOCH, E.: Endocrinology 74, 833 (1964).
BORGSTEDE, H., H. D. HENNING u. J. ZANDER: Z. physiol. Chem. 331, 245 (1963).
BROOKS, R. V., S. L. JEFFCOATE, D. R. LONDON, F. T. G. PRUNTY, and P. M. SMITH: In: VERMEULEN and EXLEY, p. 108, 1966.
BURGER, H. G., J. R. KENT, and A. E. KELLIE: J. clin. Endocr. 24, 432 (1964).
CAMACHO, A., and C. J. MIGEON: J. clin. Invest. 43, 1083 (1964).
CAMERON, E. H. D., A. H. BAILLIE, J. K. GRANT, J. A. MILNE, and J. THOMSON: J. Endocr. 35, XIX (1966).
CASEY, J. H., and A. E. KELLIE: J. Endocr. 29, VI (1964).
CHRISTENSEN, A. K., and N. R. MASON: Endocrinology 76, 646 (1965).
CLEVELAND, W. W., N. AHMAD, D. H. SANDBERG, and K. SAVARD: Steroids 8, 149 (1966).
COHN, G. L.: Nature (Lond.) 207, 297 (1965).
COLLA, J. C., M. L. COHN, and F. UNGAR: Proc. Soc. exp. Biol. (N. Y.) 117, 717 (1964).
— J. P. LIBERTI, and F. UNGAR: Steroids 8, 25 (1966).
CONTI, C., G. SORCINI, F. SCIARRA, G. CONDOLINO, and P. LOTTI: Research on Steroids 1, 77 (1964).
COPPAGE, JR., W. S., and A. E. COONER: New Engl. J. Med. 273, 902 (1965).
DE NICOLA, A. F., R. I. DORFMAN, and E. FORCHIELLI: Steroids 7, 351 (1966).
DIXON, W. R., J. G. PHILLIPS, and N. KASE: Steroids 6, 81 (1965a).
— V. VINCENT, and N. KASE: Steroids 6, 757 (1965b).
DOMINGUEZ, O. V.: Steroids 7, 433 (1966).
DORFMAN, R. I.: Meth. Hormone Res. 5, 235 (1966).
— E. FORCHIELLI, and M. GUT: Rec. Progr. Hormone Res. 19, 251 (1963).
—, and D. C. SHARMA: Steroids 6, 229 (1965).
—, and R. A. SHIPLEY: Androgens. New York: Wiley 1956.
—, and F. UNGAR: Metabolism of steroid hormones. New York: Academic Press 1965.
DRAY, F.: Bull. Soc. Chim. biol. (Paris) 47, 2145 (1966).
EIK-NES, K. B.: Physiol. Rev. 44, 609 (1964).
—, u. M. KEKRE: Biochim. biophys. Acta (Amst.) 78, 449 (1963).
— — Biochim. biophys. Acta (Amst.) 82, 121 (1964).
ELLIS, L. C., and D. L. BERLINER: Endocrinology 76, 591 (1965).
ENGEL, L. L., G. LAUMAN, R. E. SCEELY, and D. B. VILLEE: J. clin. Endocr. 26, 381 (1966).
EWING, L. L., and K. B. EIK-NES: Abstr. 2nd International Congress on Hormonal Steroids, p. 138, Excerpta Medica Foundation 1966.
FORLEO, R., and W. P. COLLINS: Acta Endocr. 46, 265 (1964).
FRASIER, S. D., and R. HORTON: Steroids 8, 777 (1966).
GALLARDO, J. C., H. A. ACEVEDO, J. L. P. DE SALAZAR, M. LORIA, and J. W. GOLDZIEHER: Acta Endocr. 52, 425 (1966).
GANDY, H., and R. E. PETERSON: Zitiert in LIPSETT und KORENMAN, 1964.
GAYLOR, J. L., and SU-CHEN TSAI: Biochim. biophys. Acta (Amst.) 84, 739 (1964).
GOSPODAROWICZ, D.: Acta Endocr. 47, 293, 306 (1964).
GOWER, D. B.: Steroids 8, 511 (1966).
GRANT, J. K.: Brit. med. Bull. 18, 99 (1962).
GURPIDE, E., J. MANN, and S. LIEBERMAN: J. clin. Endocr. 23, 1155 (1963).
— — E. SANDBERG, and S. LIEBERMAN: Proc. 2nd Internat. Congress of Endocrinology, p. 240, Excerpta Medica Foundation, Amsterdam 1965.
HAGEN, A. A., u. K. B. EIK-NES: Biochim. biophys. Acta (Amst.) 90, 593 (1964).
HALL, P. F.: Endocrinology 76, 396 (1965).
— Endocrinology 78, 690 (1966).
— C. C. SOZER, and K. B. EIK-NES: Endocrinology 74, 35 (1964).
HOLCENBERG, J. S., and S. W. ROSEN: Arch. Biochem. 110, 551 (1965).
HOLLANDER, N., and V. P. HOLLANDER: J. clin. Endocr. 18, 966 (1958).
HORTON, R., J. SHINSAKO, and P. H. FORSHAM: Acta Endocr. 48, 446 (1965).
— E. ROMANOFF u. J. WALKER: J. clin. Endocr. 26, 1267 (1966).
—, and J. F. TAIT: In: VERMEULEN und EXLEY, p. 199, 1966.
— — J. clin. Endocr. 27, 79 (1967).

HUDSON, B., J. P. COGHLAN, A. DULMANIS, and M. WINTOUR: Proc. 2nd International Congress of Endocrinology, p. 1127, Excerpta Med. Found., Amsterdam 1965.
— — — — In: WOLSTENHOLME and O'CONNOR (eds.), 1967.
IBAYASHI, H., M. NAKAMURA, T. UCHIKAWA, S. MURAKAWA, S. YOSHIDA, K. NAKAO, and S. OKINAKA: Endocrinology 76, 347 (1965).
— — T. YAMAJI, T. TANIOKA, S. MURAKAWA, and K. MOTOKASHI: In: PINCUS et al., p. 91, 1966.
ICHII, S., S. KOBAYASHI, and M. MATSUBA: Steroids 5, 123 (1965).
INANO, H., and B. TAMAOKI: Endocrinology 79, 579 (1966).
KAHNT, F. W., u. R. NEHER: Helv. chim. Acta 49, 725 (1966).
KAISER, J.: Acta Endocr. 47, 676 (1964).
KARG, H., and H. J. STRUCK: Abstr. 2nd International Congress Hormonal Steroids, p. 111. Excerpta Medica Foundation (1966).
KASE, N., J. KOWAL, W. PERLOFF, and L. J. SOFFER: Acta Endocr. 44, 15 (1963a).
— —, and L. J. SOFFER: Acta Endocr. 44, 8 (1963b).
KENT, J. R., and A. B. ACONE: In: VERMEULEN and EXLEY, p. 31, 1966.
KILLINGER, D. W., and S. SOLOMON: J. clin. Endocr. 25, 290 (1965).
KINSON, G. A., and CHS. D. KOCHAKIAN: Amer. J. Physiol. 206, 443 (1964).
KLEMPIEN, E. J., K. D. VOIGT, and J. TAMM: Acta Endocr. 36, 498 (1961).
KORENMAN, S. G., M. A. KIRSCHNER, and M. B. LIPSETT: Endocrinology 76, 798 (1965).
KUMARI, L., and J. W. GOLDZIEHER: Acta Endocr. 52, 455 (1966).
LAMB, E. J., W. J. DIGNAM, R. J. PION, and H. H. SIMMER: Acta Endocr. 45, 243 (1964).
LIM, N. Y., and J. F. DINGMAN: J. clin. Endocr. 25, 563 (1965).
LINDBERG, M. C., C. MCCLENAGHAN, and W. L. HERRMANN: Amer. J. Obstet. Gynec. 95, 743 (1966).
LIPSETT, M. B.: In: TAMM, 1967.
—, and S. G. KORENMAN: J. Amer. med. Ass. 190, 757 (1964).
—, and W. W. TULLNER: Endocrinology 77, 273 (1965).
— H. WILSON, M. A. KIRSCHNER, S. G. KORENMAN, L. M. FISHMAN, G. A. SARFATY, and C. W. BARDIN: Rec. Progr. Hormone Res. 22, 245 (1966).
LLOYD, C. W., J. LOBOTSKY, E. J. SEGRE, T. KOBAYASHI, M. L. TAYMOR, and R. E. BATT: J. clin. Endocr. 26, 314 (1966).
LOBOTSKY, J., H. I. WYSS, E. J. SEGRE, and C. W. LLOYD: J. clin. Endocr. 24, 1261 (1964).
LOUTFI, G. I., and D. D. HAGERMAN: Abstr. 2nd International Congress on Hormonal Steroids, p. 265. Excerpta Medica Foundation (1966); Acta Endocr. 54, 122 (1967).
LUCIS, O. J., R. HOBKIRK, C. H. HOLLENBERG, and S. A. MACDONALD: Canad. med. Ass. J. 92, 358 (1965).
MENON, K. M. J., R. I. DORFMAN, and E. FORCHIELLI: Steroids Suppl. II, 165 (1965a).
— M. DROSDOWSKY, R. I. DORFMAN, and E. FORCHIELLI: Steroids Suppl. I, 95 (1965b).
MIGEON, C. J.: In: TAMM, 1967.
MILLER, W. R., and C. W. TURNER: Steroids 2, 657 (1963).
NAKANO, H., H. SATO, and B. TAMAOKI: Biochem. biophys. Res. Commun. 22, 425 (1966).
NAYFEH, S. N., and B. BAGGETT: Endocrinology 78, 460 (1966).
NEHER, R., u. F. W. KAHNT: Experientia (Basel) 21, 310 (1965).
— — In: VERMEULEN and EXLEY, p. 130, 1966.
—, u. A. WETTSTEIN: Acta Endocr. 35, 1 (1960).
NOUMURA, T., J. WEISZ, and CHS. W. LLOYD: Endocrinology 78, 245 (1966).
PAYNE, A. H., and M. MASON: Steroids 6, 323 (1965).
PIERREPOINT, C. G., K. GRIFFITHS, J. K. GRANT, and J. S. S. STEWART: J. Endocr. 35, 409 (1966).
PINCUS, G., T. NAKAO, and J. F. TAIT: Steroid dynamics. New York: Academic Press 1966.
PLOTZ, E. J., M. WIENER, and A. A. STEIN: Amer. J. Obstet. Gynec. 94, 189 (1966).
PRUNTY, F. T. G.: Brit. med. J. 1966 II, 605.
RESKO, J. A., and K. B. EIK-NES: J. clin. Endocr. 26, 573 (1966).
RICE, B. F., C. A. JOHANSON, and W. H. STERNBERG: Steroids 7, 79 (1966).
—, and K. SAVARD: J. clin. Endocr. 26, 593 (1966).
— J. HAMMERSTEIN, and K. SAVARD: Steroids 4, 199 (1964).

RIONDEL, A., J. F. TAIT, M. GUT, S. A. S. TAIT, E. JOACHIM, and B. LITTLE: J. clin. Endocr. 23, 620 (1963).

RIVAROLA, M. A., J. M. SALZ, W. J. MEYER, M. E. JENKINS, and C. J. MIGEON: J. clin. Endocr. 26, 1208 (1966).

ROBERTS, J. D., and J. C. WARREN: Endocrinology 74, 846 (1964).

ROSNER, J. M., S. HORITA, and P. H. FORSHAM: Endocrinology 75, 299 (1964).

— P. F. HALL, and K. B. EIK-NES: Steroids 5, 199 (1965).

—, and N. F. CONTE: J. clin. Endocr. 26, 735 (1966).

SCHUBERT, K., u. G. FRANKENBERG: Endokrinologie 47, 206 (1965).

SHIKITA, M., H. KAKIZAKI, and B. TAMAOKI: Steroids 4, 521 (1964).

—, and B. TAMAOKI: Endocrinology 76, 563 (1965).

SHORT, R. V.: Rec. Progr. Hormone Res. 20, 303 (1964).

SJÖVALL, J., and R. VIHKO: Steroids 7, 447 (1966).

SLAUNWHITE, W. R., and L. T. SAMUELS: J. biol. Chem. 220, 341 (1956).

SLAUNWHITE JR., W. R., and M. J. BURGETT: Steroids 6, 721 (1965).

SMITH, E. R., H. BREUER, and H. SCHRIEFERS: Biochem. J. 93, 583 (1964).

SNIPES, CHS. A., W. G. BECKER, and C. J. MIGEON: Steroids 6, 771 (1965).

SOUTHREN, A. L., G. G. GORDON, and S. TOCHIMOTO: J. clin. Invest. 45, 1075 (1966).

STAIB, W.: In: TAMM, 1967.

STUIVER, P. C., J. H. H. THIJSSEN, and H. J. VAN DER MOLEN: In: VERMEULEN and EXLEY, p. 87, 1966.

TAIT, J. F., and S. BURSTEIN: In: PINCUS, THIMANN und ASTWOOD (eds.). The hormones, Vol. 4, p. 441. New York: Academic Press 1964a.

—, and R. HORTON: In: PINCUS et al., p. 393, 1966.

— B. LITTLE, S. A. S. TAIT, W. P. BLACK, A. RIONDEL, and M. GUT: Hormonal steroids, Vol 1, p. 81. New York: Academic Press 1964b.

TALALAY, P.: Ann. Rev. Biochem. 34, 347 (1965).

TAMAOKI, B.: Abstr. 2nd International Congress on Hormonal Steroids, p. 138. Excerpta Medica Foundation (1966).

— In: WOLSTENHOLME, and O'CONNOR (eds.), 1967.

—, and M. SHIKITA: In: PINCUS et al., p. 493, 1966.

TAMM, J. (ed.): Workshop conference on Testosterone; Tremsbüttel, 1967, im Druck.

— M. APOSTOLAKIS, and K. D. VOIGT: Acta Endocr. 53, 61 (1966b).

— H. SCHMIDT, Z. STARCEVIC, and H. KLOSTERHALFEN: In: VERMEULEN and EXLEY, p. 77, 1966.

— U. VOLKWEIN, and Z. STARCEVIC: Steroids 8, 659 (1966a).

VAN DER MOLEN, H., J. VAN DER MAAS u. K. B. EIK-NES: Clin. chim. Acta 14, 11 (1966).

VAN DER WIELE, R. L., P. C. MACDONALD, E. GURPIDE, and S. LIEBERMAN: Rec. Progr. Hormone Res. 19, 275 (1963).

VERMEULEN, A.: In: TAMM, 1967.

—, and D. EXLEY (eds.): Androgens in normal and pathological conditions. Proc. IInd Symposium on Steroid Hormones, Ghent 1965. Excerpta Medica Foundation Amsterdam (1966).

WALLACE, E., and N. SILBERMAN: J. biol. Chem. 239, 2809 (1964).

WARREN, J. C., and A. P. FRENCH: J. clin. Endocr. 25, 278 (1965).

WIELAND, R. G., C. DE COURCY, R. P. LEVY, A. P. ZOLA, and H. HIRSCHMANN: J. clin. Invest. 44, 159 (1965).

WILSON, H., and M. B. LIPSETT: J. clin. Endocr. 26, 902 (1966).

WOLSTENHOLME, G. E. W., and M. O'CONNOR (eds.): CIBA Foundation Colloqu. on Endocrinology, Vol. 16. London: Churchill 1967.

YING, B. P., Y. CHANG, and J. L. GAYLOR: Biochim. biophys. Acta (Amst.) 100, 256 (1965).

Diskussion

W. EWALD (Frankfurt-Main):

In den von Herrn NEHER so übersichtlich angegebenen Schemata zur Biosynthese des Testosterons ist die Umwandlung von Androstendion als eine einzige Reaktion angegeben, wobei Sie jedoch angedeutet haben, daß dabei Isomerisierung und Dehydrogenisierung eine

Rolle spielen. Nun ist 1963 von 2 Gruppen (Forchielli und Krüskemper sowie Ewald, Werbin und Chaikoff) nachgewiesen worden, daß bei der Umwandlung von Δ^5-3β-Hydroxysteroiden zu Δ^4-3-Ketosteroiden die Oxydation und die Isomerisierung nicht, wie Samuels 1956 ursprünglich annahm, durch ein, sondern durch zwei Enzyme katalysiert werden. Es war uns bei diesen Untersuchungen sogar möglich, die Dehydroepiandrosteron-Dehydrogenase von Rindernebennieren von der Δ^5-Androstendion-Isomerase abzutrennen. Darüber hinaus fanden wir 3 verschiedene Isomerasen, die für Δ^5-Pregnendion, Δ^5-17-Hydroxypregnendion und Δ^5-Androstendion spezifisch waren. Obwohl metabolische Verzweigungen bei den Δ^5-3-Ketosteroiden bisher nicht bekannt geworden sind, bedarf Ihr Schema also in diesem Punkte wohl einer Ergänzung, indem das Zwischenprodukt Δ^5-Androstendion erwähnt wird.

Aus dem Physiologisch-chemischen Institut der Universität Bonn

Verteilung, Bindungen und Metabolite von Testosteron im Säugetierorganismus

Von

K.-O. MOSEBACH

Mit 10 Abbildungen

Referat

Seit der Isolierung von Androsteron aus Männerharn im Jahre 1931 durch BUTENANDT [6] und von Testosteron aus Stierhoden im Jahre 1935 durch LAQUEUR et al. [7] sind eine Fülle von Steroiden gefunden worden, die auf Grund ihrer Struktur Metabolite des Testosterons sein könnten. Bei der Vorbereitung zu

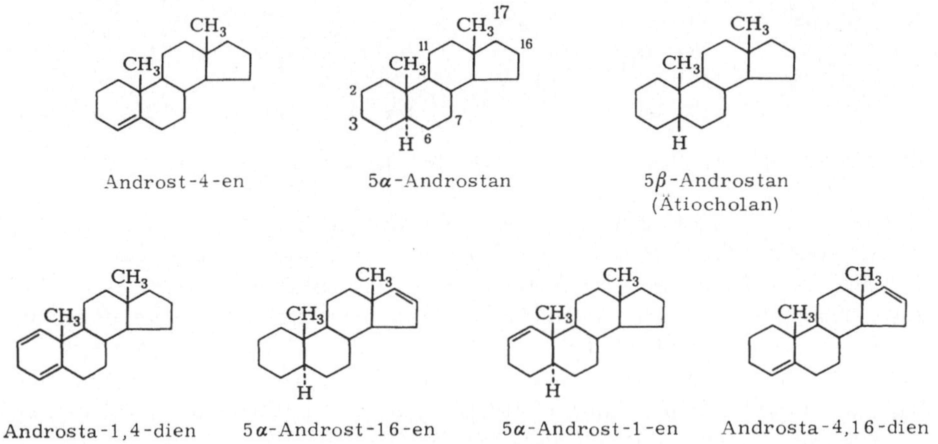

Androst-4-en   5α-Androstan   5β-Androstan (Ätiocholan)

Androsta-1,4-dien   5α-Androst-16-en   5α-Androst-1-en   Androsta-4,16-dien

Abb. 1. Grundgerüste von gesicherten und vermuteten Metaboliten des Testosterons

diesem Vortrag habe ich 72 gezählt. Zieht man diejenigen ab, die wahrscheinlich nur Metabolite von Vorstufen bei der Biosynthese des Testosterons sind — hierher gehören die 3β-Hydroxy-Δ^5-C_{19}-Steroide — so bleiben etwa 60 übrig. Es ist unmöglich, diese Verbindungen einzeln aufzuführen. Ich möchte versuchen, in gekürzter Schreibweise einen Überblick zu verschaffen. Zunächst wurden hierbei alle Organismen, also auch Mikroorganismen berücksichtigt, zumal anzunehmen ist, daß bestimmte Metabolite in der Darmflora entstehen. Abb. 1 enthält eine Zusammenstellung der Grundgerüste, die bei Testosteronmetaboliten mit Sicherheit oder mit Wahrscheinlichkeit auftreten.

Die Strukturen der 1. Zeile herrschen bei weitem vor. Bei der mittleren Struktur wurden die Orte regelmäßiger Substitution mit dick gezeichneten Ziffern, die

bevorzugter, zusätzlicher Substitution mit dünngezeichneten Ziffern versehen.
Dagegen sind nur wenige Metabolite mit Strukturen der unteren Zeile bekannt
geworden.

Die nächsten Zusammenstellungen zeigen, welche Substituenten-Kombinationen bei den einzelnen Grundgerüsten vorkommen.

Die erste gilt für Androst-4-en.

Androst-4-en

3αol	17 on	11βol	
3βol	17 on	11βol	
3 on	17αol		
3 on	17αol	11βol	
3 on	17βol		
3 on	17βol	11αol	
3 on	17βol	11βol	
3 on	17βol	11 on	
3 on	17βol		2β-, 5α-, 6β-, 7α-, 14α-, 15α-, 16α- oder 19ol
3 on	17 on		
3 on	17 on	11βol	
3 on	17 on	11βol	6βol
3 on	17 on	11 on	
3 on	17 on		6α-, 6β-, 7α-, 15α-, 16α- oder 19ol

Mit 2 Ausnahmen treten Δ^4-3-oxo-Derivate auf, die an C_{17} entweder die α-Hydroxy- oder die β-Hydroxy- oder die Oxo-Gruppe besitzen. Die 11-Oxo- und
11-Hydroxymetabolite wurden in einer eigenen Reihe untergebracht, um die
relativ große Zahl solcher Metabolite deutlich zu machen. Es ist damit zu rechnen,
daß noch eine Reihe weiterer Metabolite mit zusätzlicher Hydroxy- und Oxogruppe gefunden werden. Außer 11β-Hydroxylierungen werden im Säugetierorganismus anscheinend 2β-, 6β-, 7α- und 16α-Hydroxylierungen bevorzugt.

Die nächste Zusammenstellung gibt eine entsprechende Übersicht über
5α-Androstan-metabolite. Hier überwiegen 3α-Hydroxyverbindungen. Es sei besonders auf die 2 gesättigten Trihydroxyderivate aufmerksam gemacht.

5α-Androstan

3αol	17αol	
3αol	17βol	
3αol	17βol	6βol
3αol	17βol	16αol
3αol	17 on	
3αol	17 on	11βol
3αol	17 on	11 on
3βol	17βol	
3βol	17 on	
3βol	17 on	11βol
3 on	17βol	
3 on	17 on	

Die 3. Zusammenstellung zeigt die entsprechende Liste der 5β-Androstan-derivate. Auch hier überwiegen 3α-Hydroxyverbindungen. Eine gesättigte Tri-hydroxyverbindung ist vorhanden.

5 β-Androstan

3 α ol	17 α ol		
3 α ol	17 β ol		
3 α ol	17 β ol	11 on	
3 α ol	17 β ol		16 α ol
3 α ol	17 on		
3 α ol	17 on	11 β ol	
3 α ol	17 on	11 on	
3 α ol	17 on		18 ol
3 β ol	17 β ol		
3 β ol	17 on		
3 β ol	17 on	11 on	
3 on	17 α ol		
3 on	17 β ol		
3 on	17 on		
3 on	17 on	11 β ol	
3 on	17 on	11 on	

Die letzte Zusammenstellung gibt Auskunft über einige einzelne Metabolite mit abweichendem Grundgerüst.

5 α-Androst-16-en	3 α ol	
	3 β ol	
	3 on	
5 α-Androst-1-en	3 on	17 α ol
	3 on	17 on
Androsta-4,16-dien	3 on	
Androsta-1,4-dien	3 on	17 α ol

Die Unterlagen für die Zusammenstellungen entstammen den Büchern von AMMON und DIRSCHERL [9], DORFMAN und UNGAR [10] sowie ab 1963 den Chemical Abstracts. Wenn man nur die Verbindungen berücksichtigt, die bei in vivo- und in vitro-Versuchen eindeutig aus Testosteron entstehen, bei denen also Testosteron als Substrat eingesetzt wurde, und wenn man sich hierbei auf Säugetiere beschränkt, ver-bleiben etwa 25, von denen rund 1 Dutzend bei in vivo-Versuchen gefunden wurden.

Die wichtigsten dieser in vivo-Metabolite des Testosterons, einschließlich Testosteron, sind:

Androst-4-en-17 β-ol-3-on	(Testosteron)
Androst-4-en-17 α-ol-3-on	
Androst-4-en-3,17-dion	
5 α-Androstan-3 α-ol-17-on	(Androsteron)
5 α-Androstan-3 β-ol-17-on	(Epiandrosteron)
5 α-Androstan-3,17-dion	
5 β-Androstan-3 α-ol-17-on	(Ätiocholanolon)
5 β-Androstan-3 α,18-diol-17-on	
5 β-Androstan-17 α-ol-3-on	

In jüngster Zeit sind einige weitere Metabolite mit 3 O-Funktionen hinzugekommen. Androsteron und Ätiocholanolon verdienen insofern besondere Erwähnung, weil sie wesentlichen Anteil am 17-Ketosteroidgehalt des normalen menschlichen Urins haben. Gallagher [14] hat als erster gezeigt, daß diese beiden Verbindungen auch vorherrschende ^{3}H-Metabolite im menschlichen Urin nach Applikation von ^{3}H-Testosteron sind. Aus den bisherigen in vivo- und in vitro-Versuchen haben sich die in Abb. 2 dargestellten Vorstellungen über den Stoffwechsel des Testosterons entwickelt. Wesentlich ist hierbei die Auffassung, daß nicht Testosteron sondern Androst-4-en-3,17-dion eine zentrale Stellung im allgemeinen Stoffwechsel der Androgene einnimmt. Demzufolge sollen Synthese und Abbau des Testosterons über diesen Metaboliten laufen. Wahrscheinlich entstehen die gesättigten Dioxo- und Dihydroxyderivate durch schrittweise Reduktion von Androstendion. Aus Gründen der Übersichtlichkeit wurden die Hydroxylierungsreaktionen und die Conjugatbildungen in dieses Schema nicht eingezeichnet. Auch die Metabolisierung zu den Oestrogenen wurde nicht berücksichtigt. Neuerdings wissen wir, daß ein Teil der in Abb. 2 eingezeichneten Metabolite auch ohne zwischengeschaltete Dehydrierung der 17β-Hydroxy-Gruppe entstehen kann. Es sei auf die Arbeiten von Vermeulen und Beaulieu [33] verwiesen. Von den in vivo-Metaboliten sind einige bisher nur als Ausscheidungsprodukte bekannt geworden. 5 Metabolite bleiben übrig, die bei in vivo-Versuchen nach Einsatz physiologischer Dosen im Säugetierorganismus selbst festgestellt wurden: Testosteron, Androsteron, Ätiocholanolon, Androstendion und $5\alpha(\beta)$-Androstandion. Hier möchte ich auf die Arbeiten von Samuels [16], Pearlman [31] und uns [12, 13, 27, 28] verweisen.

An dieser Stelle seien einige Angaben über das Problem der physiologischen Dosis gemacht. Wir können es in zweifacher Weise behandeln. Entweder fragen wir nach den Mengen, die appliziert werden müssen, um bei noch fehlendem oder ausgefallenem Hormon volle morphologische und funktionelle Reife zu erzielen, oder wir vergleichen mit den natürlich vorkommenden Mengen. Im ersteren Fall hängt man sehr von der Art des Tests und den Bedingungen ab. Wegen der großen Bedeutung der Ratte als Versuchstier sei hier als Beispiel der Butenandt-Tscherning-Test [5, 32] angeführt. Wenn man vom 29. Lebenstage an 8 Tage lang diesen Tieren täglich einmal 100 μg Testosteron in 0,2 ml Sesamöl injiziert, bekommt man volle Reife der Vesiculardrüsen. Spritzt man geringere Tagesdosen, dauert die Reifung länger, spritzt man mehr, wird sie nicht beschleunigt. Bei jungen männlichen Ratten können daher 100 μg als physiologische Dosis angesehen werden. Allgemein dürfte ein Mehrfaches der täglichen Produktion im Plasma gültig sein. Nach Horton et al. [18] beträgt sie beim Manne 6,9 mg. Dieser Wert ist dem der Urinproduktionsrate mit 6,5 mg/Tag sehr ähnlich. Bei Frauen liegen beide Produktionsraten tiefer, Plasmaproduktionsrate bei 0,8 mg/Tag und Urinproduktionsrate bei 1,9 mg/Tag. Der Grund für die Differenz bei Frauen ist noch unklar. Wenn dem Manne als Substitutionstherapie wegen völligem oder teilweisem Ausfall der Keimdrüsen 20—50 mg/Tag Testosteron appliziert werden müssen, so erscheint das vernünftig, weil wegen Inaktivierungsreaktionen dann vielleicht gerade die der Plasmaproduktionsrate entsprechende Menge an Testosteron pro Tag übrig bleibt und wirksam wird.

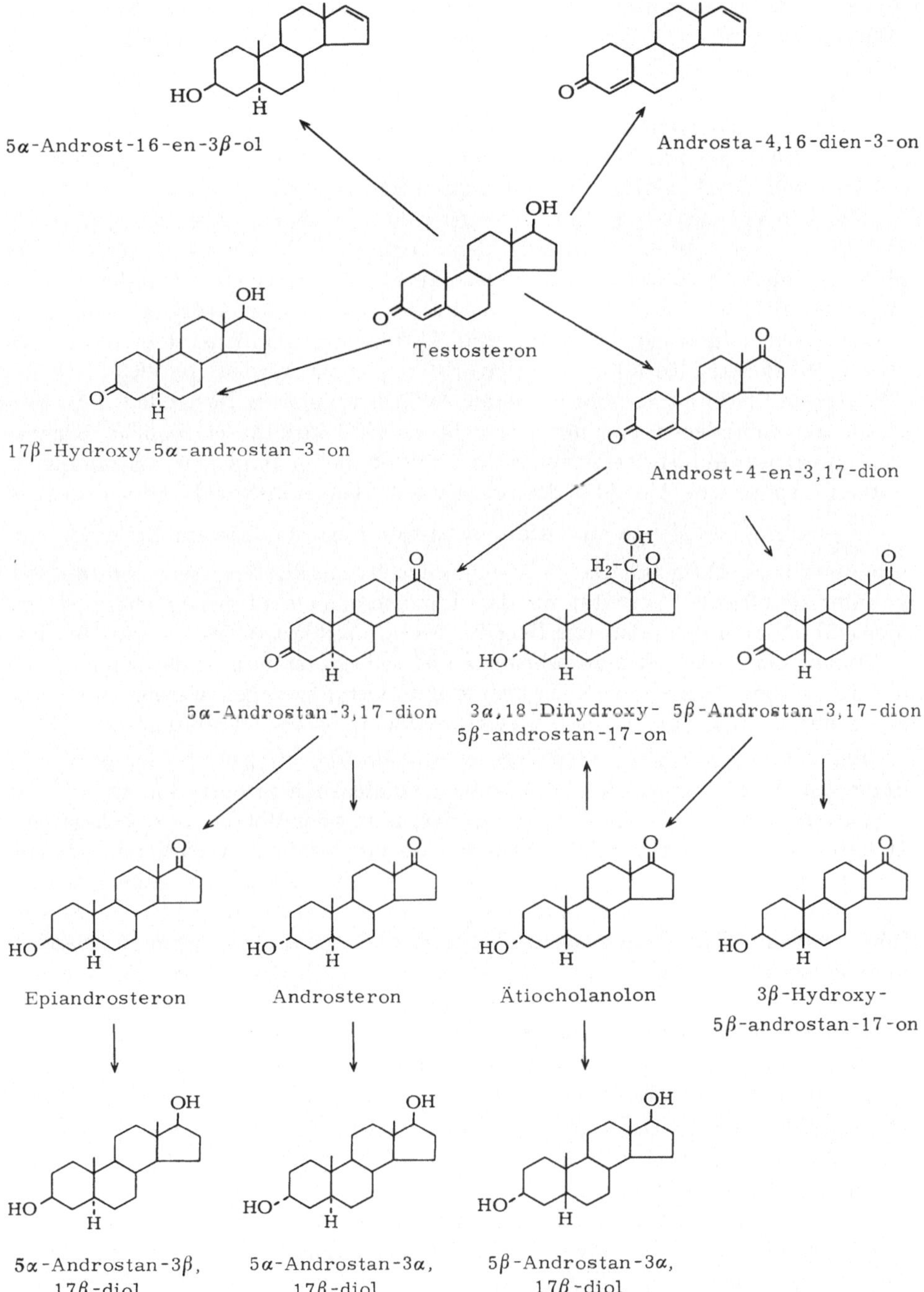

Abb. 2. Wege des Testosteronstoffwechsels ohne Berücksichtigung der Conjugatbildung und Oestrogensynthese [10]

Die andere Möglichkeit, Anhaltspunkte über die physiologische Dosis beim Menschen zu bekommen, ist einfacher Vergleich mit der natürlichen Testosteronkonzentration. Zuverlässige Werte gibt es hier vorläufig nur für Plasma. Sie liegen beim Manne bei 0,6 µg/100 ml Plasma und bei der Frau bei 0,1 µg/100 ml Plasma [11].

Die exakte Bestimmung dieser Werte erfolgte während der letzten Jahre entweder durch Doppelmarkierung mit radioaktiven Isotopen oder durch Einfachmarkierung in Verbindung mit der Gaschromatographie.

Als Beispiel einer Doppelmarkierungsmethode sei die von Bürger [4] erwähnt. Der Plasmaprobe (10 ml) wird eine kleine Menge ^{14}C-Testosteron zugesetzt. Der Methylenchlorid-Extrakt aus dieser Plasmaprobe wird eingedampft und der Rückstand mit ^{3}H-Acetanhydrid genau bekannter spezifischer Aktivität acetyliert. Dann erfolgt sorgfältige Reinigung und Abtrennung des Testosteronacetats. In einem Mehrkanal-Flüssig-Szintillations-Spektrometer werden die ^{14}C- und ^{3}H-Aktivitäten bestimmt, die am Ende der Aufarbeitung noch vorhanden sind. Vergleich der gefundenen mit der zugegebenen ^{14}C-Aktivität ermöglicht Berücksichtigung der Aufarbeitungsverluste; Division der gefundenen Tritiummenge durch die spezifische Aktivität des zugesetzten ^{3}H-Acetanhydrids, ausgedrückt in $\dfrac{\text{cpm}}{\text{µg Test.}}$, ergibt *die* Menge an tritiertem Testosteronacetat, die am Ende der Aufarbeitung noch übrig ist. Das Anhängen der ^{3}H-markierten Essigsäure mit bekannter spezifischer Aktivität an das Testosteronmolekül ermöglicht also eine Mengenbestimmung, die initiale Beigabe des ^{14}C-markierten Testosterons Berücksichtigung der Aufarbeitungsverluste. Es ist selbstverständlich, daß zum Schluß die zugegebene Menge an ^{14}C-Testosteron wieder abgezogen werden muß. Die Mengenbestimmung kann durch Gaschromatographie ersetzt werden.

Bei physiologischen in vivo-Versuchen sollte die applizierte Menge in vernünftigem Verhältnis zu der im Plasma gefundenen Konzentration stehen, um ein zutreffendes Bild über Art und Mengenverhältnis der Metabolite zu bekommen. Hier sei ein kritischer Vergleich zwischen in vitro- und in vivo-Versuchen eingefügt. Der in vitro-Versuch hat den großen Vorteil, daß sichere Aussagen über den Ort der Entstehung bestimmter Metabolite gemacht werden können. Er verführt aber zum Einsatz zu großer Substanzmengen (toxischer, wenn man auf in vivo-Versuche umrechnet), um dem klassisch-chemischen Ideal der Analyse kristallisierter Produkte gerecht werden zu können. Nach unserer Schätzung müßten bei physiologischen in vivo-Versuchen mit Androgenen — sicher auch anderen Wirkstoffen — mindestens 10000 Tiere eingesetzt werden, um Metabolite in kristallisierter Form isolieren zu können.

Ich möchte mich nun auf physiologische in vivo-Versuche konzentrieren, wobei in erster Linie eigene Arbeiten berücksichtigt werden sollen. Der Nachteil der in vivo-Versuche, weniger sichere Aussagen über den Ort der Metabolisierung machen zu können, spielt bei unseren Versuchen keine Rolle. Wir interessieren uns primär nicht für den Stoffwechsel des Testosterons, sondern für die Frage, welche Metabolite in den Erfolgsorganen und vergleichsweise in den anderen Organen vorhanden sind, wenn die physiologischen Wirkungen des Testosterons einsetzen, zunächst also ohne Berücksichtigung der Möglichkeit ihrer Entstehung andernorts. Es ist heute sicher, daß in jungen und kastrierten Ratten schon 10 bis 20 min nach Injektion von Testosteron der Einbau von Vorstufen in die RNA der Erfolgsorgane beeinflußt wird [34, 35]. Darum beschränken wir uns bei unseren Arbeiten auf Verteilung, Bindungen und Metabolite während der ersten 20 min nach Applikation. Gewöhnlich injizieren oder infundieren wir hierbei

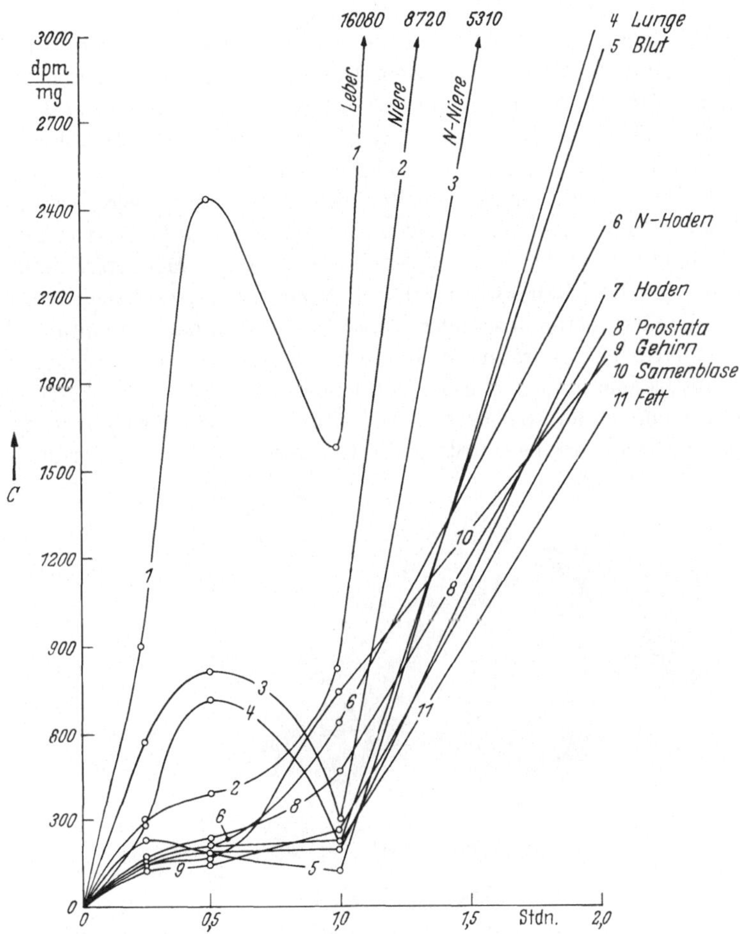

Abb. 3. Zeitlicher Verlauf der spezifischen Aktivitäten $\dfrac{\text{cpm}}{\text{mg C}}$ in Organen 30 Tage alter Ratten nach subcutaner Infusion von Testosteron-4-^{14}C (25 µg/10 min)

weniger als 100 µg Testosteron. Um möglichst physiologische Bedingungen einzuhalten, verwenden wir keine kastrierten, sondern unreife 30 Tage alte Tiere, in denen die Vesiculardrüsen ausgezeichnet auf Testosteron ansprechen.

Zunächst interessiert hierbei die makroskopische Verteilung von Radio-C. Die Untersuchungen von LAWRENCE [22], GREER [15], JENSEN [19] und uns [27] haben gezeigt, daß nach Injektion von radioaktivem Testosteron in Ratten Vesiculardrüsen und Prostata die Radioaktivität nur wenig stärker aufnehmen als Blut, ganz im Unterschied zu weiblichen Tieren, bei denen JENSEN [20] nach Gabe

von Oestradiol-6,7-³H auffallende und anhaltende Anreicherung von Radioaktivität in Uterus und Vagina feststellte. Auch nach Infusion konnten wir keine
auffallende Bevorzugung der Sexualorgane beobachten [29]. Abb. 3 zeigt den
Verlauf der spezifischen Aktivitäten in $\frac{\text{cpm}}{\text{mg C}}$ nach Infusion von Testosteron in
Abhängigkeit von der Zeit. Die Tatsache, daß die Werte für Sexualorgane zeit-
weise etwas höher liegen als die für Blut, ist unerheblich, weil eine Reihe Nicht-
sexualorgane ähnliche Werte aufweisen. Der eigenartige Anstieg der Werte nach
einstündiger Infusion ist übrigens auch von anderer Seite beobachtet worden [2]
und bedarf der Deutung. Ich bitte auf die überdurschschnittlich hohen Werte für
Leber, Nebenniere und Lunge zu achten. Wie wenig differenzierte Aussagen
übrigens auf Grund makroskopischer Verteilungsstudien gemacht werden können,
zeigten frühere Versuche [26], bei denen in eine Ratte intrajugular Testosteron-
4-¹⁴C und in eine andere äquimolare und äquiaktive Mengen Methenolon-¹⁴C,
ein protein-anabol wirkendes Steroid von Schering, injiziert wurden. Während
der letzten Wochen gelang uns nachzuweisen, daß 3 min nach subcutaner Injektion
in den Vesiculardrüsen reproduzierbar spezifische Aktivitäten erreicht werden, die
um das 4- bis 5fache über denen des Blutes liegen.

Die Unterschiede der spezifischen Aktivitäten werden geringer, wenn man die
Verteilung des Testosterons selbst studiert. Dann ist sogar die Vormachtstellung
der Leber verschwunden.

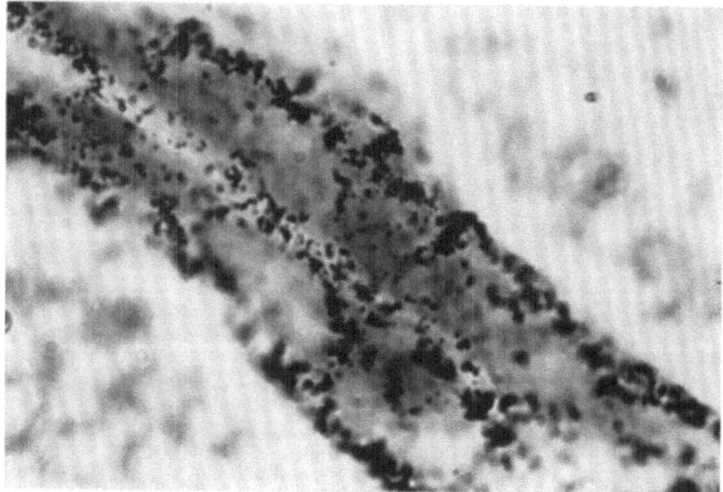

Abb. 4. Histoautoradiogramm von Vesiculardrüsen-Epithel 15 min nach i.p. Injektion von
50 μC (500 μg) Testosteron-4-¹⁴C in eine 30 Tage alte Sprague-Dawley-Ratte
(10 μ-Gefrierschnitte, Stripping-Film, 7 Tage Exposition, Hämatoxylin-Eosin)

Zonen deutlicher Anreicherung von Radioaktivität findet man jedoch auch in
Sexualorganen, wenn man mikroskopische Verteilungsstudien anstellt. Hier bietet
sich die Histoautoradiographie an, die allerdings bei Steroidhormonen sehr
schwierig ist, weil nur die Gefriertechnik in Frage kommt und auf Behandlung der
Gewebe mit organischen Lösungsmitteln ganz verzichtet werden muß. Wir verwenden Strippingfilme, weil Durchtränkung der Schnitte mit Emulsionen die

Gefahr von Translokationen der Steroide innerhalb der Zellen erhöht. Bezüglich der Güte der Bilder bitte ich daher zu berücksichtigen, daß Gefrierschnitte — nicht etwa Paraffinschnitte — hergestellt wurden, daß außerdem Schnitte und Silberkörner in verschiedenen Ebenen liegen. Hier sei auf einige Organe eingegangen, auf die Testosteron nach heutigen Vorstellungen unmittelbar einwirkt: akzessorische Sexualorgane, Keimepithel, Zwischenhirn und Muskulatur.

In den akzessorischen Sexualorganen — und nicht allein dort — verläßt das Hormon schnell die Gefäße und durchströmt vom Interstitium her das Epithel, wobei 3 Zonen durchlaufen werden, in denen es gebremst oder festgehalten wird:

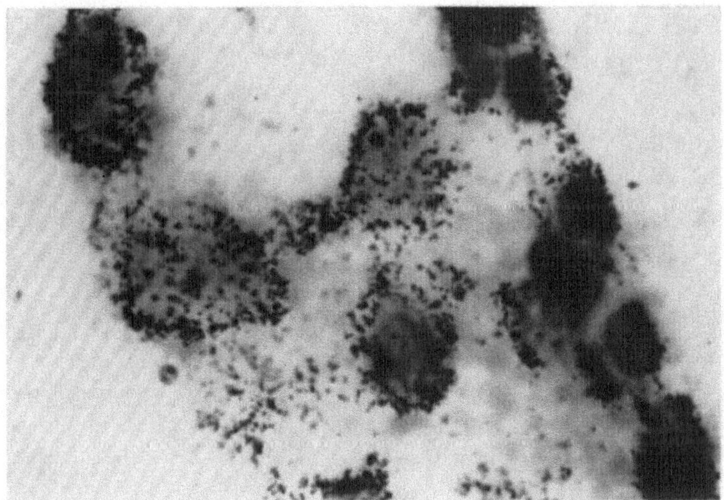

Abb. 5. Histoautoradiogramm von Keimdrüsen-Epithel, siehe Abb. 4

eine nicht immer erkennbare noch im Interstitium, eine im basalen und eine im apikalen Bereich. Dann tritt es mit dem Sekret in das Drüsenlumen aus. Abb. 4 zeigt Vesiculardrüsenepithel. Man erkennt Häufung der Radioaktivität im apikalen Bereich (vielleicht im Bereich des Golgiapparates) und eine geringere Anhäufung im basalen Bereich. Über den Kernen liegen nur wenige Silbergrana, sehr viele dagegen über dem Sekret, wie auch auf andere Weise gezeigt werden konnte [29]. Nun kommen wir zum Keimepithel. Die Spermatocyten 1. Ordnung sind bisher die einzigen Zellen, in denen wir regelmäßig deutliche Aktivität im Kern oder wenigstens im Bereich der Kernmembran finden (Abb. 5). Dieser Fall bedarf deswegen besonderer Beachtung, weil damit gerechnet werden kann, daß bei der Befruchtung mit Hilfe der Spermien-Kerne Testosteron in den Kern der Eizelle gelangt und hier eine physiologische Rolle spielt, evtl. als Induktor.

Im Zuge der Aufdeckung von "releasing factors" im Zwischenhirn interessieren Zusammenhänge zwischen Hirn und Hormon in zunehmendem Maße. Testosteron wird von allen Teilen des Hirns in charakteristischer Weise gebunden. Sowohl in grauer wie in weißer Substanz bilden die Silbergrana der Autoradiographie konzentrierte fleckenförmige Ansammlungen, deren Größe, Form und Anordnung denen von Gliazellen entsprechen. Abb. 6 zeigt Tuber cinerium. Man bekommt übrigens

ähnliche Histoautoradiogramme, wenn man markierte Nucleinsäurebausteine oder
Aminosäuren injiziert [21]. Aber nicht nur in Abschnitten, die am Rückkopplungs-
mechanismus beteiligt sind, finden wir solche Verteilungsmuster, sondern auch in
solchen, die weit davon entfernt liegen. Es fragt sich, ob Steroidhormone nicht in
wesentlich weiterem Rahmen als bisher angenommen wird, zentralnervöse biochemische Reaktionen beeinflussen. Davidson [8] spricht im Zusammenhang mit
der Aktivierung des Sexualverhaltens durch Testosteron von einem „Netzwerk"
der entsprechenden cerebralen Organisation. Unsere Bilder zeigen, daß ein solches
Netzwerk möglicherweise sehr viel feinmaschiger ist, als Davidson gemeint hat.

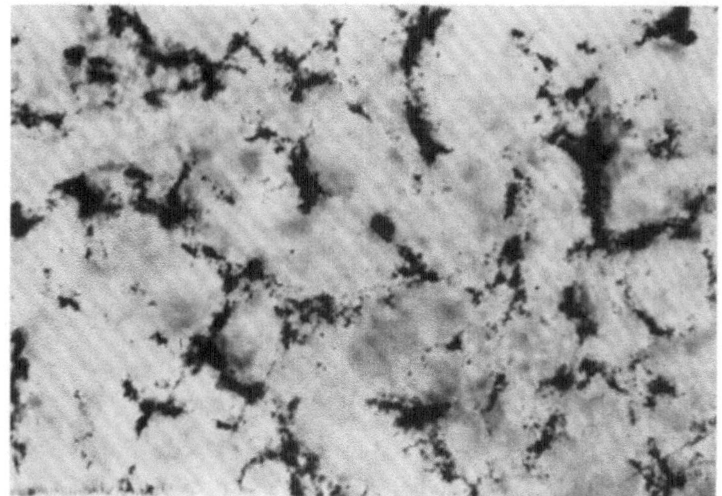

Abb. 6. Histoautoradiogramm von Tuber cinerium, siehe Abb. 4

Man muß auch an Einflüsse auf Menge und Stoffwechsel *der* Gewebs- und Neuro-
hormone denken, deren Beteiligung an Nervenfunktionen bekannt ist oder diskutiert wird, wie Acetylcholin, Catecholamine, Serotonin, Histamin usw.

Im Muskel finden wir Aktivitäts-Ansammlungen perlschnurartig im Bereich
des Sarkolem bzw. des Perimysium internum (Abb. 7).

Weitere Einblicke liefert das Studium der Bindungen an die makromolekularen
chemischen Bausteine im Blut und vor allem in den Zellen der Organe. Holmes [17]
fand 1956, 15 min bis 4 Std nach Injektion von 1 mg Testosteron-4-^{14}C, im Blut-
plasma von Ratten die stärkste Radioaktivität im Albumin und im α-Globulin.
Analoge Resultate erzielten Antoniades u. Mitarb. [1] nach Inkubation mit
menschlichem Serum. Berühmt sind die Versuche von Levedahl [23, 30] geworden, der über pH-Abhängigkeit und reversible Blockierungsversuche mit Keten
zeigen konnte, daß Testosteron von der phenolischen Hydroxy-Gruppe des
Tyrosins im Albumin fest gebunden werden kann. Neuerdings machten Mercier
u. Mitarb. [25] wahrscheinlich, daß Testosteron auch mit β-Globulin spezifische
Bindungen eingeht.

Bezüglich der chemischen Bausteine in den Zellen selbst liegen nur vereinzelte,
tastende Untersuchungen vor. Wilson [36] beobachtete in den Kernen von

Rattenprostata nach 30 min-Infusion die höchste Aktivität in der Euchromatin-fraktion. Das ist die Fraktion, in der Testosteron den Einbau von Vorstufen in die RNA am stärksten beeinflußt. Da uns unsere in vivo-Versuche mit physiologischen Dosen immer wieder zwingen, die Verhältnisse in Cytoplasma und Kernen gleich ernst zu nehmen, trennen wir bei Bindungs-Studien zunächst diese beiden Frak-tionen, um die Frage von Bindungen an Proteine, Mucopolysaccharide, RNA und DNA für Kern und Cytoplasma gesondert untersuchen zu können. Hierbei haben wir vorläufig nur Leber und Niere berücksichtigt. Bei der Aufarbeitung verzichten wir weitgehend auf Einsatz von Säuren und Basen, um möglichst viele

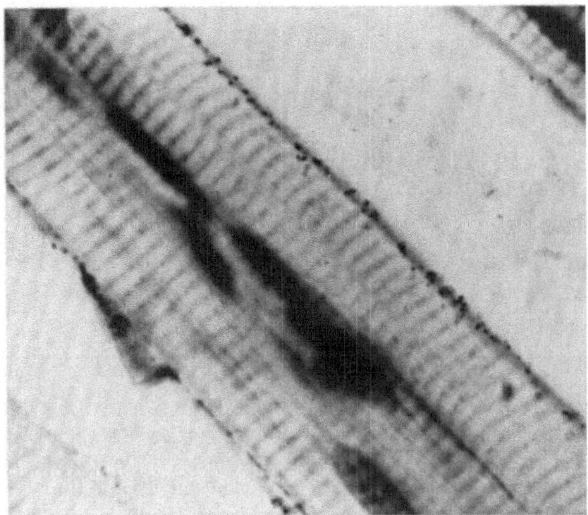

Abb. 7. Histoautoradiogramm von Adductorenmuskulatur, siehe Abb. 4

Bindungen zu schonen. Wir versuchen mit Lösungsmittelverteilungen und enzy-matischem Abbau der polymeren Substanzen auszukommen. Deutliche Bindungen an DNA und RNA konnten wir nicht beobachten. Bei den Mucopolysacchariden sind wir noch unsicher. Es sieht so aus, als ob auch hier keine relativ festen Bin-dungen zustande kommen. Wir finden jedoch erstaunlich feste Steroid-Protein-Bindungen. Uns interessiert zunächst die Frage: Gibt es bestimmte Aminosäuren oder Aminosäuresequenzen, die Testosteron bzw. Metabolite bevorzugt binden. Die Abb. 8 zeigt zwei übereinandergezeichnete Radiopapierchromatogramme von je 2 ^{14}C-Steroid-haltigen Peptidfraktionen aus Leberkernen und -cytyplasma. Alle freien und konjugierten Steroide waren gründlich entfernt worden. Dann erfolgte zweistufiger enzymatischer Abbau der Proteine mit Pronase und Leucin-aminopeptidase mit zwischengeschalteten chromatographischen Trennungen. Die im Analyzer ermittelte Aminosäurezusammensetzung war bei allen 4 Fraktionen sehr ähnlich. Neben einigen Aminosäuren ohne besondere funktionelle Gruppen treten die 3 basischen und die beiden sauren Aminosäuren in vergleichbaren Mengen auf. Die AS-Zusammensetzung ähnelt der, die ungarische Forscher [24] bei Vesicular-drüsenproteinen fanden. Diese Proteine (Sekret!) binden, wie ich vorhin erwähnte, ^{14}C-Steroid-Aktivität besonders fest. Wichtig ist zu betonen, daß mit Cytoplasma und Kernen etwa gleiche Ergebnisse erzielt werden. Baggett und Stone [3] beobachteten nach Einsatz von markiertem Oestradiol ebenfalls starke Bindungen an Proteine in *und* außerhalb der Kernfraktion von Rattenuterus. Säulenchromatographische Auftrennung enzymatisch gewonnener Peptide und Aminosäuren aus Leberkernen liefert unter anderem einen Peak mit ^{14}C-Steroiden, Lysin, Arginin und basischen Peptiden. Durch salzsaure Hydrolyse lassen sich die ^{14}C-Steroide abspalten und ausäthern. Es handelt sich nicht mehr um Testosteron, sondern um einen oder mehrere noch nicht identifizierte, hochpolare Metabolite, wahrscheinlich hydroxyliertes Testosteron bzw. Androstendion.

Damit kehren wir noch einmal zu den in vivo-Metaboliten zurück. Wir haben inzwischen die initialen in vivo-Metabolite in etwa 12 Organen studiert, bei Leber und Niere zusätzlich in den wichtigsten Zellfraktionen [*12,*

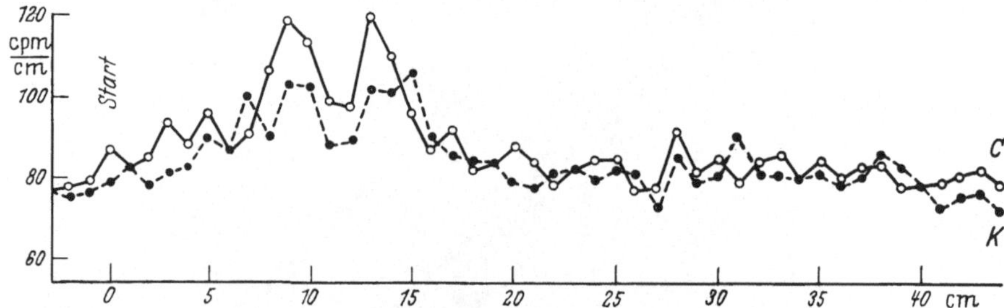

Abb. 8. Radiopapierchromatogramm ^{14}c-Steroid-bindender Aminosäuren bzw. Peptide aus Kern- und Cytoplasmaproteinen von Rattenleber (30 Tage alte Sprague-Dawley-Ratte, Tötung 3 Std nach i.p. Injektion von 100 μC [1mg] Testosteron-4-^{14}C) mit n-Butanol-Eisessig-Wasser 4 : 1 : 5 (24 Std, absteigend). Aufarbeitung: Extraktion der Lipide und Nucleinsäuren; enzymatische Hydrolyse mit Pronase; chromatographische Isolierung einer ninhydrin-positiven, radioaktiven Fraktion; enzymatische Hydrolyse dieser Fraktion mit Leucinaminopeptidase; Radiopapierchromatographie unter Einsatz eines Flüssig-Szintillations-Spektrometers (Packard). C Cytoplasma; K Kerne

13, 27, 28]. Ich darf auch hier die Ergebnisse zuerst summarisch vortragen. Praktisch in allen Organen und Organellen finden wir mehr oder weniger große Mengen unveränderten Testosterons, am wenigsten in der Leber. An niederpolaren Metaboliten kommen fast regelmäßig Ätiocholanolon, Androsteron, Androstendion und Androstandion vor. Wir fanden kein Androstendion in der Leber und nicht in allen Organen und Organellen Androstandion. Das Mengenverhältnis von Ätiocholanolon, Androsteron und Androstendion zueinander ist anscheinend Organ-spezifisch. Unter den hochpolaren Metaboliten spielen die C_{19}-Dihydroxysteroide mengenmäßig offenbar eine geringe Rolle. Demgegenüber kommen Metabolite mit 3 Sauerstoffatomen vor, in erster Linie wohl Hydroxytestosteron und Hydroxyandrostendion. Der Anteil dieser hochpolaren Metabolite ist ebenfalls bei den einzelnen Organen und Zellfraktionen außerordentlich verschieden. Bei Vergleich der Zellfraktionen untereinander zeigt sich, daß die hochpolaren Metabolite bevorzugt in der löslichen Cytoplasmafraktion auftreten. In der löslichen Cytoplasmafraktion der Niere (Abb. 9) erkennen wir nach papierchromatographischer Trennung im System Heptan/Benzol-Methanol/H_2O hochpolare Metabolite, Testosteron und einen Peak, der Androstendion, Androsteron und Ätiocholanolon gemeinsam enthält. Rechromatographie dieses Peaks in Methylcyclohexan-Butandiol und anschließende Isotopenverdünnungs-Analysen führten zur Feststellung von Androsteron, Androstendion und kleinen Mengen Ätiocholanolon. Die sog. Mikrosomenfraktion sieht ähnlich aus, doch ist der Anteil an hochpolaren Metaboliten deutlich geringer. In der Mitochondrienfraktion befindet sich Androstandion. Bis auf den Gehalt an Androstandion gleicht die Kernfraktion der

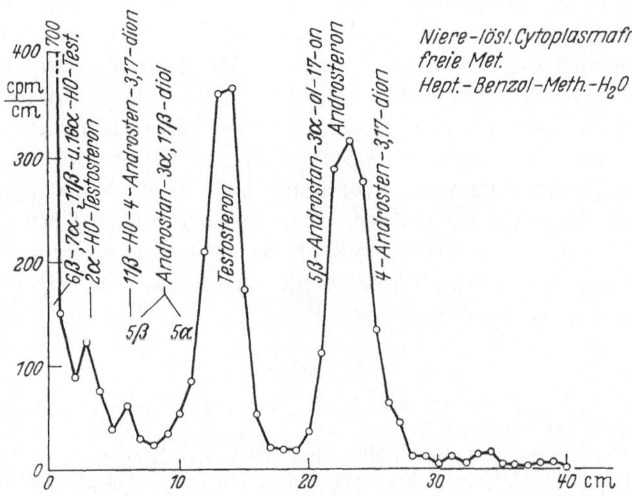

Abb. 9. Radiopapierchromatogramm der freien Metabolite von Testosteron-4-^{14}C in der löslichen Cytoplasmafraktion aus Nieren von 2 30 Tage alten männlichen Sprague-Dawley-Ratten 15 min nach i.p. Injektion [je Tier 30μC (300 μg)]. Heptan/Benzol/Methanol/H$_2$O 67:33:80:20 (v/v), 3 Std absteigend. Die eingezeichneten Namen entsprechen der Lage der Standards

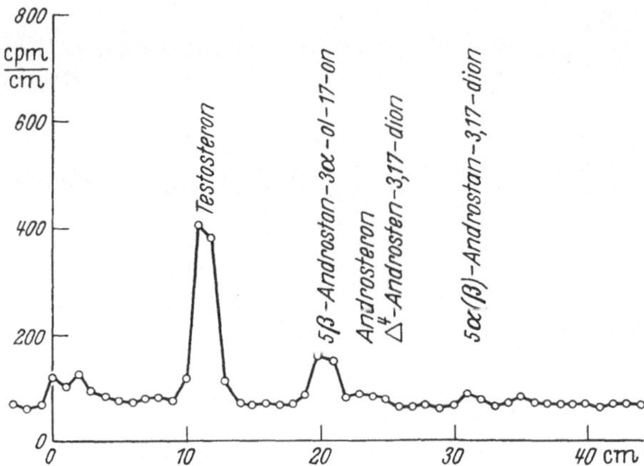

Abb. 10. Radiopapierchromatogramm der freien Metabolite von Testosteron-4-^{14}C in den Vesiculardrüsen von zehn 30 Tage alten Sprague-Dawley-Ratten nach 15 min-Infusion (37 μg je Tier); siehe Abb. 9

Mitochondrienfraktion. In den Vesiculardrüsen (Abb. 10) ist der Ätiocholanolonpeak besonders typisch. Meist liegt in diesem Bereich das erwähnte Gemisch aus Androsteron, Ätiocholanolon und Androstendion vor.

Wir fassen zusammen: Der erste literarische Teil meines Referats sollte mit der Fülle der Metabolite vertraut machen und einige wichtige Daten in Erinnerung bringen. Im vor allem eigene Arbeiten betreffenden 2. Teil wollte ich Ihnen einen Einblick darüber geben, was wir über Testosteron und seine Metabolite im Innern der Organe zu dem Zeitpunkt wissen, bei dem Testosteron zu wirken beginnt. Ich hoffe deutlich gemacht zu haben, daß trotz der faszinierenden und zum Teil gut belegten Vorstellung über primäre Hormonwirkungen als Genaktivierung im Kern auch Cytoplasmafraktionen als mögliche initiale Wirkorte des Testosterons in Betracht gezogen werden müssen. Als stoffliche Partner erscheinen auch uns spezifische Proteine am wahrscheinlichsten. In allen Organen und Organellen treten offensichtlich die gleichen hoch- und niederpolaren Metabolite auf, doch in charakteristischen Mengenverhältnissen. Wir hoffen, durch Fortsetzung solcher vergleichenden in vivo-Studien Anhaltspunkte über den Wirkungsmechanismus des Testosterons zu bekommen. Aber selbst, wenn Aufklärung nur über raffiniert zusammengesetzte in vitro-Ansätze gelingt, bedarf eine so gewonnene Theorie des Wirkungsmechanismus der in vivo-Kontrolle. Und hierzu sollten dann schon einige Erkenntnisse auf in vivo-Gebiet bereit stehen.

Literatur

1. Antoniades, H. N., R. B. Pennell, W. R. Staunwhite, and A. A. Sandberg: J. biol. Chem. **229**, 1071 (1958).
2. Appel, W., A.-G. Knoll: Persönl. Mitteilung über Proszillaridin.
3. Baggett, B., and G. M. Stone: Excerpta Medica No. 111, S. 144 (Second Intern. Congress on Hormonal Steroids, Milan), Amsterdam/New York/London/Tokyo/Buenos Aires 1966.
4. Burger, H. J., J. R. Kent u. A. E. Kellie: J. clin. Endocr. **24**, 432 (1964).
5. Butenandt, A.: Hoppe-Seylers Z. physiol. Chem. **234**, 233 (1935).
6. —, u. K. Tscherning: Angew. Chem. **44**, 905 (1931).
7. David, K., E. Dingemanse, J. Freud u. E. Laqueur: Hoppe-Seylers Z. physiol. Chem. **233**, 281 (1935).
8. Davidson, J. M., and E. R. Smith: Excerpta Medica No. 111, S. 77 s. Literatur [3].
9. Dirscherl, W.: In: Ammon, R., u. W. Dirscherl: Fermente-Hormone-Vitamine, Bd. II, S. 308. Stuttgart: Thieme 1960.
10. Dorfman, R. J., and F. Ungar: Metabolism of steroid hormones. New York-London: Academic Press 1965.
11. Eik-Nes, K. B., and P. F. Hall: In: Vitamins and hormones, Vol. 23, p. 182. New York-London: Academic Press 1965.
12. El-attar, T., W. Dirscherl, and K.-O. Mosebach: Acta endocr. (Kbh.) **45**, 527 (1964).
13. — K.-O. Mosebach, and W. Dirscherl: Acta endocr. (Kbh.) **45**, 437 (1964).
14. Gallagher, T. F., D. K. Fukushima, M. C. Barry, and K. Dobriner: Rec. Progr. Hormone Res. **6**, 131 (1951).
15. Greer, D. S.: Endocrinology **64**, 898 (1959).
16. Harding, B. W., and L. T. Samuels: Endocrinology **70**, 109 (1962).
17. Holmes, W. N.: Acta endocr. (Kbh.) **23**, 89 (1956).
18. Horton, R., J. Shinsako, and P. H. Forsham: Acta endocr. (Kbh.) **48**, 446 (1965).
19. Jensen, E. V.: Nat. Cancer Inst. Monogr. **12**, 317 (1963).
20. —, and H. J. Jacobson: Rec. Progr. Hormone Res. 18, 387 (1962).
21. Koenig, H.: In: Korey, S. R.: The biology of myelin, p. 241, New York: A. Hoeber-Harper Book 1959.
22. Lawrence, A. M., and R. L. Landau: Endocrinology **77**, 1119 (1965).
23. Levedahl, B. H., and R. Perlmutter: Arch. Biochem. **61**, 442 (1956).
24. Manyai, S., L. Beney, and A. Czuppon: Acta physiol. Acad. Sci. hung. **28**, 105 (1965).
25. Mercier, C.: Excerpta Medica No. 111, S. 269; s. Literatur [3].

26. MOSEBACH, K.-O.: In: Wirkung und Anwendung anaboler Steroide (Schering-Kolloquium 1963 Berlin), S. 30. Berlin: Medicus-Verlag 1964.
27. — W. DIRSCHERL, and T. EL-ATTAR: Acta endocr. (Kbh.) **44**, 416 (1963).
28. — — K. RATH u. G. RIECK: Hoppe-Seylers Z. physiol. Chem. **344**, 197 (1966).
29. — H. JÜHE and W. DIRSCHERL: Acta endocr. (Kbh.) **54**, 557 (1967).
30. OYAKAWA, E. K., and B. H. LEVEDAHL: Arch. Biochem. **74**, 17 (1958).
31. PEARLMAN, W. H., and M. R. J. PEARLMAN: J. biol. Chem. **236**, 1321 (1961).
32. TSCHERNING, K.: Angew. Chemie **49**, 13 (1936).
33. VERMEULEN, A., L. VERDONCK, and R. DANEELS: Excerpta Medica No. 111, p. 280; s. Literatur [3].
34. VILLEE, C. A., and T. FUJÜ: Excerpta Medica No. 111, p. 156; s. Literatur [3].
35. WICKS, W. D., D. L. GREENMAN, and F. T. KENNEY: J. biol. Chem. **240**, 4414 (1965).
36. WILSON, J. D.: Excerpta Medica No. 111, p. 45; s. Literatur [3].

Aus dem Institut für Physiologische Chemie der Universität Düsseldorf
(Direktor: Prof. Dr. S. Hollmann)

Der intracelluläre Testosteronstoffwechsel
Quantitative Bestimmung von Testosteron im Harn

Von

W. Staib

Mit 7 Abbildungen

Referat

Das männliche Sexualhormon Testosteron wird vorwiegend in der Leber inaktiviert [1—7], aber auch andere Gewebe, wie Nieren [8], Prostata [9—11], Haut
[11—13] und Brustdrüse [11, 13] usw. besitzen Enzymsysteme, die das Testosteronmolekül in verschiedene Metaboliten verwandeln können.

Wir unterscheiden heute einen 17-Hydroxy- [14, 15] und einen 17-Keto-
Stoffwechselweg des Testosterons. Beim letzteren wird die 17β-Hydroxygruppe

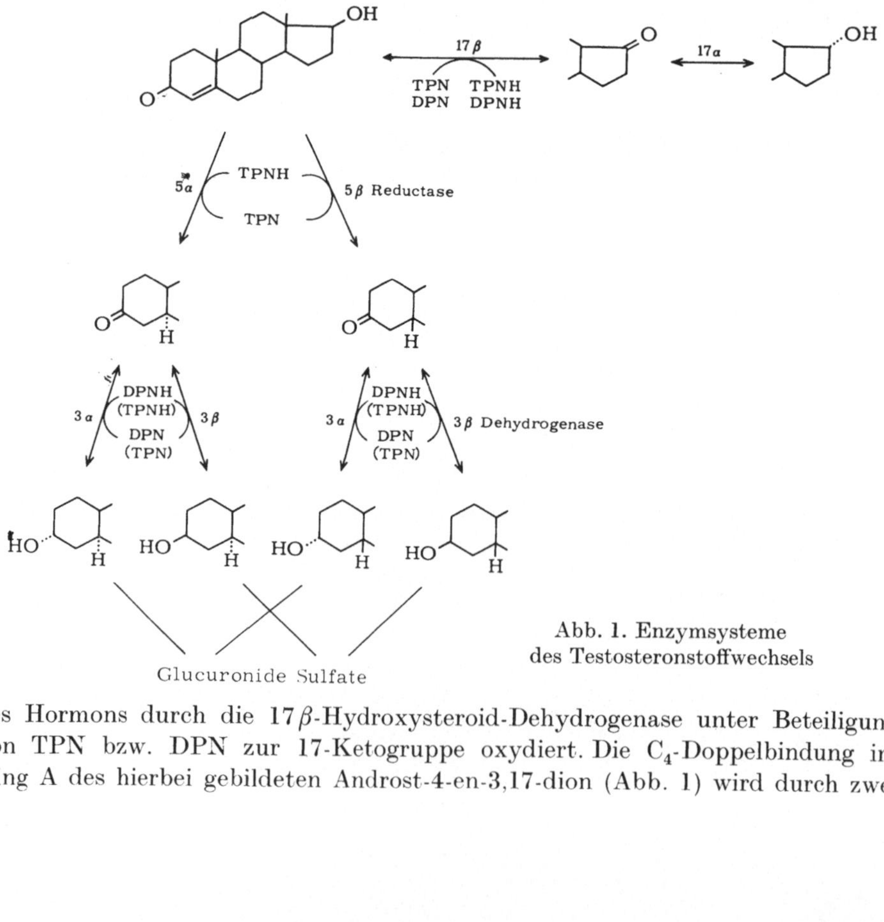

OH

17β

TPN   TPNH
DPN   DPNH

O

17α

OH

5α   TPNH   5β Reductase   TPN

O   H

O   H

3α   DPNH (TPNH)   3β   DPN (TPN)

3α   DPNH (TPNH)   3β Dehydrogenase   DPN (TPN)

HO   H   HO   H   HO   H   HO   H

Glucuronide Sulfate

Abb. 1. Enzymsysteme
des Testosteronstoffwechsels

des Hormons durch die 17β-Hydroxysteroid-Dehydrogenase unter Beteiligung
von TPN bzw. DPN zur 17-Ketogruppe oxydiert. Die C_4-Doppelbindung im
Ring A des hierbei gebildeten Androst-4-en-3,17-dion (Abb. 1) wird durch zwei

TPN-abhängige Reduktasen reduziert. Es entstehen zwei Steroisomere Dihydro-
derivate, das 5α- und 5β-Androstan-3,17-dion. Im folgenden Schritt wird die

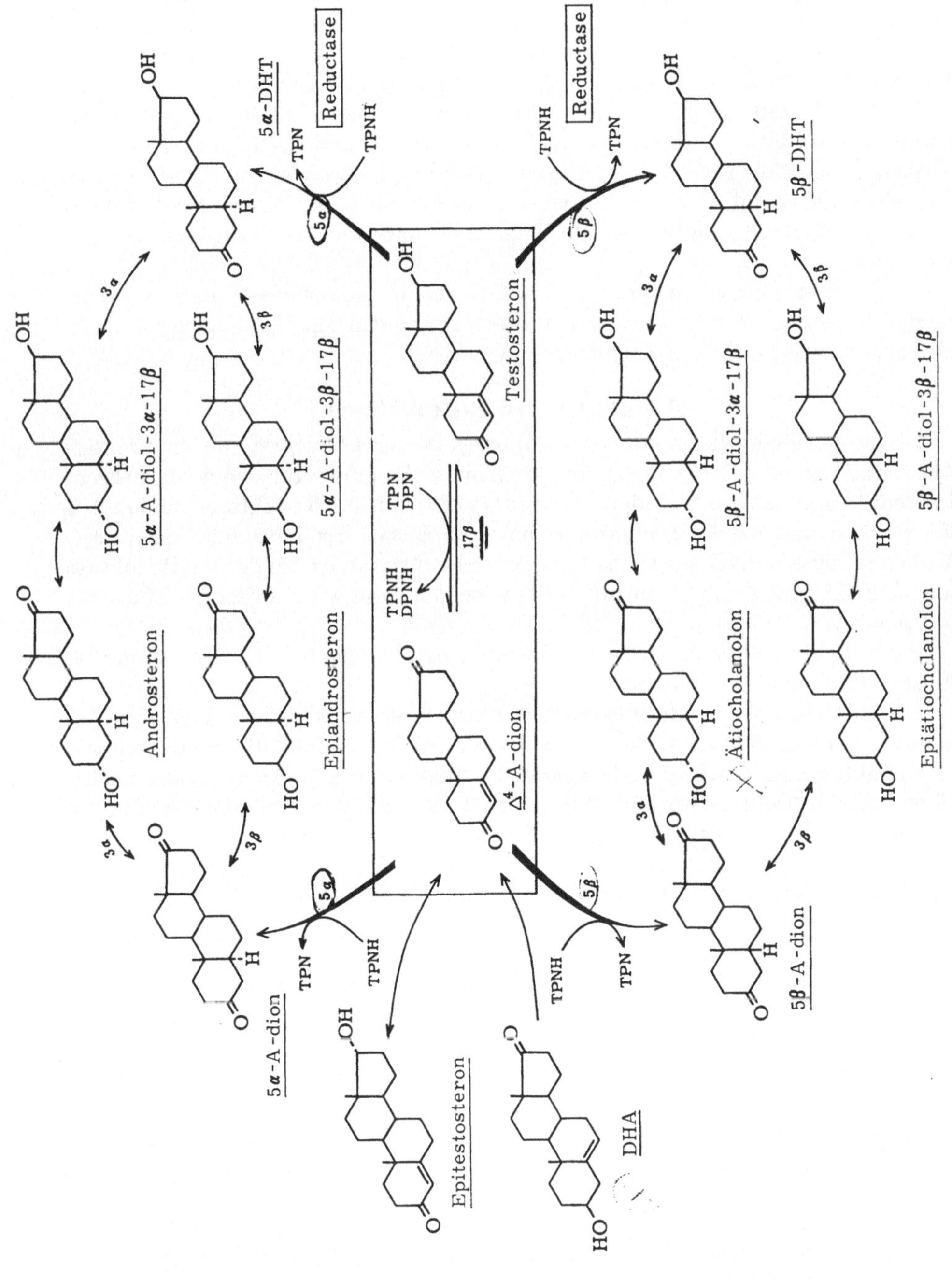

Abb. 2. Testosteronstoffwechsel

Ketogruppe am C_3 durch die 3α- bzw. 3β-Hydroxysteroid-Dehydrogenase zum
sek. Alkohol reduziert (Abb. 1). Es entstehen hauptsächlich die Tetrahydro-

metaboliten Androsteron und Ätiocholanolon, die wichtigsten im menschlichen Harn nachweisbaren Testosteronmetaboliten [*16*].

Beim 17-Hydroxy-Stoffwechselweg von BAULIEU [*14, 15*] bleibt die 17β-Hydroxylgruppe erhalten und die Inaktivierung spielt sich, wie oben beschrieben, nur am Ring A ab (Abb. 1). Hierbei entstehen 5α- und 5β-Dihydrotestosteron und die epimeren 3,17-Diole der 5α- und 5β-Androstanreihe (Abb. 1).

In Abb. 2 sind die Testosteronmetaboliten zusammengefaßt. Normalerweise werden die Hydroxylgruppen der C_{19}-Steroide am C_3 und C_{17} beim Stoffwechselgeschehen mit Glucuronsäure konjugiert oder mit Schwefelsäure verestert [*16*].

Neben der reduktiven Inaktivierung spielen auch oxydative Stoffwechselprozesse z. B. durch Einführung von Hydroxylgruppen in das Testosteronmolekül eine Rolle.

Über die einzelnen Enzyme sind schon recht umfassende Kenntnisse vorhanden, es würde aber zu weit führen, hier auf alle Einzelheiten einzugehen, und ich verweise auf die Übersichtsreferate 16—19.

$Δ^4$-5 α- und $Δ^4$-5 β-Reduktasen

Die beiden Reduktasen können wir quantitativ und biologisch als die wichtigsten inaktivierenden Enzymsysteme bezeichnen. Es gibt wahrscheinlich mehrere 5α-Reduktasen mit großer Substratspezifität [*20*]. Die 5α-Reduktasen sind in den Mikrosomen und die 5β-Reduktasen im Cytoplasma der Leberzelle lokalisiert. Beide benötigen TPNH als Cofaktor. Nach STAUDINGER ist bei der 5α-Reduktase auch DPNH wirksam, jedoch nur in Anwesenheit von anorganischem Phosphor und Arsenat [*21*].

Beide Reaktionen sind irreversibel und lassen sich auch in Gegenwart großer Mengen TPN nicht umkehren.

Die Aktivität der Reduktasen kann aber durch verschiedene Faktoren beeinflußt werden. So verstärken z. B. Schilddrüsenhormone die mikrosomalen 5α-Reduktasen [*22*] und es wird dadurch der Quotient der 5α/5β-Derivate erhöht. Diese experimentellen Beobachtungen stimmen gut mit den Veränderungen in der 17-Ketosteroid-Ausscheidung bei der Thyreotoxikose überein.

Auch der Ernährungszustand beeinflußt die Stoffwechselaktivität der Leber. Nach SCHRIEFERS wird die Ring-A-Hydrierung im extremen Hunger vor allem durch einen TPNH-Mangel verlangsamt, der seinerseits auf einen stark verminderten G-6-P-Gehalt der Leber zurückzuführen ist [*23*].

Außerdem ist die Aktivität der 5α-Reduktase im Hungerzustand vermindert [*23*]. Eine Verlangsamung der Ring-A-Hydrierung ist von SCHRIEFERS auch beim Alloxan-Diabetes trotz normaler 5α-Reduktaseaktivität beobachtet worden [*24*]. Die Zelle hat auch hier offenbar die Fähigkeit eingebüßt, genügend TPNH für die Hydrierung bereitzustellen. Diese Auslegung stützt sich auf den mehrfach bei Diabetes nachgewiesenen verminderten G-6-P-Gehalt der Leberzelle als eine Folge der gesteigerten G-6-P-ase, herabgesetzten Glucokinase und G-6-P-Dehydrogenase [*24*].

Bei chronisch alloxan-diabetischen Tieren beobachteten GARREN und CAHILL [*25*] eine deutliche Abnahme der mikrosomalen 5α-Reduktase [*25, 26*].

Weiterhin sind Sexualunterschiede beschrieben worden. Die cytoplasmatische 5β-Reduktase ist bei männlichen Ratten aktiver als bei weiblichen Tieren. Jedoch ist die Aktivität verglichen mit der Aktivität der mikrosomalen 5α-Reduktase wesentlich geringer [27]; letztere ist bei weiblichen Ratten 3—10mal aktiver als bei männlichen Tieren [28—31]. Unter Testosteronbehandlung sinkt die Aktivität ab und nach Kastration junger männlicher Tiere steigt sie an [32, 33].

In einer Wachstumsperiode von 35—60 Tagen nach der Geburt herrschen gonadale Einflüsse auf die 5α-Reduktase vor. Unter Oestrogenen steigt die Aktivität der 5α-Reduktase kastrierter weiblicher Tiere an, während Androgene den Anstieg der 5α-Reduktase kastrierter männlicher Tiere bremsen [34].

11-Hydroxysteroide werden langsamer als 11-Keto- und 11-Desoxysteroide durch beide Reduktasen umgesetzt [35].

Wahrscheinlich werden deshalb im menschlichen Harn mehr 11-Ketoverbindungen als 11-Hydroxymetaboliten vorgefunden.

Beim Meerschweinchen ist eine weit größere Reduktaseaktivität in der Nebennierenrinde (NNR) als in der Leber gefunden worden [36]. Es ist nicht ausgeschlossen, daß die zahlreichen 5β-Metabolite im Meerschweinchenharn auf die hochaktive lösliche 5β-Reduktase in der NNR zurückzuführen sind [36].

3α- und 3β-Hydroxysteroid-Dehydrogenase

Im Gegensatz zur Δ^4-Reduktion ist die Oxydoreduktion am C_3 reversibel. Die 3α- und 3β-Hydroxysteroid-Dehydrogenasen setzen natürliche, im Ring A gesättigte 3-Ketosteroide um.

Die *3α-Hydroxysteroid-Dehydrogenase* ist in Leber, Niere, Testis und in Erythrocyten der Ratte nachgewiesen worden. In der Leber ist das Enzym vorwiegend im Cytoplasma, z. T. auch in den Mikrosomen lokalisiert und benötigt DPN oder TPN als Cofaktor (s. [16—19]). 5β-Metabolite werden rascher umgesetzt als 5α-Derivate. Das Enzym ist spezifisch auf gesättigte 3α-Hydroxysteroide eingestellt. Trotz 90 bis 100facher Reinigung ist es nicht gelungen, eine Transhydrogenasewirkung von der Dehydrogenasewirkung abzutrennen [37, 38]. Bei optimaler Substratkonzentration werden keine Sexualdifferenzen beobachtet [39].

Eine 150fach gereinigte 3α-Hydroxysteroid-Dehydrogenase aus Pseudomonas Testosteron ist nach Talalay streng DPN-abhängig [40].

Die *3β-Hydroxysteroid-Dehydrogenase* ist in gebundener und in löslicher Form in der Rattenleber gefunden worden und benötigt DPN oder TPN als Cofaktor. Das Enzym greift gesättigte 3-Ketosteroide der 5α- und 5β-Reihe an. 3α-, 17β-, 11β- und Δ^5-3β-Hydroxysteroide werden dagegen nicht oxydiert.

In Leberhomogenaten männlicher Tiere (Ratte, Maus, Hamster, Meerschweinchen) sind die 3β-Hydroxysteroid-Dehydrogenasen aktiver als in Homogenaten weiblicher Tiere. Diese Sexualdifferenz bezieht sich nur auf die strukturgebundene 3β-Hydroxysteroid-Dehydrogenase und nicht auf das lösliche Enzym. Unter Testosteron steigt die strukturgebundene Enzymaktivität an, das lösliche Enzym wird daher nicht verändert [41, 42]. Die fetale Leber entwickelt in der 25. Woche eine 3α-Hydroxysteroid-Dehydrogenaseaktivität [43].

Talalay [40] reicherte ein β-Enzym aus Pseudomonas Testosteronikultur an. Dieses Enzym katalysiert die Oxydoreduktion von 3β-, 16β- und 17β-Hydroxysteroiden einschließlich aromatischer Ring-A-Verbindungen mit einer 17β-Hydroxygruppe. Das hochgereinigte Enzym ist DPN-abhängig und ist, wie auch das

3α-Enzym, für die quantitative Bestimmung von 3β- bzw. 3α-Hydroxysteroiden im optischen Test geeignet [44, 45].

Normalerweise werden Δ^4-3-Ketosteroide über die Ring-A-gesättigten Dihydro-3-Ketosteroide zu 3α- und 3β-Tetrahydrosteroide umgewandelt. Ein Alternativweg über Δ^4-3-Hydroxysteroide ist nicht ausgeschlossen, denn Dorfman konnte nach Inkubation von Δ^4-Androstendion mit Kaninchenskeletmuskulatur 3β-Hydroxy-Δ^4-Androsten-17-on nachweisen [46]. Ähnliche Umwandlungen sind auch von Breuer in Präparationen von Rattennieren beobachtet worden [47].

Die anschließende Oxydation der Δ^4-3-ole zu Δ^4-3-Ketonen wurde bereits 1957 von Ungar an Rattenleberpräparationen demonstriert [48]. Die Δ^4-3α- bzw. Δ^4-3β-Hydroxysteroid-Dehydrogenasen sind in der löslichen Fraktion in Rattenleber als auch in Hühnerleber enthalten. DPN und TPN sind hierbei als Cofaktoren gleich wirksam [18]. Die 5α- und 5β-Reduktasen in der Rattenleber sind aber nicht fähig, die allylische Doppelbindung in epimeren Δ^4-Androstendiolen zu reduzieren [47].

17 β-Hydroxysteroid-Dehydrogenase

Die *17β-Hydroxysteroid-Dehydrogenasen* sind außer in Leber und Niere auch in Placenta, Nebennierenrinde, Prostata, Ovar, Sperma, Brustdrüse und in Erythrocyten nachgewiesen worden [16—19]. Die Meerschweinchenleber enthält eine TPN-abhängige cytoplasmatische und eine DPN-abhängige mikrosomale 17-Hydroxysteroid-Dehydrogenase [49]. Das TPN-abhängige Enzym ist 200fach gereinigt worden [50]. In der Niere sind beide Enzyme im löslichen Raum [51]. Breuer reinigte eine cytoplasmatische 17-Hydroxysteroid-Dehydrogenase aus Nebennierenrinden von Ratten [52]. Das Enzym reagiert mit phenolischen und neutralen Steroiden, wobei TPN dreimal aktiver als DPN die Reaktion beeinflußt [52]. Im Rattenblut und in Erythrocyten von zahlreichen Säugetieren und Affenspecies sind 17β-Hydroxysteroid-Dehydrogenasen nachweisbar [53, 54]. Auch in Kaninchenovarien ist in der löslichen Fraktion eine TPN-abhängige 17β-Hydroxysteroid-Dehydrogenase gefunden worden [55]. Talalay [56, 57] führte seine Studien über die Transhydrogenasewirkung an einer hochgereinigten 17β-Hydroxysteroid- Dehydrogenase aus menschlicher Placenta durch. Das Enzym katalysiert hierbei die Oxydoreduktion von aromatischen Steroiden und vermittelt auf diese Weise den reversiblen Hydrogentransfer zwischen TPN und DPN [56, 57].

Konjugation

a) Glucuronidsynthese

Bei der Testosteroninaktivierung spielen Glucuronid- und Schwefelsäureesterbildung eine große Rolle.

Isselbacher [58] demonstrierte 1956, daß die Steroidglucuronide mittels einer an das Uridincoferment gebundenen aktiven Glucuronsäure gebildet werden. Die freie Glucuronsäure ist nicht auf den Acceptor übertragbar. Zunächst entsteht aus G-1-P und ATP durch Vermittlung der UDP-Glucose-Pyrophosphatase die aktive Glucose, die sog. UDP-Glucose. Nur in dieser geschützten Form kann die Glucose durch die UDPG-Dehydrogenase unter Beteiligung von DPNH zur UDP-Glucuronsäure oxydiert werden [16, 59].

Die Übertragung des Glucuronsäurerestes auf einen alkoholischen oder phenolischen Steroidacceptor übernimmt die sog. Glucuronosyltransferase, die hauptsächlich in den Lebermikrosomen lokalisiert ist. Es werden mehrere Glucuronosyltransferasen diskutiert. Enzymaktivitäten werden in verschiedenen Tierarten in einer Reihe von Organen einschließlich Leber, Niere [60a], Magen und Dünndarm nachgewiesen [60b]. Die Glucuronosyltransferase in der Meerschweinchenleber wird durch verschiedene Steroidhormone, darunter auch durch Testosteron, Pregnandiolglucuroid und Oestriolglucuroid gehemmt [61].

Bei Inkubations- [62] und Perfusionsversuchen [63] von Dünndarmgewebe mit Oestrogen und Phenolphthalein konnten die entsprechenden Glucuronide nachgewiesen werden. BREUER und DAHM fanden eine lösliche UDP-Glucuronosyltransferase mit hoher Substratspezifität in der menschlichen Dünndarmwand. Das Enzym katalysiert die Oestrogenglucuronidsynthese [64].

Die Glucuronidsynthese ist von einem ungestörten Kohlenhydratstoffwechsel abhängig. Nahrungsentzug setzt nach SCHRIEFERS die Synthesekapazität auf $^1/_5$ der Kontrollwerte herab. In der Reaktionsfolge vom einfachen Δ^4-3-Ketosteroid über Dihydro- und Tetrahydroverbindungen bis zum Glucuronid ist die Glucuronsäureübertragung der limitierende Schritt, so daß im Hunger auf Grund des Glykogenmangels und des niedrigen G-6-P-Gehaltes nicht genügend UDP-Glucuronsäure zur Verfügung steht [65].

Auch bei Alloxandiabetes ist eine verminderte Glucuronidsynthese beobachtet worden [65].

Während FISHMAN in Inkubationsversuchen von Rattenleberschnitten mit Testosteron nur Testosteronglucuronid nachweisen konnte [66], gelang es SCHRIEFERS bei optimaler Substrat-Gewebe-Relation etwa 25% der eingesetzten Testosteronmenge als Androstanglucuronid zu entdecken [67]. Die Glucuronidfraktion bestand zu 50% aus 5α-Androstan-3β,17β-diol, 30% aus 5α-Androstan-3α,17β-diol, 12% aus Androsteron und 5% aus Testosteron [67].

b) Sulfatkonjugation

SCHNEIDER und LEWBART [68] demonstrierten 1956 im mikrosomenfreien Überstand von Kaninchenleberhomogenat sulfatester-synthetisierende Enzymsysteme bei Anwesenheit von ATP, Mg und Sulfat. Es ist sehr wahrscheinlich, daß das von LIPMAN, 1956, [69] entdeckte aktive Sulfat, das 3-Phosphoadenosin-5-phosphosulfat als Sulfatdonator eine zentrale Rolle spielt [18].

In der löslichen Leberfraktion gibt es mindestens 2 sulfatübertragende Enzymsysteme. Das eine reagiert mit Phenol-Steroiden, das andere vor allem mit 3β-Hydroxysteroiden. 3α-Hydroxysteroide reagieren nicht in diesem System. Darüber hinaus diskutieren NOSE und LIPMAN [70] andere Sulfokinasen in der Leber. In der löslichen Fraktion von Rattenlebergewebe ist auch die Bildung von 5α-Androstan-3β,17β-diol mono- und disulfat beschrieben worden [71].

Offenbar kommt auch eine Sulfokinase in der NNR vor. BAULIEU konnte 1959 [72] zeigen, daß die NNR Dehydroepiandrosteronsulfat sezerniert. Homogenate von menschlichem Nebennierengewebe können Pregnenolon in Pregnenolonsulfat, 17-Hydroxy-Pregnenolonsulfat und Dehydroepiandrosteronsulfat transformieren [73].

Stoffwechsel der Conjugate

Um den Stoffwechsel von Steroidglucuroniden untersuchen zu können, müssen entsprechende Verbindungen zur Verfügung stehen. Da die biologische Gewinnung von Steroidglucuroniden sehr mühsam ist, synthetisierten wir die Glucuronoide von Ätiocholanolon und Androsteron, die wichtigsten Metaboliten von Testosteron. Die Synthese gelang aus Acetobromglucuronsäure mit den genannten 17-Ketosteroiden bei Anwesenheit von Silberoxyd als Katalysator [74].

Beim Menschen stellt Androsteronglucuronid ein Endprodukt dar, das 100% ausgeschieden und nicht verändert wird [75].

Dagegen wird nach Baulieu Isoandrosteronglucuronid und Dehydroisoandrosteronglucuronid im Körper aufgespalten [76]:

Dehydroisoandrosteronglucuronid wird zu 14,4% unverändert wiedergefunden. Das Auftreten von Androst-5en-3β, 17β-diol-glucuronid, 5α-Androstan-3β, 17β-diol-glucuronid, 5β-Androstan-3β, 17β-diol-glucuronid und 5β-Androstan-3β-ol-17-on-glucuronid spricht für einen direkten Umwandlungsweg, d. h., die Reduktion der 17-Ketogruppe und der 5—6 Doppelbindung geschieht am konjugierten Steroid. Aus dem Auftreten von Dehydroepiandrosteronsulfat und Epiätiocholanolonsulfat muß angenommen werden, daß Dehydroepiandrosteronglucuronid intermediär z. T. aufgespalten wird.

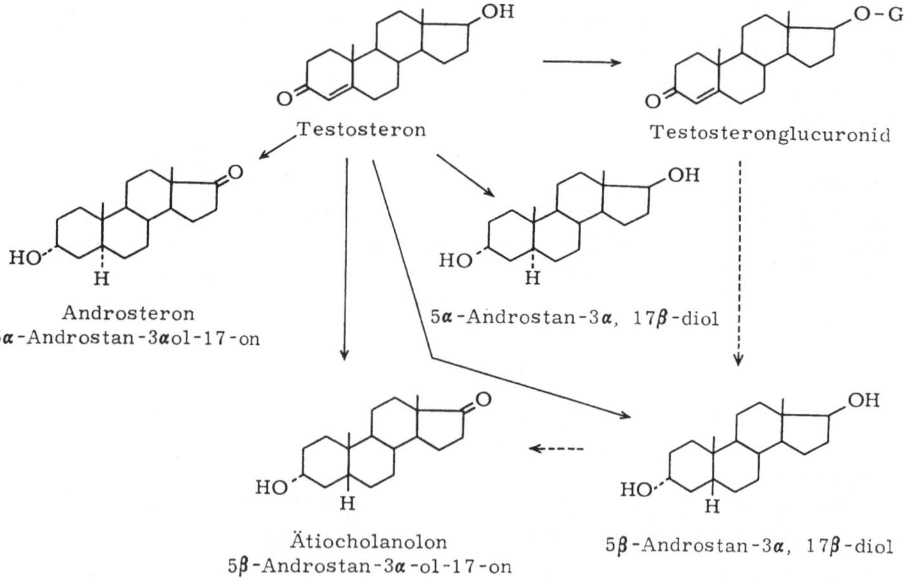

Abb. 3. Selektiver 5β-Stoffwechselweg von Testosteronglucuronid nach Robel et al. [77]

Auch Isoandrosteronglucuronid wird in vivo hydrolysiert und weiter metabolisiert. Neben 14,2% unverändertem Isoandrosteronglucuronid konnten 2,6% Androsteronsulfat wiedergefunden werden. Nach Verabreichung von *Testosteronglucuronid* erschienen 15—20% der verabreichten Menge unverändert im Harn. 10—15% konvertierten zu direkten Metaboliten wie 5β-Androstan-3α,17β-diolglucuronid und etwa 5—10% zu 5β-Androsteronglucuronid. 5α-Derivate wurden praktisch nicht gefunden. Beim Stoffwechsel von Testosteronglucuronid wird offenbar ein bevorzugter 5β-Weg eingeschlagen (Abb. 3).

Beim freien Testosteron entstehen dagegen 5 α-Derivate und 5 β-Derivate. Es erhebt sich hier die Frage, ob der Abbau von Testosteronglucuronid durch spezielle Reduktasen katalysiert wird, oder in besonderen Kompartimenten durch die bessere Löslichkeit des Glucuronids stattfindet [77].

Auch die *Sulfate* sind keine Endprodukte, sie können ebenfalls weiter verstoffwechselt werden.

Dehydroepiandrosteronsulfat unterliegt z. B. einem direkten Stoffwechselweg ohne Aufspaltung der Esterbindung [78]. Es laufen sowohl oxydative als auch

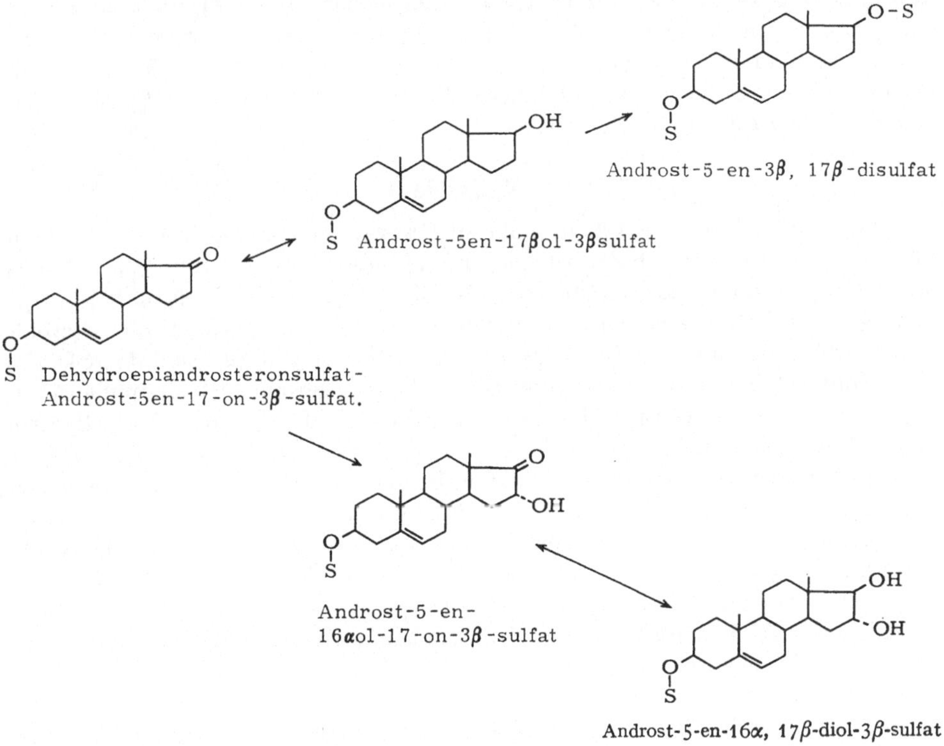

Androst-5-en-3β, 17β-disulfat

Androst-5en-17βol-3βsulfat

Dehydroepiandrosteronsulfat -
Androst-5en-17-on-3β-sulfat.

Androst-5-en-
16αol-17-on-3β-sulfat

Androst-5-en-16α, 17β-diol-3β-sulfat

Abb. 4. Direkter Stoffwechselweg von Dehydroepiandrosteronsulfat nach BAULIEU [78]

reduktive Hydroxylierungs- und Sulfatierungs-Reaktionen an dem mit Schwefelsäure veresterten Steroid ab (Abb. 4). Ein anderer Teil des Dehydroepiandrosteronsulfats wird aufgespalten und wird zum Teil in Androsteron und Ätiocholanolon umgewandelt und resulfatiert.

Die Halblebenszeit von Dehydroepiandrosteronsulfat beträgt im Blut etwa 8—10 Std, während freies Dehydroepiandrosteron bereits nach 25 min [79] schon zur Hälfte aus dem Blut verschwunden ist. Offenbar wird das Steroid durch die Esterbindung vor dem Angriff der Leberenzyme geschützt. Dehydroepiandrosteronsulfat aus der mütterlichen und fetalen NNR ist der wichtigste Vorläufer der Oestrogene während der Schwangerschaft.

Die Oestrogenbildungsrate aus Dehydroepiandrosteronsulfat ist größer als aus Testosteron, Δ^4-Androstendion und freiem Dehydroepiandrosteron [78]. Auch in der Placenta werden mehr Oestrogene aus Dehydroepiandrosteronsulfat als aus der freien Verbindung gebildet. Dabei spielen der indirekte und der direkte Weg eine Rolle. Auf indirektem Wege wird in der Placenta das Sulfat abgespalten und das freigesetzte Dehydroepiandrosteron in Oestron und Oestradiol umgewandelt. Auf direktem Wege entsteht in der Leber zunächst Δ^5-Androstentriolsulfat, und erst nach der Esterspaltung in der Placenta erfolgt die Aromatisierung zu Oestriol [78, 80].

Ähnlich wie Dehydroepiandrosteronsulfat werden auch Δ^5-Androstendiol-3β-Sulfat und Isoandrosteron-3β-Sulfat intermediär gespalten und unterliegen einem indirekten Stoffwechsel [78, 79]. Dagegen werden Testosteronsulfat [78], Androsteron- und Ätiocholanolonsulfat [81] nicht aufgespalten. Allerdings fällt bei den letzteren die niedrige Wiederfindungsrate von 20 bzw. 60% auf. Das Schicksal des Restes ist noch unbekannt.

Sulfatide

Auf Grund zahlreicher Arbeiten nimmt OERTEL an, daß die Steroidsulfate im Plasma offenbar erst durch Zerfall eines unbeständigen lipophilen und solvolysierbaren Conjugatkomplexes entstehen [82]. Diese lipophilen solvolysierbaren C_{19}-Conjugate verhalten sich chromatographisch anders als authentische Steroidsulfate [83] und wandern ähnlich wie Steroid-dipalmitylglyceridsulfate [84], die er als Sulfatidylsteroide bezeichnete. Die biologisch gewonnenen lipophilen Conjugate bestehen aus etwa 1 Mol 17-Ketosteroide, 1 Mol Sulfat, 1 Mol Glycerin und 2 Molen Fettsäuren [85].

Durch Inkubation von Leber- und Nebennierenhomogenate mit freiem Dehydroepiandrosteron und Dehydroepiandrosteronsulfat in Gegenwart von ATP und CoA wurden 8 bzw. 15% des eingesetzten Substrates in lipophiles, solvolysierbares Conjugat umgewandelt [86]. Diese Form wird als Transportform der physiologisch wirksamen Steroidsulfate gedeutet [82].

Auch im NN-Venenblut konnte OERTEL Sulfatidylconjugate nachweisen, so daß auch auf eine aktive Sekretion seitens der NNR geschlossen werden darf [82]. OERTEL hat auch auf das Vorkommen von Phosphatconjugaten hingewiesen und in Verbindung mit Phosphatiden gebracht [87]. SCHUBERT zeigte jedoch, daß Steroidphosphate im Organismus vollkommen gespalten werden und sich im wesentlichen wie freie Steroide im Stoffwechsel verhalten [88].

Hydroxylierungsreaktionen

Hydroxylierungsreaktionen spielen nicht nur bei der Biosynthese von Steroidhormonen, sondern auch beim peripheren Stoffwechsel eine wichtige Rolle. Auch aus Testosteron entstehen intermediär höher polare Metaboliten.

Dabei können an verschiedenen Stellen auch durch Leber und NNR im Steroidmolekül Hydroxylgruppen eingeführt werden [17].

Die sog. Hydroxylasen sind an die Zellstrukturen, vorwiegend an die Mikrosomenfraktion, gebunden. Sie wirken nicht durch einfache Dehydrierung und Wasseranlagerung, sondern sie verwenden molekularen Sauerstoff, ähnlich wie bei der biologischen Oxydation aromatischer Verbindungen und verdrängen dabei das Wasserstoffatom in der Hydroxylierungsstellung stereospezifisch [16]. Die mikrosomalen, mischfunktionellen Oxydasen in der Leber spielen bei der unspezifischen Hydroxylierung von Pharmaka und auch von Steroidhormonen eine nicht unbedeutende Rolle.

Nach der Vorstellung von ULLRICH und STAUDINGER [89] erfolgt die Sauerstoffaktivierung der „mischfunktionellen Oxygenasen" durch die Übertragung von 2 Elektronen des NADPH oder auch NADH auf das Sauerstoffmolekül. Die Elektronentransportkette besteht fast immer aus einem Flavinenzym und einer terminalen Oxydase. Manchmal ist, wie bei der mitochondrialen 11-Hydroxylase, noch ein Nichthäm-Eisenproteid zwischengeschaltet.

Die Mikrosomenfraktion ist reich an P_{450}, das von KLINGENBERG [90] als Kohlenmonoxyd bindendes Pigment und von OMURA und SATO [91] als Cytochrom erkannt worden ist.

Anhand des photochemischen CO-Wirkungsspektrums wurde für die Steroidhydroxylasen und die unspezifischen mikrosomalen Hydroxylasen an einer Reihe von Substraten nachgewiesen, daß das Cytochrom P 450 die Sauerstoffaktivierung durchführt [92, 93].

Über die Struktur des aktiven Sauerstoffs liegen bisher nur Vermutungen vor. ULLRICH et al. [94a] wiesen bei Modellsystemen zur Hydroxylierung einen „Oxen-Mechanismus" nach, bei dem in einer durch Schwermetall katalysierten Reduktion des Sauerstoffs mit zwei Elektronen ein Sauerstoffatom als hydroxylierendes Teilchen gebildet wird. Ein analoger Mechanismus unter Beteiligung des Cytochrom P 450 als Schwermetallkomplex läßt sich auch für die enzymatischen Hydroxylierungen annehmen [94b, c].

Aus Modellversuchen zur Substituenten-Wanderung während enzymatischer Hydroxylierungen postulieren GUROFF et al. [94d] OH^+-Ionen als aktiven Sauerstoff.

Organstoffwechsel von Testosteron

WOTIZ [9—12] beschrieb erstmals, daß verschiedene menschliche Gewebe fähig sind, Testosteron abzubauen. Nicht nur die Leber, sondern auch Prostata,

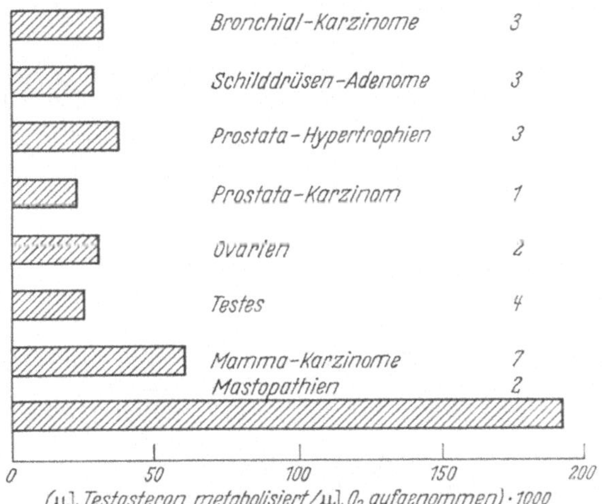

Abb. 5. Mittelwerte der Testosteron-Umsatz-Quoten für normale und neoplastische menschliche Gewebe nach BREUER et al. [13]

Tabelle 1. *Testosteronstoffwechsel in der Leber verschiedener Tierspecies*

Substrat	Metaboliten	Species	Testsystem	Zitat	Bemerkungen
Testosteron	Δ^4-Adion; 5α- und 5β-Adion 5α- und 5β-DHT; 5α-Adiol-3α, 17β; 5α Adiol 3β, 17β; 5β-Adiol 3α, 17β, 6βΔ^4-Adion; 16αΔ^4-Adion; 6β-Testo; 16α Testo	Mensch	Schnitte	117	Andro und Ätio nicht nachgewiesen
Testosteron	6βΔ^4-Adion; 16αΔ^4-Adion vorwiegend	Mensch	Schnitte	117	Cirrhose
Testosteron	Δ^4-Adion; 5α-Adiol 3α, 17β 5α-Adiol 3β, 17β; 5β-Adiol 3α, 17β	Mensch	Homogenat	118	
Testosteron	Testogluc. 5α-Adiol 3β, 17β Gluc., 5α-Adiol-3α, 17β Gluc. 5α DHT Gluc. Androsterongluc.	Ratte	Schnitte	54	
Testosteron	Testogluc.	Ratte	Homogenat	119	
Testosteron	Testosulfat	Ratte	Homogenat	120	
Testosteron	5α-DHT	Ratte	Homogenat	121	
Testosteron	Δ^4-Adion	Ratte	Homogenat	132	
Δ^4-Adion	5α-Adion, 5β-Adion	Ratte	Homogenat	122	
Δ^4-Adion	Androsteron, Epiandrosteron	Ratte	Homogenat	123	
Testosteron	6β Testo; 5α-Atriol 3α, 6β, 17β	Ratte	Mikrosomen	124	Geschlechtsunterschiede
5α-Adiol 3α, 17β	5α-Atriol-3α, 6β, 17β	Ratte	Mikrosomen	124	
Testosteron	2β-Testo; 6β-Testo; 7α-Testo; 16α-Testo; 6βΔ^4-Adion; 7αΔ^4-Adion	Ratte	Mikrosomen	125	Phenobarbital 37 mg/kg 2 × 4 g für 4 Tage Anstieg der Metaboliten 465%
Δ^4-Adion	5α-Adion, Testosteron 6βΔ^4-Adion; 7αΔ^4-Adion	Ratte	Mikrosomen	125 126	Geschlechtsunterschiede
Δ^4-Adion	5α Adion, Androsteron 7αΔ^4-Adion, Testosteron	Ratte	Mikrosomen	42	Alloxandiabetes
Testosteron Δ^4-Adion	6βΔ^4-Adion	Ratte	Cyclische Perfusion mit verd. Rattenblut	127	
Testosteron	Δ^4-Adion; 2βΔ^4-Adion, 6βΔ^4-Adion, 7αΔ^4-Adion, 2β-Testo, 6β-Testo-, 7α-Testo, 16α-Testo, 2 Keto Testo 5α-Adiol 3β, 17β > 5β-Adiol 3α, 17β, 5β DHT > 5α DHT	Ratte ♂	Perfusion mit Salzlösung 1 maliger Durchlauf	128 138	Geschlechtsunterschiede ♂ vermehrt Hydroxyproduktion 3β HDH > 3α HDH 5α = 5β
Testosteron	5α DHT > 5β DHT Adion; Androsteron 5α Adio-3α, 17β	Ratte ♀	Perfusion mit Salzlösung 1 maliger Durchlauf	128	♀ vermehrt Reduktionsproduktion 3α HDH >3β 5α Reduktase > 5β
Ätiocholanolon	Ätiogluc. in Galle	Ratte	Cyclische Perfusion mit verd. Rattenblut	129	

Tabelle 1 (Fortsetzung)

Substrat	Metaboliten	Species	Testsystem	Zitat	Bemerkungen
Testosteron	Testogluc.	Hund	Homogenat	119	
Testosteron	2β Testo; 6α Testo; 6β Testo; Δ^4-Adion; $6\beta\Delta^4$-Adion	Hund	Perfusion	130	
DHA	Δ^5-Adiol, 3β, $17\beta \searrow \rightarrow$ Testo Δ^4-Adion	Hund	Perfusion	137	
Testosteron	Δ^4-Adion	Kaninchen	Leberbrei	131	
Testosteron	Testogluc.	Kaninchen	Homogenat	119	
Epitesto-steron	Δ^4-Adion	Kaninchen	Schnitte	136	
Δ^4-Adion	Epitestosteron	Kaninchen	Schnitte	133	
Δ^4-Adion	Testosteron	Kaninchen	Leberbrei	134	
Testosteron	Ätiocholanolon Epiätiocholanolon	Fowl.	Homogenat	135	

Abkürzungen: Δ^4-Adion $=$ Androst-4-en, 3,17-dion; 5α-Adion $= 5\alpha$ Androstan-3,17 dion; 5α-DHT $= 5\alpha$ Androstan-17β ol-3 on; 5α-Adiol-3α, $17\beta = 5\alpha$ Androstan-3α, 17β-diol; $6\beta\Delta^4$-Adion $=$ Androst-4-en-6β ol-3,17-dion; 6β Testo $=$ Androst-4 en-6β, 17β-diol-3 on; Testogluc. $=$ Testosteronglucuronid, Ätiogluc. $=$ Ätiocholanolonglucuronid; 3β HDH $= 3\beta$ Hydroxysteroid-Dehydrogenase.

Endometrium, Darm und glatte Muskulatur und vor allem Haut und Brustdrüsengewebe metabolisieren Testosteron in größerer Menge.

Zu ähnlichen Ergebnissen kamen auch BREUER et al. [13], dessen Beobachtungen ebenfalls auf eine nicht unerhebliche Beteiligung extrahepatischer Gewebe am Testosteronstoffwechsel hinweisen. Besonders auffallend war der relativ hohe Umsatz im neoplasmatischen Mammegewebe (Abb. 5).

Tab. 1 enthält eine Übersicht über die metabolisierenden Fähigkeiten der Leber.

Es soll noch kurz darauf hingewiesen werden, daß neuerdings der biologische Abbau des Steranskelets mit verstärktem Interesse verfolgt wird. Im Säugetierorganismus konnte bei Verwendung von C^{14}-markierten Steroiden die Bildung von markiertem CO_2 nachgewiesen werden.

SCHUBERT (Jena) hat kürzlich festgestellt, daß Progesteron durch Einwirkung von Mycobacterium smegmatis u. a. unter Sprengung des B-Ringes zu stilbenähnlichen Stoffwechselprodukten umgewandelt wird. Nach Abspaltung des phenolischen A-Ringes entsteht eine δ-Ketosäure, die dann wie Versuche mit Zellsuspension von Nocardia opaca dann zu α-Ketoglutarsäure und Bernsteinsäure abgebaut wird. Somit endet also auch das Sterangerüst schließlich im Citronensäurecyclus [95].

Quantitative Bestimmung von Testosteron im Harn

SCHUBERT und WEHRBERGER [96] berichteten zum ersten Male über den quantitativen Nachweis von Testosteron im Harn eines gesunden Mannes. Seitdem sind zahlreiche Verfahren zur Testosteronbestimmung im Harn beschrieben worden [97]. Von den bisher entwickelten Methoden sind jedoch nur wenige für den klinischen Routinebereich geeignet, weil die meisten zu aufwendig sind.

Die Hauptmenge des Testosterons ist an Glucuronsäure gebunden. Nur ein kleiner Teil wird in freier Form und wahrscheinlich auch als Sulfatester ausgeschieden. Nach VAN DER MOOLEN [98] werden hierzu mit einer gaschromatographischen Methode nach fraktionierter Hydrolyse folgende Zahlen angegeben (s. Tab. 2):

Tabelle 2. *Ausscheidung von Testosteron (μg/24 Std) im Urin nach* VAN DER MOOLEN [98]

		frei	Glucuronid	pHl-hydrolysierbar
Männer				
→	n	9	7	7
	$\overline{X}$	1,12	86,5	9,87
	S	0,65—1,53	23,2—167,3	3,24—11,75
Frauen				
→	n	23	23	23
	$\overline{X}$	0,74	5,62	2,66
	S	0,52—1,2	2,52—9,2	0,84—4,5

n = Anzahl der Einzelversuche; $\overline{X}$ = Mittelwert; S = Streubereich.

Unter normalen Verhältnissen besteht eine Korrelation zwischen Testosteronproduktion und Ausscheidung. Somit stellt auch die summarische Bestimmung von freiem und glucuronidgebundenem Testosteron einen spezifischen und zuverlässigen Parameter des im Organismus gebildeten Hormons dar [99].

Bei den meisten Routinemethoden wird nach β-Glucuronidasehydrolyse und Extraktion das Testosteron auf verschiedene Weise vorgereinigt. Hierzu werden nach Girard-T-Umsatz häufig Florisil und Aluminiumoxydsäulen sowie mehrfache Papier-, Glasfaserpapier- und Dünnschichtchromatographie herangezogen. Weitere Reinigungsgrade werden durch Chromatographie des Acetats und nochmalige Chromatographie nach Verseifung erreicht.

Es ist klar, daß bei all diesen Operationen starke Verluste auftreten, die zum Teil von verschiedenen Autoren durch die Isotopentechnik kontrolliert werden.

Nachdem es SCHUBERT [100] und KORENMANN [101] gelungen war, auch Epitestosteron im Harn nachzuweisen, und zwar in Mengen, die der Testosteronausscheidung etwa entsprechen, muß für ein exaktes Bestimmungsverfahren die Abtrennung von Epitestosteron gefordert werden. Die Abtrennung ist nicht leicht, sie gelingt aber papierchromatographisch im Bush-B_3-System mit langen Papierstreifen [102] und gaschromatographisch (an einer 6 Fuß langen Säule mit einem Durchmesser von 4 mm mit 3%igem Neopentylglykolsuccinat behandelten Trägern). Die beiden Epimeren werden als Trimethylsilyläther getrennt und mittels Radium Argon-Ionisationsdetektor gemessen [103].

Dünnschichtchromatographisch war bisher keine Trennung möglich. Auf Vorschlag von Herrn ITTRICH (Berlin) verwendeten wir ein basisches oder neutrales Al_2O_3 und erreichten im System Eisessig : Dichlormethan im Verhältnis 1 : 9, nach einmaliger Chromatographie, eine ausreichende Trennung.

Zur abschließenden quantitativen Bestimmung stehen neben colorimetrischen [97], fluorometrischen [97, 104, 105] und gaschromatographischen Verfahren [97] auch die Isotopentechnik [97] zur Verfügung. VOIGT et al. [102] verwendeten als colorimetrische Methode eine Mikrofarbreaktion auf 3-Ketosteroide mit Iso-nicotinsäurehydrazid. Andere Autoren bedienen sich des Schwefelsäure-Reagenses nach ALLEN [106], nach KOENIG [107] siehe auch [108—112] sowie mit Cersulfat [113]. Auch die Zimmermann-Reaktion ist nach Chromoxydation des Testoste-rons zu Δ^4-Androstendion [114] erfolgreich herangezogen worden.

β-Glucuronidasehydrolyse 1000 E/ml 48 Std 39° C
Ätherextraktion
Florisilsäule
2 mal Dünnschichtchromatographie
Papierchromatographie Bush B$_3$
Mikro-Isonicotinsäurehydrazid

Wiederfindung 76—100%
Verlust durch Dünnschichtchromatographie 9—10%
Empfindlichkeit 1,5 µg

Abb. 6. Quantitative Bestimmung von Testosteron im Harn nach VOIGT et al. [102]

KORENMANN [97] führte die durch Schwefelsäure induzierbare Fluorescenz-messung in die Bestimmung von Harntestosteron ein.

Wir haben mit einem ähnlichen Schwefelsäure-Äthanolgemisch (3 : 1) ebenfalls gute Erfahrungen gemacht [104]. Die Fluorescenzreaktionen sind zwar hoch-empfindlich, erfordern aber eine weitgehende Reinigung der Fraktionen.

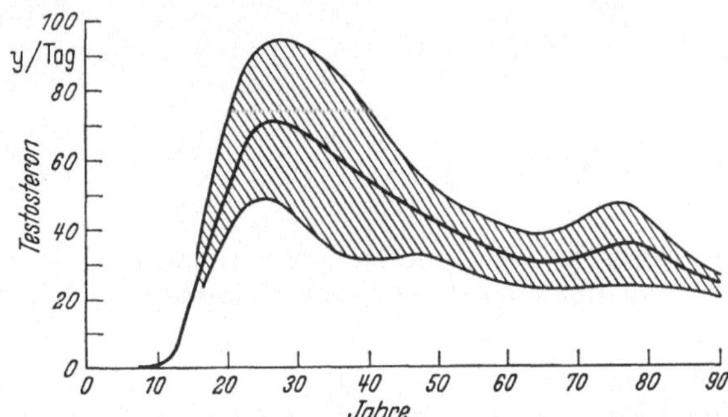

Abb. 7. Tägliche Testosteronausscheidung bei männlichen Individuen (Streuungsbereich in 1 σ angegeben) nach MORER-FARGAS und NOWAKOWSKI [99]

Das angereicherte Testosteron kann auch mit Aromatose zum entsprechenden Oestrogen umgewandelt werden und dann z. B. fluorometrisch [105] oder mit der Koberreaktion colorimetrisch bestimmt werden.

Schließlich ist die Gaschromatographie vielfach als Endbestimmung eingesetzt worden. Mit Flammenionisation und Elektronencapture-Detektoren werden hohe Nachweisempfindlichkeiten erzielt [97]. Dem entsprechen die Aufarbeitungs-gänge der Testosteronbestimmungen nach FUTTERWEIT [115] und VER-MEULEN [116].

Als klassische Methode im Sinne der Aufarbeitung möchte ich für den klini-schen Bereich das Verfahren von VOIGT [102] bezeichnen. Es beruht auf folgendem Prinzip (s. Abb. 6).

Tabelle 3. *Testosteronausscheidung in 24 Std nach verschiedenen Methoden und Autoren.*
Colorimetrisch, fluorometrisch und gaschromatographisch
Ausscheidung in µg/24 Std

Autor	Zitat	Jahr	Männer	n	Frauen	n	Methode
			1. Tagesausscheidung von Cis-Testosteron				
BROOKS	97 m	1964	30—120	9	7—18	2	gaschromatographisch
SANDBERG	139	1964	20—180	18	—	—	gaschromatographisch
SCHUBERT	97 e	1964	10—76	9	5—25	—	colorimetrisch
VERMEULEN	97 r	1965	30—351	50	3—12	—	gaschromatographisch
ROSNER	97 l	1965	27—143 (30—40 J.)	20	6—57	20	colorimetrisch
			151±22 (17—24 J.)	20	—		colorimetrisch
LIM	97 t	1965	30—86	27	4—10	16	fluorometrisch
			2. Tagesausscheidung beider Epimere				
CAMACHO	97 b	1963	46—106	6	8	4	colorimetrisch
FUTTERWEIT	97 n	1963	109	1	—		gaschromatographisch
VERMEULEN	116	1963	15—90	12	5—12	—	colorimetrisch
HORTON	97 h	1963	50—93	6	2—8	—	gaschromatographisch
FUTTERWEIT	97 k	1964	38—332	—	2—8	—	gaschromatographisch
IBAYASHI	97 l	1964	19—200	4	5	1	colorimetrisch
VOIGT	97 d	1964	32—63	5	3—18	4	colorimetrisch
ZURBRÜGG	97 j	1965	42—79	3	0—5,6	4	colorimetrisch
MORER-FARGAS	99	1966	71±22 (21—30 J.)	10	—	—	colorimetrisch
			60±27 (31—40 J.)	10	—	—	colorimetrisch
HÜBNER	140	1966	182±32 (22—27 J.)	5	—	—	fluorometrisch

Diese Methode zeigte in der Hand von NOVAKOWSKI [99] eine vertretbare
Genauigkeit. Die altersabhängige Testosteronausscheidung bei Männern ist in
Abb. 7 dargestellt. Danach liegt die mittlere Testosteronausscheidung eines
25 jährigen, gesunden Mannes bei etwa 70 µg/24 Std. Tab. 3 gibt abschließend
einen Überblick über die Testosteronausscheidung in 24 Std nach verschiedenen
Methoden und Autoren.

Literatur

1. SAMUELS, L. T., C. MCCAULAY, and D. M. SELLERS: J. biol. Chem. **168**, 477 (1947).
2. CLARK, L. C., and C. D. KOCHAKIAN: J. biol. Chem. **170**, 23 (1943).
3. SWEAT, M. L., and L. T. SAMUELS: J. biol. Chem. **173**, 433 (1948).

12. — H. Meson, H. Doppel, and H. M. Lemon: J. invest. Derm. **26**, 113 (1956).
13. Breuer, H., L. Nocke u. I. Pechthold: Z. Vitamin-, Hormon- u. Fermentforsch. **10**, 106 (1959/1960).
14. Baulieu, E. E., and P. Mauvais Jarvis: J. biol. Chem. **239**, 1569 and 1578 (1964).
15. Mauvais Jarvis, P., and E. E. Baulieu: J. clin. Endocr. **25**, 1167 (1965).
16. Hübener, H. J., u. W. Staib: Biochemie der Nebennierenrindenhormone. Stuttgart: G. Thieme 1965.
17. Dorfman, R. I.: In: Eichler, O., u. A. Farah: Handbuch der experimentellen Pharmakologie, Erg.-Band 14, Teil 1. Wendler Deane, H.: The adrenocortic. Hormons; their origin, chemistry, physiology and pharmacology. Berlin-Göttingen-Heidelberg: Springer 1962.
18. —, and F. Ungar: Metabolism of steroid hormones, p. 382. New York-London: Academic Press 1965.
19. Breuer, H.: Steroiddehydrogenase, S. 423—548. In: Abraham, R., E. Balke, K. Krisch, S. Leonhäuser, K. Leybold, K. A. Sack u. Hj. Staudinger: Hydroxylasen, S. 917—1038. In: Hoppe-Seyler/Thierfelder: Handbuch der Physiologisch- und Pathologisch-Chemischen Analyse. Berlin-Göttingen-Heidelberg: Springer 1964.
20. McGuire jr. J. S., and G. M. Tomkins: J. biol. Chem. **235**, 1634 (1960).
21. Leybold, K., u. Hj. Staudinger: Biochem. Z. **337**, 320 (1963).
22. McGuire jr., J., and G. M. Tomkins: J. biol. Chem. **234**, 791 (1959).
23. Schriefers, H., M. Pittel u. F. Pohl: Acta endocr. (Kbh.) **40**, 140 (1962).
24. — N. Herborn u. F. Pohl: Acta endocr. (Kbh.) **46**, 89 (1964).
25. Garren, L. D., and G. F. Cahilly: J. biol. Chem. **238**, 2923 (1963).
26. Gald, N., and L. D. Garren: J. biol. Chem. **239**, 2796 (1964).
27. Leybold, K., u. Hj. Staudinger: Med. Exp. (Basel) **2**, 46 (1960).
28. — — Biochem. Z. **331**, 389 (1959).
29. Forchielli, E., K. Brown-Grant, and R. I. Dorfman: Proc. Soc. exp. Biol. (N. Y.) **99**, 594 (1958).
30. Yales, F. E., A. C. Herbst, and J. Urquart: Endocrinology **63**, 887 (1958).
31. Albaum, G., u. W. Staib: Biochem. Z. **342**, 120 (1965).
32. Hagen, A. A., and R. C. Troop: Endocrinology **67**, 194 (1960).
33. Yales, F. E., A. L. Herbst, and J. Urquart: Endocrinology **63**, 887 (1958).
34. — — — Endocrinology **63**, 887 (1958).
35. Brown-Grant, K., E. Forchielli, and R. I. Dorfman: J. Endocr. **24**, 517 (1962).
36. — — — J. biol. Chem. **235**, 1317 (1960).
37. Koide, S. S.: Arch. Biochem. **101**, 278 (1963); Biochim. biophys. Acta (Amst.) **110**, 189 (1965); —, and N. T. Torres: Biochim. biophys. Acta (Amst.) **105**, 115 (1965).
38. Pietruszko, R., u. D. N. Baron: Biochem. J. **96**, 537 (1965).
39. Rubin, B. C.: Zit. von Dorfman, R. I.: Biochemistry of the adreno-cortical hormones, Chapter 3. In: Eichler, O., u. A. Farah: Handbuch der experimentellen Pharmakologie. The adrenocortical hormones their origin, chemistry, physiology, and pharmacology. Berlin:Göttingen-Heidelberg: Springer 1962.
40. Talalay, P., M. M. Dobson, and D. F. Tapley: Nature (Lond.) **170**, 620 (1952); Marcus, P. I., and P. Talalay: J. biol. Chem. **218**, 661 (1956); Talalay, P., and P. I. Marcus: J. biol. Chem. **218**, 675 (1956).
41. Rubin, B. L., H. J. Strecker, and E. B. Koff: Endocrinology **72**, 764 (1963).
42. — — Endocrinology **69**, 257 (1961).
43. Villee, C. A., and J. M. Loring: Endocrinology **72**, 824 (1963).
44. Hurlock, B., and P. Talalay: Endocrinology **62**, 201 (1958); Hübener, H. J.: In: Bergmeyer, H. U.: Methoden der enzymatischen Analyse. S. 485. Weinheim/Bergstr.: Chemie 1962.
45. Stempfel jr., R. S., and J. B. Sidburg jr.: J. clin. Endocr. **24**, 367 (1964).
46. Thomas, P. Z., and R. I. Dorfman: J. biol. Chem. **239**, 766 (1964).
47. Breuer, H., K. Dahm, and J. K. Norymberski: J. Endocr. **27**, 357 (1963).
48. Ungar, F., M. Gut, and R. I. Dorfman: J. biol. Chem. **224**, 191 (1957).
49. Endahl, G. L., C. D. Kochakian u. D. I. Hamm: J. biol. Chem. **235**, 2792 (1960); Endahl, G. L., u. C. D. Kochakian: Biochim. biophys. Acta (Amst.) **62**, 245 (1962).

50. Joshi, S. G., E. L. Duncan, and L. L. Engel: Steroids 1, 508 (1963).
51. Aoshima, Y., and C. D. Kochakian: Endocrinology 72, 106 (1963).
52. Dahm, K., u. H. Breuer: Z. physiol. Chem. 336, 63 (1964).
53. Sunaas, T., and W. M. Velle: Acta physiol. scand. 50, (Suppl. 175) 95 (1960).
54. Particus, N. J., u. K. Repke: Naturwissenschaften 49, 106 (1962).
55. Davenport, G. R., and L. E. Malette: Endocrinology 78, 672 (1966).
56. Talalay, P.: Physiol. Rev. 37, 362 (1957).
57. Jarabah, J., J. A. Adams, and P. Talalay: Fed. Proc. 22, 468 (1963).
58. Isselbacher, K.: Rec. Progr. Hormone Res. 12, 134 (1956).
59. Hollmann, S.: Nicht-glykolytische Stoffwechselwege der Glucose. Stuttgart: Thieme 1961.
60a. Cohn, G. L., and M. Hame: J. clin. Invest. 39, 1584 (1960).
60b. Dutton, G. J., and I. D. E. Storey: In: Kolowick, S. P., and N. O. Kaplan: Methods in enzymology, Vol. 5, p. 159. New York: Academic Press 1962.
61. Hsia, D. Y. Y., S. Riabov, and R. M. Dowben: Arch. Biochem. 103, 181 (1963).
62. Hartiala, K.: Acta physiol. scand. 31 (Suppl. 114), 20 (1954); Ann. Med. exp. Fenn. 33, 239 (1955); Lethinen, A., V. Nurmilko, and K. Hartiala: Acta chem. scand. 12, 1585 (1958); Lethinen, A., K. Hartiala, and N. Nurmilko: Acta chem. scand. 12, 1589 (1958); Hartiala, K., and A. Lethinen: Acta chem. scand. 13, 893 (1959).
63. Schürholz, K., u. W. Staib: Z. phys. Chem. 324, 38 (1961).
64. Dahm, K., and H. Breuer: Biochim. biophys. Acta (Amst.) 113, 404 (1966).
65. Schriefers, H., B. Kech u. M. Otto: Acta Endocr. 50, 25 (1965).
66. Wotiz, H. H., Hg. Sie, and W. H. Fishman: J. biol. Chem. 234, 723 (1958).
67. Schriefers, H., H. K. Kley u. M. Otto: Z. phys. Chem. 341, 215 (1965).
68. Schneider, J. J., and A. L. Lewbart: J. biol. Chem. 222, 787 (1956).
69. Robbins, P. W., and F. Lipman: J. Amer. chem. Soc. 78, 2652 (1956).
70. Nose, Y., and F. Lipmann: J. biol. Chem. 233, 1348 (1958).
71. Wengle, B., and M. Boström: Acta chem. scand. 16, 502 (1962).; 17, 1203 (1963).
72. Baulieu, E. E.: C. R. Acad. Sci. (Paris) 248, 1441 (1959); Rev. franç. Étud. clin. biol. 10, 264 (1965).
73. Killinger, D. W., and S. Soloman: J. clin. Endocr. 25, 290 (1965).
74. Staib, W., u. K. Dönges: Z. physiol. Chem. 319, 233 (1960).
75. Siiteri, P. K., and S. Lieberman: Biochemistry 2, 1171 (1963).
76. Robel, P., R. Emiliozzi, A. Alberga, and E. E. Baulieu: In: vermeulen, A., and D. Exley: Androgens in normal and pathological conditions, Proc. of the II. Symposium on Steroid Hormons Ghent, June 1965. Excerpata Medica Foundation, Amsterdam, New York, London, Milan, Tokyo, Buenos Aires 1966, S. 211.
77. — R. Emiliozzi, and E. E. Baulieu: J. biol. Chem. 241, 20 (1966).
78. Baulieu, E. E.: Proc. of the second internat. Congress of Endocrinology London, Aug. 1964, p. 1116, Excerpta Medica Int. Congress Series.
79. — C. Corpechot, F. Dray, R. Emiliozzi, M. Lebeau, P. Mauvais-Jarvis, and P. Robel: Laurention Hormone Conference 1964.
80. — Rev. franç. Étud. clin. biol. 10, 264 (1965).
81. —, et G. Michaud: Bull. Soc. Chim. biol. (Paris) 43, 885 (1961).
82. Oertel, G. W.: Z. physiol. Chem. 336, 236 (1964).
83. —, u. E. Kaiser: Biochem. Z. 336, 10 (1962).
84. — Biochem. Z. 339, 125 (1963).
85. — Z. physiol. Chem. 343, 276 (1966).
86. — 10. Symposium der dtsch. Gesellschaft für Endokrinologie, Wien 1963.
87. — Biochem. Z. 334, 431 (1961) und Biochem. Z. 339, 135 (1963).
88. Schubert, K., G. Hobe u. G. Bacigalupo: Endokrinologie 50, 138 (1966).
89. Staudinger, Hj.: Pers. Mitteilung.
90. Klingenberg, M.: Arch. Biochem. 75, 376 (1958).
91. Omura, T., and R. Sato: J. biol. Chem. 237, 1375 (1962); 239, 2370, 2379 (1964).
92. Ryan, K., and C. Engel: J. biol. Chem. 225, 103 (1957).

93. ESTABROOK, R. W., D. Y. COOPER u. O. ROSENTHAL: Biochem. Z. **338**, 741 (1963).
— J. B. SCHENKMAN, W. CAMMER, H. REMMER, D. Y. COOPER, S. NARASIMHULU, and O. ROSENTHAL: In: Biological and chemical aspects of oxygenases (K. BLOCH and O. HAYAISHI, Eds.). Tokio: Maruzen Company LTD 1967.
GREENGARD, P., S. PSYCHOOS, H. H. TALLEN, D. Y. COOPER, O. ROSENTHAL, and R. W. ESTABROOK: Arch. Biochem **121**, 298 (1967).
KAMPFMEYER, H., u. M. KIESE: Naunyn-Schmiedebergs Arch. exp. Path. Pharmak. **250**, 1 (1965).
KRATZ, F., u. HJ. STAUDINGER: Hoppe-Seylers Z. physiol. Chem. **343**, 27 (1965).

94a. ULLRICH, V., E. AMADORI u. HJ. STAUDINGER: Z. Naturforsch. **22**b, 226 (1967).
  b. —, and HJ. STAUDINGER: In: Biological and chemical aspects of oxygenases (K. BLOCH and O. HAYAISHI, Eds.). Tokio: Maruzen Company LTD 1967.
  c. — J. WOLF, E. AMADORI u. HJ. STAUDINGER: in Vorbereitung.
  d. GUROFF, G., M. LEVITT, J. DALY, and S. UDENFRINED: Biochem. biophys. Res. Commun. **25**, 253 (1966).

95. SCHUBERT, K., K. H. BÖHME u. C. HÖRHOLD: Z. Naturforsch. **166**, 595 (1961); Z. physiol. Chem. **325**, 260 (1961); Steroids 4, 581 (1964); Biochim. biophys. Acta (Amst.) **111**, 524 (1965).

96. —, u. K. WEHRBERGER: Naturwissenschaften **47**, 281 (1960).

97a. — — Naturwissenschaften **47**, 281 (1960);
  b. CAMACHO, M., and C. F. MIGEON: J. clin. Endocr. **23**, 301 (1963);
  c. SCEREDAY, Z., u. L. SACHS: Experientia (Basel) **21**, 166 (1964);
  d. VOIGT, K. D., U. VOLKWEIN u. J. TAMM: Klin. Wschr. **24**, 642 (1964);
  e. SCHUBERT, K., u. G. FRANKENBERG: Z. physiol. Chem. **336**, 91 (1964);
  f. SACHS, L.: Z. Vitamin-, Hormon- u. Fermentforsch. **14**, 1 (1965);
  g. KORENMAN, S. G., H. WILSON, and M. B. LIPSETT: J. clin. Invest. **42**, 1753 (1963);
  h. HORTON, R., J. M. ROSNER, and P. H. FORSHAM: Proc. Soc. exp. Biol. (N. Y.) **114**, 400 (1963);
  i. ROSNER, J. M., N. F. CONTE, J. H. GRIGGS, P. Y. CHAO, E. M. SUDMAN, and P. H. FORSHAM: J. clin. Endocr. **25**, 95 (1965);
  j. ZURBRÜGG, R. P., R. D. JACOBS, and L. J. GARDNER: J. clin. Endocr. **25**, 351 (1965);
  k. FUTTERWEIT, W., M. L. McNIVEN, R. GUERRA-GARCIA, N. GILBREE, M. DROSDOWSKY, G. L. SIEGEL, L. J. SOFFER, I. M. ROSENTHAL, and R. I. DORMAN: Steroids 4, 137 (1964);
  l. IBAYASHI, H., M. NAHAMURA, S. MURAKAWA, T. USHIHAWA, T. TANIOKA, and K. NAKAO: Steroids 4, 137 (1964);
  m. BROOKS, R. V.: Steroids 4, 117 (1964);
  n. FUTTERWEIT, W., N. L. McNIVEN, L. MARCUS, C. LANTOS, M. DROSDOWSKY, and R. I. DORFMAN: Steroids 3, 628 (1963);
  o. PANICUCCI, F.: Folia endocr. (Roma) **17**, 798 (1964);
  p. FUTTERWEIT, W., R. FREEMAN, G. L. SIEGEL, S. I. GRIBOFF, R. I. DORFMAN, and L. J. SOFFER: J. clin. Endocr. **25**, 1451 (1965);
  q. SPARAGANA, M.: Steroids 5, 773 (1965);
  r. VERMEULEN, A.: In: VERMEULEN, A., and D. EXLEY: Androgens in normal and pathological conditions. Proc. of the sec. Symposium on steroid hormons, Ghent 17.-19. June 1965. Excerpta Medica Foundat., Amsterdam 1966, p. 71;
  s. KORENMAN, S. G., H. WILSON, and M. B. LIPSETT: J. clin. Invest. **42**, 1753 (1963);
  t. LIM, N. Y., and J. F. DINGMAN: J. clin. Endocr. **25**, 563 (1965).

98. VAN DER MOOLEN, H. J., D. GROEN, and A. PETERSE: In: VERMEULEN, A., and D. EXLEY: Androgens in normal and pathological conditions. Proc. of the sec. Symposium on Steroid Hormons, Ghent, 17.—19. June 1965, Excerpta Medica Foundat., Amsterdam 1966, p. 1.

99. MORER-FARGAS, F., u. H. NOWAKOWSKI: Acta endocr. (Kbh.) **49**, 443 (1965).

100. SCHUBERT, K.: Naturwissenschaften **51**, 638 (1964).

101. KORENMAN, S. G., H. WILSON, and M. B. LIPSETT: J. clin. Invest. **42**, 203 (1964); J. biol. Chem. **239**, 1004 (1964).

102. Voigt, K. D., U. Volkwein u. J. Tamm: Klin. Wschr. **13**, 642 (1964); Tamm, J., M. Apostolakis u. K. D. Voigt: Acta endocr. (Kbh.) **53**, 61 (1966); Apostalakis, M., E. Ludwig u. K. D. Voigt: Klin. Wschr. **43**, 9 (1965).

103. Panicucci, F.: In: Vermeulen, A., and D. Exley: Androgens in normal and pathological conditions, Proc. of the sec. Symposium on Steroid Hormons, Ghent, 17.—19. June 1965, Excerpta Medica Foundat., Amsterdam 1966, p. 25.

104. Gerdes, H., and W. Staib: Steroids **6**, 793 (1966).

105. Finkelstein, M., E. Forchielli, and R. I. Dorfman: J. clin. Endocr. **21**, 98 (1961).

106. Allen, W. M., S. J. Hayward, and A. Pinto: J. clin. Endocr. **10**, 54 (1950).

107. Koenig, V. L., F. Melzer, C. M. Szego, and L. T. Samuels: J. biol. Chem. **141**, 487 (1941).

108. Martin, E. A.: Rev. canad. Biol. **14**, 399 (1956).

109. Kalant, H.: Biochem. J. **69**, 79 (1958).

110. Oertel, G. W.: Acta endocr. (Kbh.) **37**, 237 (1961).

111. Wilson, H.: Analyt. Biochem. **1**, 402 (1960).

112. Sachs, L.: Nature Lond.) **201**, 296 (1964).

113. Gupta, D., and E. McCafferty: Steroids **8**, 451 (1966).

114. Rosner, J. M., N. F. Conte, J. H. Briggs, P. Y. Chao, E. M. Sudman, and P. H. Forsham: J. clin. Endocr. **25**, 95 (1965).

115. Futterweit, W., R. Freeman, G. L. Siegel, S. I. Gibroff, R. I. Dorfman, and L. G. Soffer: J. clin. Endocr. **25**, 1451 (1965).

116. Vermeulen, A., and J. C. M. Verplancke: Steroids **2**, 453 (1963).

117. Lisboa, B. P., u. H. Breuer: Z. physiol. Chem. **342**, 123 (1965).

118. Stylianou, M., E. Forchielli, M. Turnmillon, R. I. Dorfman: J. biol. Chem. **236**, 692 (1961).

119. Fishman, W. H., u. H. G. Sie: J. biol. Chem. **218**, 335 (1956).

120. De Meio, R. H., C. M. Lewycka, M. Wiserhaniuk u. Salciunas: Biochem. J. **68**, 1 (1958).

121. Rubin, B. L., and R. I. Dorfman: Proc. Soc. exp. biol. (N. Y.) **91**, 585 (1956).

122. Forchielli, E., S. Ramachandran, and H. J. Ringold: Steroids **1**, 157 (1963).

123. Rubin, B. L.: J. biol. Chem. **227**, 917 (1957).

124. Abraham, R.: Dissertation Gießen 1965.

125. Conney, A. H., and A. Klutch: J. biol. Chem. **238**, 1611 (1963).

126. Albaum, G., u. W. Staib: Biochem. Z. **342**, 120 (1965).

127. Axelrod, L. R., u. L. L. Miller: Arch. biochem. Biophys. **49**, 249 (1954).

128. Schriefers, H., W. Cremer u. M. Otto: Z. physiol. Chem. **348**, 183 (1967).

129. Staib, W., G. Albaum u. K. Dönges: Z. physiol. Chem. **348**, 277 (1963).

130. Axelrod, L. R., L. L. Miller u. F. Herling: J. biol. Chem. **219**, 455 (1956).

131. Clark, L. C. jr., and C. D. Kochakian: J. biol. Chem. **170**, 23 (1947).

132. Sweat, M. L., L. T. Samuels, and R. Lumry: J. biol. Chem. **185**, 75 (1950).

133. Clark jr., L. C., and C. D. Kochakian: J. biol. Chem. **170**, 23 (1947).

134. — —, and J. Lobotsky: J. biol. Chem. **171**, 493 (1947).

135. Samuels, L. T.: Rec. Progr. Hormon Res. **4**, 65 (1940); Samuels, L. T., M. L. Sweat, B. H. Levedahl, M. N. Pottner, and M. L. Helmreich: J. biol. Chem. **183**, 231 (1950).

136. Kochakian, C. D., D. M. Nall, and N. Parente: Fed. Proc. **11**, 442 (1952).

137. Klempien, E. J., K. D. Voigt u. J. Tamm: Acta endocr. (Kbh.) **36**, 498 (1961).

138. Staib, R., R. Sonnenschein u. W. Staib: unveröffentlichte Versuche.

139. Sandberg, D. H., N. Ahmad, W. W. Cleveland, and K. Savard: Steroids **4**, 557 (1964).

140. Hübner, W., u. W. Staib: Klin. Wschr. **45**, 674 (1967).

Diskussion

E. Kaiser (Düsseldorf):

Kann die Bildung von Δ^4-3-Hydroxysteroiden durch Substitution am Testosteronmolekül beeinflußt werden?

W. Staib:

Halogensubstitution, z. B. Fluor in Stellung 6 α-, 6 β- und 2 α- sowie 4 Chloro drängen den Abbau in Δ^4-3-ol-Richtung. Dieser Vorgang wird auf eine Destabilisierung der Δ^4-3-Ketogruppe durch die elektronegativen Halogensubstituenten zurückgeführt. Damit ist eine Verminderung des Energiebedarfs für eine Hydridtyp-Reduktion verbunden [RINGOLD et al.: Biochim. biophys. Acta (Amst.) 82, 143 (1964)].

2α-, 4—6α und 6β-methylsubstituiertes Testosteron wird praktisch nicht reduziert. Die Methylsubstituenten wirken stabilisierend auf das Resonanzsystem der Δ^4-3-Ketogruppe und verhindern dadurch die Reduktion.

W. TELLER (Marburg):

Ist das P_{450}-Cytochrom von KLINGENBERG auch bei den adrenalen Hydroxylasen beteiligt ?

W. STAIB:

RYAN und ENGEL [RYAN, K., und C. ENGEL: J. biol. Chem. 225, 103 (1957)] sowie ESTABROOK [R. W. ESTABROOK, D. Y. COOPER u. O. ROSENTAHL: Biochem. Z. 338, 741 (1963)] zeigten, daß Kohlenmonoxyd die C_{21}-Hydroxylase in NN-Mikrosomen reversibel hemmt. Die Hemmung war durch Licht wieder aufhebbar. Der Sauerstoffverbrauch verhielt sich stöchiometrisch zur TPNH-Abnahme und Bildung von Hydroxylierungsprodukt. Das Spektrum der Co-Verbindung des adrenalen, mikrosomalen Hämoproteins war identisch mit den von KLINGENBERG beschriebenen Co P_{450} in Lebermikrosomen.

Die Hemmung durch Kohlenmonoxyd läßt daran denken, daß auch für die Hydroxylierung von Steroiden das kohlenoxydbindende Cytochrom P_{450} beteiligt ist [KRATZ, F., u. HJ. STAUDINGER: Z. phys. Chem. 343, 27 (1965)].

H. ZIMMERMANN (Düsseldorf):

Bisher galt das Sterangerüst als sehr stabil. Können Sie etwas mehr über den von Ihnen angedeuteten Abbau des Sterangerüstes durch Mikroorganismen sagen ?

W. STAIB:

Nach SCHUBERT wird Δ^4-Androstendion wie auch Progesteron durch Einwirkung von Mycobacterium smegmatis über eine Einführung einer C_1-Doppelbindung, einer Hydroxylgruppe in 9-Stellung und unter Öffnung des Ringes B zu einem stilbenähnlichen Abbauprodukt umgewandelt. Nach Abspaltung des phenolischen A-Ringes entsteht eine σ-Ketosäure. Diese wird durch Nocardia opaca zur α-Ketoglutarsäure und Bernsteinsäure abgebaut. Dabei wird der 6er-Ring des Indanskelets in ähnlicher Weise wie bei Progesteron über die Δ^4-3-Ketogruppierung und Einführung einer Doppelbindung an C_1 und unter Aufspaltung des benachbarten Ringes aromatisiert. Nach Abspaltung des phenolischen Ringes entsteht aus dem 5er-Ring mit Seitenkette α-Ketoglutarsäure und Bernsteinsäure.

Akademisches Krankenhaus Gent, Belgien

Pathophysiologie und Klinik des Testosteronhaushaltes bei Männern

Von

A. Vermeulen

Mit 3 Abbildungen

Referat

Nachdem Butenandt u. Mitarb., 1931, aus Urin von Männern kristallines Androsteron und Dehydroisoandrosteron isoliert hatten, konnten Laqueur u. Mitarb., 1935, aus Stierhoden kristallines Testosteron gewinnen. Obwohl es noch lange dauern sollte, bevor die Sekretion des Testosterons ins Blut und seine hormonale Natur formell bewiesen werden konnten, wurde es jedoch sofort als das androgene Hormon erkannt. Es gelang bald, mit Testosteron die Folgen der Kastration zu beseitigen und bei der Frau männliche Stigmata zu erzeugen. Der erste, praktisch verwendbare Parameter der androgenen Wirkung war die 1935 durch Zimmermann beschriebene „Farbreaktion der Sexualhormone und ihre Anwendung zur quantitativen colorimetrischen Bestimmung", die sich bis heute zur Bestimmung der sog. 17-Ketosteroiden behauptet hat. Obschon das Testosteron selbst kein 17-Ketosteroid ist, und mit der Zimmermann-Reaktion nur biologisch schwach wirksame Androgene erfaßt werden, reflektieren die 17-Ketosteroidwerte im Harn annähernd den klinischen Androgenstatus. Die Schwankungsbreite der normalen 17-Ketosteroid-Exkretion ist sehr groß und die Normalwerte von Frauen und Männern überschneiden sich so, daß die Harn-17-Ketosteroide nur mit Einschränkungen als Parameter der Sekretion von Androgenen gelten können. Obwohl später die Entwicklung chromatographischer Techniken, die die Fraktionierung der 17-Ketosteroide in verschiedene Komponenten ermöglichte, dazu beigetragen hat, unsere Kenntnisse über die Pathogenese der Virilisierungssyndrome zu erweitern, darf man sagen, daß erst mit der Entwicklung von neuen Methoden zur Bestimmung von Testosteron in Urin und Blut ein entscheidender Fortschritt für die Interpretation entsprechender Krankheitsbilder erreicht wurde.

Testosteronglucuronid in Urin

Die von uns zur Bestimmung von Testosteron im Urin verwendete Methode umfaßt, nach Zugabe von 10000 c.p.m. 4-C^{14}-Testosteron, die enzymatische Hydrolyse mit β-Glucuronidase einer adäquaten Fraktion des 24 Std-Urins ($^1/_{20}$ bei Männern, $^1/_4$ bei Frauen), Extraktion mit Chloroform, Isolierung der Testosteronfraktion durch Papierchromatographie, System A$_2$ von Bush, Acetylierung und Rechromatographie auf Dünnschicht, und zum Schluß gaschromatographische Mengenmessung und Korrektur von Verlusten mittels der Radioaktivitätsbestimmung. Der Mittelwert der mit dieser Methode erhaltenen Exkretionswerte beträgt 75 µg/24 Std bei männlichen und 7,0 µg bei weiblichen Erwachsenen.

Die Abb. 1 zeigt, daß zwischen Normalwerten bei beiden keinerlei Überlappung besteht, in scharfem Gegensatz zu den Normalwerten der 17-Ketosteroide. Während vor der Pubertät sehr niedrige Werte gefunden werden, steigt zur Pubertätszeit die Testosteron-Exkretion beim Mann steil an, mit den im Mittel höchsten Werten um das 35. Jahr herum, obschon im Einzelfall bis zum 50. Jahr hin hohe Exkretionswerte gefunden werden können.

Die Streuung der Testosteronausscheidungswerte ist erwartungsgemäß in der Pubertät (13. bis 18. Lebensjahr) besonders groß, was natürlich mit den Schwankungen des Pubertätsbeginns zusammenhängt. Sehr oft findet man auch in den Vorpubertätsjahren schon einen geringen, aber signifikanten Anstieg der Testosteronexkretion. Unter den physiologischen Faktoren, die die Testosteronausscheidung beeinflussen sollen, sind zu erwähnen die sexuelle Aktivität, die nach JSMAIL und HARKNESS ein Ansteigen der Testosteron-Exkretion zur Folge hat, sowie eine Unterernährung, die zum Absinken führt.

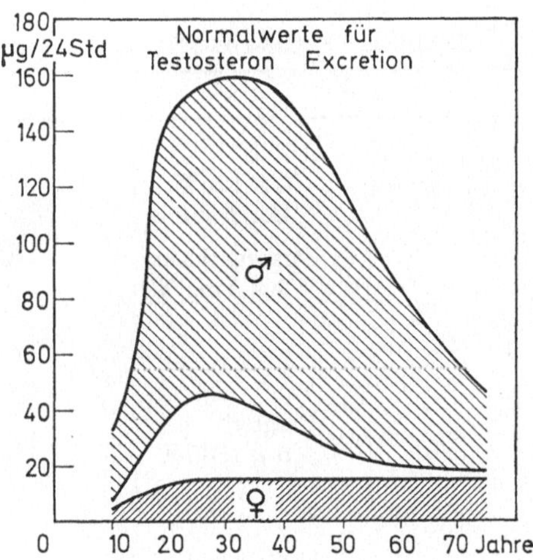

Abb. 1. Normalwerte der Testosteronexkretion in Funktion des Alters

Bezüglich der Pathologie zeigt die Tab. 1, daß wir in allen Fällen von klinischem Hypogonadismus deutlich erniedrigte Werte gefunden haben. Eine

Tabelle 1. *Testosteronexkretion bei verschiedenen Erkrankungen des Mannes*

		Alter (Jahre)	Testosteron (µg/24 Std)
Klinefelter Syndrom		38	16,0
		36	8,8
Eunuchoidismus		24	12,2
		18	24,6
		26	18,8
		34	16,2
Hypophysenvorderlappen-insuffizienz		32	24,2
		40	18,6
		22	8,8
M. Addison		42	97,9
		28	82,4
Cushing-Syndrom	Hyperplasie	41	501,2
		35	318
		31	466,4
	Tumor	30	424,0

vermehrte Exkretion dagegen fanden wir nur beim Cushing-Syndrom des Mannes. LIPSETT u. Mitarb. fanden erwartungsgemäß erhöhte Exkretionswerte in einem Falle von Leydigzell-Tumor.

Bezüglich des Einflusses von *Pharmaca* zeigt Tab. 2, daß beim Mann ACTH und Corticoide die Exkretion des Testosteron nicht signifikant beeinflussen. Mit Choriongonadotropin (1500 U/Tag während 5 Tagen) fanden wir jedoch einen mäßigen bis starken Anstieg der Testosteronexkretion.

Tabelle 2. *Einfluß von Pharmaka auf die Testosteronexkretion bei Männern* (μg/24 Std)

	Alter	Vorher	Nachher	
ACTH	32	102	108	
3 × 120 E	41	87	82	
Cortrophine	24	72	86	
Dexamethason	32	102	98	
3 × 3 mg X	41	52	45	
	38	164	159	
	36	42	60	
	52	48	46	
Pregnyl	38	106	182	
5 × 1500 E	42	84	154	
	43	123	158	
	38	18	20	(Klinefelter-Syndrom)
Oestrogene	31	123	69	
10 Tage 0,5 mg	37	95	30	
Ethinylestradiol	49	46	20	
	57	70	3	
	58	22	14	
	71	37	10	
Oestrogen + Pregnyl	34	78	68	
10 Tage 0,5 mg	42	84	92	
EE + 1500 E Pregnyl				

Synthetische Androgene hemmen nach LIPSETT die Testosteronausscheidung, aber überraschenderweise sahen wir keine signifikante Beeinflussung der Testosteronexkretion unter der oralen Medikation von täglich 30 mg 1α-Methylandrostan-17β-ol-3-on (Mestarolon) während 20 Tagen (Tab. 3). Diese Substanz hat eine starke androgene und anabole Aktivität, beeinflußt aber die Gonadotropin-Sekretion und die Leydigzellfunktion nur geringfügig.

Tabelle 3. *Einfluß von Mestarolon (SH 723) auf die Testosteronexkretion*

Name	Alter (Jahre)	Vorher μg 24 Std	Nach 20 tägiger Behandlung mit 30 mg SH 723
Verb. Luc.	19	144,3	167,5
Neyt. Al.	49	142,9	130,6
V. D. B. J.	46	102,5	70,7
Desch Al.	51	65,3	30,6
De B. Abel	57	48,6	55,9
Mo. A.	56	34,3	31,7
Dien Ol.	72	52,2	20,5

Oestrogene erniedrigen drastisch die Testosteron-Exkretion bis zu Werten im weiblichen Bereich. Da eine simultane Verabreichung von Choriongonadotropin die Erniedrigung verhindert, ist der Effekt der Oestrogene einer Hemmung der Hypophyse zuzuschreiben. Eine länger dauernde Oestrogen-Behandlung jedoch scheint uns auch eine Beschädigung der Leydigzellen zur Folge zu haben, denn mehrere Monate nach einer wochenlang dauernden Oestrogentherapie fanden wir noch extrem niedrige Testosteronexkretionswerte, die nach Gonadotropinbehandlung nicht anstiegen.

Da das Testosteronglucuronid nur ein inaktives Metabolit des sezernierten Testosterons ist, reflektiert es nur indirekt die Testosteron-Sekretion, und da überdies das relativ inaktive Androstenedione ein direkter Precursor des Testosteronglucuronids sein kann, ist ein mehr direkter Parameter der Testosteronsekretion erwünscht. Dazu kann man entweder das Plasmatestosteron oder die Messung der Testosteronsekretion heranziehen.

Plasmatestosteron

Die zur Testosteron-Bestimmung im Plasma verwendeten Methoden können in zwei Gruppen unterteilt werden.

1. Sog. double labelling-Techniken.

2. Gaschromatographische Techniken, wobei praktisch nur die Electron-capture detection-Technik verwendbar ist. Wir haben ein von uns entwickeltes Verfahren verwendet, abgeleitet von der Methode von BROWNIE-VAN DER MOLEN, wobei das Testosteron nach Veresterung zum Heptafluorobutyrat gaschromatographisch bestimmt wird. Die Methode benötigt wesentlich kürzere Zeit als die Bestimmung des Testosteronglucuronids im Harn, erfordert aber höchste Sauberkeit. Bei erwachsenen Männern liegen die Normalwerte zwischen 380 und 1400 ng pro 100 ml Plasma, mit einem Mittelwert von 660 ng; bei Frauen liegt der Mittelwert bei 35 ng.

Zur Bestimmung der *Testosteronproduktion* liegen zwei Gruppen von Methoden vor:

1. die sog. Metabolic clearance rate-Methode (MCR),

2. die Isotop dilution-Methode.

Bei der *MCR-Methode* wird das Plasmavolumen bestimmt, welches pro Zeiteinheit komplett von Testosteron geklärt wird. Dieses Volumen multipliziert mit der Plasmakonzentration des Testosteron gibt die Produktion pro Zeiteinheit wieder. Praktisch wird die MCR bestimmt mittels einer Infusion von radioaktivem Testosteron bei konstanter Geschwindigkeit (r): Wenn die Konzentration des radioaktiven Testosteron (e) im Plasma konstant ist, haben wir MCR $\times e = r$ und die MCR kann bestimmt werden. Ist die Testosteron-Konzentration konstant, läßt sich die T-Produktion berechnen.

Die Isotop-Dilutions-Technik basiert auf dem Prinzip, daß eine radioaktive Spürdosis genau so wie das endogen sezernierte Hormon verwertet wird: alle Metabolite des endogen sezernierten Hormons werden deshalb markiert sein, und die Dilution der Spürdosis ist ein Maß für die sezernierte Hormonquantität.

Eine der Voraussetzungen, um auf diese Weise gültige Resultate zu bekommen, ist, daß der registrierte Metabolit nur von dem Hormon stammt, dessen Produktion man bestimmen will. Nun hat man zwar feststellen können, daß bei Frauen und vielleicht auch bei Männern mit niedriger Testosteronproduktion, das Harn-Testosteronglucuronid in einer nicht unerheblichen Menge aus Androstenedione in peripheren Geweben entstanden ist, ohne daß zuvor freies Testosteron ins Blut sezerniert wurde. Bei mittels Dilutionstechnik gefundenen geringen Testosteronproduktionswerten muß man deshalb annehmen, daß die wirkliche Testosteronsekretion noch wesentlich kleiner ist. Für klinische Zwecke bekommt man allerdings bei Männern auch mit der Dilutionstechnik brauchbare Resultate.

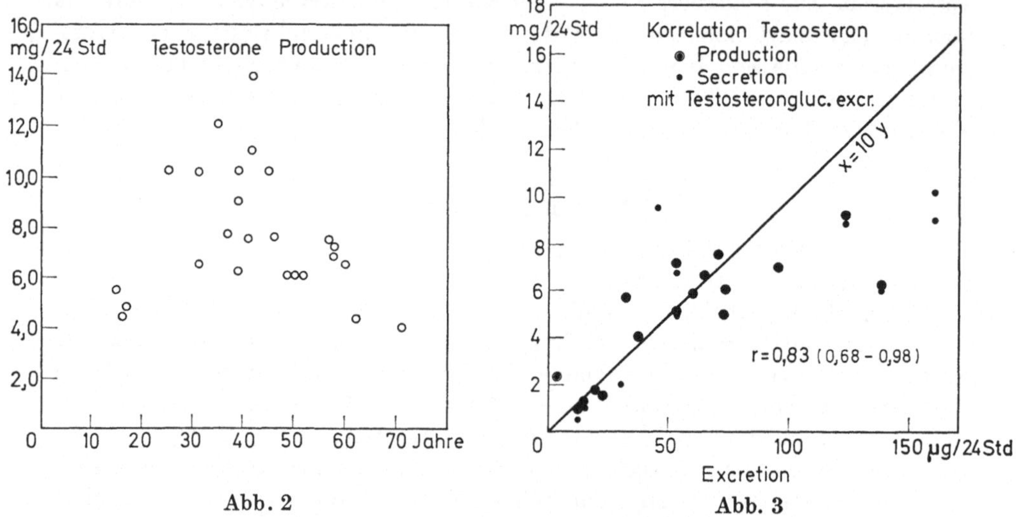

Abb. 2   Abb. 3

Abb. 2. Testosteronproduktion bei Männern in Funktion des Alters

Abb. 3. Korrelation zwischen Testosteronproduktion, bzw. -sekretion und Testosteronexkretion

Tabelle 4. *Testosteronproduktion (mg/24 Std) vor und während einer Oestrogentherapie (10 Tage tgl. 0,5 mg EE) bei Männern*

Alter (Jahre)	Vorher	Während
31	10,1	5,9
58	1,5	1,3
49	10,5	1,7
37	7,7	2,0
71	4,0	1,6
59	7,6	2,2

Tabelle 5. *Testosteronproduktion vor und während einer Pregnylbehandlung (5 × 1500 E)*

Alter (Jahre)	Vorher	Während
31	10,1	16,2
49	10,5	18,2
58	1,5 †	1,8 †

† Nach langdauernder Behandlung mit Oestrogen bis 2 Monaten vor der Bestimmung.

Abbildung 2 zeigt einige Ergebnisse bei normalen Männern in Abhängigkeit vom Alter. Die normalen Werte liegen zwischen 4,5 und 14 mg/24 Std mit einem Mittelwert von 7,0 mg. Bei Frauen liegt der Mittelwert für die Dilutionsmethode bei 1,2 mg (mit der MCR-Methode bei 0,4 mg). Erneut finden wir bei Hypogonadismus erniedrigte Werte. Oestrogene senken (Tab. 4) Gonadotropine steigern (Tab. 5) die Produktionswerte. Abb. 3 zeigt die Korrelation zwischen Testosteronproduktion und Testosteronexkretion: Sie ist sehr gut zu nennen ($p = 0{,}83$), so daß man die Testosteronglucuronid-Bestimmung im Harn bei männlichen Individuen für einen guten Parameter der Testosteron-Produktion halten darf.

Schließlich stellt sich die Frage, welche Bestimmungsmethode man wählen sollte: Harn-Testosteron, Plasmatestosteron oder Testosteronproduktion ? An sich entspricht das Plasmatestosteron der wirklichen Konzentration des Hormons, wie es den Geweben zur Verfügung steht, so daß die Bestimmung des Plasmatestosteron die meisten Vorzüge hat. Obwohl sie nicht zu zeitraubend ist, bietet sie aber Schwierigkeiten. Produktionsmessungen informieren nicht besser als Plasmatestosteronspiegel und erscheinen uns für die Klinik nicht notwendig. Die Testosteronexkretion zeigt ebenfalls eine gute Korrelation mit der Testosteronproduktion und hat obschon ziemlich zeitraubend, den Vorteil der einfachen Ausführbarkeit.

Aus der klinisch-chemischen Abteilung (Prof. Dr. K. D. Voigt) der II. Medizinischen Universitätsklinik (Prof. Dr. A. Jores), Hamburg-Eppendorf

Klinik und Pathophysiologie des Testosteronhaushaltes bei Frauen

Von

M. Apostolakis und K. D. Voigt

Mit 5. Abbildungen

Referat

Vor 3 Jahren haben wir bei einer normalen Frau die tägliche Ausscheidung von Testosteron im Verlaufe eines menstruellen Cyclus bestimmt [2]. Dabei verwendeten wir eine eigene Methode [31], die keinen Isotopenzusatz benötigt. Es ließ sich zeigen, daß bei dieser Probandin die Testosteronausscheidung während der ganzen Zeit im meßbaren Bereich lag und während des ovariellen Cyclus zwei Maxima durchlief. Schon diese ersten Ergebnisse machten klar, daß die Bestimmung der Testosteronausscheidung auch bei der Frau zu neuen physiologischen Erkenntnissen zu führen vermag und daß auch bei Frauen die Messung der Testosteronausscheidung im Urin in der Lage sein sollte, uns über physiologische und pathophysiologische Vorgänge des Androgenhaushaltes zu informieren. Anliegen des Referates soll es sein, das Ausmaß und die Begrenzungen dieser Informationen abzustecken.

Es ist unsere Aufgabe, Klinik und Pathophysiologie des Testosteronhaushaltes bei Frauen zu diskutieren. Das bedingt, daß das Schwergewicht unserer Ausführungen auf den klinischen und differentialdiagnostischen Fragestellungen liegt. Die erste Frage, die sich stellt, ist die nach dem prinzipiellen Sinn von Messungen von Blut- und Urintestosteronwerten bei Frauen. Die Antwort ist verhältnismäßig einfach: Es geht um die Beurteilung dessen, was die angelsächsischen Autoren mit "degree of androgenicity" bezeichnen und was im deutschen vielleicht am besten mit dem Ausdruck „Androgenizitätsgrad" übersetzt wird. Bevor wir die Frage beantworten, inwieweit Testosteronbestimmungen im Blut und im Urin eine Abschätzung dieser Variablen im weiblichen Organismus erlauben, erscheint zum besseren Verständnis die Besprechung von drei Punkten notwendig. Es sind

1. die Frage nach der Testosteronbildung direkt im Ovar,

2. die spezielle Bedeutung des Androstendions für die Testosteronproduktion, und

3. die Korrelation zwischen Blut- und Urintestosteronwerten bei Frauen.

Die Frage nach der direkten Produktion von Testosteron im normalen Ovar kann heute als weitgehend abgeklärt gelten. Die eleganten Untersuchungen von Savard u. Mitarb. [26] haben gezeigt, daß im normalen Ovar prinzipiell eine Testosteronproduktion möglich ist und daß höchstwahrscheinlich das Stroma,

d. h. das Interstitium Hauptquelle für die Bildung des Steroids ist (Abb. 1). Wie eine in vitro-Inkubation mit radioaktivem Acetat ergab, werden hier Androgene und zwar überwiegend Androstendion aber auch Testosteron und Dehydroisoandrosteron (DHA) synthetisiert. Daß tatsächlich in vivo-Testosteron vom Ovar sezerniert wird, wurde von Horton et al. [12] bewiesen. Die Autoren maßen das Steroid direkt im Venenblut des Ovars und fanden hier um 50% höhere Werte als im Blut. Als weiterer interessanter Befund ergab sich, daß der Androstendiongehalt im Ovarvenenblut sechseinhalbmal höher als im peripheren Plasma lag. Dieses Ergebnis leitet zwanglos zum zweiten Punkt unserer Überlegungen, d. h.

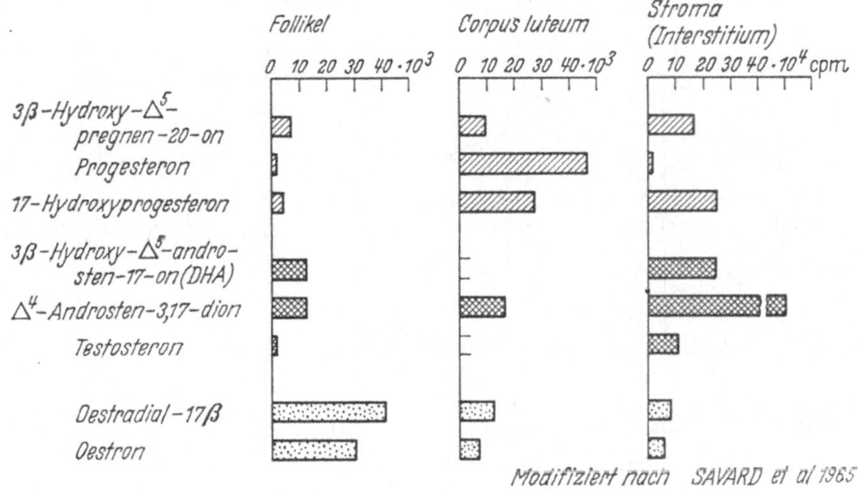

Abb. 1. Steroidbiosynthese im Ovar. (Erläuterungen s. Text)

zu der Frage nach der speziellen Bedeutung des Androstendions für den Testosteronspiegel über, da damit erneut das Androstendion als das quantitativ bedeutsamste androgene Sekretionsprodukt des Ovars in den Blickpunkt des Interesse gelangt. Seine besondere Bedeutung gewinnt nun das Androstendion durch die Tatsache, daß es im peripheren Organismus zum Teil in freies, biologisch wirksames Testosteron konvertiert wird. Diese Umwandlung ist die wichtigste Quelle für das biologisch wirksame Testosteron im Blut der Frau. Nach den Berechnungen von Horton und Tait [11] stammen etwa 60% des freien Steroids aus der peripheren Konvertierung des Androstendions im Plasma. Da nun auf der einen Seite die Gesamtmenge an freiem Testosteron im Blut — unabhängig von seiner Herkunft aus dem Ovar, der Nebennierenrinde oder der peripheren Konvertierung (Androstendion, DHA) — biologisch wirksam ist, zum anderen das Testosteron als Androgen 10- bis 20mal aktiver als jeder seiner Vorläufer ist, folgt daraus, daß die Messung des Testosteronspiegels im Blut der Frau ein ausgezeichneter Index für den Androgenizitätsgrad darstellt.

Bluttestosteronbestimmungen sind nun aber sehr kostspielige, schwierige und aufwendige Untersuchungen. Solange keine neuen, vergleichsweise einfachen Methoden dafür entwickelt werden, können für routinemäßige differentialdiagnostische Zwecke derartige Bestimmungen kaum durchgeführt werden. Einfacher ist die Messung der Testosteronausscheidung im Urin. Damit kommen wir zum dritten Punkt der Vorbemerkungen, nämlich zur Frage nach der Korrelation zwischen Testosteronausscheidung im Urin und dem Blutspiegel an aktivem Testosteron bzw. dem Androgenizitätsgrad.

Bei der Besprechung dieses Problems ist es wichtig, sich klar zu machen, daß fast alle Methoden zur Bestimmung der Testosteronausscheidung im Urin neben dem freien Testosteron das quantitativ sehr viel bedeutsamere Testosteronglucuronid erfassen. Nun steht aber fest (Abb. 2), daß das Testosteronglucuronid zum Teil direkt aus dem Androstendion und anderen Vorläufern gebildet wird. Dabei sind Konvertierung und Glucuronidierung gekoppelt, so daß kein freies Testosteron an die Peripherie abgegeben wird. Da aber nur das freie, nicht aber

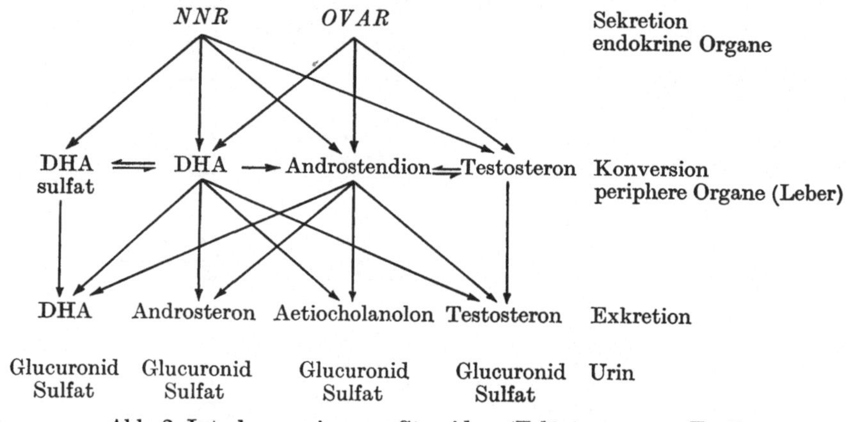

Abb. 2. Interkonversion von Steroiden. (Erläuterungen s. Text)

das konjugierte Testosteron androgen wirksam ist, besteht keine absolute Korrelation zwischen Gesamttestosteronausscheidung im Urin und freiem Testosteronspiegel im Blut. Gerade diese Erkenntnis hat zu Anfang manche Untersucher davon abgehalten, der Testosteronbestimmung im Urin bei Frauen eine klinisch diagnostische Bedeutung beizumessen. Überdenkt man dieses Problem unter Berücksichtigung der neueren Befunde, so ist die Situation doch nicht so ungünstig, wie sie im ersten Augenblick erscheinen mag. Man darf nämlich nicht vergessen, daß eine Erhöhung der Produktion der wichtigsten Vorstufe des Testosteronglucuronids, des Androstendions, auch immer zu einer Erhöhung der Bildung von freiem Testosteron führen muß. Nun werden nach Horton und Tait [11] etwa 40% des Androstendions in Testosteronglucuronid und etwa 6% in freies, biologisch wirksames Testosteron überführt. Damit besteht zwar keine absolute Korrelation zwischen dem Testosteronspiegel im Blut und der Testosteronausscheidung im Urin; die diskutierten Stoffwechselvorgänge führen aber dazu, daß die Veränderungen ziemlich gleichgerichtet verlaufen und daß in der Regel geringgradige Veränderungen des Testosteronspiegels im Blut von beträchtlicheren Abweichungen des Testosterongehaltes im Urin begleitet sind. Man kann die Bestimmung der Testosteronausscheidung im Urin also als ein astigmatisches Vergrößerungsglas ansehen, durch das wir das Testosteron im Blut und damit den Androgenizitätsgrad beurteilen können. Eine solche Beurteilung wird dann nicht zu falschen Ergebnissen führen, wenn wir die oben erwähnten Überlegungen vor Augen behalten und uns immer der Beschränkung der Aussagefähigkeit dieser Methode bewußt bleiben.

Ziehen wir das Fazit aus den obigen Überlegungen:

Die Bestimmung der Testosteronausscheidung im Urin kann bei der Frau sehr gute Hinweise auf den allgemeinen Androgenspiegel im Organismus vermitteln; sie kann aber nicht zu Berechnungen von Testosteronsekretionsraten oder Testosterongehalten im Blut angewandt werden.

An Hand der Ergebnisse soll im folgenden die Richtigkeit dieser Auffassung belegt werden. Abb. 3 gibt die cyclische Schwankung der Testosteronausscheidung bei einer normalen Probandin wieder. Bei drei weiteren Frauen haben wir den lutealen Gipfel der Testosteronausscheidung bestätigen können, während in einem Falle ein Maximum während der Ovulation vermißt wurde. Daß diese Befunde

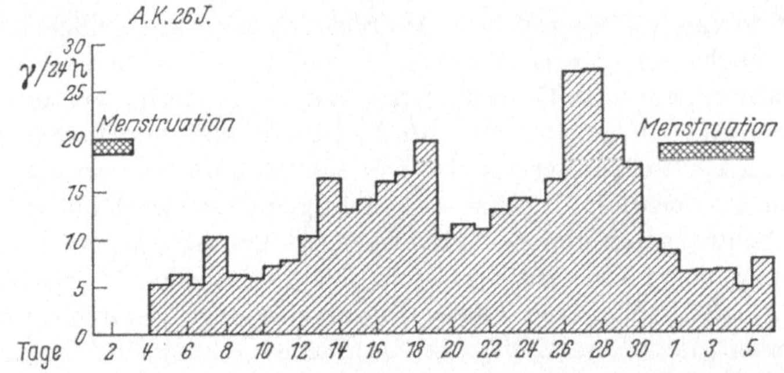

Abb. 3. Testosteronausscheidung bei einer normal menstruierenden Frau

auch an einem großen Kollektiv stichhaltig sind, geht aus der Tab. 1 hervor. Darin sind die Mittelwerte und Schwankungen der Testosteronausscheidung während der verschiedenen Phasen des Cyclus normal menstruierender Frauen aufgeführt. Bei insgesamt 50 Bestimmungen während der follikulären Phase fand sich ein Mittelwert von 8,9 γ/24 Std. Bei 21 Bestimmungen während der Ovulationsphase (erstes Maximum) ergab sich ein Mittelwert von 17,5 γ/24 Std. Während des zweiten Maximums am Ende der lutealen Phase zeigte sich eine mittlere Testosteronausscheidung von 18,7 γ/24 Std. Wie der Tabelle weiter zu entnehmen ist, liegt die mittlere Testosteronausscheidung in der Menopause mit 6,9 γ/24 Std tiefer als in der follikulären Phase. Diese Ergebnisse sind weitgehend von ISMAIL

Tabelle 1. *Testosteronausscheidung bei normalen Frauen (γ/24Std)*

		Anzahl	Mittelwert ± S_E	Streuung
Menstruierende Frauen	Follikuläre Phase	50	8,9 ± 0,7	3,0—18,8
	Ovulationsphase (1. Maximum)	21	17,5 ± 1,9	5,7—32,9
	Späte Luteinphase (2. Maximum)	24	18,7 ± 1,7	6,1—34,8
Frauen nach der Menopause		5	6,9 ± 1,4	3,2— 9,8
Schwangere Frauen		3	9,2 ± 2,0	7,1—13,3

und Harkness [15] und Harkness [9] bestätigt worden. Diese Autoren fanden zu Beginn des Cyclus Testosteronwerte zwischen 2,0 und 6,0 γ/24 Std und in der lutealen Phase hohe Werte um 20,0 γ/24 Std. Darüber hinaus zeigte sich bei den meisten Fällen gleichzeitig ein Maximum in der Ovulationsphase; vereinzelt kam es zu einer geringgradigen Erhöhung der Testosteronausscheidung in der follikulären Phase. Ähnliche Befunde sind von weiteren Autoren [10, 13] vorgelegt worden. Nicht so klar sind die Verhältnisse hinsichtlich der Bluttestosteronwerte. Während einige Autoren [18, 27] cyclische Schwankungen sahen, konnten andere [13, 17] diese Befunde nicht bestätigen. Über die Ätiologie der gesicherten cyclischen Veränderungen der Testosteronausscheidung im Urin kann im Augenblick wenig Konkretes gesagt werden. Interessant sind in diesem Zusammenhang Beobachtungen von Goldzieher und seiner Gruppe [16], die bei in vitro-Inkubationsstudien cyclische Schwankungen der Konversionsraten von Δ^5-Pregnenolon und Progesteron zu Testosteron bzw. Androstendion im menschlichen Ovar nachwiesen. Die höchste Testosteronkonversion beobachteten diese Autoren in der späten lutealen Phase. Als Erklärung nehmen sie cyclische Veränderungen der enzymatischen Aktivitäten des Ovars an. Es ist klar, daß man diese in Zusammenhang mit dem cyclischen Verlauf der Gonadotropinproduktion der Hypophyse bringen kann. Ob sich diese Hypothese als richtig erweisen wird, bleibt abzuwarten.

Bei drei Schwangeren konnten wir bisher die Testosteronausscheidung in den ersten 4 Monaten der Gravidität messen. Die gewonnenen Werte fallen in den Normalbereich der follikulären Phase. Dieser vorläufige Befund verdient unsere Aufmerksamkeit, da zu diesem Zeitpunkt die Placenta schon große Mengen an Oestrogenen und Progesteron produziert. Bei zwei Männern mit Chorionepitheliom fanden wir, wie früher beschrieben [28], ebenfalls eindeutig erhöhte Oestrogenwerte bei eher niedrigen Testosterongehalten im Urin. Die Ergebnisse der bisher einzigen Bestimmung von Testosteron im Blut während der Schwangerschaft stehen in einem gewissen Gegensatz zu diesen Befunden. Meeker [21] beobachtete im Verlauf der Gravidität eine Steigerung der Bluttestosteronspiegel bis auf Gehalte wie sie normalerweise nur bei Männern gefunden werden. Eine Stellungnahme verbieten die bisher nur geringen Zahlen. Wegen der grundsätzlichen Bedeutung erscheint aber eine gründliche Überarbeitung dieses Problems sehr wünschenswert.

Differentialdiagnostisch ist bei den Frauen nur eine pathologisch erhöhte Testosteronausscheidung von Interesse. Zwar gibt es Zustände, bei denen mit einer Erniedrigung der Ausscheidung zu rechnen ist, z. B. M. Addison, Hypophysektomie, Adrenalaktomie oder Ovariektomie; bei diesen Fällen überwiegen aber die anderen hormonellen Störungen so sehr, daß der Verminderung der Testosteronproduktion pathophysiologisch keine besondere Bedeutung zuzusprechen ist. Eine isolierte Störung der Testosteronbiosynthese, d. h. ein isolierter Testosteronmangel ist bei der Frau bisher nicht bekannt geworden.

Pathologisch erhöhte Testosteronwerte im Urin finden sich bei mehreren Syndromen (Tab. 2). Als erstes typisches Beispiel ist die kongenitale adrenale Hyperplasie bzw. das AGS zu nennen, bei dem sich regelmäßig stark erhöhte Gehalte finden. Werte von über 200 γ Testosteron/24 Std stellen keine Seltenheit dar; in Übereinstimmung damit liegen die Bluttestosteronwerte ebenfalls hoch [8]. Extreme Anstiege des Testosterons in Urin und Blut sind immer dann zu erwarten,

Tabelle 2. *Testosteronausscheidung (γ/24 Std) bei Frauen mit verschiedenen Endokrinopathien (I)*

Diagnose	Anzahl	Testosteronaus- scheidung	Autoren
Kongenitale adrenale Hyperplasie	2	134—216	VERMEULEN, 1966
Kongenitale adrenale Hyperplasie	5	25—709[1]	FUTTERWEIT et al., 1965
Kongenitale adrenale Hyperplasie	4	4,8[2]—86,4	CAMACHO and MIGEON, 1966
Arrhenoblastom	1	183	ROSNER et al., 1965
Tumor des Ovars	1	1123[1]	FUTTERWEIT et al., 1965
Tumor der NNR	1	1300[1]	FUTTERWEIT et al., 1965
Tumor des Ovars	1	900	ROSNER et al., 1965
Tumor der NNR	1	62	ROSNER et al., 1965
Cushing-Syndrom	2	10,8—19,7	Eigene Fälle
Cushing-Syndrom	3	21—46	IBAYASHI et al., 1964
Cushing-Syndrom mit Virilisierung	1	390[1]	FUTTERWEIT et al., 1965
Stein-Leventhal-Syndrom	15	57[1] (Mittelwert)	FUTTERWEIT et al., 1965
Stein-Leventhal-Syndrom	1	102,8	VERMEULEN, 1966
Stein-Leventhal-Syndrom	1	319	IBAYASHI et al., 1964

[1] Testosteron + Epitestosteron.
[2] Alter: 30 Tage.

wenn ein virilisierender Tumor der Nebennierenrinde oder des Ovars vorliegt. Sehr viel variabler sind die Verhältnisse bei den verschiedenen Formen des Cushing-Syndroms bei der Frau; wie wir und auch andere Beobachter feststellen konnten [7, 14], weisen Fälle ohne Virilisierung normale oder nur leicht erhöhte Testosteronausscheidungswerte auf. Umgekehrt kann man bei Patientinnen, bei denen die Virilisierung stark im Vordergrund steht, beträchtlich erhöhte Werte beobachten. Endlich sei darauf hingewiesen, daß sich beim Stein-Leventhal-Syndrom regelmäßig erhöhte Testosteronwerte im Urin nachweisen lassen. FUTTERWEIT u. Mitarb. [7], die über die größte Fallzahl verfügen, fanden Gehalte von im Mittel 57 γ/24 Std. Allerdings geht aus ihrer Zahl nicht hervor, wie hoch die eigentliche Testosteronausscheidung war, da sie gleichzeitig Testosteron und sein Stellungsisomer, das Epitestosteron, erfaßten. Theoretisch bieten sich verschiedene Möglichkeiten an, die gesteigerte Testosteronproduktion beim Stein-Leventhal-Syndrom zu erklären: So ist auf die Möglichkeit hingewiesen worden, daß dafür Änderungen des enzymatischen Durchsatzes der Steroide verantwortlich wären [20]. Unserer Meinung nach verdient die Hypothese von RICE und SAVARD [24] besondere Aufmerksamkeit. Danach ist der eigentliche Grund für die erhöhte Testosteronproduktion die für das Stein-Leventhal-Syndrom charakteristische Vermehrung von Stromagewebe im Ovar, von jenem Gewebe also, daß schon normalerweise als hauptsächlicher Produktionsort der Androgene angesprochen werden kann.

Bestimmungen der Testosteronausscheidungen beim Turner-Syndrom und bei der testiculären Feminisierung sind von besonderem theoretischem und klinischem Interesse. Aus den Daten der Tab. 3 geht hervor, daß die Testosteronausscheidung beim Turner-Syndrom eher niedrig liegt. Dieser Befund überrascht nicht, da ja bei diesen Patienten kaum eine Gonadenfunktion vorhanden ist. Demgegenüber

Tabelle 3. *Testosteronausscheidung* ($\gamma/24$ Std) *bei Frauen mit verschiedenen Endokrinopathien* (*II*)

Diagnose	Anzahl	Testosteronausscheidung	Autoren
Turner-Syndrom	1	9	Vermeulen, 1966
Turner-Syndrom	1	2	Futterweit et al., 1965
Turner-Syndrom	1	7	Eigener Fall
Testiculäre Feminisierung	3	17—21—34	Eigene Fälle
Testiculäre Feminisierung	2	71—82	French et al., 1966

finden sich bei der testiculären Feminisierung Testosteronwerte, die weitgehend denen von Männern im vergleichbaren Altersbereich entsprechen. So wies von unseren drei Fällen nur einer eine signifikant erniedrigte Ausscheidung auf. French et al. [6] beobachteten noch höhere Werte. Auch der Bluttestosteronspiegel liegt in einem Bereich, wie er für erwachsene Männer als durchaus normal zu bezeichnen

Tabelle 4. *Testosteron- und Epitestosteronausscheidung bei 31 Fällen von idiopathischem Hirsutismus* ($\gamma/24$Std)

Name	Alter	Testosteron	Epitestosteron
M. P.	34	14,0	nicht bestimmt
I. S.	26	22,5	,,
M. K.	20	41,5	,,
B. W.	24	16,0	,,
A. H.	21	12,2	,,
U. T.	31	15,7	,,
M. A.	26	30,1	,,
H. G.	16	32,0	,,
H. M.	34	17,9	,,
I. P.	24	38,8	,,
I. S.	21	30,7	21,5
H. B.	22	17,3	11,2
J. K.	25	21,9	8.8
J. F.	35	26,5	20,8
U. P.	20	12,4	9,3
G. W.	26	19,9	19,9
I. B.	25	21,1	9,1
I. F.	35	8,7	5,8
H. L.	46	98,4	116,9
M. G.	16	24,4	28,6
D. R.	35	35,3	18,3
A. B.	34	29,2	22,4
A. D.	23	17,2	9,8
H. H.	19	28,2	15,0
I. B.	35	27,8	17,1
F. L.	21	32,3	26,4
M. P.	30	29,4	20,8
H. H.	33	19,4	29,5
M. C.	30	50,3	21,4
U. S.	22	43,6	27,6
K. J.	31	19,8	15,9
Mittelwert		27,6	22,7

ist [5, 6]. Ohne auf Einzelheiten einzugehen, sprechen diese Befunde dafür, daß dem Fehlen der kompletten Virilisierung primär keine Störung des Testosteronstoffwechsels sondern eine herabgesetzte Empfindlichkeit der Peripherie auf Testosteron zugrunde liegt [3].

Abschließend soll auf zwei Syndrome eingegangen werden, denen wir uns in Hamburg besonders gewidmet haben. Das erste ist der idiopathische Hirsutismus.

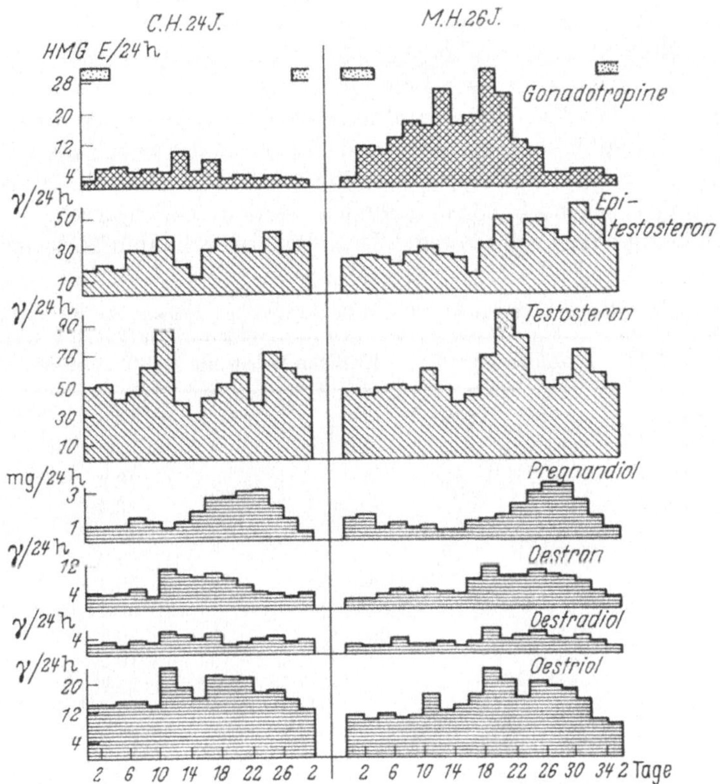

Abb. 4. Hormonausscheidung bei zwei Frauen mit androgenetischer Alopecie

Wie aus Tab. 4 hervorgeht, weisen solche Frauen eine erhöhte Testosteronausscheidung auf. Dabei ist es wichtig zu betonen, daß, soweit keine ausgesprochenen Regelanomalien es unmöglich machten, die Bestimmungen immer in der folliculären Phase des Cyclus durchgeführt wurden. Bei 21 der 31 Patientinnen haben wir gleichzeitig die Epitestosteronausscheidung bestimmt. Der gefundene Mittelwert — 22,7 γ Epitestosteron/24 Std — liegt geringgradig höher als der normaler Frauen. Ohne an dieser Stelle in die ausgedehnte Diskussion über das Epitestosteron einzutreten, soll angemerkt werden, daß dieses Ergebnis und die Befunde einer größeren Zahl von Autoren [14, 22, 25, 30] in deutlichem Gegensatz zu den Resultaten von DE NICOLA et al. [23] stehen. Sie fanden bei Frauen mit Hirsutismus und/oder Virilismus eine etwa 20fach gesteigerte Epitestosteronausscheidung im Urin, ohne daß die Testosteronwerte erheblich von der Norm abwichen. Eine Erklärung für diese Differenzen kann im Moment nicht gegeben werden.

Das zuletzt zu besprechende Syndrom ist die idiopathische, androgenetische Alopecie [1]. Wie aus den Ergebnissen der Tab. 5 abzulesen ist, findet sich auch bei diesem Syndrom eine signifikant erhöhte Testosteronausscheidung im Urin. Das gilt für Frauen im geschlechtsreifen Alter und in der Menopause. Dieser Befund hat dazu geführt, die idiopathische Alopecie bei Frauen als androgenetische Alopecie zu bezeichnen [19].

Bei zwei derartigen Patientinnen war es möglich, während eines ganzen Cyclus die Testosteron-, Epitestosteron-, Gesamtgonadotropin-, Pregnandiol- und Oestrogenausscheidung zu verfolgen [2] (Abb. 4). Wie daraus zu erkennen ist, liegt ausschließlich die Testosteronausscheidung pathologisch hoch. Dabei ist es aber wichtig festzuhalten, daß die beiden charakteristischen Ausscheidungsgipfel vorhanden sind. Damit kann bei diesem Syndrom der normale Typus der Testosteronausscheidung während des Cyclus erhalten bleiben, wobei die absoluten Ausscheidungswerte erheblich höher gefunden werden. Der cyclische Verlauf läßt unserer Meinung nach keinen Zweifel daran, daß die erhöhten Testosteronmengen

Tabelle 5. *Testosteronausscheidung bei 31 geschlechtsreifen Frauen mit diffuser Alopecie*

Name	Alter	Alopeciegrad	Erbliche Belastung	Testosteron (µg/24 Std)
M. A.	31	+	+	7,1
A. B.	31	+ +	+	22,9
L. B.	30	+	—	18,2
V. B.	30	+ +	+	29,2
G. C.	35	+	—	13,1
I. D.	31	+ +	—	19,2
G. E.	30	+ +	+	30,2
G. G.	26	+	+	23,2
K. G.	28	+ +	+	20,8
A. H.	35	+	—	10,5
C. H.	23	+	+	15,9
M. H.	25	+ +	+	17,5
R. H.	31	+ +		23,8
S. H.	20	+	—	16,1
T. H.	25	+	—	17,3
U. I.	24	+	+	21,8
G. K.	27	+ +	—	14,7
C. L.	33	+ +	+	20,1
H. L.	18	+ +	+	20,3
J. L.	31	+	—	17,4
M. L.	31	+	+	25,7
U. L.	44	+ +	+	19,1
H. M.	32	+ +	—	10,3
E. P.	20	+ +	+	11,1
A. S.	35	+	+	18,4
I. S.	17	+	—	12,2
M. S.	34	+ +	+	13,1
U. S.	31	+	+	22,3
W. S.	28	+	—	28,0
S. W.	22	+	—	27,5
M. Z.	25	+ +	+	7,8

Mittelwert: 18,5

in diesen Fällen direkt oder indirekt dem Ovar entstammen. Es lag daher nahe zu versuchen, diese Überproduktion dadurch zu bremsen, daß ein aktives Gestagen wie z. B. das Lyenstrenol verabfolgt wurde (Abb. 5). Die sofortige Wirkung von 5 mg Lynestrenol/die auf die Testosteronausscheidung ist klar zu erkennen. Die Testosteronwerte fallen praktisch vom ersten Tag der Behandlung an ab und bleiben solange erniedrigt, wie das Gestagen verabfolgt wird. Das Ergebnis dieser

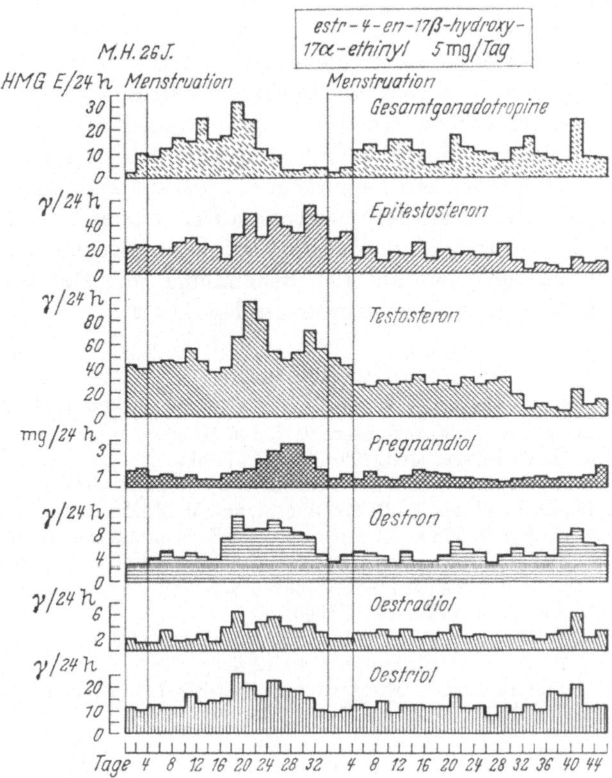

Abb. 5. Hormonausscheidung bei einer Frau mit androgenetischer Alopecie vor und nach Gabe von Lynestrenol

Versuche ist ein zusätzliches Argument für die Auffassung, die erhöhte Testosteronausscheidung in diesen Fällen mit der ovariellen Funktion in Zusammenhang zu bringen. Das braucht aber nicht für alle Fälle von androgenetischer Alopecie zu gelten. Es ist durchaus vorstellbar, daß in manchen Fällen für die erhöhte Testosteronproduktion die Nebennierenrinde verantwortlich ist. Bei solchen differentialdiagnostischen Erwägungen sollten dann Belastungen mit ACTH und HCG bzw. Bremsungsversuche mit Gestagenen und Oestrogenen bzw. Corticosteroiden unschwer eine Entscheidung herbeiführen.

Fassen wir die Ergebnisse der Arbeit zusammen:

1. Meßbare Mengen des wichtigsten und biologisch aktivsten Androgens, des Testosterons, lassen sich in Plasma und Urin von Frauen nachweisen.

2. Trotz ursprünglicher Bedenken läßt sich aus theoretischen Überlegungen und aus praktischen Befunden ableiten, daß die Testosteronausscheidung im Urin

5*

auch bei der Frau einen guten Index für den Spiegel der im Organismus vorhandenen biologisch wirksamen Androgene darstellt.

3. Die Ausscheidung von Testosteron im Urin durchläuft bei normalen menstruierenden Frauen zwei Maxima, das erste zum Zeitpunkt der Ovulation, das zweite in der späten Lutealphase.

4. Differentialdiagnostische Bedeutung besitzen nur erhöhte Testosteronwerte. Sie finden sich bei der Frau ganz allgemein, wenn virilisierende Prozesse vorliegen. Das trifft im besonderen zu beim AGS und bei virilisierenden Tumoren der Nebennierenrinde und des Ovars. Auch die meisten Fälle von Stein-Leventhal-Syndrom sowie jene Patientinnen mit Cushing-Syndrom, bei denen virilisierende Züge auftreten, weisen erhöhte Testosterongehalte im Urin auf.

5. Eine deutliche Erhöhung der Testosteronausscheidung findet sich ebenfalls regelmäßig beim idiopathischen Hirsutismus. Auch die androgenetische Alopecie geht mit leicht erhöhten Testosteronwerten im Urin einher. Jene Fälle, bei denen die Erhöhung der Testosteronproduktion auf eine Störung der Ovarfunktion zurückzuführen ist, sprechen auf die Behandlung mit Gestagenen mit einer deutlichen Erniedrigung der Testosteronausscheidung an.

Literatur

1. Apostolakis, M., E. Ludwig u. K. D. Voigt: Klin. Wschr. **43**, 9 (1965).
2. — H. Becker, and K. D. Voigt: Steroids **7**, 146 (1966a).
3. — J. Tamm u. K. D. Voigt: Med. Klin. **61**, 212 (1966b).
4. Camacho, A. M., and C. J. Migeon: J. clin. Endocr. **26**, 893 (1966).
5. Deshpande, N., D. Y. Wang, R. D. Bulbrook, and M. McMillan: Steroids **6**, 453 (1963).
6. French, F. S., J. J. van Wyk, B. Baggett, W. E. Easterling, L. M. Talbert, F. R. Johnston, E. Forchielli, and A. C. Dey: J. clin. Endocr. **26**, 493 (1966).
7. Futterweit, W., R. Freemann, G. S. Siegel, S. I. Griboff, R. I. Dorfman, and L. J. Soffer: J. clin. Endocr. **25**, 1451 (1965).
8. Hall, K., and B. Hökfelt: Acta endocr. (Kbh.) **52**, 535 (1966).
9. Harkness, R. A.: personal communication, 1967.
10. Horn, H., M. Statter, and M. Finkelstein: Steroids **7**, 118 (1966).
11. Horten, R., and J. F. Tait: J. clin. Invest. **45**, 301 (1966).
12. — E. Romanoff, and J. Walker: J. clin. Endocr. **26**, 1267 (1966).
13. Hudson, B., J. P. Coghlan, A. Dulmanis, and M. Wintour: Proceedings of the Second International Congress of Endocrinology, London 1964, Pat II, p. 1127.
14. Ibayashi, H., M. Nakamura, S. Murakawa, T. Uschikawa, T. Tanioka, and K. Nakao: Steroids **3**, 559 (1964).
15. Ismail, A. A. A., and R. A. Harkness: J. Endocr. **34**, 17 (1966).
16. Kumari, L., and J. W. Goldzieher: Acta endocr. (Kbh.) **52**, 455 (1966).
17. Lim, N. Y., and R. V. Brooks: Steroids **6**, 651 (1965).
18. Lobotsky, J., H. I. Wyss, E. J. Segre, and C. W. Lloyds: J. clin. Endocr. **24**, 1261 (1964).
19. Ludwig, E.: Arch. klin. exp. Derm. **219**, 558 (1964).
20. Mahesh, V. B.: Proceedings of the Second International Congress of Endocrinology, London 1964, Part II, p. 944.
21. Meeker, C. I.: Exerpta Medica, International Congress Service, No. 111, p. 174 (1966).
22. Nichols, T., C. A. Nugent, and F. H. Tyler: J. clin. Endocr. **26**, 79 (1966).
23. Nicola, A. F. de, R. J. Dorfman, and E. Forchielli: Steroids **7**, 351 (1966).
24. Rice, B. F., and K. Savard: J. clin. Endocr. **26**, 593 (1966).
25. Rosner, J. M., N. F. Conte, J. H. Briggs, P. Y. Chao, E. M. Sudman, and P. H. Forsham: J. clin. Endocr. **25**, 95 (1965).
26. Savard, K., J. M. Marsh, and B. F. Rice: Rec. Progr. Horm. Res. **21**, 285 (1965).
27. Segre, E. J., J. Lobotsky, and C. W. Lloyd: 46th Meeting Endocrine Society 1964, Abstract 90.

28. TAMM, J., M. APPOSTOLAKIS, and K. D. VOIGT: Acta endocr. (Kbh.) **53**, 61 (1966).
29. VERMEULEN, A.: Proc. of the Second Symposion on Steroid Hormones, Ghent 1965, p. 71.
30. —, and J. C. M. VERPLANCKE: Steroids **2**, 453 (1963).
31. VOIGT, K. D., U. VOLKWEIN u. J. TAMM: Klin. Wschr. **42**, 642 (1964).

Diskussion

J. HAMMERSTEIN (Hamburg):

Bei unseren, von Herrn APOSTOLAKIS zitierten in vitro-Untersuchungen hat sich herausgestellt, daß in den einzelnen Strukturen des menschlichen Ovars verschiedene Biosynthesewege beschritten werden. Das Corpus luteum unterscheidet sich in dieser Hinsicht vom Follikel und dem Stroma auf dreierlei Weise:

Erstens ist Progesteron das Hauptprodukt der Hormonbildung, zweitens spielt der Δ^5-Biosyntheseweg normalerweise keine Rolle und drittens wird nur ein Androgen, nämlich Δ^4-Androsten-3,17-dion gebildet. Diese bei zahlreichen Inkubationen von Gelbkörpern des Cyclus und der Extrauteringravidität zu reproduzierenden Ergebnisse des Arbeitskreises um K. SAVARD stimmen mit den Resultaten ähnlicher Untersuchungen anderer Autoren überein.

Vor kurzem in Berlin aufgenommene Inkubationsexperimente mit Gelbkörpern aus ungestörter Schwangerschaft haben abweichende Befunde erbracht. So wurden von einem Corpus luteum des III. Schwangerschaftsmonats aus 1,6 µc vorgelegtem Progesteron-4-^{14}C neben 17 α-Hydroxyprogesteron (475000 d.p.m./g Gewebe), Δ^4-Androsten-3,17-dion (14700), Oestron (26800) und Oestradiol-17 β (66800) auch radioaktives Testosteron in nennenswerten Mengen (33200) unter unseren in vitro Bedingungen gebildet. Die Identifizierung und quantitative Berechnung der angeführten Substanzen erfolgte durch chromatographische Trennverfahren und nachfolgende Kristallisation zur konstanten spezifischen Aktivität. Die relativ hohe Akkumulierung von Radioaktivität in der Testosteronfraktion verdient im Zusammenhang mit der von Herrn APOSTOLAKIS referierten Zunahme der Testosteronausscheidung in der mittleren und späteren Schwangerschaft und den gelegentlichen Virilisierungen intra graviditatem unser Interesse.

Aus der Klinisch-Chemischen Abteilung (Leiter: Prof. Dr. K. D. Voigt) der II. Medizinischen
Universitätsklinik Hamburg-Eppendorf (Direktor: Prof. Dr. A. Jores)

Testosteronausscheidung als Parameter der inkretorischen Hodenfunktion

Von

H. Schmidt, M. Apostolakis und K. D. Voigt

Mit 1 Abbildung

Aufgeforderter Vortrag

Wie Herr Vermeulen konnten auch andere Autoren zeigen, daß beim Manne eine gute Korrelation zwischen der Testosteronausscheidung und den Produktionsraten besteht. Allerdings leitet sich nach den Untersuchungen von Korenman und Lipsett ein gewisser Anteil des im Urin ausgeschiedenen Testosteronglucuronids nicht vom freien Plasmatestosteron her, sondern entsteht durch direkte Umwandlung aus Androstendion und Dehydroepiandrosteron. Diese Einschränkung hat beim Manne jedoch untergeordnete Bedeutung. Denn die Testosteronproduktionsraten stimmen weitgehend überein — gleichgültig ob sie mit Hilfe der Plasmamethode oder der Isotopen-Verdünnungsmethode im Urin gemessen wurden, wobei ja letztere auf der Bestimmung des Testosteronglucuronids beruht.

Dagegen erscheinen zwei Fragen von größerer Bedeutung für die klinische Verwendbarkeit der Testosteronausscheidung als Maß der Testosteronproduktion und speziell der inkretorischen Hodenfunktion, nämlich erstens die Frage, ob die normale Streuung eine sichere Abgrenzung gegenüber pathologischen Werten erlaubt und zweitens in welchem Ausmaß die Androgenproduktion der Nebennierenrinde interferiert.

In Tab. 1 sind die mit der Methode von Voigt u. Mitarb. gewonnenen Normalwerte von 109 Männern einschließlich der Streuung wiedergegeben. Es zeigt sich die bereits beschriebene Altersabhängigkeit. Die Zahlen bei nicht pubertierten Knaben sind als Annäherungswerte anzusehen, da die Einzelwerte großenteils unterhalb der Empfindlichkeitsgrenze der Methode liegen. Die Streuung in den einzelnen Altersgruppen ist relativ gering, so daß eine Festlegung der Normalgrenzen als doppelte Standardabweichung vom Mittelwert möglich ist. Außerhalb dieses Bereichs gelegene Werte sind mit ziemlicher Wahrscheinlichkeit als pathologisch anzusehen.

Im unteren Teil der Tabelle ist die aus Doppelbestimmungen errechnete intraindividuelle Streuung wiedergegeben. Sie ist im jüngeren Lebensalter größer als im Alter über 40 Jahre, in beiden Altersabschnitten jedoch geringer als die Gesamtstreuung. Nur ein Teil der Gesamtstreuung ist also auf intraindividuelle Fluktuationen der Testosteronausscheidung zurückzuführen. Die Zuverlässigkeit einer einzelnen Testosteronbestimmung, ausgedrückt als Korrelationskoeffizient

Tabelle 1. *Testosteronausscheidung (µg/24 Std) bei 109 normalen männlichen Personen*

Alter (Jahre)	Zahl der Fälle	Mittelwert (M)	Standardabweichung (s) absolut	in % von M	Streubereich (M ± 2 s)
6—13	7	(4,4)[1]	(1,6)[1]		(7,6)[1]
14—20	11	35,9	5,3	17	25,3— 46,5
21—25	11	60,5	11,9	20	36,7— 84,3
26—30	7	88,8	23,0	26	42,8—134,8
31—35	10	71,2	22,1	31	27,0—115,4
36—40	9	56,3	15,5	28	25,3— 87,3
41—50	14	51,4	13,9	27	23,6— 79,2
51—60	9	36,9	7,5	21	21,9— 51,9
61—70	15	29,3	8,1	28	13,1— 44,5
71—82	16	31,4	10,2	32	11,0— 51,8

[1] Annäherungswerte

Biologische Schwankung der Testosteronausscheidung

	Fallzahl	Mittelwert (µg/24 Std)	S_D µg	%	Zuverlässigkeit r_{XX}
a) Normalpersonen 14—40 Jahre	15	56,5	9,63	17,0	0,776 (0,93—0,44)[1]
a) Normalpersonen über 40 Jahre	29	43	5,04	11,7	0,932 (0,97—0,86)
a) pathologische Fälle alle Altersgruppen	21	17,5	3,46	19,8	0,819 (0,96—0,75)
b) Normalpersonen und pathologische Fälle	13	35	4,41	12,6	0,977 (0,99—0,92)

[1] Die Zahlen in Klammern geben den Zuverlässigkeitsbereich für r_{XX} an.
a) Doppelbestimmungen an 2 aufeinanderfolgenden Tagen
b) Doppelbestimmungen nach einem mittleren Zeitabstand von 9 Wochen

von Doppelbestimmungen, ist trotz der intraindividuellen Streuung bei Normalpersonen über 40 Jahren und in pathologischen Fällen als sehr gut zu bezeichnen; bei normalen Männern jüngeren Alters ist sie geringer, so daß hier — besonders in Grenzfällen — Doppelbestimmungen an verschiedenen Tagen anzustreben sind.

Die nächste Frage, wie groß der von der Nebennierenrinde gelieferte Anteil der Testosteronausscheidung ist, sei es durch direkte Testosteronsekretion, sei es durch periphere Konversion anderer Nebennierenrinden-Androgene, kann an Hand von Untersuchungen bei Kastraten beantwortet werden (Tab. 2). Bei 8 beidseitig Orchidektomierten im Alter zwischen 25 und 57 Jahren lag die Testosteronausscheidung in jedem Falle unterhalb der Normalgrenze mit einem Mittelwert von 14,5 µg/24 Std. In Prozent der jeweiligen normalen Altersmittelwerte ausgedrückt, ergibt sich eine durchschnittliche Testosteronausscheidung von 31,3% der Norm, die den Nebennierenanteil der Testosteronproduktion darstellen. Wir möchten aber annehmen, daß dieser Anteil bei Kastrierten vikariierend etwas höher liegt als beim normalen Mann. Denn der Verlust der Nebennierenrindenfunktion in Fällen von beidseitiger Adrenalektomie oder beim Morbus Addison führt zu einer Verminderung der Testosteronausscheidung von nur etwa 10%. Die prozentuale Testosteronausscheidung bei Kastraten variiert mit dem Alter;

Tabelle 2. *Testosteronausscheidung nach Orchidektomie, bei Nebennieren- und bei kompletter Hypophysenvorderlappeninsuffizienz*

Diagnose	Alter (Jahre)	Pat.- Zahl	Anzahl Fälle mit erniedrigter Testosteron- ausscheidung	Testosteronausscheidung		
				Grenzwerte µg/24 Std	Mittelwerte µg/24 Std	% der Altersnorm
Doppelseitige	25—57	8	8	10,1—24,0	14,5	31,3
Orchidektomie	72—82	4	2	5,2—19,2	11,5	36,7
Primäre Nebennieren- insuffizienz (Zst. n. beidseitiger Adrenal- ektomie oder M. Ad- dison)	29—46	5	0	34,0—74,5	67,4	92,3
Komplette Hypophy- senvorderlappen- insuffizienz	25—51	8	8	<5 —12,9	<6,3	<10

im Greisenalter steigt sie trotz geringerer Absolutwerte an, d. h. der Nebennieren-anteil nimmt relativ zu. Das hat zur Folge, daß die Bestimmung des Testosterons im Urin als Maß der inkretorischen Hodenfunktion in höherem Alter an Zu-verlässigkeit verliert. Dies zeigt sich sogleich daran, daß von 4 Kastraten höheren Alters zwei noch in den Normbereich fallende Werte aufweisen. Insgesamt ergibt sich aber im Hinblick auf die Diagnostik der Leydigzellfunktion ein wesentlich günstigeres Verhältnis als es bei den androgenen Fraktionen der 17-Ketosteroide Androsteron und Ätiocholanolon der Fall ist, die zu etwa zwei Dritteln aus der Nebeniere stammen.

Wenn die testiculäre und die Nebennierenrindenfunktion gleichzeitig aus-fallen, wie es bei der kompletten Hypophysenvorderlappeninsuffizienz der Fall ist, so geht die Testosteronausscheidung stark zurück. Von den hier aufgeführten 8 Fällen lag sie bei 5 Patienten unterhalb der Nachweisgrenze der Methode, der Mittelwert liegt auf jeden Fall unter 6 µg/24 Std.

Die hinsichtlich der Diagnostik der inkretorischen Hodenfunktion günstige Relation zwischen testiculärem und Nebennierenanteil an der Testosteron-ausscheidung läßt zuverlässige Aussagen über die endokrine Funktion des atrophi-schen und hypoplastischen Hodens erwarten. Bei 13 Patienten im Alter zwischen 20 und 55 Jahren mit primärem Hypogonadismus und klinischen Zeichen eines Androgenmangels ebenso bei 9 Patienten mit einem sekundären Hypogonadismus fanden wir ausnahmslos eine erniedrigte Testosteronausscheidung (Tab. 3). Die Werte unterscheiden sich in den einzelnen Fällen und im Durchschnitt nur wenig von denen bei Kastraten. Auch hier zeigt sich, daß die diagnostische Treffsicherheit im Alter nachläßt: 2 Patienten über 60 Jahre mit primärem bzw. sekundärem Hypogonadismus — in jedem Falle aber mit klinischen Zeichen eines Androgen-mangels — wiesen eine zwar geringe aber in den Normbereich fallende Testosteron-ausscheidung auf.

Von 10 Patienten mit primären Hodenatrophien ohne klinisch manifestes Testosterondefizit hatten zwei eine erniedrigte Testosteronausscheidung, in 2 wei-teren Fällen lag sie nahe der unteren Normgrenze. Es bleibt abzuwarten, ob sich

Tabelle 3. *Testosteronausscheidung beim Hypogonadismus*

Diagnose	Alter (Jahre)	Pat.- Zahl	Anzahl Fälle mit erniedrigter Testosteronausscheidung	Testosteronausscheidung		
				Grenzwerte μg/14 Std	Mittelwerte μg/24 Std	% der Altersnorm
Primärer Hypogonadismus *mit* klinischen Zeichen des Androgenmangels	20—55 61	13 1	13 0	8,2—32,4 19,0	18,3	34 65
Primärer Hypogonadismus *ohne* klinische Zeichen eines Androgenmangels	22—53	10	2	20,0—91,4	39,3	65
Sekundärer Hypogonadismus (isolierter Gonadotropinmangel)	21—40 63	9 1	9 0	8,4—25,0 20,0	16,2	28 68

bei diesen Patienten noch Androgenmangelsymptome einstellen oder ob die geringe Androgenbildung zur Erhaltung der physiologischen Funktionen noch ausreicht. Nach allem scheint aber die aus der Streuung von Normalpersonen errechnete 2-Sigma-Grenze ungefähr mit der physiologischen Normalgrenze übereinzustimmen.

Einer getrennten Besprechung bedürfen die in Tab. 4 aufgeführten jugendlichen Patienten zwischen 15 und 18 Jahren, bei denen aus verschiedenen Gründen die Pubertät nicht oder nur unvollkommen eingetreten ist. Es handelt sich sowohl um primäre Hodenschädigungen mit normaler bzw. erhöhter Gonadotropinausscheidung als auch um sekundäre Formen des Hypogonadismus temporärer oder permanenter Art. Die Testosteronausscheidung lag in allen Fällen unterhalb der nach dem Lebensalter zu erwartenden und war dann besonders gering, wenn die 17-Ketosteroid- oder Cortisolausscheidung auf eine eingeschränkte Nebennierenrindenfunktion hinwiesen. Eine eindeutige Beziehung zwischen der Testosteronausscheidung und dem Reifegrad dieser Patienten ließ sich nicht aufzeigen. Dies hängt sicherlich mit einem relativ hohen methodischen Fehler in dem hier vorliegenden unteren Bereich der meßbaren Testosteronwerte zusammen. Eine Beziehung zum Skeletalter deutet sich an, ist aber bei der Fallzahl nicht statistisch zu belegen.

Es darf erwähnt werden, daß wir im Gegensatz zu dieser Gruppe in bisher 8 Fällen von männlicher Pubertas praecox jeweils erhöhte Testosteronausscheidungswerte fanden.

Eine getrennte Betrachtung erfordert auch das Klinefelter-Syndrom (Tab. 5), bei dem die Testosteronausscheidung nicht so einheitlich zu sein scheint wie beim primären Hypogonadismus ohne genetischen Defekt. Sie ist zwar im Durchschnitt gegenüber der Norm deutlich vermindert, jedoch kommen in einigen Fällen durchaus normale Werte vor, obwohl bei diesen Patienten klinische Zeichen eines Androgendefizits festzustellen sind. Es sei zur Diskussion gestellt, ob in diesen Fällen eine verminderte periphere Ansprechbarkeit auf das Androgen oder ein abweichender Testosteronstoffwechsel die Diskrepanz zu erklären vermögen.

Tabelle 4. *Retardierte Pubertät. Ausscheidung von Testosteron, 17-Ketosteroiden, Cortisol und Gonadotropinen*

Lebens-alter (Jahre)	Skelet-alter (Jahre)	Testosteron (µg/24 Std)	17-KS (mg/24 Std)	Cortisol (mg/24 Std) frei	gesamt	Gonadotro-tropine (HMG-E pro 24 Std)	Genese
16	14	11,7	7,2	—	—	7,5	Primäre Hoden-schädigung
18	14	20,0	—	—	—	22,1	Primäre Hoden-schädigung
15	10	12,9	3,1	0,43	13,65	<3,0	Malabsorptions-syndrom
15	13	9,5	6,7	0,63	6,25	<3,0	Anorexia nervosa
17	14	10,5	3,3	0,24	4,30	<3,0	„idiopathisch"
17	13	12,5	6,3	2,47	24,17	<3,0	Jugendlicher M. Cushing
18	15	21,4	—	0,35	10,55	<2,0	„idiopathisch"
18	14	17,1	4,2	0,40	5,30	<3,5	„idiopathisch"
16	10	5	1,8	0,05	0,34	<3,0	Kraniopharyngeom (operiert)
17	14	9,0	3,1	0,22	2,60	<2,6	unbekannt
17	10	5,7	—	0,18	2,01	<3,0	Chron. Ileitis regio-nalis

Tabelle 5. *Testosteronausscheidung beim Klinefelter-Syndrom. (Genotypischer Intersexualismus). In allen Fällen positiver Chromatinbefund der Mundschleimhaut, beiderseits Hodenatrophie (Erbs- bis Bohnengröße)*

Name	Alter (Jahre)	Inkretorische Insuffizienzzeichen Art	Aus-prägung	Gynäko-mastie	µg/24 Std	Testosteron Untere Normgrenze (M-2s)	% der Norm
M. B.	11		0	—	12,8	—	—
R. K.	16	Frübeunuchoide Merkmale, leichte Retardierung des Skeletalters	+	—	12,5	25	35
C. B.	18	leicht reduzierte Sekundär-behaarung	(+)	+	14,8	25	41
R. G.	19	Hypoplasie d. Genitale, reduzierte Sekundärbehaarung, keine eunuchoiden Körpermaße	+	+	37,0	25	106
R. G.	22	fehlender Bartwuchs, sonst Sekun-därbehaarung ausreichend Penis normal, keine eunuchoiden Körpermaße	(+)	—	44,5	37	73
K. G.	33	Keine spezifischen Insuffizienz-zeichen (Potenzminderung, Osteoporose)	0	—	32,2	27	45
A. M.	37	Frübeunuchoide Merkmale, redu-zierte Sekundärbehaarung	+	—	30,8	25	55
P. O.	56	Hypoplastisches Genitale, redu-zierte Sekundärbehaarung	+	+	34,7	22	94

Tabelle 6. *Testosteronausscheidung bei bisher fraglichen Störungen der inkretorischen Hodenfunktion*

Diagnose	Alter (Jahre)	Pat.-Zahl	Anzahl Fälle mit erniedrigter erhöhter Testosteronausscheidung		Testosteronausscheidung		
			erniedrigter	erhöhter	Grenzwerte (µg/24 Std)	Mittelwerte (µg/24 Std)	% der Altersnorm
Reine tubuläre Hoden-insuffizienz (Oligo- und Azoospermie)	22—59	13	1	0	31,7—106,6	59,7	93,2
Querschnittslähmung	19—43	23	4	0	23,1— 89,2	52,4	83,7
Sog. Klimakterium virile	42—60	17	2	2	12,3— 63,3	37,7	93,1
Libido- und Potenz-minderung	23—60	27	3	4	12,8—105,7	49,0	102,8
Ejaculatio praecox	22—40	6	1	1	31,7—163,2	69,2	95,2
Sexuelle Perversionen	20—68	12	0	3	34,5— 90,1	55,5	116,4

Zum Schluß soll eine Zusammenstellung der Testosteronwerte von solchen Patienten gegeben werden, bei denen nach den bisherigen Vorstellungen eine Störung der Androgenbildung fraglich oder strittig war (Tab. 6). In 13 Fällen von Oligo- und Azoospermien ohne makroskopische Hodenatrophie und ohne klinische Hinweise auf eine Beeinträchtigung der Leydigzellfunktion fand sich nur einmal eine erniedrigte Testosteronausscheidung. Der Durchschnitt weicht nur geringfügig von der altersentsprechenden Normalpopulation ab. In solchen Fällen ist also im allgemeinen nicht mit einer Leydigzellinsuffizienz zu rechnen. Auch bei Normospermien fanden wir keine Korrelation zwischen Spermienzahl und Testosteronausscheidung.

Bei 23 Paraplegikern, bei denen exkretorische Hodenfunktionsstörungen sehr häufig sind, fanden sich 4mal erniedrigte Werte; die Genese der Störung ist nicht bekannt. Der Mittelwert der Gruppe ist nicht signifikant erniedrigt.

Bemerkenswert erscheinen uns die Befunde beim sog. Klimakterium virile. Diese Verdachtsdiagnose wurde jeweils auf Grund des klinischen Bildes gestellt. Wir fanden von 17 Fällen nur 2 mit einer erniedrigten Testosteronausscheidung, der Mittelwert entspricht praktisch der Altersnorm. Demnach sollte die Vorstellung eines Klimakterium virile im Sinne einer Reaktion auf eine vorzeitige aber physiologische Involution der Leydigzellfunktion aufgegeben werden.

Die Frage, wie häufig Potenzstörungen als Ausdruck einer mangelhaften Testosteronbildung vorkommen, ohne daß der klinische Befund irgendwelche Hinweise auf letztere gibt, ist für den Endokrinologen wie auch für den Psychotherapeuten in gleichem Maße wichtig. Bei den hier untersuchten 27 Patienten fand sich in 3 Fällen ein sicheres Testosterondefizit, das mit den bisher möglichen Methoden nicht aufgedeckt worden wäre. Im übrigen entspricht der Gruppenmittelwert vollkommen der Norm. Bei der Sonderform der Ejaculatio praecox, die aus psychologischer Sicht als eine sexuelle Hyperaktivität anzusehen ist, ergeben sich vorläufig keine richtungsweisenden Befunde.

Von 12 Fällen mit sexuellen Perversionen fanden sich 3mal über den Normbereich erhöhte Werte. Es bleibt an einer größeren Anzahl dieser Patienten zu prüfen, inwieweit solche Befunde in der Ausgestaltung der Abnormität eine Rolle

spielen, insbesondere im Hinblick auf die gesellschaftliche Einordnung und bezüglich therapeutischer Maßnahmen.

Wenn wir ein Fazit aus den bisher vorliegenden Ergebnissen ziehen wollen, so
ergibt sich eine gute Korrelation zwischen den klinischen Kriterien der Androgenbildung einerseits und der Testosteronausscheidung andererseits. Wir sind damit
erstmalig in der Lage, mit Hilfe eines Laboratoriumverfahrens eine subtilere
Analyse der Leydigzellfunktion zu betreiben.

Diskussion

C. Overzier (Mainz):

Sie fanden fast-normale Testosteronwerte bei jungen Männern mit echtem Klinefelter-
Syndrom; bei 30—40jährigen waren die Werte dann erniedrigt. Das stimmt gut überein mit
der allgemeinen Erfahrung, daß die Leydig-Zell-Hyperplasie dieser kleinen Hoden zunächst
klare Zellen zeigt, die dann mit zunehmendem Alter degenerieren. So werden diese Patienten
durch zunehmende Androgen-Ausfallserscheinungen, besonders Osteoporose, durchweg mit
35 bis 40 Jahren invalide.

D. Knorr (München):

Die vorgetragenen Ergebnisse zeigten die Testosteronausscheidung des Erwachsenen. Von
besonderem Interesse war der Verlauf der Testosteronausscheidung während der Pubertät. Da
hier jede Jahresgruppe getrennt betrachtet werden muß, ist eine große Zahl von Einzelbestim-
mungen erforderlich.

Wir bestimmten in den letzten Jahren bei über 200 gesunden Knaben und Adoleszenten
die Testosteronausscheidung leicht modifiziert nach Vermeulen und Verplancke, wobei wir
Epitestosteron abtrennten.

Die Altersverteilung zeigt Abb. 1.

Neugeborene Knaben scheiden keine wesentlichen Testosteronmengen aus, obwohl in
dieser Entwicklungsphase noch Reste der ersten Leydigzellpopulation vorhanden sind. Die
Testosteronausscheidung der 12jährigen liegt im Durchschnitt bereits signifikant über der
Ausscheidung des Kindesalters.

W. Dirscherl (Bonn):

Es ist mehrfach erwähnt worden, daß dem Androstendion im Androgenstoffwechsel des
Weibes besondere Bedeutung zukommt. Von mehreren Vortragenden wurde nur gesagt, das
Androstendion habe eine wesentlich schwächere Wirksamkeit als das Testosteron. Ich möchte
fragen, bei welchen Wirkungen das festgestellt worden ist. Wir haben vor vielen Jahren beim
Kapaunenkammtest Androstendion etwa ebenso wirksam wie Testosteron gefunden.

K. Junkmann (Berlin):

Am Kamm ist es ebenso wirksam, an der Testiculardrüse weniger.

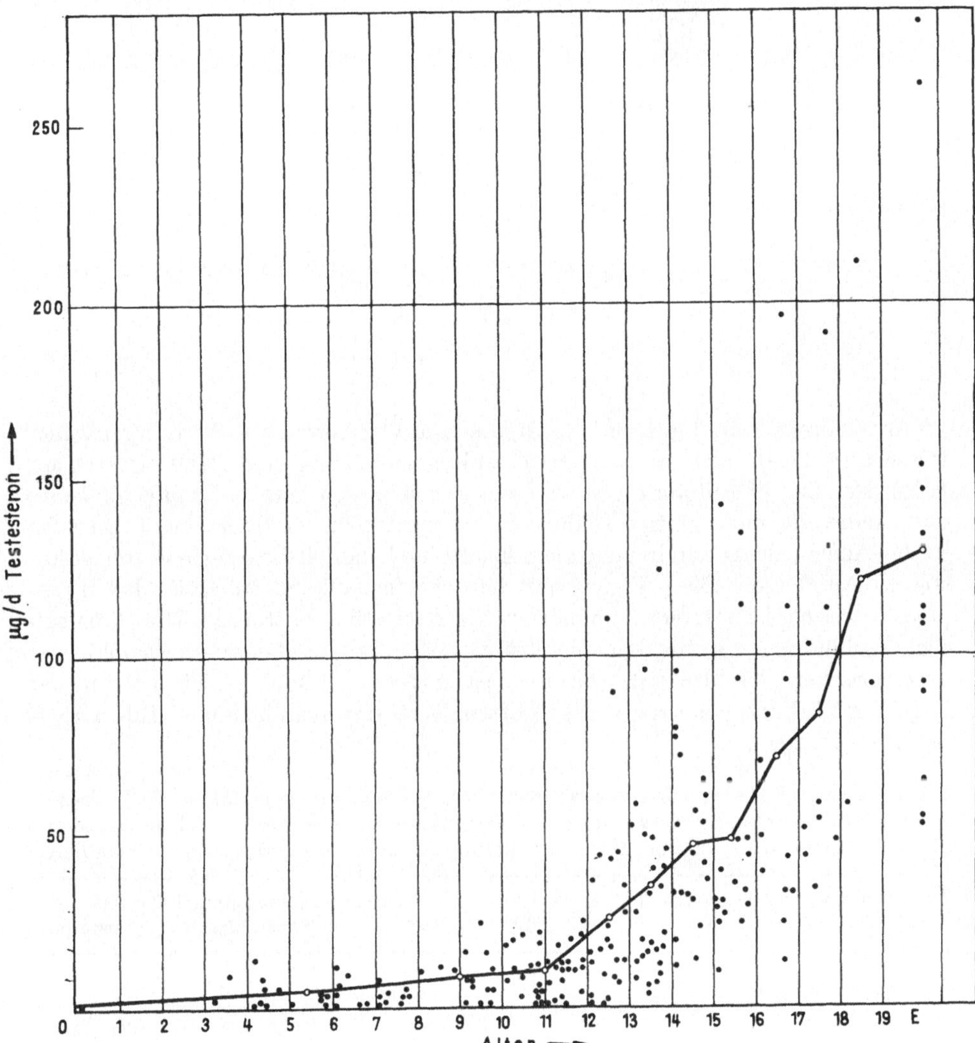

Abb. 1. ● Einzelwerte der Ausscheidung von freiem und glucuronsäuregebundenem Testosteron. ○—○ Mittelwerte der Testosteronausscheidung einzelner Altersgruppen.

Aus dem Hauptlaboratorium der Schering AG, Berlin-West

Antiandrogene

Von

F. NEUMANN, W. ELGER, H. STEINBECK und R. VON BERSWORDT-WALLRABE

Mit 8 Abbildungen

Referat

Antiandrogene beeinflussen alle Organe und Organsysteme, die in irgendeiner Weise funktionell oder morphologisch androgenabhängig sind (NEUMANN et al., 1965). Der Begriff Antiandrogen wird vielfach sehr weit gefaßt. Es gibt bis heute noch keine allgemein gültige Definition. So wurden in der Literatur auch solche Verbindungen als Antiandrogene klassifiziert, die lediglich die Synthese von Testosteron beeinflussen. Diese Eigenschaft besitzen fast alle Steroide, die das Hypophysenzwischenhirnsystem hemmen, insbesondere die Oestrogene. Die Gabe solcher Verbindungen an intakte Tiere führt natürlich auch zu einer Atrophie der akzessorischen Geschlechtsdrüsen und des Hodens. Sie sind jedoch nicht in der Lage, die Wirkung von exogen zugeführtem Testosteron zu hemmen. Tab. 1 zeigt dafür ein Beispiel.

Tabelle 1. *Einfluß von Cyproteronacetat, Oestradiol und Testosteronpropionat auf die Hoden und akzessorischen Geschlechtsdrüsen erwachsener hypophysektomierter Ratten* (Behandlungsdauer 21 Tage, beginnend am Tage der Hypophysektomie; alle Substanzen wurden subc. verabfolgt)

Tägl. Dosis in mg/100 g KG und Art der Behandlung	Tier-zahl	Organgewichte in mg/100 g KG		
		Hoden	Samenblasen	Prostata
Hypophysektomierte Kontrolle	10	354 ± 22	61 ± 4	52 ± 4
TP 1,5 mg	23	1353 ± 64	1682 ± 41	934 ± 34
TP 1,5 mg + Oe 0,3 mg	14	1394 ± 64	1717 ± 64	925 ± 45
TP 0,3 mg	10	1280 ± 67	1491 ± 93	774 ± 40
TP 0,3 mg + CA 5,0 mg	9	449 ± 32	289 ± 59	167 ± 19

TP = Testosteronpropionat, OE = Oestradiol, CA = Cyproteronacetat.

Bekanntlich führt die Hypophysektomie zu einer völligen Atrophie der Hoden und der akzessorischen Geschlechtsdrüsen. Durch Zufuhr von Testosteron gelingt es, die Spermiogenese und die Funktion der akzessorischen Geschlechtsdrüsen aufrechtzuerhalten. Die gleichzeitige Gabe auch extrem hoher Oestradioldosen hat überhaupt keinen Einfluß auf die Testosteron-Wirkung, wie aus Tab. 1 ersichtlich wird (NEUMANN und VON BERSWORDT-WALLRABE, 1965, 1966a). Die Gabe einer ähnlich hohen Oestradioldosis an intakte Tiere würde zu einer völligen Atrophie der Testes und akzessorischen Geschlechtsdrüsen führen.

Unseres Erachtens ist es nicht angezeigt, bei Substanzen, die ausschließlich
über eine Hemmung der Gonadotropinsekretion wirken, von Antiandrogenen zu
sprechen. Der Begriff Antiandrogen sollte ausschließlich auf solche Verbindungen
angewandt werden, die an den Erfolgsorganen für Testosteron wirken, z. B. durch
einen kompetitiven Antagonismus. Ich habe dies vorausgeschickt, um von vorn-
herein das zu behandelnde Thema einengen zu können.

Die Substanzen, über deren antiandrogene Wirkungen bisher berichtet wurde,
gehören hauptsächlich den Steroiden, daneben aber auch anderen Stoffklassen an.
In Tab. 2 sind die bekanntesten in der Literatur beschriebenen Verbindungen
aufgeführt. Bei den Steroiden handelt es sich überwiegend um Androstan- und

Tabelle 2. *In der Literatur beschriebene Antiandrogene*

Substanz	Antiandrogen-Wirkung	Literaturhinweise
Progesteron	wirks. an Ratten, Mäusen und Küken	DORFMAN, 1962a, b, c DORFMAN, 1963 DORFMAN and DORFMAN, 1960
19-Nor-progesteron	wirks. an Mäusen u. Küken	DORFMAN, 1963
A-Norprogesteron	wirks. an Ratten, Mäusen	DORFMAN, 1962a, c, 1963 LERNER, 1964 LERNER et al., 1960b, c, 1963
2 α-Methyl-11-keto-progesteron	wirks. an Mäusen	DORFMAN, 1963
11 β-Hydroxy-21-fluor-progesteron	wirks. an Mäusen	DORFMAN, 1963
11 α-Hydroxy-progesteron	wirks. an Ratten	BYRNES et al., 1953
17 α-Hydroxy-progesteron	wirks. an Mäusen	DORFMAN, 1963
16 α-Methyl-21-hydroxy-progesteron	wirks. an Mäusen	DORFMAN, 1963
6-Chlor-Δ^6-17 α-hydroxy-progesteron-acetat	wirks. an Mäusen und Ratten	DORFMAN, 1963 JONES and WOODBURY, 1964
6-Methyl-Δ^6-17 α-hydroxy-progesteron-acetat	wirks. an Ratten	JONES and WOODBURY, 1964
17 α-Äthinyl-testosteron	wirks. an Küken	DORFMAN and DORFMAN, 1960
17 α-Äthinyl-19-nor-testosteron	wirks. an Küken	DORFMAN, 1959, 1962a, b DORFMAN and DORFMAN, 1960 DORFMAN and NES, 1960 DORFMAN and STEVENS, 1960b
17 α-Methyl-B-nor-testosteron	wirks. an Ratten u. Küken	SAUNDERS and KERWIN, 1966 SAUNDERS et al., 1964
	wirks. am Menschen (Hirsutismus u. Acne)	ZARATE et al., 1966
A-Nor-testosteron	wirks. an Küken	LERNER, 1964; LERNER et al., 1962, 1964
Δ^3-A-Nor-androsten-2-on-3,17 β-diol	wirks. an Ratten und Küken	LERNER et al., 1965b
Δ^3-A-Nor-androsten-2-on-3,17 β-diol-3,17-diacetat	wirks. an Ratten und Küken	LERNER et al., 1965b
A-Nor-androstan-2-on-3 β, 5 β, 17 β-triol	wirks. an Ratten und Küken	LERNER et al., 1965b
3-Methoxy-Δ^3-A-nor-androsten-2-on-17 β-ol	wirks. an Ratten und Küken	LERNER et al., 1965b
3-Oxa-5 α-A-nor-androstan-2-on-5, 17 β-diol	wirks. an Ratten und Küken	LERNER et al., 1965a

Tabelle 2 (Fortsetzung)

Substanz	Antiandrogen-Wirkung	Literaturhinweis
3-Oxa-5 α-A-nor-androstan-2-on-17 β-ol-17-acetat	wirks. an Ratten und Küken	Lerner et al., 1965a
3-Oxa-5 α-A-nor-androstan-17 β-ol-17-acetat	wirks. an Ratten und Küken	Lerner et al., 1965a
C-Nor-D-homo-17 α-epitesto-steron-acetat	wirks. an Ratten und Küken	Lerner et al., 1964
Δ^1-Testolacton	wirks. an Ratten und Küken	Lerner et al., 1960a
Aldacton	wirks. an Ratten	Jones and Woodbury, 1964
16 β-Methyl-5 α-dihydro-testol-acton	wirks. an Mäusen	Dorfman, 1963
6-Dibrom-methylen-testosteron-propionat	wirks. an Mäusen	Dorfman, 1963
17, 17-Dimethyl-18-nor-$\Delta^{4,13}$-androstadien-3-on	wirks. an Ratten und Küken	Segaloff and Gabbard, 1964
17, 17-Dimethyl-18-nor-$\Delta^{4,13}$-an-androstadien-3 β-ol	wirks. an Ratten und Küken	Segaloff and Gabbard, 1964
17, 17-Dimethyl-18-nor-$\Delta^{4,13}$-androstadien-4 β-ol-3-on	wirks. an Ratten	Segaloff and Gabbard, 1964
2 α, 17, 17-Trimethyl-18-nor-Δ^3-5 α-androsten-3-on	wirks. an Ratten und Küken	Segaloff and Gabbard, 1964
17, 17-Dimethyl-$\Delta^{4,13}$-gonadien-3-on	wirks. an Ratten, Mäusen und Küken	Dorfman, 1963 Segaloff and Gabbard, 1964
2 α, 17, 17-Trimethyl-18-nor-$\Delta^{4,13}$-androstadien-3-on	wirks. an Ratten und Küken	Dorfman, 1963 Segaloff and Gabbard, 1964
17, 17-Dimethyl-18-nor-Δ^{13}-5 α-androsten-3-on	wirks. an Ratten	Segaloff and Gabbard, 1964
17, 17-Dimethyl-18-nor-Δ^{13}-5 β-androsten-3-on	wirks. an Ratten und Küken	Segaloff and Gabbard, 1964
17, 17-Dimethyl-18-nor-Δ^{13}-5 β-androsten-3 α-ol	wirks. an Ratten und Küken	Segaloff and Gabbard, 1964
17, 17-Dimethyl-18-nor-$\Delta^{5,13}$-androstadien-3 β-ol	wirks. an Ratten und Küken	Segaloff and Gabbard, 1964
17, 17-Dimethyl-A, 18-dinor-$\Delta^{4,13}$-androstadien-3-on	wirks. an Ratten und Küken	Segaloff and Gabbard, 1964
9 β, 10 α-$\Delta^{4,6}$-androstadien-3-on-17 β-ol	wirks. an Ratten	Reerink et al., 1960 Kassenaar et al., 1960
2-Acetyl-7-oxo-1,2,3,4,4a,5,6,7,9,10,10a-dodecahydrophen-anthren (Ro-2-7239)	wirks. an Ratten und Küken	Dorfman, 1959, 1960a, b, 1962a, b, c, 1963 Dorfman and Nes, 1960 Dorfman and Stevens, 1960a, b; Eviatar, 1961 Randall and Selitto, 1958
	hemmt exp. Epidermis-proliferation	Läuppi und Studer, 1959, 1960
Methyl-cholanthren	wirks. an Ratten und Küken	Dorfman and Dorfman, 1960 Jackson and Robson, 1957 Hertz and Tullner, 1947
Dihydrosteviol	wirks. an Küken	Dorfman and Nes, 1960
5-Fluoruracil	wirks. an Küken	Dorfman, 1963 Dorfman and Dorfman, 1960

Pregnan-Derivate, auch von einigen Nebennierenrindenhormonen, Corticosteron und Des-Oxycorticosteron, wurde über antiandrogene Wirkungen berichtet (DORF-MAN, 1962b; DORFMAN und DORFMAN, 1960; PINCUS und DORFMAN, 1955). Diese Effekte finden wohl ihre Erklärung in der protein-katabolen Eigenschaft dieser Steroide.

Es ist kaum möglich, eine Klassifizierung der in Tab. 2 aufgestellten Substanzen hinsichtlich ihrer Wirkungsstärke vorzunehmen, vor allem bedingt durch die unterschiedlichen Testmethoden, mit denen die antiandrogene Wirkung gefunden wurde. Wir selbst haben in unseren Modellen einige dieser Verbindungen auf ihre Wirksamkeit geprüft und mit eigenen Antiandrogenen verglichen. Dabei waren A-Nor-progesteron und Δ^1-Testolacton noch erheblich schwächer wirksam als Progesteron, das selbst nur sehr schwach ist. Lediglich 17α-Methyl-B-nor-testosteron (SKF 7690) war relativ gut wirksam. Mit Ausnahme dieser Verbindung haben die in Tab. 1 aufgeführten Substanzen weder in der Klinik noch experimentell Bedeutung erlangen können.

Wir haben uns seit 1963 mit Antiandrogenen befaßt. Ausgelöst wurde diese Entwicklung durch die zufällige Entdeckung antiandrogener Eigenschaften eines starken Gestagens, das auf seine virilisierenden Eigenschaften untersucht wurde (HAMADA et al., 1963). Überraschenderweise hemmte diese Substanz weitgehend die Differenzierung des männlichen Genitales. Wir haben diesen Effekt als Feminisierung bezeichnet. In der Folgezeit wurde in unserem Hause gezielt nach Antiandrogenen gesucht. In Tab. 3 sind einige solcher Verbindungen aufgeführt, die fast alle erheblich stärker wirksam sind als die bisher in der Literatur beschriebenen Antiandrogene. Die meisten dieser Substanzen wurden von Dr. WIECHERT (Schering AG) synthetisiert.

Als Standardsubstanz wurde das erste von uns gefundene Antiandrogen, Cyproteronacetat ($1,2\alpha$-Methylen-6-chlor-$\Delta^{4,6}$-pregnadien-17α-ol-3,20-dion-17α-acetat), benutzt. Die meisten in Tab. 3 aufgeführten Verbindungen wurden in drei verschiedenen Testmodellen untersucht:

1. an kastrierten männlichen Ratten im Gewicht von etwa 80—100 g, die über 7 Tage entweder Testosteron allein (tgl. 0,1 mg/Tier/subc.) oder zusammen mit abgestuften Dosen der Testsubstanz (subc. oder per os) erhielten. Als Kriterium der Antiandrogenwirkung gilt die Aufhebung der Testosteronpropionat-induzierten Stimulierung der akzessorischen Geschlechtsdrüsen (Prostata und Samenblasen);

2. an Eintagsküken, die ebenfalls 7 Tage lang behandelt wurden. Die Testosterondosis betrug tgl. 0,1 mg. Die Testsubstanz wurde i.m. oder per os verabfolgt;

3. wurde die Feminisierung bei subc. oder oraler Gabe der Prüfsubstanzen an gravide Ratten untersucht. Die trächtigen Ratten wurden vom 17. bis 20. Tag behandelt. Am 22. Tag erfolgte die Autopsie und Entnahme der Feten. Als Kriterium für die Feminisierungsstärke wurde die Verringerung der Dammbreite und die Verkürzung der Urethra benutzt, gemessen auf histologischen Sagittalschnitten der Feten.

Die am $C_{17}OH$ veresterten Verbindungen sind alle mehr oder weniger stark gestagen wirksam (WIECHERT und NEUMANN, 1965) und damit auch antigonadotrop. Darauf komme ich später bei der Beeinflussung des "feed-back"-Mechanismus durch Antiandrogene noch einmal zurück. Die freien Alkohole (am $C_{17}OH$ unverestert) besitzen außer der antiandrogenen Wirkung keine anderen

Tabelle 3. *Relative Wirksamkeit verschiedener Antiandrogene in %, bezogen auf Cyproteronacetat (= 100%)*

Substanz	Test an kastrierten Ratten von 80—100 g KG				Test an Küken		Feminisierung männlicher Feten	
	s. c.		p. o.				Anogenital-abstand	Länge der Urethra
	Prostata	Samenbl.	Prostata	Samenbl.	i. m.	p. o.		
1,2 α-Methylen-6-chlor-$\Delta^{4,6}$-pregnadien-17 α-ol-3,20-dion-17-acetat (= Cyproteronacetat)	100	100	100	100	100	100	100	100
1 α-Methyl-6-chlor-$\Delta^{4,6}$-pregnadien-17 α-ol-3,20-dion	47	54	53	58	<3			
6-Chlor-$\Delta^{1,4,6}$-pregnatrien-17 α-ol-3,20-dion-17-acetat	39	33	50	29	44	59		
1,2 α-Methylen-6-chlor-$\Delta^{4,6}$-pregnadien-3 ξ, 17 α-diol-20-on-17-acetat	68	91	91	$\geqq$ 100	83	75	70	48
1,2 α-Methylen-6-chlor-$\Delta^{4,6}$-pregnadien-3 ξ, 17 α-diol-20-on-3-methyläther-17-acetat			$\geqq$ 100	$\geqq$ 100	25		76	50
1,2-Methylen-Δ^6-hydroxy-progesteron-acetat	70	61	38	23	14		63	76
1,2 α-Methylen-6-chlor-$\Delta^{4,6}$-pregnadien-17 α-ol-3,20-dion (= Cyproteron)	64	78	60	67	35	50	58	48
1,2 α-Methylen-6-chlor-$\Delta^{4,6}$-androstadien-17 β-ol-3-on-17-acetat	34	43			72			
6-Chlor-$\Delta^{4,6}$-pregnadien-17 α-ol-3,20-dion	35	43	41	39	54	33		
1,2 α-Methylen-Δ^4-pregnen-17 α-ol-3,20-dion-17-acetat	38	56			41		56	40
1,2 α-Methylen-6-chlor-17a α-methyl-D-homo-$\Delta^{4,6}$-androstadien-17a β-ol-3,17-dion	49	66	66	78	100	$\geqq$ 100	78	49
1,2 α-Methylen-6-chlor-17a α-methyl-D-homo-$\Delta^{4,6}$-androstadien-17a β-ol-3,17-dion-17a-acetat	48	76	54	58	80	24	79	50
1,2 α-Methylen-17 β-methyl-$\Delta^{4,6}$-D-homo-androstadien-17 α-ol-3,17a-dion-17-acetat	34	44	5	5	15		22	6
1,2 α-Methylen-17a α-methyl-$\Delta^{4,6}$-D-homo-androstadien-17a β-ol-3,17-dion	76	70	57	77	95	86	$\geqq$ 100	79

Eigenschaften, höchstens noch eine ganz geringe, praktisch zu vernachlässigende Gestagenwirkung und allerdings eine Nebennieren-hemmende, ACTH-hemmende Wirkung (DOMÉNICO und NEUMANN, 1966; WINKLER und HARKNESS, 1964a, b; NERI et al., unpubliziert). Sie besitzen jedoch keine antiphlogistischen Eigenschaften (DOMÉNICO und NEUMANN, 1966).

Wir haben bisher keine Substanz gefunden, die wesentlich stärker wirksam war als das von uns zuerst entdeckte Antiandrogen, Cyproteronacetat. Es sei hier noch einmal betont, daß all die in Tab. 3 aufgeführten Verbindungen die Wirkung von Androgenen am Erfolgsorgan hemmen. An einem Beispiel sei dies demonstriert (s. Abb. 1). Selbstverständlich wird auch die Wirkung des endogen synthetisierten Testosterons gehemmt.

Sehr wahrscheinlich hemmen die von uns gefundenen Testosteron-Antagonisten die Wirkung von Androgenen kompetitiv (d. h. durch Verdrängung von den Receptoren der Erfolgsorgane). Dafür sprechen nicht nur unsere eigenen Befunde (JUNKMANN und NEUMANN, 1964; NEUMANN und KRAMER, 1964; NEUMANN und VON BERSWORDT-WALLRABE, 1965; NEUMANN, 1965; NEUMANN et al., 1966d), sondern auch Untersuchungen an anderer Stelle (WACKER et al., 1966; MATUROVÁ et al., 1966; NERI et al., unpubliziert). Nicht beeinflußt wird der Abbau von Androgenen, woran zunächst zu denken war (WOLLMAN und HAMILTON, 1966).

Unsere Untersuchungen mit Antiandrogenen gingen in zwei Richtungen: einerseits wurden Experimente durchgeführt, die mehr dazu dienten, die klinischen Anwendungsmöglichkeiten zu erforschen; in anderen Experimenten,

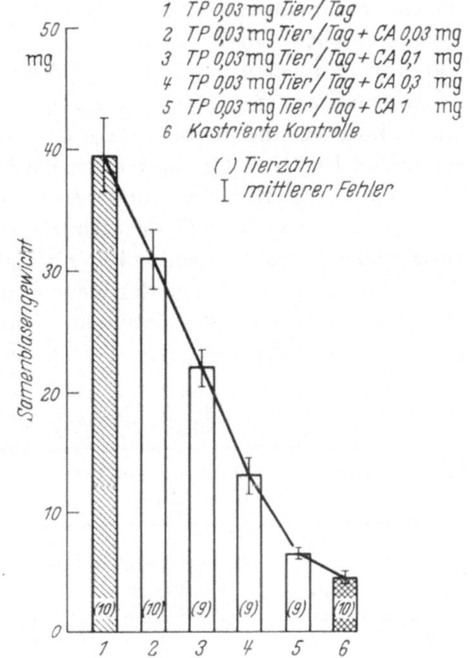

Abb. 1. Wirkung von Cyproteronacetat (CA) auf das durch Testosteronpropionat (TP) stimulierte Wachstum der Samenblasen kastrierter Mäuse nach 7 tägiger subcutaner Behandlung

vielleicht den interessanteren, haben wir Antiandrogene als Modell benutzt, um die Bedeutung der Androgene für verschiedene Vorgänge, insbesondere Differenzierungsvorgänge, zu untersuchen. Zunächst möchte ich über jene Untersuchungen berichten, die mehr der Erforschung klinischer Anwendungsmöglichkeiten dienten.

Wie bereits mehrfach betont, hemmen die Androgene die Wirkung von endogenem Testosteron und exogen zugeführten Androgenen auf die akzessorischen Geschlechtsdrüsen (JUNKMANN und NEUMANN, 1964; NEUMANN, 1965; NEUMANN und VON BERSWORDT-WALLRABE, 1965, 1966a; NEUMANN et al., 1966e, 1967a). Auch die stimulierende Wirkung von Gonadotropinen auf diese Organe wird gehemmt (NEUMANN und VON BERSWORDT-WALLRABE, unpubliziert). Wir haben solche Versuche an hypophysektomierten, an infantilen und erwachsenen Ratten durchgeführt. Die Tiere erhielten HCG oder PMS allein bzw. zusammen mit Cyproteronacetat. In Tab. 4 sind die Ergebnisse dieser Untersuchungen zusammengefaßt.

Ganz generell zeigt sich dabei folgendes: Sowohl die Gabe von HCG als auch von PMS führt über eine starke Stimulierung der Testosteronsynthese zu einem ausgeprägten Wachstum der akzessorischen Geschlechtsdrüsen und des Hodens. Durch die gleichzeitige Gabe eines Antiandrogens gelingt es, die Stimulierung der akzessorischen Geschlechtsdrüsen in allen drei benutzten Modellen fast vollständig aufzuheben. Beinahe überhaupt nicht beeinflußt werden dagegen die Hodengewichte. Dieser Befund ist zum Verständnis des Wirkungsmechanismus von Antiandrogenen wichtig. Im Hoden befindet sich mehr Testosteron als in irgendeinem anderen testosteronabhängigen Organ — es wird ja im Hoden gebildet. Folglich sind die testosteronabhängigen Vorgänge im Hoden auch schwerer hemmbar. Das bestätigt sich auch bei Gabe eines Antiandrogens an normale erwachsene Tiere. Zur Spermiogenesehemmung sind etwa 10mal so hohe Dosen nötig wie zur Erzielung einer Atrophie der akzessorischen Geschlechtsdrüsen. Die Spermiogenese kann noch völlig normal sein, wenn andere androgenabhängige Organsysteme bereits einen der Kastration vergleichbaren Zustand erreicht haben. Das ist der wesentlichste Unterschied in der Wirkung der Antiandrogene im Vergleich zu überwiegend zentral hemmenden Steroiden. Im letzten Falle gehen die

Tabelle 4. *Aufhebung der Wirkung von HCG und PMS durch Cyproteronacetat*

Tiermaterial	Dosis und Art der Behandlung	Tierzahl	Organgewicht in mg/100 g KG		
			Hoden	Samenblasen	Prostata
Hypophysektomierte männl. Ratten, etwa 180 g, 21 tägige subc. Behandlung	Hypophysektomierte Kontrolle	10	354 ± 21	$61 \pm 4,1$	$52 \pm 4,2$
	HCG 100 I.E./100 g KG	7	695 ± 61	371 ± 115	248 ± 35
	HCG 100 I.E./100 g KG + 5 mg CA/100 g KG	9	759 ± 100	76 ± 16	73 ± 10
	PMS 320 I.E./100 g KG	7	943 ± 130	1280 ± 70	558 ± 29
	PMS 320 I.E./100 g KG + 5 mg CA/100 g KG	7	1097 ± 79	73 ± 18	70 ± 14
Männl. Ratten, etwa 250 g, 14 tägige subc. Behandlung	unbehandelte Kontrolle	10	783 ± 82	227 ± 26	147 ± 15
	HCG 100 I.E. tgl./Tier	10	782 ± 81	537 ± 60	327 ± 18
	HCG 100 I.E. tgl. + 20 mg CA/Tier	10	884 ± 67	259 ± 32	186 ± 13
	PMS 640 I.E. tgl./Tier	10	848 ± 88	622 ± 24	378 ± 21
	PMS 640 I.E. tgl. + 20 mg CA/Tier	10	951 ± 70	331 ± 27	208 ± 19
Infantile männl. Ratten, 30—35 g, 14 tägige sub. Behandlung	unbehandelte Kontrolle	8	442 ± 41	$17 \pm 2,1$	$54 \pm 6,9$
	HCG 30 I.E. tgl./Tier	9	717 ± 51	212 ± 34	304 ± 21
	HCG 30 I.E. tgl./Tier + 10 mg CA/Tier	8	560 ± 53	$17 \pm 1,5$	$39 \pm 2,8$
	PMS 160 I.E. tgl./Tier	9	964 ± 92	321 ± 21	357 ± 26
	PMS 160 I.E. tgl./Tier + 10 mg CA/Tier	9	905 ± 55	$28 \pm 3,5$	$68 \pm 8,8$

CA = Cyproteronacetat. $\pm$ = mittlerer Fehler.

Atrophie der Hoden und der akzessorischen Geschlechtsdrüsen parallel. Aus diesem Grunde ist es auch völlig unangezeigt, die Hodenfunktion als Maßstab für die Antiandrogenwirkung etwa bei der klinischen Prüfung solcher Substanzen heranzuziehen.

Prinzipiell gelingt natürlich auch eine Hemmung der Spermiogenese mit Antiandrogenen, allerdings nur mit sehr hohen Dosen. Abb. 2 zeigt den Hoden eines Hundes mit gehemmter Spermiogenese. Zur Erzielung dieses Effektes waren 30 mg/kg Cyproteronacetat tgl. i.m. notwendig.

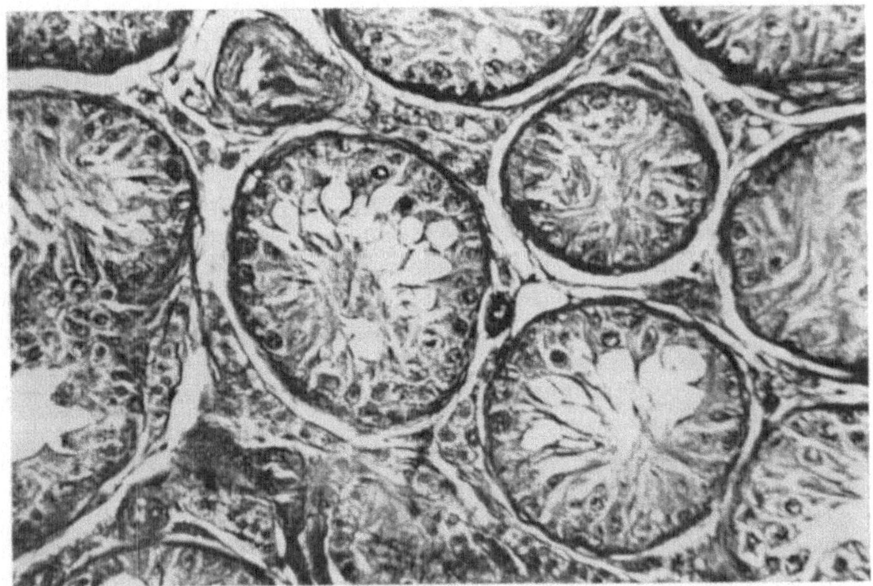

Abb. 2. Hoden (Hund). 30 tägige subc. Behandlung mit tgl. 10 mg/kg Cyproteronacetat. (Die Spermiogenese ist gehemmt, die Zwischenzellen erscheinen normal.) Vergr. etwa 35 mal, Azanfärbung

Antiandrogene hemmen auch die Talgdrüsenfunktion (NEUMANN und ELGER, 1966 b). Die Talgdrüsen sind hinsichtlich ihrer Ausbildung und Aktivität zumindest teilweise hormonabhängig (EBLING, 1948, 1951, 1954, 1957a, b; DE GRAAF, 1943; HAMILTON und MONTAGNA, 1950; HASKIN et al., 1953; HOOKER und PFEIFFER, 1943; GEIST et al., 1938; GREENHILL und FREED, 1939; LAPIÈRE, 1953; MONTAGNA und KENYON, 1949; LAWRENCE und WERTHESSEN, 1940; KEPLER et al., 1938; POCHI et al., 1962; STRAUSS und POCHI, 1961, 1963; STRAUSS et al., 1962). Darüber wird Herr ELGER in einem Kurzreferat ausführlicher berichten (ELGER et al., 1967).

Ebenfalls beeinflußt wird die Verknöcherung der Epiphysenfugenknorpel, die in den Röhrenknochen bekanntlich in der Pubertät bei männlichen Individuen unter der Einwirkung der vermehrt gebildeten Androgene erfolgt. Durch die Gabe von Cyproteronacetat wird der Zeitpunkt der Verknöcherung herausgeschoben (NEUMANN et al., unpubliziert).

Bei kleinen Nagern, wie Ratten und Mäusen, bestehen hinsichtlich der Enzymaktivität und des Enzymmusters in den Nieren Unterschiede zwischen weiblichen und männlichen Tieren. Die Gabe eines Antiandrogens an männliche Tiere führt zu einer Änderung der Enzymaktivität und des Verteilungsmusters im weiblichen Sinne. Am deutlichsten wird dies bei der Alkaliphosphatase und der β-Glucoronidase-Aktivität. Die Alkaliphosphatase-Aktivität wird erhöht, sie ist bei weiblichen Tieren stärker als bei männlichen, die Glucoronidase-Aktivität wird vermindert (Neumann, unpubliziert).

Im Zentralnervensystem haben Antiandrogene, wie das Testosteron, zwei Angriffspunkte:

1. hemmen sie die Libido (Elger et al., unpubliziert; Junkmann und Neumann, 1964; Krause, 1966), die bei männlichen Individuen offensichtlich durch Testosteron unterhalten wird, und

2. heben sie die bremsende Wirkung von endogenem Testosteron oder exogen zugeführten Androgenen auf das Hypophysenzwischenhirnsystem auf (Neumann et al., 1966c; Neumann, 1966b).

Der letzte Gesichtspunkt erschien uns besonders interessant, da es durch die Gabe von Testosteron-Antagonisten möglich war, im Tierexperiment die Gonadotropinsekretion zu erhöhen. Einschränkend muß an dieser Stelle gesagt werden, daß diese Effekte nur mit solchen Antiandrogenen ausgelöst werden können, die selbst keine gestagenen Eigenschaften haben. Wir haben mit Cyproteron gearbeitet, aber auch alle anderen der in Tab. 2 aufgeführten freien Alkohole (am $C_{17}OH$ unverestert) sind dazu geeignet.

Ein geänderter Funktionszustand der Hypophyse spiegelt sich im Zellbild dieses Organs wider. Ich habe im letzten Jahre in Wiesbaden über das Auftreten von Kastrationszellen bei männlichen Ratten nach Gabe von Cyproteron berichtet (Neumann, 1966a, c). Bei den sog. Kastrationszellen handelt es sich um eine Vermehrung und Hypertrophie jener basophilen Zellelemente, in denen Gonadotropine gebildet werden (Barrnett et al., 1956; Knigge, 1957; Pearse, 1952; Purves und Griesbach, 1951a, b, 1954, 1957; Romeis, 1940; Wilson und Ezrin, 1954). Ihr Auftreten ist als Ausdruck einer erhöhten Gonadotropinproduktion und -sekretion aufzufassen (Engle, 1929; Evans und Simpson, 1929). Wir sahen darin den Beweis, daß ein Testosteron-Antagonist auch an jenen Receptoren des Sexualzentrums angreift, das in Abhängigkeit von der Höhe des Sexualhormonblutspiegels (beim männlichen Individuum in Abhängigkeit von der Höhe des Testosteron-Blutspiegels) die Gonadotropinproduktion und -sekretion reguliert. (An der Existenz eines Rückkopplungsmechanismus zwischen den Gonaden und einem übergeordneten Sexualzentrum kann heute kein Zweifel mehr bestehen. Bereits vor mehr als 30 Jahren wurde ein Rückkopplungsmechanismus von Hohlweg und Junkmann, 1932, postuliert und in den nachfolgenden Jahrzehnten in zahlreichen Untersuchungen bestätigt. Es sei hier nur auf die grundlegenden Arbeiten von Harris, 1964a, b und Szentágothai u. Mitarb., 1962, verwiesen.)

In einem Parabioseversuch konnten wir dann den direkten Nachweis der erhöhten Gonadotropinsekretion erbringen (Neumann et al., 1966c, d). Nach der Kastration des männlichen Partners entfällt die Bremswirkung der Gonadenhormone auf die Ausschüttung von Releaserfaktoren und damit die Gonadotropinsekretion. Die nun vermehrt gebildeten Gonadotropine führen beim nichtkastrierten infantilen weiblichen Partner zu einer vorzeitigen Geschlechtsreife. Ist der männliche Partner nicht kastriert, so bleibt der weibliche Partner in seinem infantilen Zustand. Dies ist das Prinzip des Parabioseversuches. Nach Gabe von Cyproteron an den männlichen intakten Partner reagierten etwa 40% der weiblichen Tiere mit Vaginalöffnung und Oestrus. Diese Reaktion der weiblichen Parabionten tritt sonst nur nach Kastration der männlichen Partner auf (s. dazu Abb. 3).

In einem weiteren Versuch wurde dann FSH in Hypophysen und Serum von mit Cyproteron behandelten Tieren bestimmt (VON BERSWORDT-WALLRABE und NEUMANN, 1967). Wie eigentlich erwartet, stieg der FSH-Gehalt im Serum der

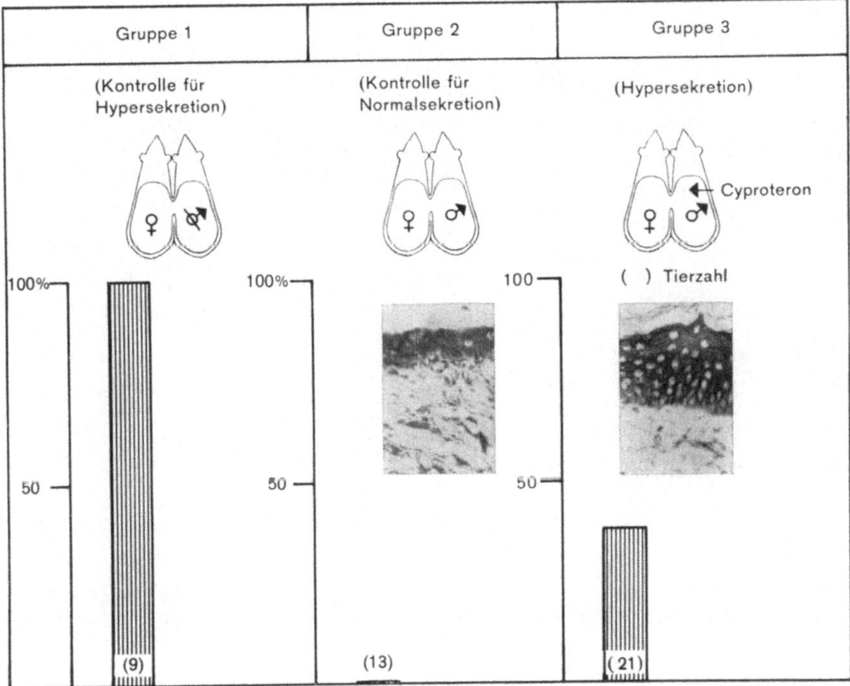

Abb. 3. Beeinflussung der Gonadotropinsekretion durch Cyproteron (Parabioseexperiment, nähere Erklärung s. im Text). Prozentsatz der weiblichen Parabiosepartner mit vorzeitiger Vaginalöffnung und Oestrus in den 3 verschiedenen Versuchsgruppen (Behandlung mit tgl. 10 mg über 12 Tage)

behandelten männlichen Tiere erheblich an. Vermutlich wird auch die LH-Aktivität erhöht. Wir konnten dies bisher noch nicht nachweisen, aber es läßt sich aus Untersuchungen von BLOCH und DAVIDSON, 1966, ableiten. BLOCH und DAVIDSON haben männlichen Ratten kleinste Mengen von Cyproteron in den Hypothalamus implantiert. Diese Mengen reichten aus, um lokal die Bremswirkung des endogenen Testosterons auf das Sexualzentrum aufzuheben, sie reichten jedoch längst nicht aus, um peripher an anderen testosteronabhängigen Organsystemen irgendeinen Effekt auszuüben. Unter diesen Versuchsbedingungen kam es zu einem Wachstum der akzessorischen Geschlechtsdrüsen, was dafür spricht, daß vermehrt Testosteron gebildet wurde. Schließlich fanden VOIGT und KLOSTERHALFEN, 1966, bei Männern unter Cyproteron eine Erhöhung der Testosteron-

Tabelle 5. *Beeinflussung der ovulationshemmenden Wirkung verschiedener Substanzen durch 1,2 α-Methylen-6-chlor-$\Delta^{4,6}$-pregnadien-17 α-ol-3,20-dion = Cyproteron und 17a α-Methyl-1,2 α-methylen-6-chlor-D-homo-$\Delta^{4,6}$-androstadien-17a β-ol-3,17-dion = 16636*

Ovulationshemmer	Dosis (mg/Tier/d)	Cyproteron (s. c.) Dosis (mg/Tier/d)	% Tiere mit gehemmter Ovulation
Testosteronpropionat (s. c.)	1,0	—	100
	0,3	—	100
	0,1	—	50
	0,03	—	2,5
	1,0	10,0	100
	0,3	10,0	40
	0,1	10,0	0
	0,03	10,0	0
1 α-Methyl-17 α-aethinyl-Δ^2-5 α-androsten-17 β-ol (p. o.)	3,0	—	100
	1,0	—	100
	0,3	—	60
	0,1	—	0
	3,0	10,0	100
	1,0	10,0	50
	0,3	10,0	0
	0,1	10,0	0
1-Methyl-Δ^1-androsten-17 β-ol-3-on-17-acetat (s. c.)	1,0	—	90
	0,3	—	100
	0,1	—	20
	0,03	—	20
	1,0	10,0	100
	0,3	10,0	0
	0,30	10,0	0
	0,1	10,0	0
6 α-Methyl-Δ^4-pregnen-17 α-ol-3,20-dion-17-acetat (p. o.)	1,0	—	100
	0,3	—	100
	0,1	—	80
	0,03	—	0
	1,0	10,0	90
	0,3	10,0	60
	0,1	10,0	0
	0,03	10,0	0
17 α-Aethinyl-Δ^4-oestren-17 α-ol-3-on-17-acetat (s. c.)	1,0	—	100
	0,3	—	100
	0,1	—	30
	0,03	—	0
	1,0	10,0	100
	0,3	10,0	95
	0,1	10,0	0
Progesteron (s. c.)	10,0	—	100
	3,0	—	80
	1,0	—	20
	10,0	10,0	100
	3,0	10,0	100
	1,0	10,0	30

Tabelle 5 (Fortsetzung)

Ovulationshemmer	Dosis (mg/Tier/d)	Cyproteron (s.c.) Dosis (mg/Tier/d)	% Tiere mit gehemmter Ovulation
Oestradiol (s. c.)	0,03	—	100
	0,01	—	80
	0,003	—	35
	0,001	—	0
	0,03	10,0	100
	0,01	10,0	80
	0,003	10,0	55
	0,001	10,0	40
		16636 (s. c.)	
Testosteronpropionat (s. c.)	1,0	—	100
	0,3	—	100
	0,1	—	60
	0,03	—	0
	1,0	10,0	100
	0,3	10,0	30
	0,1	10,0	0
	0,03	10,0	0

ausscheidung im Urin um den Faktor 4, wenn sie auch keine Erhöhung der Gonadotropinsekretion im Mäuseuterus-Test feststellen konnten.

Auf Grund dieser Ergebnisse lag es nun nahe, zu vermuten, daß man mit Antiandrogenen auch die Hemmwirkung von exogen zugeführten Androgenen auf die Gonadotropinsekretion beeinflussen kann. Dies ist in der Tat der Fall, z. B. wird durch die gleichzeitige Gabe von Cyproteron die Hodenatrophie bei infantilen männlichen Ratten verhindert (NEUMANN, 1966b), die sonst nach Gabe von Androgenen eintritt. Die Hoden reagieren bei einer herabgesetzten Gonadotropinsekretion sehr empfindlich mit einer Atrophie und Regression des Keimepithels (GREEP, 1961; GREEP und CHESTER JONES, 1950; LUDWIG, 1950; MOORE und PRICE, 1938; YASUDA und JOHNSON, 1965).

Bei weiblichen Tieren war es möglich, die durch Testosteron oder andere Androgene oder Anabolica verursachte Ovulationshemmung durch Gabe eines Antiandrogens wieder aufzuheben (NEUMANN und VON BERSWORDT-WALLRABE, 1966b; NEUMANN et al., 1966b). In Tab. 5 sind die Ergebnisse dieser Untersuchungen zusammengefaßt.

Getestet wurden Cyproteron und ein neueres Antiandrogen aus der D-homo-Serie. Überraschenderweise wird auch die antiovulatorische Wirksamkeit von 6α-Methyl-hydroxy-progesteronacetat durch die gleichzeitige Gabe von Cyproteron mehr oder weniger stark aufgehoben. Nicht beeinflußt wird die Ovulationshemmwirkung von Progesteron und Oestrogenen, auch nicht die Ovulationshemmwirkung von 17α-Äthinyl-19-nor-testosteronacetat.

Möglicherweise erlauben die Ergebnisse dieses Versuches auch Aussagen über die Rolle der Androgene innerhalb des Ovars. Man hat vermutet, daß die im Interstitium des Ovars unter der Einwirkung von LH gebildeten Androgene unmittelbar in das Follikelwachstum eingreifen und somit eine Rolle in der Regulation des Cyclus ausüben oder vielleicht sogar für die Auslösung der Ovulation selbst zuständig sind (Buschbeck, 1954a, b; Gaarenstroom und de Jongh, 1946; Junkmann, 1954). Bei Richtigkeit dieser Annahme wäre unter der Behandlung mit einem Antiandrogen deshalb zu erwarten gewesen, daß auch die im Ovar androgenabhängigen Prozesse behindert sind und die so behandelten Tiere Störungen in der Follikelreifung und somit im Cyclus aufweisen. Das war aber nicht der Fall. Es scheint deshalb wenig wahrscheinlich, daß die Androgene des Ovars eine Rolle in der Regulation des Cyclus spielen.

Auch die Annahme, daß die Libido weiblicher Individuen ebenfalls von der Wirkung der Androgene abhängig ist (Filler und Drezner, 1944; Kinsey et al., 1953; Waxenberg et al., 1959), scheint zumindest bei Ratten im Lichte unserer Befunde wenig wahrscheinlich, weil selbst mit extrem hohen Antiandrogendosen die Libido weiblicher Ratten nicht beeinflußt wurde.

Lassen Sie mich jetzt noch kurz über Versuche berichten, bei denen wir Antiandrogene als Modell eingesetzt haben, um testosteronabhängige Vorgänge, insbesondere bei der Geschlechtsdifferenzierung, bei der Differenzierung der Milchdrüsen und bestimmter zentralnervöser Zentren, zu untersuchen.

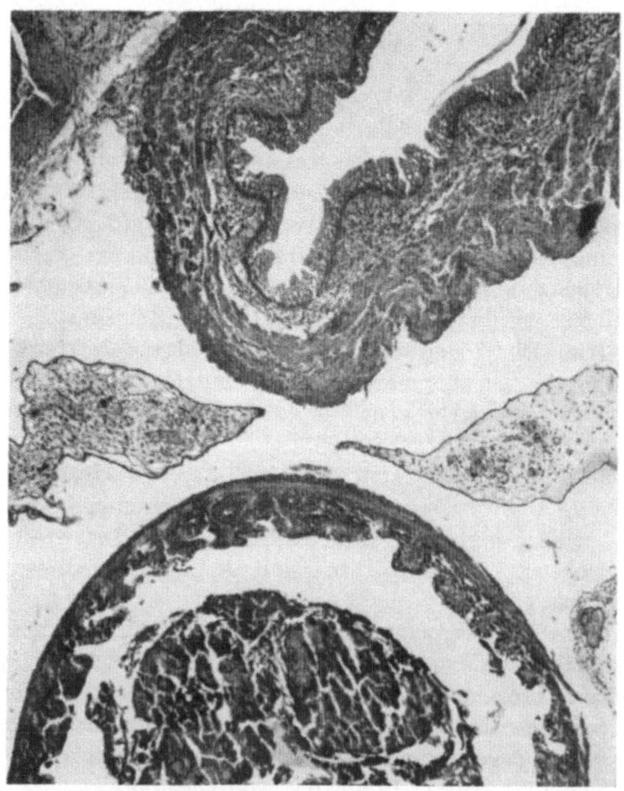

Abb. 4. Querschnitt durch einen 28 Tage alten Kaninchenembryo in Höhe der späteren Samenleiter. Vergr.: etwa 35mal, Hämatoxilin-Eosin-Färbung (Mutter vom 13.—24. Tag der Gravidität mit tgl. 50 mg/kg Cyproteronacetat subc. behandelt). Man beachte das Fehlen der Wolffschen Gänge

Beeinflussung der Sexualdifferenzierung

(ELGER, 1967; HAMADA et al., 1963; KRAMER et al., 1965; NEUMANN, 1966d; NEUMANN und ELGER, 1965a, 1965b; NEUMANN und HAMADA, 1964; NEUMANN et al., 1966f)

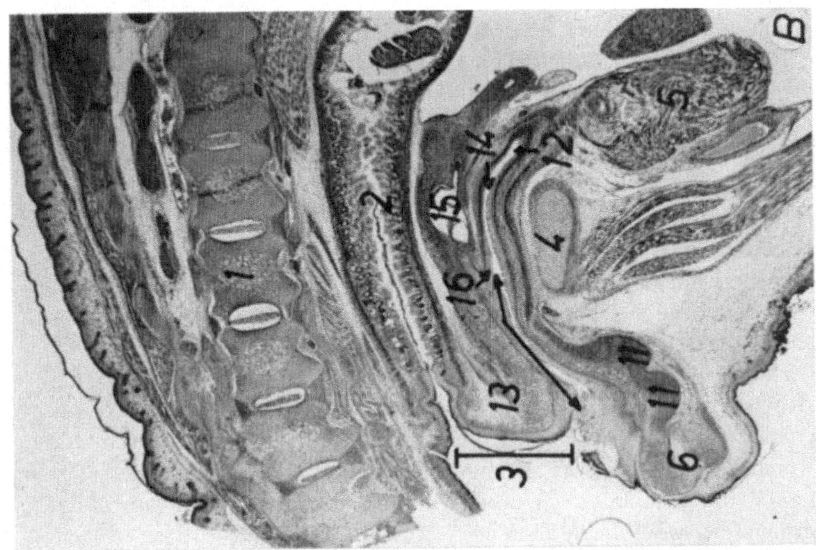
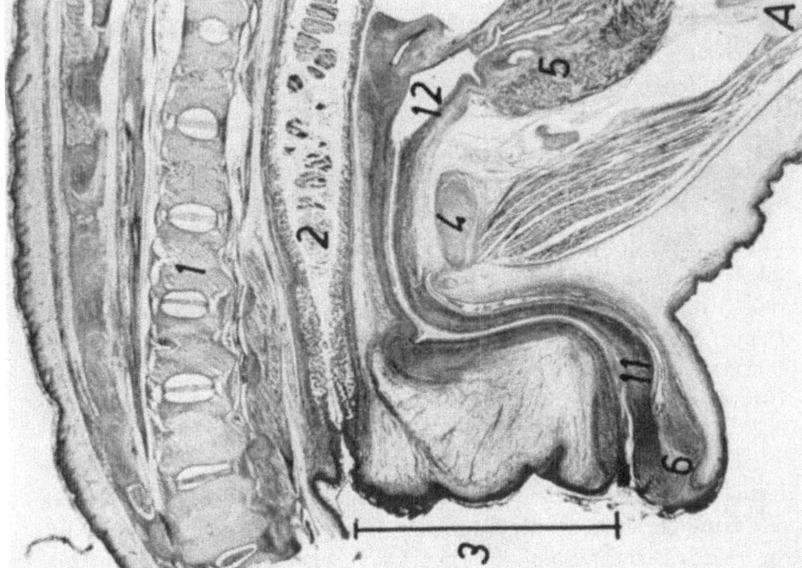
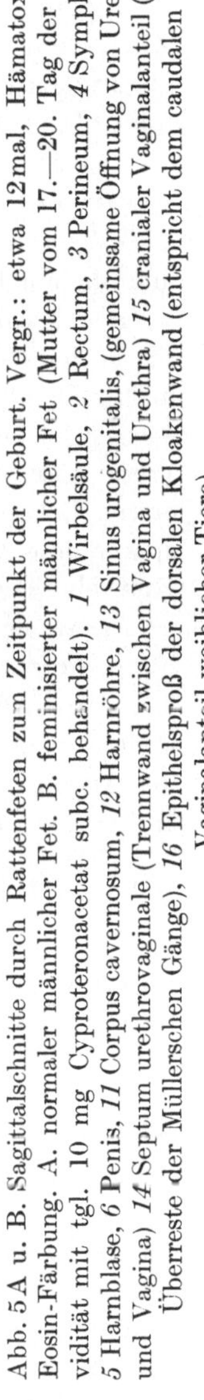

Abb. 5A u. B. Sagittalschnitte durch Rattenfeten zum Zeitpunkt der Geburt. Vergr.: etwa 12mal, Hämatoxilin-Eosin-Färbung. A. normaler männlicher Fet. B. feminisierter Fet. B. (Mutter vom 17.—20. Tag der Gravidität mit tgl. 10 mg Cyproteronacetat subc. behandelt). *1* Wirbelsäule, *2* Rectum, *3* Perineum, *4* Symphyse, *5* Harnblase, *6* Penis, *11* Corpus cavernosum, *12* Harnröhre, *13* Sinus urogenitalis, (gemeinsame Öffnung von Urethra und Vagina) *14* Septum urethrovaginale (Trennwand zwischen Vagina und Urethra) *15* cranialer Vaginalanteil (u. a. Überreste der Müllerschen Gänge), *16* Epithelsproß der dorsalen Kloakenwand (entspricht dem caudalen Vaginalanteil weiblicher Tiere)

Die Gonadendifferenzierung wird durch die Gabe von Antiandrogenen in der Schwangerschaft nicht beeinflußt. Dies war auch nicht zu erwarten. Unter der Einwirkung von Antiandrogenen gehen die Wolffschen Gänge, aus denen sich später Ductus deferens und Nebenhoden entwickeln, völlig unter, aber auch die Müllerschen

Gänge bilden sich zurück, d. h. bei den männlichen Tieren, deren Mütter in der Schwangerschaft mit einem Antiandrogen behandelt wurden, existieren weder weibliche noch männliche innere ableitende Geschlechtswege (s. dazu Abb. 4).

Der Hoden hat keine Verbindung mehr zum Sinus urogenitalis. Diese Untersuchungen wurden am Kaninchen durchgeführt. Das Unvermögen der Antiandrogene, die Regression der Müllerschen Gänge aufzuheben, bestätigt frühere Annahmen, nach denen die Regression der Müllerschen Gänge nicht androgenabhängig ist, sondern durch andere, bisher unbekannte hormonale Faktoren erfolgt (Jost, 1946/47, 1965).

Der Sinus urogenitalis und das äußere Genitale differenzieren sich unter der Einwirkung von Antiandrogenen bei den männlichen Feten völlig weiblich. In Abb. 5 sind nebeneinander dargestellt ein Sagittalschnitt durch einen feminisierten männlichen Feten und ein normales männliches Tier.

Der feminisierte männliche Fet hat einen Sinus urogenitalis wie weibliche Tiere, der Penis entspricht nun einer Klitoris, die Dammbreite ist wie bei weiblichen Tieren. Erkennbar wird auch die Anlage einer Vagina. Die Ausbildung der Vagina ist bei Ratten zum Zeitpunkt der Geburt noch nicht völlig abgeschlossen. Wenn man sowohl die Mütter in der Gravidität als auch die Neugeborenen in den ersten Lebenswochen mit einem Antiandrogen behandelt, so besitzen diese Tiere später eine Vagina, die auf Oestrogengaben genauso mit einer Verhornung des Epithels reagiert wie bei weiblichen Tieren.

Zusammenfassend kann gesagt werden, daß die Androgene des männlichen Feten notwendig sind zur Ausbildung der männlichen ableitenden Geschlechtswege, zur Differenzierung der akzessorischen Geschlechtsdrüsen sowie zur Differenzierung des männlichen äußeren Genitales. Andererseits hemmen Androgene die Ausbildung einer Vagina bei männlichen Tieren. Für die Rückbildung der Müllerschen Gänge sind Androgene mit Sicherheit nicht zuständig.

Milchdrüsendifferenzierung

Durch Behandlung gravider Tiere in der Schwangerschaft mit Antiandrogenen wird auch die Milchdrüsendifferenzierung beeinflußt. Wir haben Experimente an Ratten und Mäusen durchgeführt (Elger und Neumann, 1966; Neumann und Elger, 1966a, 1966c; Neumann et al., 1966a). Normalerweise entwickeln sich bei männlichen Tieren keine Brustwarzen. Feminisierte männliche Ratten und Mäuse besitzen aber Brustwarzen, die von denen weiblicher Tiere nicht zu unterscheiden sind.

Bei der männlichen Maus ist der Drüsensproß oft völlig zerstört, insbesondere der in der Epidermis inserierende Teil (Raynaud und Raynaud, 1956). Dieser Zerstörungsprozeß tritt bereits am 15. Tage der Embryonalentwicklung in Erscheinung, die primäre Drüsenanlage ist bei beiden Geschlechtern identisch. Abb. 6 zeigt ein Beispiel.

Das den primären Drüsensproß umgebende Mesenchym ist bei den männlichen Tieren sehr stark entwickelt und scheint den proximalen Teil des Drüsensprosses regelrecht zu strangulieren. Dies ist nicht der Fall bei weiblichen Tieren oder bei männlichen Tieren, deren Mütter in der Schwangerschaft das Antiandrogen erhalten hatten.

Wir haben die Milchdrüsenentwicklung auch in der postnatalen Phase bei Ratten verfolgt. Die einmal angelegten Saugwarzen wachsen nach der Geburt bei den feminisierten männlichen Tieren in gleicher Weise weiter wie bei normalen weiblichen Tieren. Mit der rein histologischen Technik war es jedoch schwierig, festzustellen, ob auch die quantitative Entwicklung des Drüsengewebes durch die Antiandrogenbehandlung wesentlich beeinflußt worden ist, bedingt durch die sehr weite Ausbreitung und Sprossung des Drüsengewebes in der Subcutis. Wir

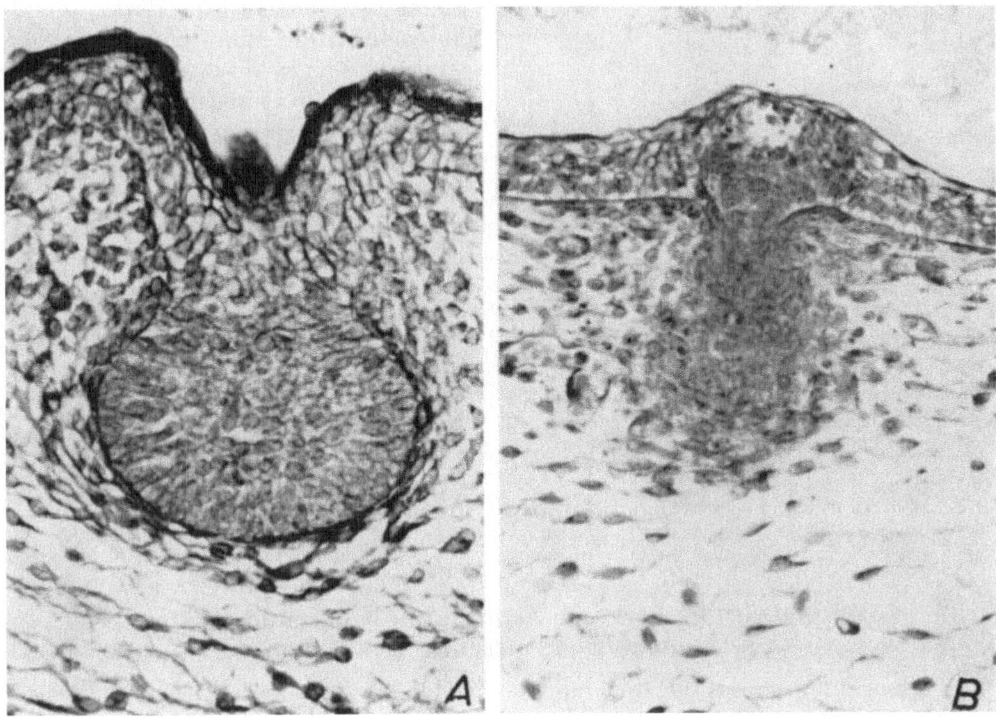

Abb. 6. Milchdrüsendifferenzierung bei Mäusen am 15. Tag der Embryonalentwicklung. Vergr.: etwa 300mal, Azanfärbung. A. Feminisiertes männliches Tier (Mutter vom 12. Tag der Gravidität an mit tgl. 3 mg/Tier Cyproteronacetat subc. behandelt. Man beachte die völlig normale Ausbildung des primären Milchdrüsensprosses. B. Männliches Kontrolltier: Die Zellen des primären Drüsensprosses zeigen Degenerationserscheinungen. Die Abgrenzung zum umgebenden Mesenchym ist verlorengegangen

haben deshalb feminisierte männliche Tiere aufwachsen lassen und dann durch eine 22tägige Behandlung mit Progesteron und Oestradiol (tgl. 30 mg Progesteron und 10 γ Oestradiolbenzoat subc.) quasi eine Schwangerschaft imitiert. Diese Behandlung führt bei weiblichen Tieren bekanntlich zu einem starken Drüsenwachstum. Nach Abschluß dieser Behandlung wurden die Milchdrüsengewichte ermittelt (NEUMANN und ELGER, 1967b). Das Ergebnis war eindeutig. Bei den männlichen Tieren, deren Mütter in der Schwangerschaft das Antiandrogen erhalten hatten, waren die Milchdrüsen genauso stark stimuliert worden wie bei weiblichen Kontrolltieren. Männliche Kontrolltiere dagegen hatten nur mit einem sehr geringen Milchdrüsenwachstum reagiert (vgl. dazu Abb. 7).

Später gelang es uns auch noch, bei feminisierten männlichen Ratten durch eine entsprechende Hormonbehandlung eine Laktation auszulösen (von Berswordt-Wallrabe und Neumann, 1966b; Neumann et al., 1966a).

Aus diesen Befunden kann man schließen, daß für die geringe Entwicklung des Drüsengewebes und die unvollständige Entwicklung des Ausführungsgangsystems bei männlichen Ratten und Mäusen allein die Androgene des Fetus verantwortlich zu machen sind. Wird, wie in unserem Experiment, durch einen Testosteron-Antagonisten die Wirkung der fetalen Androgene gehemmt, so läuft eine der weiblichen Organogenese entsprechende Differenzierung dieses Organs ab. Man kann weiterhin schließen, daß für die Reifung der einmal angelegten Organstrukturen weibliche Sexualhormone, Oestrogene und Gestagene, bis zum Eintritt der Pubertät ohne Bedeutung sind. Diese Untersuchungen stimmen mit den Befunden von Raynaud und Frilley, 1949, überein, die nach Zerstörung der fetalen Hoden mittels Röntgenstrahlen ebenfalls eine Milchdrüsenentwicklung wie bei weiblichen Tieren sahen (Raynaud, 1961).

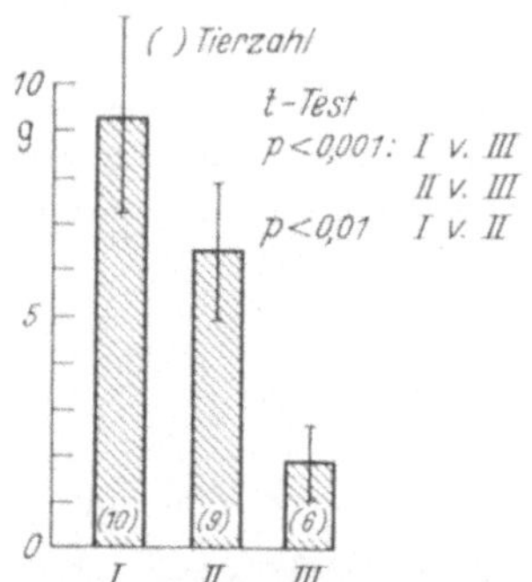

Abb. 7. Milchdrüsengewichte von kastrierten erwachsenen weiblichen, kastrierten männlichen und feminisierten männlichen Ratten nach 22 tägiger Behandlung mit tgl. 10 γ/Tier Oestradiolbenzoat und 30 mg/Tier Progesteron (experimentelle Pseudogravidität). — Die Mütter wurden vom 13.—22. Tag der Gravidität mit tgl. 10 mg/Tier Cyproteronacetat subc. behandelt.) I weibliche Kontrollen, II feminisierte Tiere, III männliche Kontrollen

Differenzierung nervöser Zentren, die Höhe und Modus der Gonadotropinsekretion bestimmen

Das Zentrum, das die Höhe und den Modus der Gonadotropinsekretion reguliert, befindet sich im Hypothalamus (Barraclough und Gorski, 1961; Everett, 1964; Everett et al., 1949; Gorski und Barraclough, 1963; Harris, 1964b; Segal und Johnson, 1959). Das Sexualzentrum arbeitet bei männlichen Individuen acyclisch und bei weiblichen cyclisch (Goodman, 1934; Gorski und Wagner, 1965; Harris, 1963; Harris und Levine, 1962; Kempf, 1950; Takewaki, 1962; Zeilmaker, 1964). Die Differenzierung findet bei Ratten und Mäusen in den letzten Tagen der Schwangerschaft oder überwiegend in den ersten Lebenstagen statt (Barraclough und Gorski, 1962; Gorski und Wagner, 1965; Harris, 1963, 1964; Harris und Levine, 1962; Jacobsohn, 1965; Segal und Johnson, 1959); bei anderen Species z. T. früher, etwa bei Meerschweinchen im letzten Drittel der Schwangerschaft (Goy et al., 1961, 1962; Harris, 1964b; Phoenix et al., 1959), beim Menschen vermutlich zwischen der 6. und 12. Woche der Embryonalentwicklung. Als Kriterium für eine cyclische bzw. acyclische Funktionsweise des Sexualzentrums hat man bisher immer das Verhalten von implantierten Ovarien herangezogen. Nur dann findet man in einem Ovarimplantat Gelbkörper, wenn eine cyclische Gonadotropinsekretion vorliegt (Barraclough,

1961; DEANESLY, 1938; GORSKI und WAGNER, 1965; HARRIS, 1963, 1964; PFEIFFER, 1936; TAKASUGI, 1952, 1953; TAKEWAKI, 1962; YAZAKI, 1960). Dazu einige Beispiele aus der Literatur: Werden weibliche neugeborene Ratten in den ersten Lebenstagen mit Testosteron behandelt, so sind diese Tiere später steril. Sie ovulieren nicht, entwickeln in ihren Ovarien nur Follikel und bleiben im Zustand eines permanenten Oestrus (BARRACLOUGH, 1961; BARRACLOUGH und GORSKI, 1961, 1962; BARRACLOUGH und LEATHEM, 1954; DÖRNER und DÖCKE, 1964; GORSKI, 1963; GORSKI und BARRACLOUGH, 1963; GORSKI und WAGNER, 1965; HARRIS, 1964 b; HARRIS und LEVINE, 1962; KINCL et al., 1965; SEGAL und JOHNSON, 1959; SWANSON und VAN DER WERFF TEN BOSCH, 1964 a, b; TAKASUGI, 1952). Durch die Testosteronbehandlung wurde also eine Differenzierung des Sexualzentrums zum männlichen acyclischen Funktionstyp induziert. Umgekehrt fand man, daß die Kastration männlicher neugeborener Ratten eine Differenzierung zum weiblichen cyclischen Funktionstyp bedingt (HARRIS, 1963, 1964 b; GORSKI und WAGNER, 1965; YAZAKI, 1960).

Wir haben mit feminisierten männlichen Ratten gearbeitet, deren Mütter in der Schwangerschaft mit einem Antiandrogen behandelt worden waren. Die Neugeborenen erhielten über die ersten 21 Lebenstage das Antiandrogen (NEUMANN und ELGER, 1965 a, 1965 b, 1967 a; NEUMANN und KRAMER, 1966; NEUMANN et al., 1967 b). Wenn man diese Tiere im Erwachsenenalter kastrierte und ihnen Ovarien implantierte, so kam es zu deutlichen cyclischen Veränderungen am Vaginalepithel (die feminisierten männlichen Ratten besaßen ja eine Vagina). Diese Befunde sind in Abb. 8 näher veranschaulicht.

Selbstverständlich waren die Cyclen der feminisierten männlichen Ratten nicht so regelmäßig wie bei weiblichen Tieren und häufig auch nicht vollständig, z. B. war die Phase der Brunst in der Regel verlängert, manchmal 6—12 Tage. Nach 2 Monaten wurden die Ovarimplantate entnommen und histologisch untersucht. Dabei fanden sich ältere und jüngere Corpora lutea in den Ovarien. Diese Tiere hatten also ovuliert.

Durch die Antiandrogenbehandlung wurde die organisierende Wirkung der Androgene der männlichen Neugeborenen auf das Sexualzentrum gehemmt. Dadurch differenzierte es sich zwangsläufig zum weiblichen Funktionstyp. Dieses Zentrum hat offensichtlich die potentielle Eigenschaft zur cyclischen Funktionsweise und nur unter dem Einfluß des Testosterons wird es definitv zum männlichen acyclischen Funktionstyp geprägt.

Auch hinsichtlich des Sexualverhaltens wird den Androgenen des Feten bzw. Neugeborenen eine organisierende Wirkung auf ein im Hypothalamus lokalisiertes, im anglo-amerikanischen Schrifttum als "Mating Center" bezeichnetes Zentrum zugeschrieben. Es wird angenommen, daß beide Geschlechter Zentren sowohl für den weiblichen als auch für den männlichen Verhaltenstyp besitzen. Ein Zentrum ist dominant und besitzt eine Affinität zum homologen Sexualhormon (BEACH, 1952 a). Dadurch wird auch verständlich, warum eine gewisse Homosexualität noch als normal betrachtet werden kann (BEACH, 1952 b). Beim erwachsenen Tier ist das Sexualverhalten von der An- bzw. Abwesenheit der jeweiligem homologen Sexualhormone abhängig. Erfolgt eine dem genetischen oder gonadalen Geschlecht entgegengesetzte Differenzierung dieses Zentrums, so entspricht das Sexualverhalten nicht mehr dem genetischen Geschlecht; z. B. zeigen weibliche Ratten,

die in den ersten Lebenstagen mit Testosteron behandelt wurden, später kein
Oestrus-Verhalten mehr (Borvendeg und Polgari, 1965; Harris und Levine,
1962; Levine und Mullins jr., 1964; Segal und Johnson, 1959; Young et al.,
1964). Das gleiche gilt für weibliche Meerschweinchen, deren Mütter in der Gravidität Testosteronpropionat erhielten (Goy et al., 1962; Phoenix et al., 1959).
Nach Kastration und Gabe von Testosteron tritt dagegen bei solchen Tieren ein

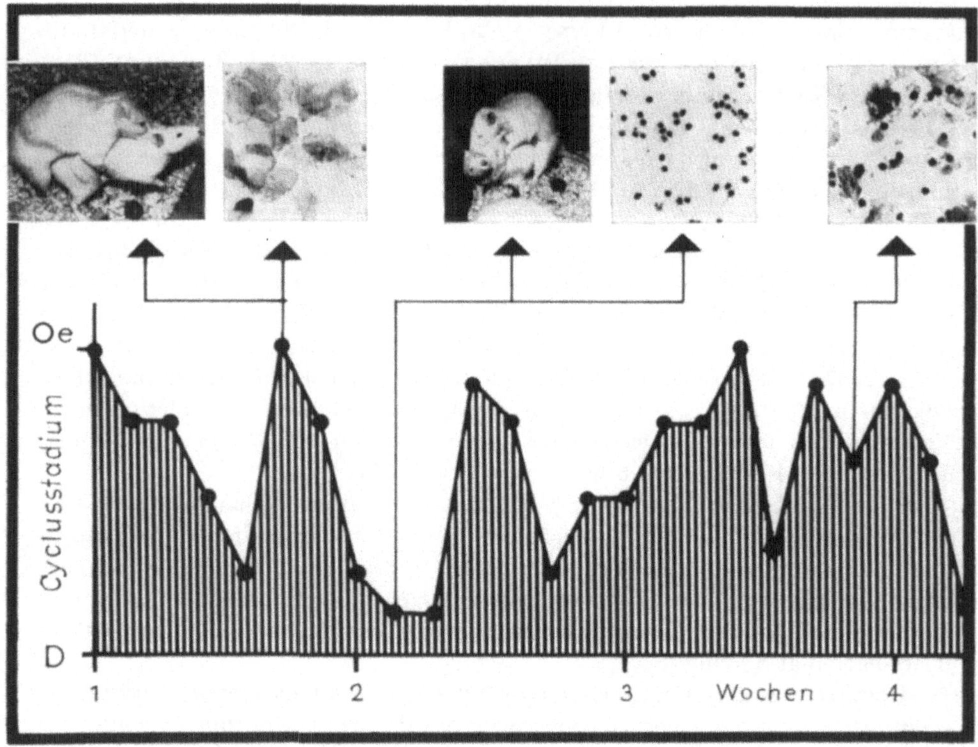

Abb. 8. Cyclische Veränderungen im Vaginalepithel erwachsener kastrierter feminisierter
Ratten nach Implantation von Ovarien. (Die Mütter wurden vom 13.—22. Tag der Gravidität
mit tgl. 10 mg/Tier Cyproteronacetat subc. behandelt, die Neugeborenen in den ersten 3 Lebenswochen mit tgl. 0,3 mg/Tier/Tag)

weitgehend männliches Verhalten in Erscheinung (Barraclough und Gorski,
1962; Harris, 1964b; Harris und Levine, 1962; Levine und Mullins jr., 1964;
Phoenix et al., 1959). Umgekehrt entwickeln männliche Ratten, die in den ersten
Lebenstagen kastriert werden, später unter Oestrogengaben ein weibliches
Sexualverhalten (Harris, 1964b; Young et al., 1964). Auch am Primaten wurden
ganz ähnliche Befunde erhoben. Nach einer Androgenbehandlung der Mütter in
der Gravidität zeigten maskulinisierte weibliche Affen einen Spieltrieb und ein
"Mounting Behavior" wie männliche Tiere (Young et al., 1964). Wir haben bei
feminisierten männlichen Ratten mit einem Ovarimplantat ebenfalls das Sexualverhalten untersucht (Neumann und Elger, 1965a, b, 1967a; Neumann und
Kramer, 1966; Neumann et al., 1967b). Wie aus Abb. 8 erkennbar wird,

Tabelle 6. *Übersicht der Antiandrogenwirkungen*

A. Beeinflussung testosteronabhängiger Strukturen und Prozesse beim erwachsenen Tier

Erfolgsorgan	Beeinflussung durch Antiandrogene
Akzessorische Geschlechtsdrüsen	Atrophie
Talgdrüsen	Atrophie
Hoden	Spermiogenesehemmung (nur in extrem hohen Dosen)
Niere	Änderung der geschlechtsspezifischen Fermentverteilung zum weiblichen Typ
Knochenreifung	zeitliche Verzögerung des Epiphysenschlusses
Sexualzentrum und Hypophyse[1]	Steigerung der Gonadotropinproduktion und -Sekretion Aufhebung der antigonadotropen Wirkung von Androgenen (z. B. auch der antiovulatorischen Wirkung)
Libido	Hemmung

B. Beeinflussung von Differenzierungsvorgängen bei männlichen Feten durch Antiandrogene

Embryonale Anlage	Art der Störung	Definitives Ergebnis
Gonaden	*ungestört*	Hoden
Gonodukte		
a) Müllersche Gänge	*ungestört* (Regression)	keine Gonodukte
b) Wolffsche Gänge	*gestört* (Regression)	
Sinus urogenitalis	*gestört* (Hemmung der Prostata, Sprossung einer Vagina)	Vagina und weibliche Urethra
Äußere Genitalorgane	*gestört*, Untergang der Urethra im Phallus (Mündung der Urethra an der Phallusbasis), geringe Schwellkörper- und Dammentwicklung	weibliches äußeres Genitale
Milchdrüsen	*gestört*, Saugwarzenentwicklung[2] Starke Entwicklung des Drüsenkörpers	weibliche Milchdrüsen
Sexualzentrum (Modus der späteren Gonadotropinsekretion)	*gestört*	potentiell rhythmische Funktionsweise
Sexualverhalten (Mating Center)	*gestört*	potentiell weiblich

[1] Ist nur mit solchen Antiandrogenen möglich, die keine gestagenen und somit antigonadotropen Eigenschaften haben.

[2] Männliche Ratten und Mäuse haben normalerweise keine Saugwarzen.

verhielten sich diese Tiere gegenüber normalen männlichen Ratten wie weibliche Tiere und wurden von diesen auch als solche angesehen. Dabei bestand eine Korrelation zwischen der Bereitschaft des Sich-Decken-Lassens (sexual receptivity) und dem Vaginalcyclus.

Bei den feminisierten männlichen Tieren war eine dem genetischen Geschlecht entgegengesetzte Differenzierung des "Mating Center" erfolgt. Das Sexualverhalten entsprach somit nicht mehr dem genetischen oder gonadalen Geschlecht. Um bei unserem Beispiel zu bleiben: Die Tiere produzieren Testosteron, sie besitzen ja Hoden, da das "Mating Center" aber weiblich differenziert ist, ist ein männliches Sexualverhalten dadurch ausgeschlossen. Das Sexualzentrum benötigt, um funktionieren zu können, die homologen Hormone, d. h. bei weiblicher Differenzierung des "Mating Center" sind weibliche Hormone, bei männlicher Differenzierung Androgene notwendig, damit es in Funktion treten kann. Durch die Kastration der feminisierten Tiere und die Implantation von Ovarien standen nun weibliche Hormone zur Verfügung. "Mating Center" und Gonaden waren quasi wieder kongruent, und daraus mußte nun gesetzmäßig ein weibliches Sexualverhalten resultieren.

Ich habe Ihnen an einigen Beispielen demonstriert, wie man Testosteron-Antagonisten sinnvoll als Modelle zum Studium testosteronabhängiger Vorgänge einsetzen kann. So lassen sich jetzt z. B. die verschiedenen Formen der Intersexualität bei normal männlicher genetischer Konstellation besser erklären.

Noch ein anderes Beispiel: Mit Hilfe von Antiandrogenen war es auch möglich, die Rolle des FSH bei der Spermiogenese zu untersuchen (von Berswordt-Wallrabe und Neumann, 1966a), was bisher nicht oder kaum möglich war, denn es gibt ja meines Wissens zur Zeit noch kein LH-freies FSH. Durch gleichzeitige Gabe eines Testosteron-Antagonisten ist es aber möglich, die Wirkung der LH-Komponente auszuschalten, denn LH wirkt ja nicht direkt, sondern nur das Testosteron, das unter LH gebildet wird, übt den Effekt aus. „Reines" FSH hatte in diesem Experiment keine biologische Aktivität.

In Tab. 6 wird eine zusammenfassende Übersicht über die Wirkungen von Antiandrogenen gegeben.

Hinsichtlich der klinischen Anwendbarkeit von Antiandrogenen können zunächst, wie bei jeder neuen Substanz, nur Spekulationen angestellt werden, obwohl sich aus den experimentellen Untersuchungen eine Reihe möglicher Ansatzpunkte ergeben.

Literatur

Barraclough, C. A.: Endocrinology **68**, 62 (1961).
—, and R. A. Gorski: Endocrinology **68**, 68 (1961).
— — J. Endocr. **25**, 175 (1962).
—, and G. H. Leathem: Proc. Soc. exp. Biol. (N. Y.) **85**, 673 (1954).
Barrnett, R. J., A. J. Ladman, N. J. McAllaster, and E. R. Siperstein: Endocrinology **59**, 398 (1956).
Beach, F. A.: Zit. nach Eayrs, J. T.: Ciba Found., Coll. on Endocrinology III, 18 (1952a).
— Ciba Foundation, Coll. on Endocrinology III, 3 (1952b).
von Berswordt-Wallrabe, R., and F. Neumann: Fifth Worlds Congress on Fertility and Sterility, Stockholm. Excerpta Med. Int. Congress Series **109**, (Abstract No. 227) (1966a).
— — 36. Tagung Dtsch. Gesellsch. f. Gynäkologie, Hannover (1966b).
— — Neuroendocrinology **2**, 107 (1967).
Bloch, G. J., and J. M. Davidson: Endocrinology, in press (1966).
Borvendég, J., and I. Polgári: Acta physiol. pol. Suppl. XXVI, 60 (1965).
Buschbeck, H.: Zbl. Gynäk. **76**, 1631 (1954a).
— Geburtsh. Gynäk. **142**, 11 (1954b).
Byrnes, W. W., R. O. Stafford, and K. J. Olson: Proc. exp. Biol. (N. Y.) **82**, 243 (1953).
Deanesly, R.: Proc. roy. Soc. B **126**, 122 (1938).
Dörner, G., and F. Döcke: J. Endocr. **30**, 265 (1964).
Doménico, A., u. F. Neumann: 12. Symp. Dtsch. Ges. f. Endokrinologie, Wiesbaden (1966).
Dorfman, R. I.: Endocrinology **64**, 464 (1959).
— Endocrinology **67**, 724 (1960a).
— Science **131**, 1096 (1960b).
— Meth. Hormone Res. II, 315 (1962a).
— Acta endocr. (Kbh.) **41**, 268 (1962b).

Dorfman, R. I.: Proc. Soc. exp. Biol. (N. Y.) 111, 441 (1962c).
— Steroids 2, 185 (1963).
—, and A. S. Dorfman: Acta endocr. (Kbh.) 33, 308 (1960).
—, and W. R. Nes: Endocrinology 67, 282 (1960).
—, and D. Stevens: Acta endocr. (Kbh.) Suppl. 51, 867 (1960a).
— — Endocrinology 67, 394 (1960b).
Ebling, F. J.: J. Endocr. 5, 297 (1948).
— J. Endocr. 7, 288 (1951).
— J. Endocr. 10, 147 (1954).
— J. Embryol. exp. Morph. 5, 74 (1957a).
— J. Endocr. 15, 297 (1957b).
Elger, W.: Arch. Anat. micr. Morph. exp. Suppl. 55, 657 (1966).
—, and F. Neumann (introduced by Edgren, R. A.: Proc. Soc. exp. Biol. 123, 637 (1966).
— H. Steinbeck u. F. Neumann: 13. Symp. Dtsch. Gesellschaft f. Endokrinologie, Würzburg (1967).
— — — unpubliziert.
Engle, E. T.: Amer. J. Physiol. 88, 101 (1929) (zit. nach Romeis, B.: Handbuch der mikroskopischen Anatomie des Menschen, Bd. 6. Berlin: Springer 1940).
Evans, H. M., and M. E. Simpson: Amer. J. Physiol. 89, 371 (1929) (zit. nach Romeis, B.: Handbuch der mikroskopischen Anatomie des Menschen, Bd. 6. Berlin: Springer 1940).
Everett, J. W.: Physiol. Rev. 44, 373 (1964).
— C. H. Sawyer, and J. E. Markee: Endocrinology 44, 234 (1949).
Eviatar, A., A. Danon, and F. G. Sulman: Arch. int. Pharmacodyn CXXXIII, 75 (1961).
Filler, W., and N. Drezner: Amer. J. Obstet. Gynec. 47, 122 (1944).
Gaarenstroom, J. H., and S. E. de Jongh: Contribution of the knowledge of the influences of gonadotropics and sex hormones on the gonads of rats. New York-Amsterdam: Elsevier Publ. Company 1946.
Geist, S. H., U. J. Salmon, and J. A. Gaines: Endocrinology 23, 784 (1938).
Goodman, L.: Anat. Rec. 59, 223 (1934).
Gorski, R. A.: Anat. Rec. 145, 234 (1963) (Abstract).
—, and C. A. Barraclough: Endocrinology 73, 210 (1963).
—, and J. W. Wagner: Endocrinology 76, 226 (1965).
Goy, R. W., W. E. Bridson, and W. C. Young: Anat. Rec. 139, 232 (1961).
— C. H. Phoenix, and W. C. Young: Anat. Rec. 142, 307 (1962).
de Graaf, H. J.: Ned. T. Genesk. 87, 1450 (1943) (zit. nach Strauss, J. S., and P. E. Pochi: Recent Progr. Hormone Res. 19, 385 (1963).
Greenhill, J. P., and S. C. Freed: J. Amer. med. Ass. 112, 1573 (1939).
Greep, R. O.: In: Young, W. C. (Ed.): Sex and internal secretions. Baltimore: Vol. 1, p. 240. Williams and Wilkins 1961.
—, and J. Chester Jones: Rec. Progr. Hormone Res. 5, 197 (1950).
Hamada, H., F. Neumann u. K. Junkmann: Acta endocr. (Kbh.) 44, 380 (1963).
Hamilton, J. B., and W. Montagna: Amer. J. Anat. 86, 191 (1950).
Harris, G. W.: J. Physiol. (Lond.) 169, 117 (1963) (Abstract).
— J. clin. Endocr. 13, 1176 (1964a).
— Endocrinology 75, 627 (1964b).
—, and S. Levine: J. Physiol. (Lond.) 163, 42 (1962) (Abstract).
Haskin, D., N. Lasher, and S. Rothman: J. invest. Derm. 20, 207 (1953).
Hertz, R., and W. Tullner: J. nat. Cancer Inst. 8, 121 (1947).
Hohlweg, W., u. K. Junkmann: Klin. Wschr. 11, 321 (1932).
Hooker, C. W., and C. A. Pfeiffer: Endocrinology 32, 69 (1943).
Jackson, D., and J. M. Robson: J. Endocr. 14, 348 (1957).
Jacobsohn, D.: Acta Univ. Lundensis (Sectio II) 17 (1965).
Jones, E. L., and L. Woodbury: J. invest. Derm. 43, 165 (1964).
Jost, A.: Arch. Anat. micr. Morph. exp. T 36, (1946/1947).
— In: de Haan, R. L., and H. Ursprung (Ed.): Organogenesis. New York: Holt, Dinehart and Winston Inc. 1965.
Junkmann, K.: Ärztl. Wschr. 9, 289 (1954).

Junkmann, K., u. F. Neumann: Acta endocr. (Kbh.) Suppl. 90, 139 (1964).

Kassenaar, A., A. Querido, and H. F. L. Schöler: Acta endocr. (Kbh.) Suppl. 51, 859 (1960).

Kempf, R.: Arch. Biol. (Liége) 61, 501 (1950).

Kepler, E. J., W. Walters, and M. C. Piper: Proc. Mayo Clin. 13, 353 (1938) [zit. nach: Lawrence, C. H., and N. T. Werthessen: Endocrinology 27, 755 (1940)].

Kincl, F. A., A. Folch Pi, M. Maqueo, L. Herrera Lasso, A. Oriol, and R. I. Dorfman: Acta endocr. (Kbh.) 49, 193 (1965).

Kinsey, A. C., W. B. Pomeroy, C. E. Martin, and P. H. Gebhard: Sexual behavior in the human female. Philadelphia: W. B. Saunders Co. 1953.

Knigge, K. M.: Proc. Soc. exp. Biol. 94, 640 (1957).

Kramer, M., F. Neumann u. W. Elger: Arch. exp. Path. Pharmak. 251, 124 (1965).

Krause, W. F. J.: Bewährungshilfe 13, 163 (1966).

Läuppi, E., u. A. Studer: Experientia (Basel) 15, 264 (1959).

— — Dermatologica (Basel) 120, 275 (1960).

Lapiére, C.: C. R. Soc. Biol. (Paris) 147, 1302 (1953).

Lawrence, C. H., and N. T. Werthessen: Endocrinology 27, 755 (1940).

Lerner, L. J.: Rec. Progr. Hormone Res. 20, 435 (1964).

— A. Bianchi, and A. Borman: Cancer 13, 1201 (1960a).

— — — Acta endocr. (Kbh.) Suppl. 51, 869 (1960b).

— — — Proc. Soc. exp. Biol. 103, 172 (1960c).

— —, and M. Dzelzkalns: Acta endocr. (Kbh.) 44, 398 (1963).

— — — Steroids 6, 223 (1965a).

— — — Steroids 6, 215 (1965b).

— — —, and A. Borman: Fed. Proc. 21, 210 (1962).

— — — — Proc. Soc. exp. Biol. 115, 924 (1964).

Levine, S., and R. Mullins, jr.: Science 144, 185 (1964).

Ludwig, D. J.: Endocrinology 46, 453 (1950).

Maturová, M., H. Beckmann u. A. Wacker: Naturwissenschaften im Druck (1966).

Montagna, W., and P. Kenyon: Anat. Rec. 103, 365 (1949).

Moore, C. R., and D. Price: zit. nach Rubinstein, H. S., and A. A. Kurland: Anat. Rec. 71, 59 (1938).

Neri, R. O., M. D. Monahan, J. G. Meyer, B. A. Alfongo, and I. I. A. Tatschnick: unpubliziert.

Neumann, F.: Symposium for Methods on Drug Evaluation, Mailand (1965), p. 548, North-Holland Publ. Company, Amsterdam.

— Acta endocr. (Kbh.) 53, 53 (1966a).

— Acta endocr. (Kbh.) 53, 382 (1966b).

— 12. Symp. Dtsch. Ges. f. Endokrinologie, Wiesbaden (1966c).

— The Fifth Annual Conference of the European Soc. for Paediatric Endocrinology, Glasgow (1966d).

— unpubliziert.

—, and R. von Berswordt-Wallrabe: Acta endocr. (Kbh.) Suppl. 100, 42 (1965) (Abstract No. 10).

— — J. Endocr. 35, 363 (1966a).

— — Fifth World Congress of Fertility and Sterility, Stockholm. Excerpta Med. Int. Congress Series 109 (Abstract No. 32) (1966b).

— — unpubliziert.

—, and W. Elger: Acta endocr. (Kbh.) Suppl. 100. 174 (1965a) (Abstract No. 142).

— — Proc. IInd Symposium on Steroid Hormones, Ghent (1965b). Excerpta Med. Int. Congress Series 101, 168.

— — J. Endocr. 36, 347 (1966a).

— — J. invest. Derm. 46, 561 (1966b).

— — 36. Tagung Dtsch. Ges. f. Gynäkologie, Hannover (1966c).

— — Endokrinologie 50, 209 (1966).

— — European J. Pharmacol. 1, 120 (1967).

— —, and R. von Berswordt-Wallrabe: J. Endocr. 36, 353 (1966a).

— — — Acta endocr. (Kbh.) 52, 63 (1966b).

Neumann, F., W. Elger, and R. von Berswordt-Wallrabe: IInd Int. Congress on Hormonal Steroids, Mailand. Excerpta Med. Int. Congress Series 111 (Abstract No. 276)(1966c).
— — — Dtsch. med. Wschr. 92, 360 (1967a).
— — — u. M. Kramer: Naunyn Schmiedebergs Arch.-Pharmak. exp. Path. 255, 236 (1966d).
— — — — Naunyn Schmiedebergs Arch.-Pharmak. exp. Path. 255, 221 (1966e).
— —, and M. Kramer: Endocrinology 78, 628 (1966f).
—, J. D. Hahn u. M. Kramer: Acta endocr. (Kbh.) 54, 227 (1967b).
—, u. H. Hamada: 10. Symp. Dtsch. Ges. f. Endokrinologie,Wien, S. 301. Berlin: Springer 1963.
— P. Hertel u. M. Kramer: unpubliziert.
—, and M. Kramer: Endocrinology 75, 428 (1964).
— — IInd Int. Congress on Hormonal Steroids, Mailand. Excerpta Med. Int. Congress Series 111 (Abstract No. 129) (1966).
— K.-D. Richter u. P. Günzel: Zbl. Vet.-Med. Reihe A, 12, 171 (1965).
Pearse, A. G. E.: J. Path. Bact. 64, 811 (1952).
Pfeiffer, C. A.: Amer. J. Anat. 58, 195 (1936).
Phoenix, C. H., R. W. Goy, A. A. Gerall, and W. C. Young: Endocrinology 65, 369 (1959).
Pincus, G., and R. I. Dorfman: Fed. Proc. 14, 115 (1955).
Pochi, P. E., J. S. Strauss, and H. Mescon: J. invest. Derm. 39, 475 (1962).
Purves, H. D., and W. E. Griesbach: Endocrinology 49, 244 (1951a).
— — Endocrinology 49, 652 (1951b).
— — Endocrinology 55, 785 (1954).
— — J. Endocr. 14, 361 (1957).
Randall, L. O., and J. J. Selitto: Endocrinology 62, 693 (1958).
Raynaud, A.: In: Kon, S. K., and A. T. Cowie (Ed.): The mammary gland and its secretion, p. 3. New York-London: Academic Press 1961.
—, et M. Frilley: Bull. Soc. zool. Fr. 74, 156 (1949).
—, et J. Raynaud: Ann. Inst. Pasteur 90, 39 (1956).
Reerink, E. H., H. F. L. Schöler, P. Westerhof, A. Querido, A. A. H. Kassenaar, E. Diczfalusy, and C. Tillinger: Nature (Lond.) 186, 168 (1960).
Romeis, B.: Handbuch der mikroskopischen Anatomie des Menschen. Bd. 6. Berlin: Springer 1940.
Saunders, H. L., K. Holden, and J. F. Kerwin: Steroids 3, 687 (1964).
—, and J. F. Kerwin: IInd Int. Congress on Hormonal Steroids, Mailand 1966.
Segal, S. J., and D. C. Johnson: Arch. Anat. micr. Morph. exp. 48, 261 (1959).
Segaloff, A., and R. B. Gabbard: Steroids 4, 433 (1964).
Strauss, J. S., A. M. Kligman, and P. E. Pochi: J. invest. Derm. 39, 139 (1962).
—, and P. E. Pochi: J. invest. Derm. 36, 293 (1961).
— — Rec. Progr. Hormone Res. 19, 385 (1963).
Swanson, H. E., and J. J. van der Werff ten Bosch: Acta endocr. (Kbh.) 45, 1 (1964a).
— — Acta endocr. (Kbh.) 45, 37 (1964b).
Szentágothai, J., B. Flerkó, B. Mess, and B. Halász: Hypothalamic control of the anterior pituitary. Budapest: Académiai Kiédo 1962.
Tayasugi, N.: Annot. Zool. Jap. 25, 120 (1952).
— Annot. Zool. Jap. 26, 52 (1953).
Takewaki, K.: Experientia (Basel) 18, 1 (1962).
Voigt, K.-D., and H. Klosterhalfen: Ford Foundation Colloquium, Venedig (1966).
Wacker, A., P. Chandra u. H. Feller: im Druck (1966).
Waxenberg, S. E., M. G. Drellich, and A. M. Sutherland: J. clin. Endocr. 19, 193 (1959).
Wiechert, R., u. F. Neumann: Arzneimittel-Forsch. 15, 244 (1965).
Wilson, W. D., and C. Ezrin: Amer. J. Path. 30, 891 (1954).
Winkler, G. K., and R. A. Harkness: J. Endocr. 30, 111 (1964a).
— — Klin. Wschr. 42, 922 (1964b).
Wollman, A. L., and J. B. Hamilton: Proc. Soc. exp. Biol. 122, 1116 (1966).
Yasuda, M., and D. C. Johnson: Endocrinology 7, 1033 (1965).
Yazaki, I.: Annot. Zool. Jap. 33, 217 (1960).
Young, W. C., R. W. Goy, and C. H. Phoenix: Science 143, 212 (1964).
Zarate, A., V. B. Mahesh, and R. B. Greenblatt: J. clin. Endocr. 26, 1394 (1966).
Zeilmaker, G. H.: Acta endocr. (Kbh.) 46, 571 (1964).

Endokrinologische Abteilung (Leiter: Prof. Dr. G. Bettendorf) der Universitäts-Frauenklinik (Direktor: Prof. Dr. K. Thomsen) Hamburg-Eppendorf

Klinisch-experimentelle Untersuchungen
mit dem Antiandrogen „Cyproteron"

Von

G. Bettendorf, M. Breckwoldt, P.-J. Czygan, K. Groot und K. D. Schulz

Mit 3 Abbildungen

Bei 15 Patientinnen im Alter von 17 bis 41 Jahren wurde die Wirkung des Antiandrogen „Cyproteron" (SH 80881) überprüft. Die Patientinnen hatten eins oder mehrere der folgenden Zeichen einer vermehrten Androgenwirkung: Hirsutismus, viriler Behaarungstyp, Klitorisvergrößerung, Alopecie oder Acne. Außerdem bestanden mehr oder weniger ausgeprägte Störungen der Ovarialfunktion, deren Symptome eine Cycluslabilität, anovulatorische Cyclen, Oligomenorrhoe, Amenorrhoe und Sterilität waren. Bei zwei Patientinnen lagen große graue Ovarien im Sinne des Stein-Leventhal-Syndroms vor. Androgenbildende Tumoren wurden durch eine eingehende klinische und hormonanalytische Diagnostik ausgeschlossen. Bei einer Patientin war ein androgenbildender Tumor vor 25 Jahren operiert worden.

Neben der Wirkung des Antiandrogen auf die klinischen Zeichen der Virilisierung interessierte uns vor allem, ob diese Substanz eine Normalisierung einer Ovarialinsuffizienz bewirken kann, wenn anzunehmen ist, daß diese Störung auf einer vermehrten Androgenbildung beruht.

Alle Patientinnen wurden über lange Zeit vor Beginn der Cyproteron-Behandlung betreut. Cyproteron wurde in einer Dosierung von 100 mg/die über 3—4 Monate verabreicht. Bei vier Patientinnen traten zu Anfang der Therapie uncharakteristische Magenbeschwerden auf. Eine Patientin reagierte am zweiten Tag der Therapie mit einem juckenden Exanthem, das jedoch trotz Fortsetzung der Medikation wieder zurückging. Zwei Patientinnen zeigten unter der Therapie eine Gewichtszunahme, eine eine Gewichtsabnahme.

Die Wirkung der verabreichten Substanz wurde auf Grund der klinischen Befunde und von Hormonanalysen verfolgt. Die Veränderungen des atypischen Haarwuchses werteten wir einmal auf Grund der Angaben der Patientinnen, zum anderen durch den objektiven Vergleich von Fotos vor und nach der Therapie. Eine deutliche subjektive Besserung wurde von 4 der 15 Patientinnen angegeben. 5 weitere Patientinnen meinten, eine geringe Änderung bemerkt zu haben. Durch die objektive Überprüfung ließ sich jedoch nur bei einer der 15 Frauen (Nr. 9) ein Stillstand des Haarausfalls nachweisen. Dieser trat nach gleichzeitiger Gabe von Clomiphen, das zur Ovulationsauslösung verabreicht wurde, auf. Bei einer weiteren Patientin (Nr. 8) war der Haarausfall gegen Ende der Therapie geringgradig zurückgegangen. Zwei Patientinnen hatten eine ausgeprägte Acne. Bei der einen (Nr. 12) trat eine vorübergehende kurzfristige Besserung auf. Bei der anderen 17jährigen Patientin (Nr. 13) ging die Acne dagegen fast völlig zurück. In den 4 Monaten der Medikation blieb die Alopecie bei 3 Patientinnen völlig unbeeinflußt. Eine Patientin hatte als Restzustand nach der Operation eines androgenbildenden Ovarialtumors eine tiefe Stimme behalten. Eine deutliche Besserung war sowohl unter einer Oestrogen- als auch Antiandrogenbehandlung zu beobachten.

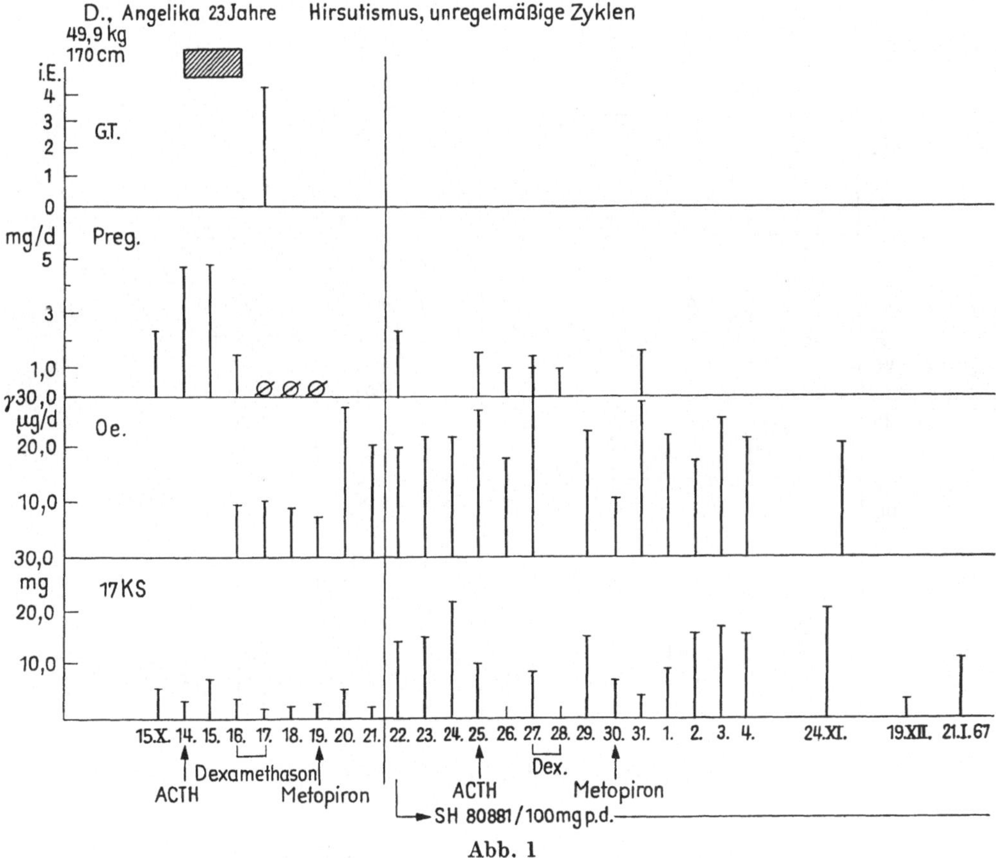

Abb. 1

Von besonderem Interesse war für uns die Reaktion der Ovarialfunktion auf die Verabreichung des Antiandrogen. Unter der Voraussetzung, daß die Ovarialinsuffizienz eine Folge der vermehrten Androgenwirkung sei, hätte eine Hemmung der Androgenwirkung zu einer Normalisierung der gestörten Ovarialfunktion führen müssen. Bei 6 Patientinnen bestand eine Amenorrhoe oder anovulatorische Cyclen. Lediglich bei einer Patientin (Nr. 12), die anovulatorische Cyclen in Verbindung mit einer Acne hatte, wurde die Basaltemperatur biphasisch. Bei den übrigen Frauen blieben die Symptome der Ovarialinsuffizienz in unverändert starker Form bestehen.

Wenn schon die klinischen Befunde nur wenig faßbare Veränderungen während der Cyproterontherapie ergaben, so ließen sich ebenfalls keine signifikanten

Abweichungen bei der Ausscheidung der 17-Ketosteroide, der 17-Hydroxysteroide und der Oestrogene nachweisen. Die 17-Ketosteroide wurden nach der Methode von Zimmermann und Pontius bestimmt, die 17-Hydroxycorticosteroide nach Rutherford und Nelson und die Oestrogene nach Ittrich. Die Gonadotropinausscheidung erfaßten wir mit Hilfe des Maus-Uterus-Tests. Die Aktivität ist im Vergleich zum II. IRP angegeben.

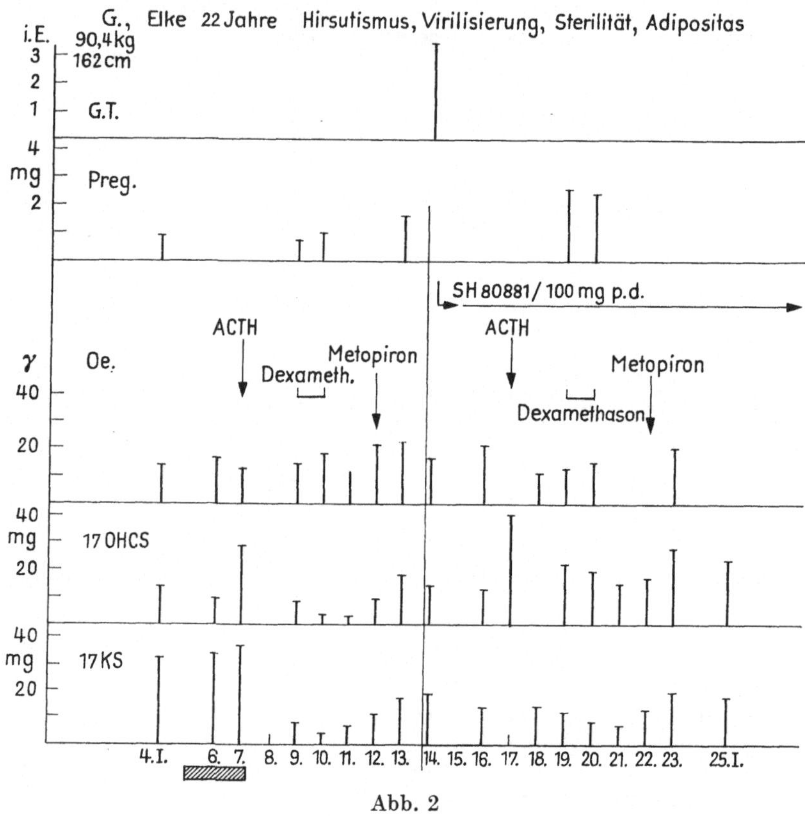

Abb. 2

Bei 6 der 15 Patientinnen bestand vor der Therapie eine Erhöhung der 17-Ks-Ausscheidung, während der Medikation blieben die Werte im gleichen Bereich. 3 Patientinnen mit normalen 17-Ks-Ausgangswerten zeigten während der Therapie eine geringgradige Erhöhung.

Bei 3 Patientinnen haben wir vor und in den ersten Tagen der Cyproterontherapie die Ausscheidung von 17-KS, 17-OHCS und der Oestrogene und des Pregnandiol regelmäßig gemessen. Gleichzeitig wurden in beiden Perioden ACTH-, Dexamethason- und Metopiron-Tests durchgeführt. Beim ACTH-Test wurden 40 i.E. in 4−8 Std i.v. verabreicht, Dexamethason 4 mg an 2 Tagen und Metopiron 3 g/die. − In der ersten Abbildung sind die Reaktionen einer 22 jährigen Patientin wiedergegeben (Abb. 1). Es handelt sich um eine adipöse Patientin mit einem ausgeprägten Hirsutismus und deutlichen Zeichen einer Virilisierung. Die 17-KS-Werte lagen um 30 mg/die. Die durchgeführten Tests erbrachten eine normale Reaktion. Unter der Einwirkung von Cyproteron war der Anstieg der 17-Hydroxycorticosteroide auf ACTH und Metopiron vielleicht etwas ausgeprägter.

Bei einer 25jährigen Patientin (Abb. 2) mit einer diffusen Alopecie und anovulatorischen Cyclen war die Reaktion der 17-Ks auf ACTH unter Cyproterongabe stärker, der Metopirontest dagegen ähnlich wie ohne das Antiandrogen. Die anovulatorischen Cyclen blieben unter der Therapie bestehen.

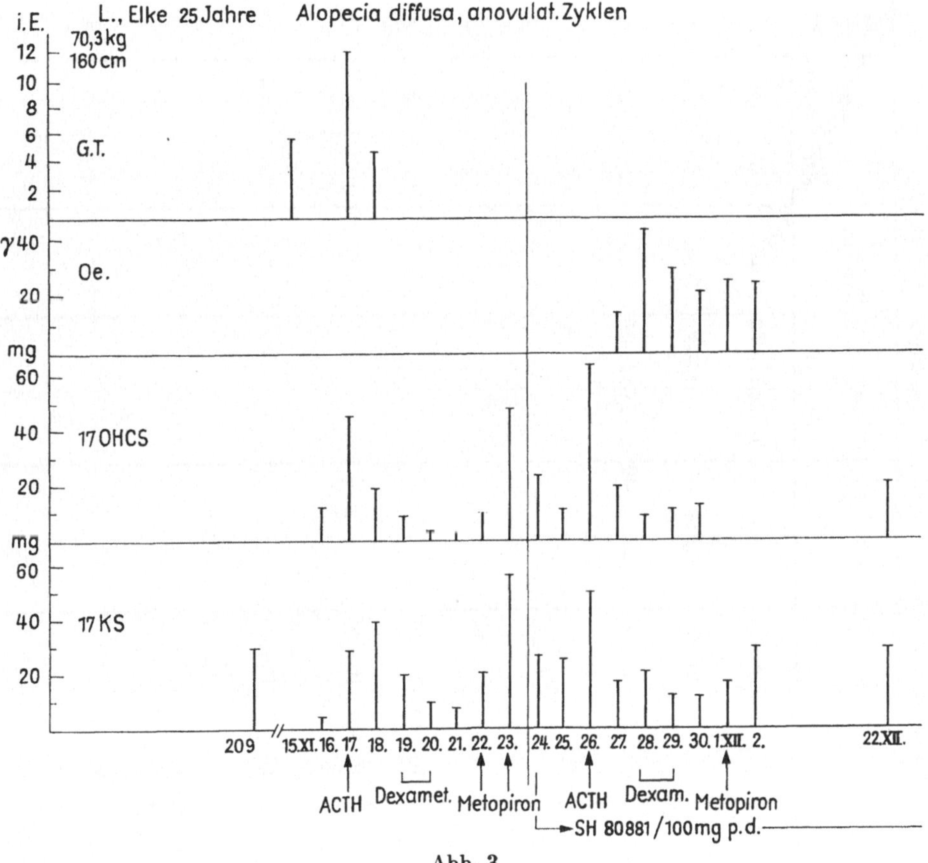

Abb. 3

Die letzte Patientin (Abb. 3) hatte einen ausgeprägten Hirsutismus und unregelmäßige Cyclen. Die Oestrogen- und Pregnandiolausscheidung zeigte einen dem Physiologischen entsprechenden Verlauf, ohne daß unter der Gabe des Antiandrogen eine Änderung aufgetreten wäre. Die 17-Ketosteroide lagen unter dem Einfluß des Antiandrogen insgesamt höher als vorher. Die letzte Beobachtung haben wir vor allem auch bei zwei weiteren Patientinnen gemacht, die täglich 200 mg Cyproteron bekamen.

Zusammenfassend läßt sich sagen, daß wir bei 15 Patientinnen, die deutlich klinische Zeichen einer vermehrten Androgenwirkung hatten, unter der Medikation von Cyproteron über 3—4 Monate in einer Dosierung von 100 mg/die nur eine

Tabelle. *Befunde vor und während der Cyproteron-Behandlung*

Patientin	Alter	Diagnose	17 KS mg/d		17-OHCS mg/d		Oestrogene µg/d		Gonadotropine iE (IIIRP)	Änderung der klinischen Symptome		Zeitraum in Monaten	Besonderheiten
			vor	nach	vor	nach	vor	nach		subjektiv	objektiv		
1. A. D.	23	Hirsutismus, Cycluslabilitat	3— 8	4—21	—	—	7—28	11—37	4,4	(+)	∅	3	
2. E. Lu.	25	Alopecia diffusa anovulat. Cyclus	10—30	10—50	5—49	10—65	—	15—45	5—12	(+)	∅	3	BT bleibt monophasisch
3. E. Gu.	22	Hirsutismus, Virilisierung, Sterilität, Adipositas	6—36	6—20	4—28	12—40	12—21	12—40	4	∅	∅	3	Gewichtabnahme
4. I. He.	25	sek. Amenorrhoe seit 2 Jahren Virilisierung	18	5—35	—	—	—	—	8	∅	∅	4	Keine Ovulation
5. S. Pod.	23	Hirsutismus, Virilisierung, Cycluslabilität	14	13—18	—	43	—	(14)	2,4	(+)	∅	4	Corp. lut. Insuffizienz
6. J. Lo.	24	Hirsutismus, Virilisierung	10—19	12—15	25	—	—	—	—	(+)	∅	4	
7. I. See.	32	Hirsutismus, Stein-Leventhal-Ovar, Virilisierung	10—15	10—15	—	—	—	—	—	(+)	∅	3	
8. G. Dal.	27	Hirsutismus, Virilisierung, Cycluslabilit.	10—18	12—20	—	—	—	—	2,4	+	(+)	4	Kein Haarausfall mehr
9. I. Cla.	35	Alopecia diffusa, Hirsutismus, Sterilität, sek. Amenorrhoe	5,6	—	—	—	—	—	12	+	+	3	Clomiphen +, danach Stillstand des Haarausfall, Gewichtszunahme
10. M. Wehr.	30	Oligomenorrhoe, anovulatorisch, Hirsutismus, Alopecia diffusa (Stein-Leventhal)	5— 6,4	18	—	—	—	—	8,5	∅	∅	4	BT bleibt monophasisch auch nach Clomiphen

Tabelle (Fortsetzung)

Patientin	Alter	Diagnose	17 KS mg/d		17-OHCS mg/d		Oestrogene µg/d		Gonadotropine iE (1IiRP)	Änderung der klinischen Symptome		Zeitraum in Monaten	Besonderheiten
			vor	nach	vor	nach	vor	nach		subjektiv	objektiv		
11. H. May.	24	Hirsutismus, Stein-Leventhal	5—27	—	2— 5	—	—	—	4—12,5	∅	∅	2	
12. G. Lau.	23	Oligomenorrhoe, anovulatorisch, Acne	—	—	—	—	—	—	—	∅	∅	4	BT wird biphasisch, Gewichtszunahme nur vorübergehende Besserung der Acne
13. E. Hag.	17	Acne, Hirsutismus, anovulatorische Cycl.	—	—	—	—	—	—	—	+	(+)	4	
14. E. Hu.	41	Hirsutismus, Acne Virilisierung	11,5—16,5	—	—	—	—	—	—	∅	∅	4	
15. I. Be.		Status n. op. Androgenbild, Ovarialtumor, Stimmwechsel	5— 6	6	—	—	—	—	—	+	(+)	3	Stimmbesserung unter Oe. und Cyproteron

geringe Beeinflussung der Symptome gesehen haben. Es kam nicht wie erwartet zu Ovulationen bei den Patientinnen mit einer anovulatorischen Ovarialinsuffizienz. Nur bei einer Patientin wurde die Basaltemperatur biphasisch. Die Ausscheidung der 17-Ketosteroide war bei einigen Frauen unter der Behandlung gering gegenüber den Vorwerten erhöht. Dies galt vor allen Dingen für die Patientinnen, die primär 17-Ketosteroidwerte im Normalbereich hatten. Die Reaktionen auf den ACTH-, Dexamethason- und Metopirontest waren unter Einwirkung des Antiandrogen vielleicht etwas ausgeprägter, ohne jedoch grundsätzliche Abweichungen von der Reaktion vor Beginn der Cyproteronbehandlung zu zeigen. Im Gegensatz zu den bisher im Tierexperiment beobachteten Wirkungen des Cyproteron sind die klinischen Befunde bei unseren Patientinnen enttäuschend. Möglicherweise spielt die Dauer der Therapie sowie die Dosierung hierbei eine Rolle.

Aus der Endokrinologischen Abteilung (Leiter: Priv.-Doz. Dr. E. KAISER) der Frauenklinik
(Direktor: Prof. Dr. R. ELERT) und der II. Medizinischen Klinik und Poliklinik
(Direktor: Prof. Dr. K. OBERDISSE) der Universität Düsseldorf

Harn- und Plasmasteroide unter Antiandrogen (SH 80881)-Behandlung bei Frauen mit Hirsutismus*

Von

E. KAISER, H. SCHMIDT-ELMENDORFF, H. ZIMMERMANN und H. G. SOLBACH

Mit 2 Abbildungen

1963 berichteten HAMADA, NEUMANN und JUNKMANN [1] als erste über einen synthetischen Gestagenabkömmling, das Cyproteron-acetat der Firma Schering, Berlin, der im Tierversuch eine antiandrogene Wirkung entfaltete. Mit diesem Stoff ließen sich an männlichen Rattenfeten die gleichen Veränderungen erzielen, die JOST 1947 [2] nach Kastration männlicher Kaninchenfeten beschrieb, nämlich ein indifferentes „feminisiertes" Entwicklungsstadium des äußeren Genitales, wie es auch beim Menschen unter dem Begriff „Testiculäre Feminisierung" bzw. besser als „Androgenresistenz" bekannt ist [3].

In seiner entacetylierten Form weist das Cyproteron (1,2α-methylen-6-chlor-$\Delta^{4,6}$-pregnadien-17α-ol-3,20-dion = SH 80881) im Tierversuch eine stark antiandrogene und antimaskuline, aber keinerlei gestagene Wirksamkeit auf [4].

Es schien deshalb interessant, dieses Präparat bei Frauen mit Hirsutismus einzusetzen und die Steroidausscheidung sowie die Beeinflussung des Cyclusgeschens zu beobachten.

Bei acht Frauen im Alter zwischen 20 und 30 Jahren, die mit den Symptomen eines ausgeprägten Hirsutismus und anovulatorischen Cyclen die II. Medizinische Klinik und die Frauenklinik der Universität Düsseldorf aufsuchten und deren Krankheitsbild nach eingehender hormoneller Abklärung als „Syndrom der polycystisch veränderten Ovarien" (sog. Stein-Leventhal-Syndrom) einzustufen war — bestätigt durch histologische Untersuchungen —, erfolgte die kontinuierliche Applikation von 100 mg/die Cyproteron über einen Beobachtungszeitraum von acht und mehr Wochen.

Während dieser Zeit schien die Kontrolle der Basaltemperatur, die Harnsteroidausscheidung sowie die Höhe des Plasmaspiegels von besonderem Interesse.

An drei aufeinanderfolgenden Tagen jeder Behandlungswoche gelangte der 24 Std-Urin, jeweils im doppelten Ansatz nach folgenden bekannten Methoden zur Aufarbeitung: Bestimmung der gesamten, neutralen 17-Ketosteroide im Harn nach der Methode von NORYMBERSKI, STUBBS und WEST [5] bzw. ZIMMERMANN [6], die fraktionierten 17-Ketosteroide im Harn nach KELLIE und WADE [7], die Total-17α-hydroxycorticosteroide nach APPLEBY, GIBSON, NORYMBERSKI u. STUBBS [8], die Oestrogene nach BROWN [9] in der Modifikation von BROWN,

* Wir danken der Firma Schering und dem Landesamt für Forschung des Landes Nordrhein-Westfalen für gewährte Unterstützung.

Bulbrook u. Greenwood [10] unter Benutzung der von Nocke [11] beschriebenen Kober-Reaktion, des Pregnandiols und Pregnantriols nach Nocke u. Nocke [12].

Gleichfalls, jede Woche einmal, wurde in 15 ml Plasma der einzelnen Probanden die Bestimmung der freien und konjugierten 17-Ketosteroide nach Oertel u. Kaiser [13] fraktioniert nach Dehydroepiandrosteron, Androsteron, Ätiocholanolon und Androstendion, der Porter-Silber-Chromogene [14] und der gesamten Oestrogene nach Oertel [15] vorgenommen.

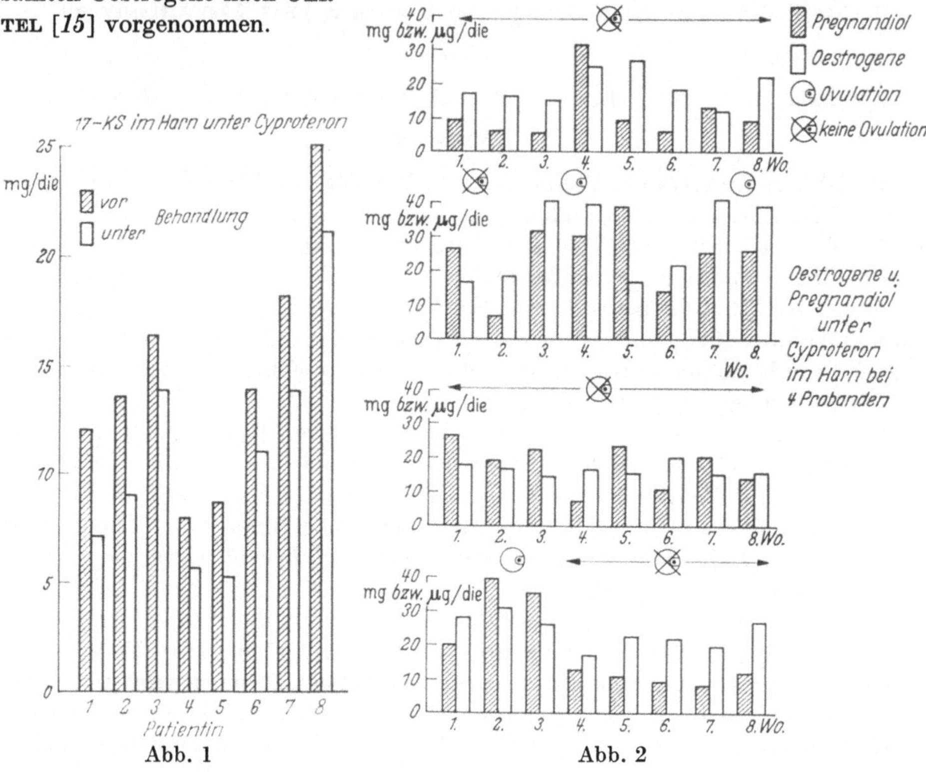

Abb. 1   Abb. 2

Abb. 1. 17-Ketosteroide im Harn unter Antiandrogen-Applikation

Abb. 2. Pregnandiol und Oestrogene im Harn unter Antiandrogen-Applikation

Während die Basaltemperatur bei der Hälfte der Patientinnen unverändert weiterhin monophasisch verlief, wobei es aber auffälligerweise zu Polymenorrhoen kam, traten bei den anderen Ovulationen einmal oder mehrmals während der Antiandrogen-Applikation auf.

Die Ausscheidung der gesamten 17-Ketosteroide im Harn (Abb. 1), die ausgangs, über Monate kontrolliert, bei der Mehrzahl der Probanden mit 12,0 bis 25,0 mg/die über die Norm erhöht war, zeigte unter der Antiandrogen-Behandlung eine deutliche Tendenz zur Abnahme (durchschnittlich 24%), die auch nach Berücksichtigung der Tagesschwankungen statistisch signifikant ist.

Zur gleichen Zeit ließ sich eine leicht gesteigerte Exkretion der 17 α-Hydroxycorticosteroide nachweisen.

Eine ähnliche Abnahme wie bei der 17-Ketosteroidausscheidung war auch bei der Bestimmung des Pregnantriols im Harn zu registrieren.

Während bei einigen Probanden ovulatorische Erhöhungen der Pregnandiol- und Oestrogenausscheidung nachzuweisen waren (Abb. 2), war es auch wiederum interessant zu beobachten, daß mehrmals eine Ausscheidungserhöhung des Pregnandiols ohne gleichzeitigen Oestrogengipfel, wie er für Ovulationen bekannt ist, auftrat. Hier ergaben auch die weiteren Untersuchungen, wie Kontrolle der Basaltemperatur und die Vaginalcytologie, keinen Hinweis für eine stattgefundene Ovulation.

Die Fraktionierung der 17-Ketosteroide im Harn ließ erkennen, daß die erwähnte Abnahme der Gesamt-17-Ketosteroide im Harn durch eine Verminderung der Sulfatfraktion um fast die Hälfte zustande kam, während die Glucuronosidfraktion unter dem Cyproteron unverändert blieb. Weiterhin fiel auf, daß Dehydroepiandrosteron, welches ausgangs nur 3,9% der Glucuronosidfraktion ausmachte, unter der Behandlung mit Cyproteron eine Verschiebung von der Sulfat- zur Glucuronosidfraktion erfuhr und nunmehr hieran mit durchschnittlich 13% beteiligt war.

Im Plasma zeigte sich ein deutlicher Anstieg aller nachgewiesenen Steroidfraktionen unter dem Cyproteron, sowohl der freien wie auch der konjugierten Steroide, mit Ausnahme der Oestrogene, die nur zum Zeitpunkt einer stattgefundenen Ovulation einen Anstieg aufwiesen. In allen drei Conjugatfraktionen, den Sulfatiden, Glucuronosiden und Sulfaten, lassen sich auffällige Zunahmen unter der Antiandrogen-Behandlung erkennen. Hierbei muß man aber bemerken, daß der Anstieg in der Sulfatfraktion am deutlichsten, in der Glucuronosidfraktion dagegen am gerinsten war. Die freien Plasmasteroide (17-Ketosteroide), die von 10,3 auf 17,7 µg/die unter der Applikation des freien Cyproterons anstiegen, erfuhren damit eine Zunahme von über 70%. Erwähnenswert bleibt noch der deutliche Anstieg der Androsteron- und Ätiocholanolon-Fraktion der fraktionierten 17-Ketosteroide, sowie auch die Zunahme der freien und konjugierten Porter-Silber-Chromogene im Plasma.

Zusammenfassend läßt sich sagen: Während im Harn unter dem freien Cyproteron eine Abnahme der gesamten neutralen 17-Ketosteroide festzustellen ist und diese Abnahme offenbar durch eine Verminderung der Sulfatfraktion zustande kommt, erscheinen im Plasma die Androgene vermehrt. Gleichzeitig ist eine Zunahme der Conjugate im Plasma auffällig, wobei die Sulfatveresterung einen deutlichen Vorzug vor der zu Glucuronosiden erfährt.

Bei der Diskussion vorliegender Befunde muß man berücksichtigen, daß es durch das Cyproteron möglicherweise zu einer Beeinflussung eines bereits pathologisch veränderten Steroidmetabolismus kommt. Vergleicht man Harn- und Plasmaspiegel der Androgene, sei es insgesamt oder in den Conjugatfraktionen, so scheinen ein renaler oder ein hepatogener Faktor für diese Veränderungen verantwortlich zu sein. So könnte es z. B. sein, daß die tubuläre Sekretion der Niere durch die relativ hohen Dosen an verabreichten Cyproteron verändert wurde. Durchaus wahrscheinlicher ist aber eine Beeinflussung der Leberenzymtätigkeit anzunehmen, die sich in einer vermehrten Veresterung zu Sulfaten ausdrückt. Hier müssen weitere Untersuchungen folgen, zumal sich noch kein sicherer Hinweis für oder gegen eine Beeinflussung der Steroidbiosynthese erbringen ließ.

Neben der bisher diskutierten zentralen Wirkung und der Beeinflußbarkeit der peripheren Androgenreceptoren unter Cyproteron scheint aber auch eine Wirkung auf die Steroidkonjugation wahrscheinlich zu sein.

Literatur

1. Hamada, H., F. Neumann u. K. Junkmann: Acta endocr. (Kbh.) **44**, 38 (1963).
2. Jost, A.: Arch. Anat. micr. Morph. exp. **36**, 242 (1947).
3. Neumann, F., K.-D. Richter u. P. Günzel: Zbl. Vet.-Med., Reihe A, **12**, 171 (1965).
4. —, u. W. Elger: Acta endocr. (Kbh.) **52**, 54 (1966).
5. Norymberski, J. K., R. D. Stubbs, and H. F. West: Lancet **1953**, 1276.
6. Zimmermann, W., H. U. Anton u. D. Pontius: Hoppe-Seylers Z. physiol. Chem. **289**, 91 (1952).
7. Kellie, A. E., and A. P. Wade: Biochem. J. **66**, 196 (1957).
8. Appleby, J. I., G. Gibson, J. K. Norymberski, and R. D. Stubbs: Biochem. J. **60**, 453 (1955).
9. Brown, J. B.: Biochem. J. **60**, 185 (1955).
10. — R. D. Bulbrook, and F. C. Greenwood: J. Endocr. **16**, 49 (1957).
11. Nocke, W.: Biochem. J. **78**, 593 (1951).
12. Nocke, L., u. W. Nocke: persönl. Mitteilung.
13. Oertel, G. W., u. E. Kaiser: Biochem. Z. **336**, 10 (1962).
14. Eik-Nes, K. B.: J. clin. Endocr. **17**, 502 (1957).
15. Oertel, G. W.: Clin. chim. Acta **6**, 237 (1961).

Aus der Universitäts-Frauenklinik Düsseldorf

Der Einfluß eines Antiandrogens auf die Gonadotropinausscheidung bei Frauen mit Hirsutismus, mit Adrenogenitalem Syndrom (AGS) und bei Frauen in der Menopause

Von

H. Schmidt-Elmendorff und E. Kaiser

Mit 1 Abbildung

Cyproteron (1,2 α-Methylen-6-chlor-Δ-6-17 α-hydroxyprogesteron) ist ein Gestagenderivat, welches nach Hamada, Neumann und Junkmann, 1963, beim Tier die periphere Wirkung der Androgene aufzuheben vermag und wegen dieser Eigenschaft als Antiandrogen bezeichnet worden ist. Während Kaiser u. Mitarb., 1967, sich eingehend mit dem Einfluß von Cyproteron auf die Harn- und Plasmasteroide bei Frauen mit Hirsutismus befaßt haben, soll in der vorliegenden Untersuchung der zentrale antigonadotrope Effekt des Präparates geprüft werden.

Zur Untersuchung gelangten drei Gruppen von Probandinnen:

1. Frauen im geschlechtsreifen Alter mit gestörter Ovarialfunktion, die unter zunehmendem Hirsutismus, verbunden mit erhöhter 17-Ketosteroidausscheidung, litten;

2. eine Patientin mit den typischen Zeichen eines Adrenogenitalen Syndroms und schließlich

3. Frauen in der Menopause, mit erloschener Ovarialfunktion, die die ihnen eigentümliche Erhöhung der Gonadotropinausscheidung aufwiesen.

Folgende Methodik wurde verwandt: Die Extraktion der Harne erfolgte nach Albert u. Mitarb., 1958, mit einigen Modifikationen von Heinrichs und Eulefeld, 1960; die Bestimmung der biologischen gonadotropen Aktivität der Extrakte nach Loraine und Brown, 1956. Es wurden stets drei 24 Std-Harne mit einer 6 Punkte-Bestimmung ausgetestet, wobei jeweils 6 Tiere pro Gruppe verwandt wurden. Die statistische Auswertung der Ergebnisse ist nach den Vorschlägen von Borth, Diczfalusy und Heinrichs, 1957, durchgeführt worden.

Mit Hilfe dieser Untersuchungen bei Probandinnen mit sehr unterschiedlicher Ovarial- bzw. Nebennierenfunktion hofften wir, weitere Hinweise auf den Wirkungsmechanismus des Antiandrogens beim Menschen zu gewinnen.

Die Abbildung zeigt den Einfluß von Cyproteron auf die Gesamtgonadotropinausscheidung bei 4 von 7 geschlechtsreifen Frauen mit Hirsutismus.

Es fällt auf, daß eine der Versuchspersonen schon vor Therapiebeginn verhältnismäßig hohe Gonadotropinausscheidungswerte aufweist. Mit Beginn der Behandlung — die Dosierung ist hier in allen Fällen 100 mg Cyproteron/Tag — steigt die Gonadotropinausscheidung noch weiter an, um im weiteren Verlauf der Therapie auf Werte im Bereich der Norm abzufallen. Drei weitere Versuchspersonen zeigen ebenfalls im Laufe der Antiandrogenbehandlung eine deutliche

Enthemmung der Gonadotropinausscheidung auf 29,0 E HMG/24 Std in zwei Fällen und auf 47,0 und 53,0 E HMG/24 Std in je einem weiteren Fall.

Diese Ausscheidungswerte sind bei Frauen im geschlechtsreifen Alter ungewöhnlich hoch und sonst nur zum Zeitpunkt der Menopause anzutreffen, wenn die Ovarialfunktion erloschen ist und keine nennenswerten Oestrogenmengen mehr gebildet werden. Die exzessive Enthemmung der Gonadotropine trat zwischen der ersten und der sechsten Woche der Behandlung ein. Dann erfolgte bei allen Probandinnen ein allmählicher Abfall der Ausscheidung auf Werte im unteren Normbereich.

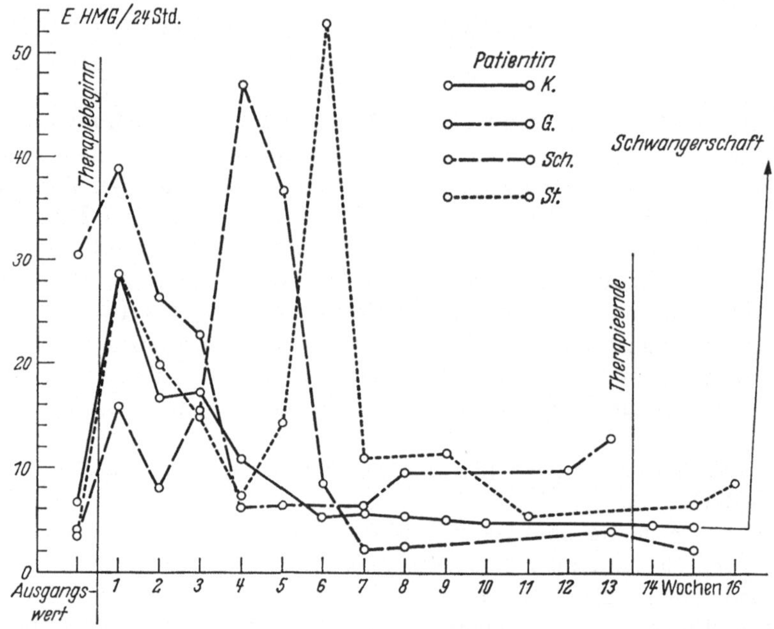

Die Tatsache, daß vier der sieben untersuchten Frauen mit Hirsutismus im Verlauf der Antiandrogenbehandlung vorübergehend eine erhöhte Gonadotropinausscheidung aufwiesen, könnte dafür sprechen, daß das Antiandrogen die Wirkung der Androgene auf das Hypophysenvorderlappen-Zwischenhirnsystem aufhebt, sei es durch *Blockierung* der zentralen Receptoren oder sei es durch Beeinflussung des *Androgen- bzw. Oestrogenmetabolismus*, so daß es sekundär zu einer Enthemmung der hypophysären Gonadotropine kommt.

Interessant ist der Einfluß von Cyproteron auf die Gonadotropinausscheidung einer Patientin mit kongenitalem Adrenogenitalem Syndrom. Die Kontrollwerte der Harngonadotropine vor Beginn der Behandlung liegen mit 5,3 E HMG/24 Std an der unteren Grenze des Normbereichs. Unter 100 mg Cyproteron täglich fällt die Gonadotropinausscheidung auf 2,0 und 2,6 E HMG/24 Std also um rund 50% ab. Dies primär nicht erwartete Ergebnis erklärte sich durch die gleichzeitig vorgenommene Bestimmung der 17-Ketosteroidausscheidung. Diese stieg unter der Antiandrogenbehandlung kontinuierlich an, so daß wir vermuten dürfen, daß die körpereigenen Androgene diese Hemmung der Gonadotropinausscheidung bewirkten. Jedoch führte auch eine Dauerbehandlung mit 1,0 mg Fortecortin nicht zu einer Erhöhung der Gonadotropinausscheidung, die Werte lagen jetzt sogar unter 1,0 E HMG/24 Std.

Schließlich untersuchten wir den Einfluß verschiedener Dosen von Cyproteron auf die Gonadotropinausscheidung bei Frauen in der Menopause. Es zeigte sich, daß weder 50 noch 100 mg Cyproteron einen signifikanten direkten Bremseffekt auf das Hypophysen-Zwischenhirnsystem hatten, was die Gonadotropinausscheidung anbetrifft. Hingegen fanden wir bei 200 mg dieses Antiandrogens bei zwei von drei Probandinnen eine signifikante Hemmung der Gonadotropinausscheidung, während bei einer dritten Patientin die Ausscheidungswerte unbeeinflußt blieben.

Zusammenfassend läßt sich sagen, daß das Antiandrogen Cyproteron seinen Einfluß auf die Gonadotropinausscheidung je nach hormoneller Ausgangslage der Patientin auf direktem oder indirektem Wege auszuüben vermag. Während bei *Frauen in der Menopause* mit erloschener Ovarialfunktion das Cyproteron in hoher Dosierung von mindestens 200 mg eine *direkte Hemmung* der Gonadotropinausscheidung bewirkt, scheint beim *Adrenogenitalen Syndrom* der Bremseffekt eher *indirekt* durch eine Erhöhung der körpereigenen Androgenproduktion bedingt zu sein. Ebenso wird vermutet, daß die vorübergehende Enthemmung der Gonadotropinsekretion bei *geschlechtsreifen Frauen mit Hirsutismus* und erhöhter 17-Ketosteroidausscheidung eher durch einen *indirekten Effekt* über eine Beeinflussung des Steroidhormonmetabolismus zustande kommt.

Literatur

ALBERT, A., S. KELLY, L. SILVER, and S. KOBI: J. clin. Endocr. **18**, 600 (1958).
BORTH, R., E. DICZFALUSY u. H. D. HEINRICHS: Arch. Gynäk. **188**, 417 (1957).
HAMADA, H., F. NEUMANN, and K. JUNKMANN: Acta endocr. (Kbh.) **44**, 380 (1963).
HEINRICHS, H. D., and F. EULEFELD: Acta endocrin. (Kbh.) Suppl. **53** (1960).
KAISER, E., H. SCHMIDT-ELMENDORFF, H. ZIMMERMANN u. H. C. SOLBACH: 13. Symposion der Dtsch. Ges. für Endokrinologie, Würzburg, März 1967, im Druck.
LORAINE, J. A., and J. B. BROWN: J. clin. Endocr. **16**, 1180 (1956).

Aus der Psychoendokrinologischen Abteilung (Dr. med. U. Laschet) der Pfälzischen Nervenklinik Landeck über Bergzabern (Direktor Prof. Dr. Dr. G. Mall)

Die Behandlung der pathologisch gesteigerten und abartigen Sexualität des Mannes mit dem Antiandrogen Cyproteronacetat

Von

U. Laschet und L. Laschet

Untersuchungsergebnisse von Neumann und Elger, vorgetragen beim Androgensymposion in Gent im Juni 1965, in der folgenden Zeit weiter von diesen Autoren untermauert, wiesen einen neuen Weg zur Behandlung der pathologisch gesteigerten oder abartigen Sexualität des Mannes.

Neumann u. Mitarb. fanden, daß die Antiandrogenbehandlung die Differenzierung der diencephalen Sexualzentren zum männlichen Typ bei Rattenböcken hemmt. Die sexuelle Aggressivität von antiandrogenbehandelten Rattenböcken gegenüber brünstigen Rattenweibchen wird erheblich vermindert. Unbehandelten Böcken gegenüber verhalten sich unter Antiandrogenwirkung stehende Böcke wie Weibchen. Die Antiandrogenbehandlung führt also neben den anderen beschriebenen Wirkungen auch zum psychischen Intersex. Eine kompetetive Hemmung der hypothalamischen Androgenreceptoren durch Antiandrogene konnte tierexperimentell weitgehend gesichert werden.

Für die Auslösung des Sexualtriebs sind zwei Faktoren von Bedeutung: Die Reaktionsfähigkeit der von dem von Hohlweg und Junkmann, 1932, postulierten Sexualzentrum differenten und als Erotisierungszentrum (mating center) bezeichneten hypothalamischen Areale und eine bestimmte Höhe des Keimdrüsenhormonspiegels. Die hohe Empfindlichkeit der Receptoren des Erotisierungszentrums gegenüber Testosteron konnten Hohlweg u. Mitarb. bei Rattenböcken nachweisen. Bereits mit $^1/_{10}$ der bei subcutaner Verabfolgung notwendigen Dosis ließ sich bei intracerebraler Injektion das typische Brunstverhalten auslösen.

Das klinische Bild der Hypersexualität beim Mann muß demnach entweder auf einer zu hohen Empfindlichkeit des Erotisierungszentrums gegenüber den Androgenen oder auf einem zu hohen Androgenblutspiegel beruhen. In beiden Fällen müßte die kompetetive Hemmung der Testosteronwirkung an den hypothalamischen Receptoren durch Antiandrogene auch zur Blockung des Sexualtriebs führen.

Unter den derzeit bekannten Substanzen mit antiandrogener Wirkung erwies sich das von Wiechert synthetisierte Cyproteronacetat als die wirksamste. Mit diesem, uns von der Schering AG dankenswerterweise zur Verfügung gestellten Präparat behandelten wir seit Anfang Mai 1966 bisher insgesamt 20 Männer im Alter von 16—67 Jahren, die eine entsprechende Symptomatik boten:

Mit 100 mg Cyproteronacetat per os konnten wir Libido und Potenz innerhalb von 14 Tagen in allen Fällen, unabhängig vom Lebensalter und bisher ohne Therapieversager ohne wesentliche Nebenwirkungen hemmen. Transaminasebestimmungen lassen eine gute Leberverträglichkeit erkennen. Mit Ausnahme der exhibitionierenden oder mehrmals täglich onanierenden Debilen oder Imbezillen wurde von allen Patienten um eine Behandlung insbesondere zur Hemmung der krankhaft gesteigerten Libido gebeten. Das Patientengut umfaßt alle Intelligenzgrade, darunter Pädagogen, die jahrelang zuvor wegen schwerster pädophiler Neigung mit verschiedensten Psychopharmaka und Sedativa bis zur Berufsunfähigkeit erfolglos behandelt wurden und wegen der Aussichtlosigkeit ihrer Lage und der ständigen erheblichen Willensanstrengung zur Unterdrückung der starken Libido wiederholt hochgradig depressiv bis suicidal waren. Es gehören 9 wegen verschiedener Sittlichkeitsdelikte einschließlich eines Sexualmordes an einem Kind Vorbestrafte dazu, die z. T. über die Gerichte um Kastration ersuchten. Der 16jährige behandelte Patient wurde wegen Exhibitionismus bereits zum dritten Male bestraft. Die Beobachtung auf unserer jugendpsychiatrischen Abteilung ergab, daß der visuelle Reiz weiblicher Formen auslösender Faktor war. Unter der Behandlung mit Antiandrogenen unter ständiger ärztlicher Kontrolle war ein altersüblicher freundschaftlicher Umgang mit Mädchen ohne jeglichen exhibitionistischen Reiz möglich. (Inzwischen wurde die Tabletteneinnahme vernachlässigt; der Jugendliche wurde erneut straffällig.) Ein 67jähriger Patient, dem die Wirkung des Präparats nicht bekannt war, suchte zur Besserung der verlorengegangenen übersteigerten Libido einen Dermatologen auf. Bei unseren debilen oder imbezillen häufig onanierenden oder exhibitionierenden Dauerpatienten ließ es das Behandlungsergebnis mit Cyproteronacetat zu, daß sie außerhalb geschlossener Stationen zur Arbeitstherapie eingesetzt werden konnten, ohne irgendwelchen Anstoß zu erregen. Von zwei sehr intelligenten, verheirateten Patienten wurde berichtet, daß die pädophile Triebrichtung völlig gehemmt sei, während mit der verständigen jungen Ehefrau, die auch eingehend über die Wirkung des Medikaments aufgeklärt wurde, der Coitus bis zum Orgasmus durchzuführen sei.

Gegenüber der bisher in vielen Fällen geübten Therapie — Kastration oder Behandlung mit hohen Oestrogenmengen — hat die Antiandrogentherapie erhebliche Vorteile: 10—14 Tage nach Absetzen der Steroidzufuhr ist die Hemmung der Sexualität reversibel, wie wir in 3 Fällen bei Behandlungsunterbrechungen feststellen konnten. Die Irreversibilität, die der chirurgischen Kastration anhaftet, aber auch das Verstümmelungsgefühl mit den daraus resultierenden Minderwertigkeitskomplexen können ausgeschaltet werden. Im Vergleich zur hochdosierten Oestrogentherapie fehlt der Antiandrogenbehandlung die feminisierende Nebenwirkung, bei der die oft erhebliche Gynäkomastie besonders störend im Vordergrund steht. Ob evtl. die temporäre Hemmung von Libido und Potenz nach einer entsprechend langen Behandlungszeit durch eine psychische Umgewöhnung auch nach Absetzen der Medikation zur Normalisierung der Sexualität führen kann, wird zu überprüfen sein.

Periodische Kontrollen der Ausscheidung der 17-Ketosteroide, der 17-ketogenen Steroide und der Gesamtoestrogene (kompletter Aufarbeitungsgang nach Ittrich) ergaben keine signifikanten Abweichungen von den vor Therapiebeginn ermittelten Werten. Die Ausscheidung der Gesamtgonadotropine, des ICSH und des FSH wird vermindert, doch sind selbst nach mehreren Monaten der Behandlung noch Werte im mittleren Normbereich nachweisbar. Die Werte sind von Fall zu Fall different, wie die beiden folgenden Tabellen zeigen.

Tabelle 1. *Kuh. 38 J.; ab 12. 5. 1966 täglich 100 mg Cyproteronacetat*

Datum	17-Keto-steroide mg/24 Std	17-Ketogene Steroide mg/24 Std	Oestrogene µg/24 Std	ICSH HCG-Äquivalent- E/24 Std	Gesamtgonadotropine II. Inertnat. Ref. Prep-HMG IE/24 Std
10. 1.	18,5	10,5		5	<1,5
9. 5.	20,3	25,1	27,4	<3	1,5
12. 5.	20,6	20,7	37,5	4	1,5
20. 5.	25,6	73,4	41,9	9	<2,5
26. 5.	16,8	16,8	34,5	4	3,5
2. 6.	16,8	23,9	24,2	5	2,5
16. 6.	13,9	18,2	21,0	<2,5	<1,5
30. 6.	30,8	71,7	30,0	5	5,5
14. 7.	12,6	19,6	19,5	5	3,5
28. 7.	9,4	9,9	20,5	30	7,5
11. 8.	9,4	5,0	29,5	<4	2,5
26. 9.	16,9	10,7	24,6	<5	1,5
25. 11.	17,3	5,7	29,5	<1,5	1,5
31. 1.	9,4	5,3	13,1	<1,5	<1,5

Tabelle 2. *Mar., 16 J.; ab 10. 6. 1966 täglich 100 mg Cyproteronacetat*

Datum	17-Keto-steroide mg/24 Std	17-ketogene Steroide mg/24 Std	„Cortisol" µg/24 Std	Oestro-gene µg/24 Std	ICSH HCG-Äquivalent E/24 Std	Gesamtgonadotro-pine II. Ref. Prep. HMG IE/24 Std
7. 6.	8,5	15,0	186	17.2	16	19
8. 6.	10,3	20,1	133			
10. 6.	12,9	17,2	325	31,2	20	5
16. 6.	6,5	12,5	535	15,2	9	5
24. 6.	7,8	6,2	642	14,7	12	18
1. 7.	12,1	12,7	1049	18,8	7	3
8. 7.	12,2	9,3	1341	22,5	5	12,5
26. 7.	15,8	20,9	2013	22,0	7	11
8. 8.	15,7	23,9	1597	35,4	7	16
22. 8.	4,8	8,9	529	17,1	<4	9
19. 9.	17,8	23,9	886	20,6	6	7,5
17. 10.	7,1	13,9	220	12,7	3	6
21. 11.	16,4	19,3	726	27,1	<2	7,5
9. 1.	12,1	6,7	436	25,9	2	10
20. 2.	13,6	8,8	1165	20,0	<2,5	<2,5

Bei unserem 16 jährigen behandelten Patienten wurde in erster Linie ICSH vermindert, während die Gesamtgonadotropinausscheidung wesentlich weniger vermindert wurde.

Von Bedeutung für die ambulante Behandlung ist die Tatsache, daß sich die Einnahme des Medikaments im gewissen Umfang überprüfen läßt. Untersuchungen mit der Reinsubstanz ergaben, daß sie mit Methylenchlorid extrahierbar ist und zusammen mit Cortisol, Methode nach MATTINGLY, fluorimetrisch nachgewiesen werden kann. Zu niedrige gemessene Extinktionen weisen auf eine unterlassene Medikamenteneinnahme hin; der Wert vom 17. 10. 1966 in der Tab. 2 war von einer erneuten Straftat des jugendlichen Exhibitionisten begleitet, die auch aktenkundig wurde.

Therapieversuche mit freiem Cyproteron nach Absetzen von Cyproteronacetat wurden begonnen. Definitive Ergebnisse liegen noch nicht vor, doch scheint mit 150 mg pro Tag ein ähnlicher Effekt zu erzielen zu sein wie mit 100 mg Cyproteronacetat (was allerdings inzwischen nicht bestätigt werden konnte; 150 mg freies Cyproteron pro Tag reichen nicht aus).

Mit 100 mg Cyproteronacetat per os pro Tag gab es bisher keine Therapieversager. (Inzwischen kennen wir insgesamt vier Fälle, bei denen zur Erzielung eines ausreichenden Effekts 200 mg pro Tag benötigt werden, während ein anderer mit 50 mg pro Tag oder 100 mg alle zwei Tage auskommt.) Die Ermittlung der optimalen Minimaldosis wird noch einige Zeit beanspruchen. Es ist auch zu hoffen, daß in absehbarer Zeit ein injizierbares Depot-Präparat zur Verfügung stehen wird, das für die Bewährungshilfe von Sexualdelinquenten unter ärztlicher Kontrolle neue Aspekte aufzeigt und an dem insbesondere der Strafvollzug bzw. die Justizbehörden ganz allgemein sehr interessiert sind. In vielen Fällen wird eine rechtzeitige Behandlung vor der Straftat bewahren, wenn der mit der Therapie vertraute Arzt vertrauensvoll konsultiert wird.

Literatur

HOHLWEG, W.: Dtsch. Gesundh.-Wes. **6**, 1028 (1951).
—, u. K. JUNKMANN: Klin. Wschr. **8**, 321 (1932).
NEUMANN, F., and E. ELGER: IInd Symposium on steroid hormones. Androgens in normal and pathological conditions. Gent, 17.—19. 6. 1965.
— — Acta endocr. (Kbh.), Suppl. **100**, 174 (1965).
— — R. VON BERSWORDT-WALLRABE u. M. KRAMER: Naunyn-Schmiedebergs Arch.-Pharmak. exp. Path. **255**, 221—235 (1966).

Aus dem Hauptlaboratorium der Schering AG, Berlin West

Die Abdominal-Drüse des mongolischen Gerbils als Modell zur Untersuchung endokriner Einflüsse auf die Talgdrüsenfunktion

Von

W. ELGER, H. STEINBECK und F. NEUMANN

Der trophische Einfluß von Androgenen auf die Talgdrüsen ist in zahlreichen Experimenten am Menschen und bei Tieren nachgewiesen worden [1, 2]. In früheren Experimenten an Mäusen [3] konnten wir zeigen, daß Antiandrogene (1,2 α-Methylen-6-chlor-$\Delta^{4,6}$pregnadien-17 α-ol-3,20-dion-17 α-acetat = Cyproteronacetat)[1] die Testosteronwirkung an Talgdrüsen dosisabhängig aufheben. In unseren Experimenten war das Cyproteronacetat nicht nur gegen endogenes, sondern auch gegen exogenes Testosteron stark wirksam. Vergleichbare Resultate lassen sich durch Verabfolgung von Oestrogenen oder Gestagenen nicht erzielen [4].

Die quantitative Auswertung der Talgdrüsengröße realisierten wir bei Mäusen durch ein arbeitsintensives Verfahren, indem wir die Drüsenmasse in einem histologischen Schnitt definierter Länge (1 cm) aus der Zahl der angeschnittenen Alveolen, der durchschnittlichen Zellzahl pro Alveole und dem mittleren Zelldurchmesser berechneten (s. Tab. 1).

Tabelle 1. *Beeinflussung der Talgdrüsen bei männlichen Mäusen*

Versuchsdauer	Gruppen	Drüsenvolumen in % der Kontrollen
4 Wochen, Behandlung jeden 2. Tag	1. Intakt (Kontrolle)	100
	2. Intakt 1 mg Cypac* i.m.	18,8
	3. Kastriert, 0,5 mg TP**	391
	4. Kastriert, 0,5 mg TP + 1 mg Cypac	75

* Cyproteronacetat.   ** Testosteronpropionat.

Geeigneter als die Talgdrüsen der Maus (weil einfacher) zur Untersuchung der Talgdrüsenfunktion ist die sog. Abdominaldrüse des mongolischen Gerbil (Meriones unguiculatus) [4]. Diese Drüse ist ein scharf begrenzter Hautbezirk im unteren Drittel des Abdomens. Sie besteht aus 200—300 tubulo-alveolären Einzeldrüsen. Bei männlichen Tieren entwickelt sich der Drüsenkomplex im Alter von 8—12 Wochen durch eine mächtige Hypertrophie bestimmter Talgdrüsen, die von Haar-

---

[1] Diese Verbindung wurde von Dr. R. WIECHERT, Schering AG, Berlin, synthetisiert.

follikeln ausgehen. Bei weiblichen Tieren setzt die Entwicklung der Drüse später ein und bleibt zeitlebens in der Größe hinter der männlicher Individuen weit zurück.

In unseren Experimenten mit Cyproteronacetat benutzten wir intakte und kastrierte männliche und weibliche Tiere. Bei Versuchsende wurden die Tiere getötet, die Drüse präpariert und gewogen. Nach Fixierung, Einbettung und histologischer Aufarbeitung wurde zusätzlich eine planimetrische Bestimmung der Drüsenmasse in Sagittalschnitten durchgeführt. Dieses Verfahren ermöglicht eine Korrektur des Fehlers, der durch mitgewogenes Binde- und Fettgewebe entsteht. Besonders im Zustand der Atrophie der Drüse werden gravimetrisch relativ zu hohe Drüsengewichte ermittelt.

Tabelle 2 gibt die Drüsengewichte (pro 100 g KG) und die planimetrischen Werte (mm²/100 g KG) unter normalen und experimentellen Verhältnissen (Kastration, Androgen-, Antiandrogenapplikation, simultane Applikation von Androgenen und Antiandrogenen) bei beiden Geschlechtern wieder. Der atrophisierende Effekt des Cyproteronacetats an der Abdominaldrüse wird besonders deutlich bei intakten männlichen Tieren und androgen-stimulierten männlichen und weiblichen Kastraten. Bemerkenswerterweise ist die Größe der Abdominaldrüse unter der Einwirkung von Cyproteronacetat auch bei intakten weiblichen Tieren reduziert.

Tabelle 2. *Beeinflussung der Talgdrüsen beim mongolischen Gerbil*

| | | Abdominaldrüse | |
| | | gravimetrisch | planimetrisch (Sagittalschnitt) |
Versuchsdauer	Gruppen	$(mg/100 \text{ g KG} \pm s_{\bar{x}})$	$(mm^2/100 \text{ g KG} \pm s_{\bar{x}})$
männlich			
Gruppe 1—3	1. Intakt (Kontrolle)	166,2 ±10,5	7,6 ±0,54
3 Wochen	2. Intakt 5 mg/d Cypac[1]	85,3 ± 7,5	3,2 ±0,50
	3. Kastriert	62,8 ± 7,0	1,4 ±0,05
Gruppe 4 + 5	4. Kastriert 0,1 mg/d TP[2]	202,4 ± 7,8	10,9 ±0,45
2 Wochen	5. Kastriert 0,1 mg TP + 1,5 mg/d Cypac	110,6 ± 9,4	5,8 ±0,57
weiblich			
Gruppe 6—8	6. Intakt (Kontrolle)	65,6 ± 8,33	2,7 ±1,14
3 Wochen	7. Intakt 5 mg/d Cypac[1]	47,3 ± 6,1	0,84 ±0,09
	8. Kastriert	50,8 ± 5,6	0,98 ±0,2
Gruppe 9 + 10	9. Kastriert, 0,1 mg/d TP[2]	118,8 ± 7,6	5,7 ±0,68
2 Wochen	10. Kastriert, 0,1 mg/TP + 1,5 mg/d Cypac	42,9 ± 3,9	1,5 ±0,2

[1] Cyproteronacetat.　[2] Testosteronpropionat.

Literatur

1. STRAUSS, J. S., and P. E. POCHI: Rec. Progr. Hormone Res. **19**, 385 (1963).
2. EBLING, F. J.: J. Endocr. **15**, 297 (1957).
3. NEUMANN, F., u. W. ELGER: J. invest. Derm. **46**, 561 (1966).
4. GLENN, E. M., and J. GRAY: Endocrinology **76**, 1115 (1965).

Aus der Klinisch-Chemischen Abteilung (Prof. Dr. K. D. Voigt) der II. Medizinischen Universitäts- und Poliklinik (Direktor Prof. Dr. A. Jores, Hamburg-Eppendorf)

Stoffwechsel von Testosteron und Epitestosteron bei der Perfusion isolierter Hundelebern

Von

P. Burchardt, J. Tamm und K. D. Voigt

Mit 1 Abbildung

Der Stoffwechsel des Testosterons und seiner Metaboliten hat in letzter Zeit großes Interesse gefunden. Aus diesem Gebiet möchte ich die Interkonversion von Testosteron und Epitestosteron herausgreifen, weil die klinische und physiologische Bedeutung des letztgenannten Steroids vermehrt Gegenstand der Diskussion geworden ist. So fand man bei Zufuhr großer Mengen dieser Steroide immer eine geringgradige Interkonversion [1, 2, 3]. Demgegenüber konnten andere Autoren, die physiologische Mengen markierten Testosterons oder Epitestosterons verabfolgten, im Urin keine Interkonversion nachweisen [4, 5, 6]. Es lag daher nahe, dieser Frage erneut nachzugehen. In meinen heutigen Ausführungen möchte ich auf die ersten Befunde eingehen, die wir nach der Perfusion unphysiologisch hoher Dosen Testosteron und Epitestosteron bei isolierten Hundelebern gefunden haben.

Material und Methodik

Vereinfacht dargestellt war unser methodisches Vorgehen wie folgt:

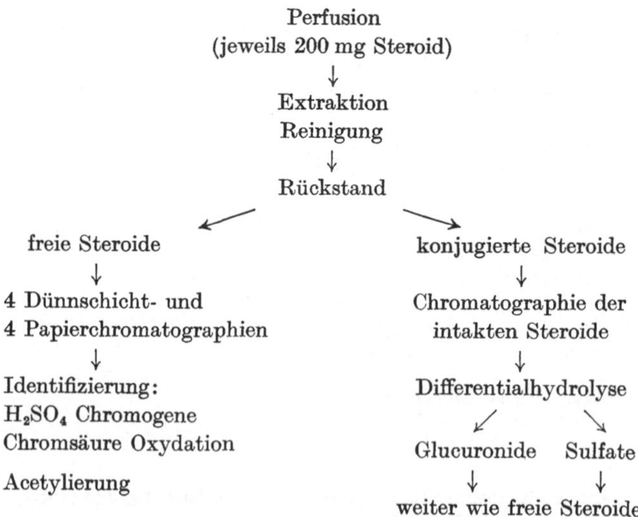

Jeweils zwei männliche Hunde wurden für die Experimente hepatektomiert. Die Lebern wurden in einem geeigneten System mit einem oxygenisierten menschlichen Erythrocyten-, Glucose- und Rheomacrodex-Gemisch eine Stunde perfundiert. Der jeweils 2,5 l betragenden Perfusatmenge wurden pro Versuch 200 mg Testosteron bzw. 200 mg Epitestosteron zugesetzt. 15, 30, 45 und 60 min nach Versuchsbeginn wurden Probemengen entnommen und der chemischen Aufarbeitung zugeführt.

Die Extraktion der Steroide, ihre chromatographische Isolierung und Identifizierung kann ich nur kurz streifen. Wir bedienten uns einer Äthylacetat-Butanolextraktion. Nach Reinigung des Konzentrates wurden für die Isolierung verschiedene dünnschicht- und papierchromatographische Systeme eingesetzt. In einem Chloroform/Acetongemisch gelingt eine saubere Abtrennung des Testosteron und des Epitestosteron vom Androstendion. Die endgültige Identifizierung des Androstendions erfolgte in drei weiteren Chromatographiesystemen und durch Darstellung der Schwefelsäurechromogene. Für die Trennung von Testosteron und Epitestosteron empfiehlt sich die Benutzung eines Bush-B$_3$-Systems mit langen Streifen und eine anschließende Überlaufchromatographie (Propylenglykol/Hexan). Zur Identifizierung dieser beiden Steroide wurde neben den Schwefelsäurechromogenen die Chromsäureoxydation und die Acetylierung verwandt. Ihre Quantifizierung erfolgte nach dem letzten Chromatogramm mittels INH- und Zimmermannreaktion.

Ergebnisse und Diskussion

Die Ergebnisse sind in Tab. 1 dargestellt. Aus Zeitgründen können nur die wichtigsten, nicht konjugierten Metaboliten berücksichtigt werden. Wie zu erkennen, finden sich bei der Perfusion mit Testosteron eindeutig höhere Werte dieses Steroids wieder als nach Perfusion mit Epitestosteron. Bemerkenswert ist weiterhin, daß eine Interkonversion von Testosteron zu Epitestosteron in nur sehr geringem Ausmaß abläuft. Umgekehrt werden nach Epitestosteronbelastung sehr schnell deutliche Mengen an Testosteron nachweisbar. Auch unter diesen Bedingungen nimmt die Menge an Testosteron im Perfusat kontinuierlich ab. Der dritte erwähnenswerte Befund ist das Verhalten des Androstendions. Wie die Ergebnisse zeigen, wird nach Testosteronbelastung mehr Androstendion gefunden als nach Belastung mit Epitestosteron. In beiden Fällen findet sich eine Abnahme dieses Stoffwechselproduktes im Verlauf der Perfusion.

Bei Umrechnung der gefundenen Steroidmengen auf das gesamte Perfusat ergibt sich eine Wiederfindung, die im Bereich von nur 2—3% liegt. Diese Daten

Tabelle 1

μg/100 ml Perfusat

Belastung	Steroid[1]	15 min	30 min	45 min
Testosteron	Testosteron	1340	340	485
(200 mg/Hund)	Epitestosteron	Spuren <2,0	<2,0	<2,0
	Androstendion	37	9	9
Epitestosteron	Testosteron	84	65	29
(200 mg/Hund)	Epitestosteron	85	83	80
	Androstendion	4	4	2

[1] Aufgeführt sind nur die wichtigsten nicht konjugierten Metabolite.

sprechen für eine hohe hepatische Extraktion des Testosterons und des Epitestosterons, wie sie auch für andere Steroide bekannt ist. Der Versuch, die Stoffwechsel-
ergebnisse in ein übergeordnetes Schema einzutragen, muß vor allen Dingen zwei
Befunde berücksichtigen: Es findet sich nach Testosteronbelastung weniger Epitestosteron und mehr Androstendion als nach Epitestosteronbelastung. Umgekehrt kommt es nach Gabe von Epitestosteron bei der Perfusion isolierter
Lebern sehr schnell zu einem deutlichen Anstieg des Testosteronspiegels. Die
Analyse der Testosteronbelastung könnte den Schluß nahe legen, daß eine Interkonversion nicht erfolgt. Der Anstieg des Androstendions wäre in dieser Sicht zu
erwarten, da diesem Produkt eine Schlüsselstellung beim Testosteronabbau zu-

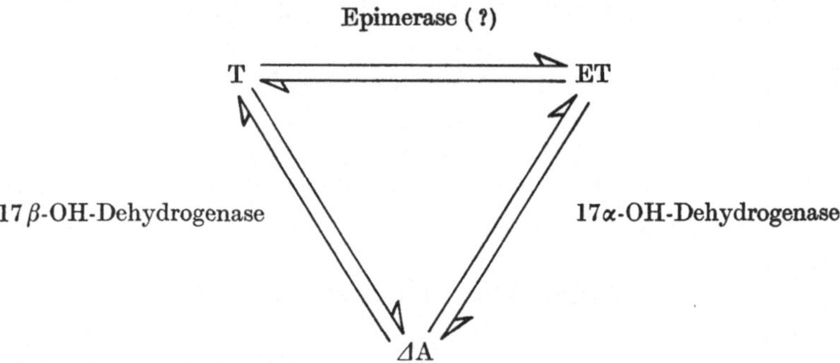

Abb. 1. Hundeleberperfusion mit Testosteron oder Epitestosteron

kommt. Die alleinige Betrachtung der Befunde nach Epitestosteronbelastung
spräche demgegenüber für eine Interkonversion. Die vergleichsweise tiefen Gehalte
an Androstendion können zwanglos dadurch erklärt werden, daß dieses Steroid
als Zwischenprodukt bei der Interkonversion nach seiner Bildung sofort wieder
hydriert wird. Faßt man beide Belastungsergebnisse zusammen, so bietet sich eine
andere und wie wir meinen bessere Erklärung.

Der Abb. 1 liegt die Annahme zugrunde, daß der Übergang von Testosteron
zu Epitestosteron und vice versa nicht nur über eine zwischengeschaltete Oxydation zum Androstendion verläuft, sondern eine direkte sterische Umorientierung
am Kohlenstoffatom 17 möglich ist. Diesen Mechanismus haben wir mit der
tentativen Bezeichnung „Epimerase" ausgestattet [3]. Es ist uns klar, daß dieser
Weg chemisch ein aktiviertes Zwischenprodukt etwa einen C_{17}-Ester voraussetzt.
Dann ist folgende Hypothese erlaubt: Hinsichtlich der Interkonversion von
Testosteron und Epitestosteron konkurrieren zwei Mechanismen. Der eine führt
über die 17-ol-Dehydrogenase zum Androstendion. Das gebildete Androstendion
kann nun entweder weiter abgebaut oder rückläufig zum Testosteron bzw. Epitestosteron reduziert werden. Aus unseren Ergebnissen ist abzulesen, daß eine
17 α-ol-Dehydrogenase, wenn überhaupt, nur in sehr geringen Aktivitäten vorliegt.
In Übereinstimmung mit dieser Auffassung entsteht nach Belastung mit Epitestosteron nur wenig Androstendion, nach Belastung mit Testosteron nur wenig
Epitestosteron. Vorausgesetzt, diese Auffassung wäre richtig, dann gewinnt das
Epitestosteron keinen Anschluß an den Metabolismus der C_{19}-11-Desoxysteroide
via Androstendion. Dieser Übergang ist nur möglich, und das wäre der zweite

Mechanismus, wenn man eine intermediäre Aktivierung der 17 α-Hydroxylgruppe annimmt. Auf diesem Wege könnte die 17 α-Hydroxy- in eine 17 β-Hydroxygruppe überführt werden. Die Ergebnisse der bisher vorliegenden Daten über Sekretions- und Produktionsraten [6] von Testosteron oder Epitestosteron beim Menschen werden verständlich. Dafür sei abschließend als Beispiel die Produktionsrate des Epitestosterons genannt, die 3% der des Testosterons beträgt, während die Ausscheidungen im Urin sich nur um $^1/_3$ voneinander unterscheiden. Die Erklärung dieser Differenz bietet keine Schwierigkeit, wenn man den oben genannten erschwerten Katabolismus des Epitestosterons berücksichtigt.

Literatur

1. BROOKS, R. V., and G. GIULIANI: Steroids 4, 101 (1964).
2. DE NICOLA, A. F., R. I. DORFMANN, and E. FORCHIELLI: Steroids 7, 391 (1966).
3. TAMM, J., U. VOLKWEIN, and Z. STARCEVIC: Steroids 8, 659 (1966).
4. KORENMANN, S. G., H. WILSON, and M. B. LIPSETT: J. biol. Chem. 239, 1004 (1964).
5. LORIAUX, D. L., J. R. LEHMANN, R. H. KAUFMANN, and M. W. NOALL: Steroids 8, 377 (1966).
6. WILSON, H., and M. B. LIPSETT: J. clin. Endocr. 26, 902 (1966).

Department of Growth and Development Institute of Child Health, University of London
London, W. C. 1.

Separation and Estimation of Testosterone
and Epi-testosterone present in the Urine
of Developing pre-pubertal Children

By

D. GUPTA

Testosterone excretion is low in boys before puberty and similar to the level seen in both girls and women. Recently VERMULEN, 1966, has shown there is a marked rise occured in boys at puberty as expected. It would have been nice if we could list the physical changes at adolescence and describe the hormonal cause of each. But unfortunately our knowledge is very limited and we are not sure whether this sudden rise in testosterone takes place before the pubertal spurt or occurs simultaneously.

In our series of longitudinal study on the excretion patterns of steroid hormones and their metabolites by pre-pubertal children (GUPTA, 1965; TANNER and GUPTA, in press) we are trying to examine the relationship between these steroid hormones and physical growth spurt in the individuals. Out of this one thing is slowly emerging that possibly there exists a sex difference in the excretion of 11-deoxy-17-oxosteroids at the same degree of skeletal development. Judged on the basis it seems that the male adrenal probably is secreting higher quantities of androgens than the female even well before puberty. At this stage we decided to look into the excretion pattern of the most potent androgen testosterone and its biologically inert partner epitestosterone present in the urine of developing pre-pubertal children.

SCHUBERT and WEHRBERGER, 1960, isolated testosterons from a large number of pooled urine specimens from normal men. KORENMAN, WILSON and LIPSETT, 1963, first described the presence of epi-testosterone in normal human urine. Since then several methods have been described for the estimation of testosterone and epi-testosterone in urine. Many of these methods involve numerous or complicated chromatographic separations. In addition quite a few procedures estimate testosterone in combination with epi-testosterone thus giving a spuriously high value for testosterone. So for the separate estimations of testosterone and epi-testosterone in human urine, especially in the paediatric age group we found further improvements in methods are desirable. Moreover, we wanted to couple the new method with our extensive general method for the isolation and estimation of other steroids (GUPTA, 1965; GUPTA and TANNER, 1965). We take 24-hr urine specimen, concentrate it with Sephadex G-50 coarse and extract the steroid conjugates as has been described earlier (GUPTA and GOODWIN, 1966). The extract is hydrolysed with limpet β-glucuronidase and the subsequently free steroid glucuronides are spotted on 3 MM paper and run in a modified Bush B-3 system (L.P. : Benz : MeOH : H_2O = 50 : 50 : 60 : 40). The steroids are grouped into four major fractions according to their polarities on the paper chromatograms. Fraction I which contains testosterone, epi-testosterone as well as the 11-deoxy-17-oxo-steroids is cut into 1 cm square pieces and eluted by standing overnight with 25 ml of absolute ethanol. Aliquot of this eluate is evaporated to dryness and then spotted on a 3 cm wide track of a No. 2 Whatman paper. This paper is run on a modified Bush A system (L.P. : MeOH : H_2O = 100 : 80 : 20).

Testosterone and epi-testosterone are separated from each other as well as from other 11-deoxy-17-oxosteroids. Upto this stage the procedure is virtually identical with our general analytical procedures (GUPTA, 1965).

The portions containing testosterone and epi-testosterone are separately eluted with 3 ml absolute ethanol standing overnight. Aliquots from testosterone and epi-testosterone eluates are evaporated to dryness under nitrogen and spotted on a 20 × 20 cm thin-layer chromatograph coated with silica gel (Merck S) and run in the solvent system of benzene : ethyl acetate (3 : 2). At this stage all the impurities and pigments are excluded. Areas containing testosterone and epi-testosterone are eluted with methanol : methylene chloride (1 : 9) in C-10 semi-micro Exelo tubes through sintered glass micro-funnels. The tubes are evaporated to dryness and the colour is developed with a ceric sulphate-ammonium ferric sulphate-sulphuric acid reagent, according to the method of GUPTA and McCAFFERTY, 1966. The developed colour is quantitated against the same given by 10 μg of authentic testosterone. In this reaction (GUPTA and McCAFFERTY, 1966) epi-testosterone gives 66% chromogenicity in comparison to the same given by testosterone. For the urinary epi-testosterone we, therefore, finally apply a colour correction.

Table 1. *Allen corrected results of the chromogenicity given by testosterone at different concentrations*

Testosterone (μg)	Allen corrected results (average of 10)	S. D. $\pm$	Allen corrected results (per μg per ml)
1.0	0.038	0.009	0.026
2.5	0.105	0.012	0.028
5.0	0.212	0.028	0.028
7.5	0.312	0.039	0.027
10.0	0.403	0.028	0.027
12.5	0.500	0.034	0.027
15.0	0.594	0.023	0.027

This table (Table 1) shows the reproducibility of the reaction procedures where equal samples of testosterone were measured in 10 successive assays. The last column demonstrates the reproducibility of the Allen-corrected values at different concentration levels of testosterone when calculated per μg per μl. Corrected optical densities by the present procedure obeyed Beer's Law closely between 1 μg and 15 μg when semi-microcells are used. By using smaller volumes of reagents in micro cells the sensitivity can be further increased and 0.3 µg of testosterone can be satisfactorily assayed.

The recovery of 10 µg of unlabeled testosterone glucuronide added to water in 10 assays is 62% with a range of 54 to 73%. The specificity of the method was checked with a pooled adult male urine specimens by oxidation, acetylation, formylation, u-v absorption, fluorescence in conc. sulphuric acid. For practicability it has been found that eight determinations after 3 MM paper chromatographic separation can be performed by a single technician in 3 working days.

Table 2. *Excretion of testosterone and epi-testosterone by pre-pubertal children*

Number	Sex	Chron. age	Andro + Aetio (mg/24 hr)	Testo. (µg/24 hr)	Epi-Testo. (µg/24 hr)	Sk. age (yrs) (T. W.)
D 208	M	8	0.20	4	3	8.7
C 128	M	9	0.42	5	4	10.4
		11	0.62	8	4	12.2
C 129	M	11	0.61	6	3	11.7
A 7	M	12	0.74	9	4	12.35
A 28	M	12	1.49	11	5	12.5
C 104	M	10	0.36	7	2	11.3
D 222	M	8	0.15	0	3	7.6
D 171	M	8	0.85	10	3	11.25
C 116	F	9	0.30	4	3	7.85
C 126	F	11	0.73	5	5	10.25
D 212	F	8	0.68	5	4	10.2
B 99	F	10	0.62	0	3	9.55
D 215	F	8	0.39	0	4	8.2
C 152	F	9	0.17	2	5	10.15
A 26	F	12	0.87	4	3	11.2

In Table 2 we have put down the total of the two major 11-deoxy-17-oxo-steroids to compare. In one case the same child has been measured twice at two different chronological ages. We have also put down the skeletal ages (Tanner-Whitehouse scale) of the children as out previous data with other steroids show that as usual equating children from chronological age leads to difficulties in interpreting results.

There is great variation between individual boys for testosterone excretion, as one might expect. Two 8 yr-old boys (one has skeletal age 7.6 yrs and the other 11.25) have excretion values for testosterone as 0 and 10 µg respectively. Within this very limited sample it can be seen that on average higher excretors have higher skeletal maturation and the 12-yr-old boy who is the highest excretor is also skeletally more advanced. The girls on the other hand are more or less steady excretors. The girl with higher age skeletal does not differ very much from a lower skeletal age girl in the excretion of testosterone.

For epi-testosterone the situation is slightly different. All the children irrespective of their sexes have consistent excretion. There is no marked difference with skeletal age either. For the metabolism of epi-testosterone nothing very much is known at the present time. There are confusing reports on the inter-conversion of testosterone and epi-testosterone, but WILSON and LIPSETT, 1966,

have shown that epi-testosterone does not come from testosterone. They have also
shown that though the production rate of epi-testosterone is 3 % of that of testosterone, its excretion rate is about 33 % of that of testosterone in human adult male.

Our future programme includes the particular aspects which are peculiar to
longitudinal samples:

a) Relationship of the growth spurt in an adolescent child with sudden increase
in testosterone level,

b) the consistency of an individual's excretion of testosterone, epi-testosterone
and their patterns, and

c) the relationship between an increase in excretion and other events in the
child's growth, such as maturation of skeleton.

I wish to thank Professor J. M. TANNER for his critical encouragement and
Mr. E. TREZISE for skillful assistance.

References

GUPTA, D.: Thesis, London University 1965.
—, and J. GOODWIN: Steroids 8, 195 (1966).
—, and E. McCAFFERTY: Steroids 8, 451 (1966).
—, and J. M. TANNER: Biochem. J. 96, 25 (1965).
KORENMAN, S. G., H. WILSON, and M. B. LIPSETT: J. clin. Invest. 42, 1753 (1963).
SCHUBERT, K., and K. WEHRBERGER: Naturwissenschaften 47, 281 (1960).
TANNER, J. M., and D. GUPTA: (In press).
VERMULEN, A.: In: Androgens in normal and pathological conditions. Ed. by VERMULEN, A.,
    and D. EXLEY. Excarpta Med. Found. 1966.
WILSON, H., and M. B. LIPSETT: J. clin. Endocr. 26, 902 (1966).

Aus der I. Medizinischen Klinik der Universität München
(Direktor: Prof. Dr. H. SCHWIEGK)

Abbau, Verteilung und Ausscheidung von 4-^{14}C-Testosteron nach beidseitiger Nephrektomie

Von

L. RAITH, R. MÜLLER und H. J. KARL

Mit 2 Abbildungen

Der größte Teil aller Metaboliten der von Ovar, Testes und Nebenniere sezernierten Steroide wird beim Menschen durch die Niere eliminiert. Da die glomeruläre und tubuläre Funktion nach den Untersuchungen von WEST [1] und SANDBERG [2] sowohl den Abbau als auch die Ausscheidung von Steroidhormonen beeinflußt haben wir untersucht wie bei Patienten, die wegen einer chronischen Nierenerkrankung beidseitig nephrektomiert waren, Testosteron, das biologisch aktivste Androgen abgebaut und verteilt wird. Außerdem versuchten wir zu klären, wie beim Fehlen beider Nieren die Metaboliten von Testosteron eliminiert werden.

Versuchspersonen

Die Untersuchungen wurden bei 2 Männern (34 u. 26 Jahre alt) durchgeführt die wegen einer chronischen Pyelonephritis doppelseitig nephrektomiert waren und bei denen eine Nierentransplantation vorgesehen war. Am Tag der Injektion des radioaktiven Steroids hatten beide Patienten einen Harnstoff N unter 80 mg-%; Serumelektrolyte und Wasserhaushalt waren ausgeglichen, die Leberfunktion nicht gestört.

Methodik

Reinsubstanz und Injektion des radioaktiven Steroids: 4 μC 4-^{14}-C-Testosteron (New England Nuclear Corporation; spezifische Aktivität 58 mC/mmol; Reinheit, papierchromatographisch geprüft über 95%) gelöst in 1 ml Äthanol wurde mit 20 ml physiologischer Natriumchlorid-lösung verdünnt den Probanden in 5 min i. v. injiziert. Zu den in den Abb. 1 und 2 angegebenen Zeitpunkten wurden jeweils 10 ml Blut entnommen. Zeitpunkt $t_0 = 2^1/_2$ min nach Beginn der Injektion.

Isolierung von freiem ^{14}C-Testosteron aus Plasma: 3 ml Plasma wurden jeweils mit 12 ml Wasser verdünnt und 2mal mit je 50 ml Chloroform extrahiert; die vereinigten Chloroform-extrakte wurden mit Natriumsulfat getrocknet, eingeengt und in ein Meßgläschen übertragen.

Glucuronidfraktion des Plasmas: Nach Extraktion des „freien" Testosteron wurden 10 ml der wäßrigen Phase 3mal mit je 50 ml absolutem Äthylalkohol geschüttelt. Die alkoholische Phase wurde nach hochtourigem Zentrifugieren dekantiert und zur Trockne eingeengt. Nach Zugabe von 20 ml Wasser Hydrolyse mit 20000 Fishman Einheiten β-Glucuronidase (Keto-dase) 24 Std bei pH 4,6 und 47° C. Anschließend zweimalige Extraktion mit je 100 ml Chloro-form, Trocknen des Extrakts mit Natriumsulfat und Übertrag in ein Meßgläschen.

Isolierung einzelner Metaboliten von ^{14}C-Testosteron aus Plasma: Zur Isolierung von Testo-steronmetaboliten aus Plasma wurden einzelne Extrakte in den Systemen Bush A und LT 21/85 [3] absteigend in üblicher Weise auf Whatman-Papier Nr. 1 chromatographiert.

¹⁴C-Aktivität in den Faeces: Die ¹⁴C-Aktivität in den Faeces wurde nach den Angaben von SANDBERG und SLAUNWHITE [2] bestimmt. Nach Homogenisieren des in jeweils 24 Std ausgeschiedenen Stuhls mit einem Ultraturrax wurde 1% der Stuhlmenge 3mal mit je 100 ml Äthylalkohol extrahiert. Der Trockenrückstand der vereinigten Alkoholextrakte wurde in 100 ml Wasser gelöst und mit β-Glucuronidase (50000 Fishman E. pH 4,6; 47° C; 24 Std) hydrolysiert. Extraktion mit 2mal 200 ml Chloroform.

Messung der Radioaktivität: Zum Trockenrückstand der Proben wurden 1 ml Äthanol und 10 ml Scintillatorflüssigkeit (4,0 g PPO und 0,1 g POPOP in 1000 ml Toluol) gegeben. Zählung der Impulse in üblicher Weise mit dem Tri Carb Flüssigkeitsscintillationszähler Packard 2004.

Korrektur des "quenching" mit einem internen Standard.

Schwundrate und Verteilungsvolumen wurden nach den Angaben von KOBLET [4] berechnet.

Ergebnisse und Diskussion

Nach intravenöser Injektion von radioaktiv markiertem Testosteron kommt es bei den doppelseitig nephrektomierten Patienten wie bei Gesunden zu einem exponentiellen Abfall der Plasmakonzentration des freien Hormons (s. Abb. 1). Die Schwundrate ($\lessdot \beta$) des injizierten Steroids aus dem Plasma ist in verschiedenen Zeitabschnitten unterschiedlich. Nach den Untersuchungen und den theoretischen Ausführungen von TAIT u. Mitarb. [5] kann daraus auf eine Verteilung des radioaktiven Hormons in mindestens 3 Körperräume geschlossen werden. Die aus der Schwundrate im Zeitraum bis 20 min p.i. errechnete biologische Halbwertszeit des radioaktiven Testosteron liegt bei den Patienten ohne Nieren mit 7 und 6 min in derselben Größenordnung wie bei Gesunden und wie sie HORTER [6] bei einem

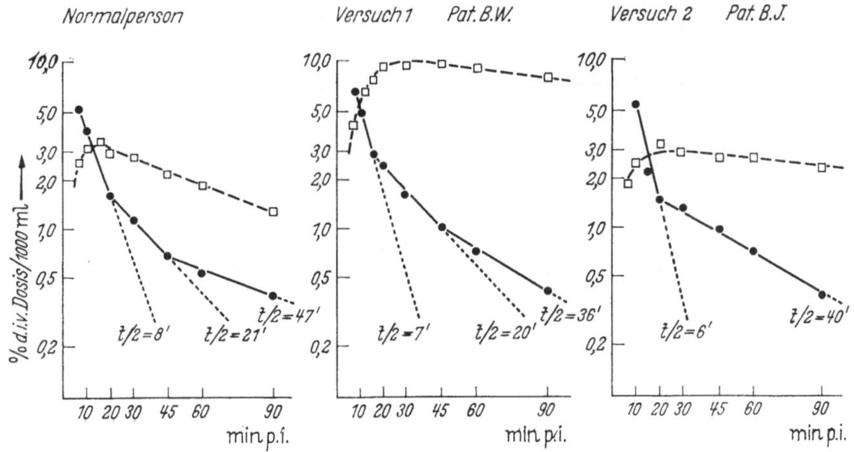

Abb. 1. Plasmakonzentration von freiem ¹⁴C-Testosteron und von radioaktiv markierten Testosteronglucuroniden in % der injizierten Dosis pro 1000 ml (●——● = freies ¹⁴C-Testosteron, □·······□ = Testosteronglucuronide)

größeren Kollektiv von Normalpersonen fand. Auch in der Zeit bis 90 min p.i. ist im Abfall der Plasmakonzentration des freien Hormons kein wesentlicher Unterschied zwischen Normalpersonen und doppelseitig nephrektomierten Patienten erkennbar. Daraus kann geschlossen werden, daß beim Menschen die Niere offenbar keinen Einfluß auf den Abbau von Testosteron hat.

9*

Die Plasmakonzentration des freien Steroids zur Zeit t_0 ist bei den Nephrektomierten im gleichen Bereich wie bei Normalpersonen (10—15% der i.v. Aktivität/1000 ml Plasma). Das errechnete fiktive Verteilungsvolumen für die Zeit bis 20 min p.i. betrug bei allen Untersuchten über 10% des Körpergewichts und lag somit in einer Größenordnung, die nach Koblet [4] die Annahme einer Verteilung des radioaktiven Hormons auch in den extravasalen Flüssigkeitsraum rechtfertigt.

Die Glucuronidfraktion im Plasma erreicht bei intakter Nierenfunktion nach etwa 20 min ein Maximum (s. Abb. 1). Sie fällt dann im Zeitraum bis 90 min p.i. mit einer Schwundrate von 20° relativ rasch ab. Bei den nephrektomierten Patienten erreicht die Konzentration der Glucuronide dagegen nach etwa 20 min ein Plateau mit ganz geringer Neigung ($\sphericalangle$ β bei Patient B.J. ~ 2° und bei Patient B. W. ~ 4°). Auffällig ist weiter, daß bei Patient B. J. die Glucuronidfraktion bis auf 10% der injizierten Dosis pro 1000 ml Plasma ansteigt, während bei Gesunden maximal 3,5% erreicht werden. Auch Sandberg und Slaunwhite [2] fanden bei 2 Patienten mit eingeschränkter Nierenfunktion eine wesentlich höhere Glucuronidfraktion als bei Patienten mit intakter Niere. Außerdem sind bei Gesunden 48 Std p.i. nur noch weniger als 0,3% der applizierten Aktivität pro 1000 ml Plasma nachweisbar; bei den Nephrektomierten liegt dagegen die Glucuronidfraktion zum selben Zeitpunkt mit 2% und 8% der injizierten Dosis (in 1000 ml Plasma) um beinahe eine Zehnerpotenz höher. Bei Patient B. W., bei dem wir den

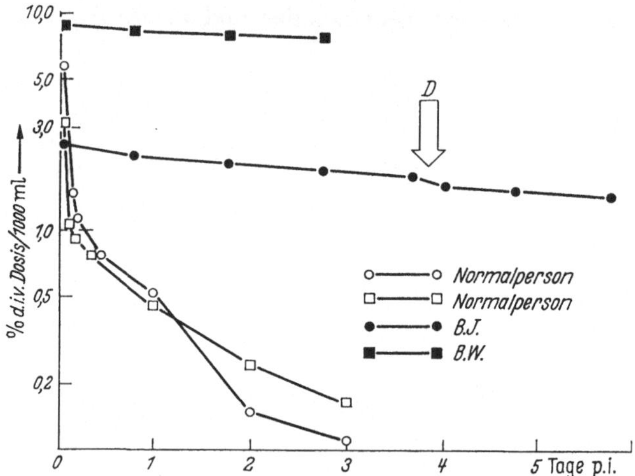

Abb. 2. Plasmakonzentration der radioaktiven Glucuronsäureester von ^{14}C-Testosteron in % der injizierten Dosis pro 1000 ml (D = Hämodialyse)

Abfall der Glucuronsäureester von Testosteron über insgesamt 7 Tage bestimmten, betrug am 3. Tag p.i., vor der Hämodialyse (s. Abb. 2), die Konzentration der radioaktiven Glucuronide noch etwa $^2/_3$ der maximalen Konzentration 20 min p.i.

Aus diesen Untersuchungen geht hervor, daß es bei den doppelseitig nephrektomierten Patienten zu einem starken Anstieg der mit Glucuronsäure veresterten Testosteronmetaboliten kommt.Welche Bedeutung diesen Metaboliten für die Regulation der Testosteronsekretion zukommt ist bisher nicht geklärt. Außerdem ist nicht nachgewiesen, daß sie biologisch völlig inaktiv sind.

Bei einzelnen Tieren, z. B. bei der Ratte, bei der Maus und beim Hund wird ein Großteil ($\sim$ 50%) des produzierten Teststeron in metabolisierter Form mit dem Stuhl ausgeschieden [7, 8, 9]. Auch beim Menschen werden Testosteronmetaboliten mit der Galle als aktive Sekretionsleistung der Leber in den Darm eliminiert; sie werden aber fast quantitativ wieder rückresorbiert (enterohepatischer Kreislauf der Testosteronmetaboliten) [2, 9, 10]. Bei Gesunden bei denen nach Injektion von radioaktivem Testosteron innerhalb von 4 Std über 50% und innerhalb von 3 Tagen über 92% der injizierten Aktivität im Urin nachweisbar sind, fand SANDBERG [2] in den Faeces im Mittel nur 6% (2−15%) der applizierten Dosis innerhalb der ersten 5 Tage p.i. Wir konnten bei 1 gesunden Probanden 2,3% der injizierten Aktivität innerhalb der ersten 4 Tage im Stuhl nachweisen, bei den doppelseitig nephrektomierten Patienten im gleichen Zeitraum 8,0% und 7,5%. Die Ausscheidung von Testosteronmetaboliten über den Darm scheint demnach auch beim Fehlen beider Nieren keine entscheidende Rolle zu spielen. − Auch bei der Hämodialyse diffundiert nur ein kleiner Teil der im Plasma zirkulierenden Glucuronide von Testosteron durch die semipermeable Membran der künstlichen Niere. Wir fanden bei 1 Patienten in den einzelnen Spüllösungen 2,2%, 0,5% und 0,7% der injizierten Aktivität.

Zusammenfassend kann gesagt werden:

1. Bei doppelseitig Nephrektomierten ist die Schwundrate und die Verteilung von radioaktivem Testosteron nach intravenöser Applikation in der gleichen Größenordnung wie bei Gesunden.

2. Bei Patienten ohne Nieren sind die mit Glucuronsäure veresterten Metaboliten von Testosteron im Plasma stark erhöht.

3. Die Ausscheidung von Testosteronmetaboliten mit dem Stuhl ist bei Nephrektomierten nicht signifikant größer als bei Gesunden.

4. Bei der Hämodialyse wird nur ein kleiner Teil der im Plasma zirkulierenden Metaboliten von Testosteron eliminiert.

Literatur

1. WEST, C. D., F. H. TYLER, H. BROWN, and L. T. SAMUELS: J. clin. Endocrinol.: 11, 897 (1951).
2. SANDBERG, A. A., and W. R. SLAUNWHITE: J. clin. Invest. 35, 1331 (1956).
3. BUSH, J. E.: Chromatography of steroids. Oxford: Pergamon Press 1961.
4. KOBLET, H.: Stuttgart: Thieme 1964.
5. TAIT, J. F., S. A. S. TAIT, B. LITTLE, and K. R. LAUMAS: J. clin. Invest. 40, 72 (1961).
6. HORTER, R., J. SHINSAKO, and P. H. FORSHAM: Acta endocr. (Kbh.) 48, 446 (1965).
7. GALLAGHER, T. F., D. K. FUKUSHIMA, M. C. BARRY, and K. DOBRINER: Rec. Progr. Hormone Res. 6, 131 (1951).
8. ASHMORE, J., W. H. ELLIOT, E. A., DOISY JR., and E. A. DOISY: J. biol. Chem. 200, 661 (1953).
9. BARRY, M. C., M. L. EIDINOFF, K. DOBRINER, and T. F. GALLAGHER: Endocrinology 50, 587 (1952).
10. BOLT, W., F. RITZL, u. H. M. BOLT: Münch. med. Wschr. 16, 875 (1966).

Aus dem Physiologisch-chemischen Institut der Universität Bonn

Initiale Metabolite von Testosteron in Hypothalamus, Adeno- und Neurohypophyse unreifer männlicher Ratten in vivo

Von

D. Rinkens und K.-O. Mosebach

Mit 2 Abbildungen

Entdeckung der neurosekretorischen Tätigkeit des Hypothalamus, der Mitwirkung von "releasing factors" an Rückkopplungsmechanismen, der zentralnervösen Steuerung von Sexualverhalten und -entwicklung sowie des differenzierten Vorkommens von Gewebs- und Neurohormonen in Hirnabschnitten lenkt die Aufmerksamkeit der Endokrinologen immer nachdrücklicher auf Wechselwirkungen zwischen Hirn und Hormonen.

Über Bindungen und Metabolite von Hormonen im Gehirn ist kaum etwas bekannt, insbesondere derjenigen, die dort nicht entstehen aber wirksam werden. Das gilt auch für Steroidhormone einschließlich Testosteron. Im Rahmen unserer Untersuchungen über das Schicksal von Testosteron in 30 Tage alten männlichen Sprague-Dawley-Ratten unter möglichst physiologischen Bedingungen haben wir daher auch Hypothalamus, Adeno- und Neurohypophyse berücksichtigt. In der Regel wurde Testosteron-4-^{14}C subcutan infundiert, 25 µg in 10 min. Da Testosteron schon 10—20 min nach Applikation den RNA-Stoffwechsel in den akzessorischen Sexualorganen beeinflußt, haben wir uns auch hier auf Kurzzeitversuche beschränkt, um die bei Wirkungsbeginn vorhandenen Metabolite kennenzulernen.

Im Gehirn als Ganzem erfolgt keine Anreicherung gegenüber Blut, lediglich in der Hypophyse. In den anderen Abschnitten des Gehirns unterscheiden sich die spezifischen Aktivitäten nicht wesentlich von der des Blutes und sind untereinander sehr ähnlich. Bezüglich der mikroskopischen Verteilung sei noch einmal darauf hingewiesen, daß die Radioaktivitätsverteilung anscheinend der der Gliazellen entspricht.

Bei Steroiden kennen wir generell 3 biochemische Reaktionsarten:
1. Conjugatbildung,
2. Hydrierungen und Dehydrierungen,
3. Hydroxylierungen.

Diese Einteilung soll bei Behandlung der Metabolite verwendet werden.

Bei den Infusions-Versuchen wurden jeweils 10 Tiere aufgearbeitet. Die Organe wurden bei — 75° gesammelt und mit dem Gefriermikrotom von Wkf quantitativ in 10 µ-Schnitte zerlegt. Freie und konjugierte Metabolite wurden nach dem Verfahren von Oertel sukzessiv extrahiert.

Conjugate treten in allen 3 Organen praktisch nicht auf. Die freien Metabolite wurden papierchromatographisch im System Heptan/Benzol/Methanol/H_2O

67 : 33 : 80 : 20 absteigend mit einer Laufzeit von 3 Std getrennt. Abb. 1 zeigt ein Ergebnis mit Hypothalamus nach Infusion. Die angegebenen Metabolite kennzeichnen die Lage der verwendeten Standards. Das Bild ähnelt dem bei den meisten anderen Organen. Lediglich die Metabolitspektren bei Leber, Niere und Nebenniere unterscheiden sich hiervon erheblich.

Der bei Testosteron liegende Peak läßt sich leicht als Testosteron identifizieren. Beispielsweise liefert er bei Oxydation mit CrO_3 und Rechromatographie im gleichen System fast quantitativ Androst-4-en-3,17-dion. Der im weniger polaren Bereich liegende Doppelpeak setzte sich bisher bei allen untersuchten Organen aus Androsteron, Ätiocholanolon und Androstendion zusammen. Lediglich in der Leber fehlte bisher Androstendion. Die konsequenteste Methode, um etwas über Existenz und Mengenverhältnis dieser 3 Metabolite auszusagen, ist sukzessive Anwendung der Isotopenverdünnungstechnik mit den 3 erwähnten Metaboliten als Standards. Dabei wies diese radioaktive Zone etwa zu gleichen Teilen Androsteron und Ätiocholanolon sowie etwas Androstendion auf.

Im Bereich der gesättigten Dihydroxyderivate, insbesondere von 5α- und 5β-Androstan-3α,17β-diol, war keine nennenswerte Aktivität zu finden. Die hochpolaren Metabolite in Startnähe entstammen auch hier zweifellos Metaboliten mit 3 Sauerstoffatomen, weil sie bei Oxydation mit CrO_3 weder Androstendion noch Androstandion geben.

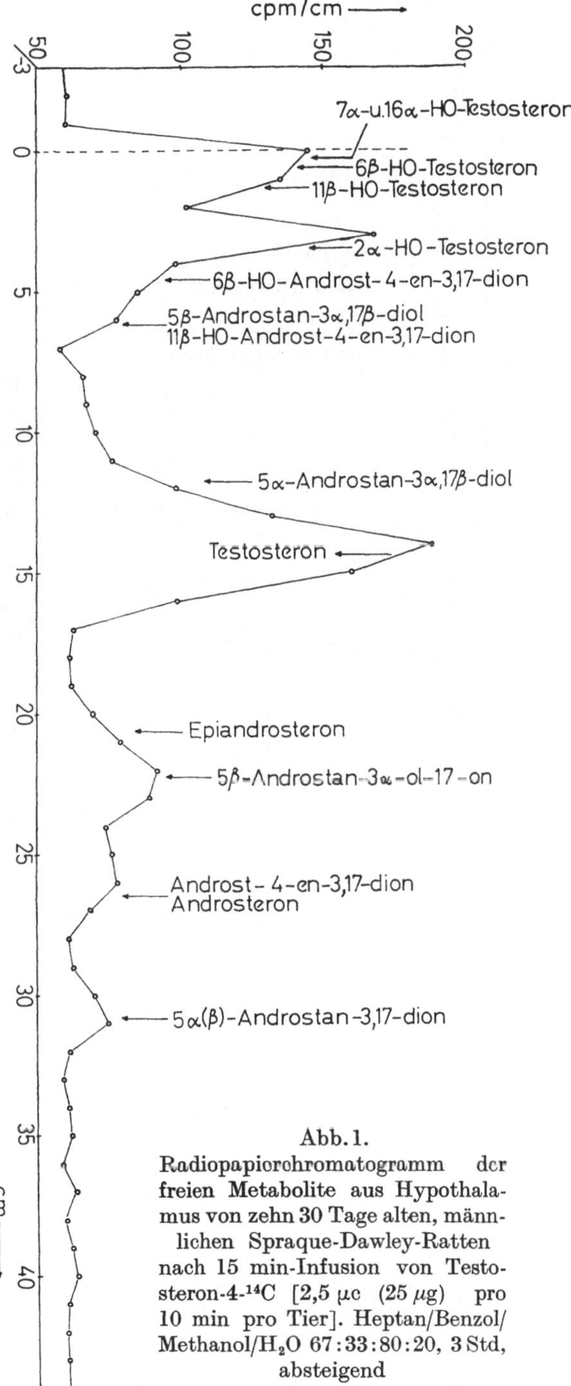

Abb. 1.

Radiopapierchromatogramm der freien Metabolite aus Hypothalamus von zehn 30 Tage alten, männlichen Spraque-Dawley-Ratten nach 15 min-Infusion von Testosteron-4-^{14}C [2,5 μc (25 μg) pro 10 min pro Tier]. Heptan/Benzol/Methanol/H_2O 67 : 33 : 80 : 20, 3 Std, absteigend

Es dürfte sich teils um hydroxylierte Δ^4-3-oxo-C_{19}-Steroide, teils aber auch um gesättigte Trihydroxy-C_{19}-Steroide handeln. Durch Girard-Trennung läßt sich

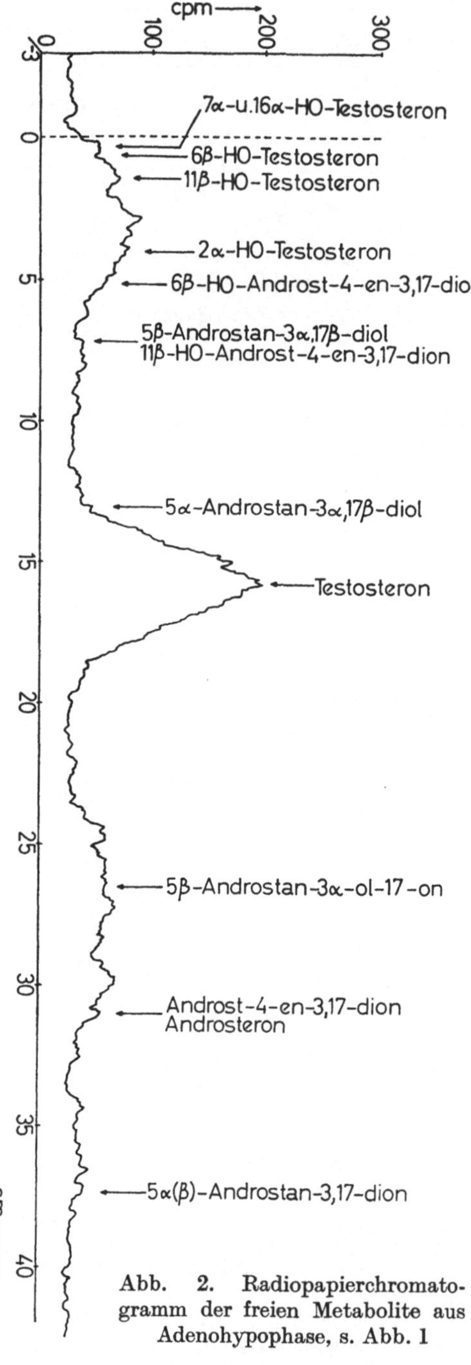

Abb. 2. Radiopapierchromatogramm der freien Metabolite aus Adenohypophase, s. Abb. 1

abschätzen, wie groß der Anteil an diesen beiden Fraktionen ist. Wir fanden in der ketonischen Fraktion 1430 und in der ketonfreien Fraktion 360 Zerfälle pro Minute, entsprechend 80% und 20% der Gesamtmenge an hochpolaren Metaboliten.

Wir haben aus Vergleichsgründen auch studiert, welche Metabolite nach *Injektion* des Testosterons auftreten. Auf diese Weise bekommt man Anhaltspunkte darüber, ob eher Tendenz zur Bildung hochpolarer Metabolite durch Hydroxylierung oder zur Bildung niederpolarer Metabolite durch Hydrierung bzw. Dehydrierung besteht. Dabei stellte sich heraus, daß der erste Reaktionstyp vorherrscht. Der hochpolare und nicht der niederpolare Peak wurde auf Kosten des Testosteron-Peaks größer. Vielleicht darf ich an dieser Stelle noch einmal auf den Vortrag von heute vormittag hinweisen, bei dem gezeigt wurde, daß hochpolare Metabolite des Testosterons sehr feste Bindungen mit Organproteinen eingehen können.

Bei Einsatz der Adenohypophyse tritt uns ein ähnliches Bild entgegen (Abb. 2). Wir erkennen wiederum den Testosteron-Peak, einen niederpolaren und einen zweiteiligen hochpolaren Peak. Das gleiche gilt für die Neurohypophyse. In Anbetracht der Kleinheit der Organe und der Einhaltung physiologischer Dosen wurde hier die Grenze des Darstellbaren erreicht. Wir müssen uns vorläufig damit begnügen, die Mengenverhältnisse der einzelnen Fraktionen miteinander zu vergleichen.

Für die hier behandelten Organe wurden 3 Mengenverhältnisse aufgestellt:

1. hochpolare Metabolite zu Gesamtmetaboliten,
2. hochpolare Metabolite zu Testosteron,
3. niederpolare Metabolite zu Testosteron.

Die beiden ersten Quotienten fallen von Adenohypophyse (0,7, 0,9) über Neurohypophyse (0,6, 0,7) zum Hypothalamus (0,3, 0,4) ab, evtl. entsprechend ab-
nehmender Bedeutung der hochpolaren Metabolite. Es sei darauf hingewiesen, daß
unter gleichen Bedingungen der erste Quotient mit 2,4 am größten bei der Leber
und mit 0,1 am kleinsten bei der Milz war. Für Vesiculardrüsen betrug er 0,6.
Der 3. Quotient (Niederpolare zu Testosteron) lag für Adenohypophyse bei 0,4,
für Hypothalamus bei 0,5, für Niere bei 2,3, für Lunge bei 0,1 und für Vesiculardrüsen bei 0,4.

Zusammenfassend ist zu sagen: In den untersuchten Organen werden Metabolitspektren vorgefunden, die denen der meisten anderen Organe ähneln. Neben
unverändertem Testosteron werden im Hypothalamus an niederpolaren Metaboliten kleine Anteile Androsteron, Ätiocholanolon und Androstendion gefunden.
Außerdem liegen hochpolare Metabolite vor, die zu etwa 80% aus hydroxyliertem
C_{19}-Oxosteroiden und zu etwa 20% aus Trihydroxyverbindungen bestehen dürften.
Conjugate spielen keine Rolle. Der Anteil an hochpolaren Metaboliten fällt von
der Adenohypophyse via Hypothalamus etwa auf die Hälfte ab. Es ist damit zu
rechnen, daß die hochpolaren Metabolite auch hier besonders feste Bindungen mit
Proteinen eingehen, wie wir dies in Leber und Niere feststellten.

Bezüglich grundlegender Literatur sei auf den Vortrag ,,Verteilung, Bindungen
und Metabolite von Testosteron im Säugetierorganismus'' verwiesen.

Aus der Biochemischen Abteilung (Leiter: Dr. H. STRUCK) der II. Chirurgischen Universitäts-klinik Köln-Merheim (Direktor: Prof. Dr. W. SCHINK) und der Endokrinologischen Abteilung (Leiter: Prof. Dr. H. KARG) des Institutes für Tierphysiologie der Universität München (Vorstand: Prof. Dr. Dr. BRÜGGEMANN)

Bestimmung von Testosteron und Androstendion in Rinderhoden während der Fetalzeit und der Geburt

Von

H. STRUCK und H. KARG

Mit 2 Abbildungen

Die neueren Erkenntnisse über die Bedeutung der Androgene für die Geschlechtsorganisation in verschiedenen Phasen des frühen Entwicklungsalters haben die Frage nach der endokrinen Kapazität der fetalen Hoden aktuell werden lassen. In einer Reihe von Arbeiten, z. B. unter Verwendung zusätzlicher markierter Steroidverbindungen, war der *indirekte* Nachweis der Fähigkeit von fetalem Testesgewebe zur Androgensynthese gelungen. *Wir* befaßten uns mit der *direkten* Bestimmung von freiem Testosteron und Androstendion im fetalen Rinderhoden. Zunächst sei über unsere Methode, die es erlaubt mit kleineren Gewebsmengen auszukommen, berichtet.

Die Abb. 1 zeigt schematisch den Aufarbeitungsgang des Gewebes.

Die auf dem Schlachthof frisch entnommenen Organe werden sofort eingefroren. Von etwa 5 g Ausgangsgewebe ausgehend wird mit Methanol extrahiert

Testesgewebe eingefroren
↓
Homogenisiert + Methanol
↓
Methanolextrakt mit gesättigter $MgCl_2$-Lösung versetzt
↓
Konzentrierter Extrakt in Äther aufgenommen
↓
Entfernung der sauren und phenolischen Fraktion durch $NaHCO_3$ und $NaOH$
↓
Ätherextrakt abgetrennt
↓
Äther eingeengt
↓
Rückstand in Hexan auf eine Silikagelsäule gegeben
↓
Elution mit Äthylacetat
↓
Eingeengt und in Äthanol aufgenommen
↓
Getrocknet über P_2O_5
↓
Aufgenommen in Äthanol für die Dünnschichtchromatographie

Abb. 1. Aufarbeitung von Fetentestes zur Bestimmung von Testosteron und Androstendion

und mit MgCl$_2$ gesättigter äthanolischer Lösung behandelt, um von Lipiden und Fettstoffen zu befreien (bei − 10° C). Nach dem Zentrifugieren wird schonend eingeengt. Die anschließende Ausschüttelung mit Carbonatpuffer (pH 10,2) und Natronlauge (0,4 m) dient vor allem der Entfernung phenolischer Steroide. Darauf wird mit Äther extrahiert, die erhaltene Lösung schonend eingeengt und mit Hexan aufgenommen. Der Extrakt wird zur Entfernung weiterer Begleitstoffe über eine Kieselgelsäule gegeben: mit Essigsäureäthylester werden die Steroide wieder eluiert und der erhaltene Extrakt eingeengt. Der Rückstand wird mit abs. Äthanol aufgenommen, vom Ungelösten abzentrifugiert und für die Dünnschichtchromatographie konzentriert.

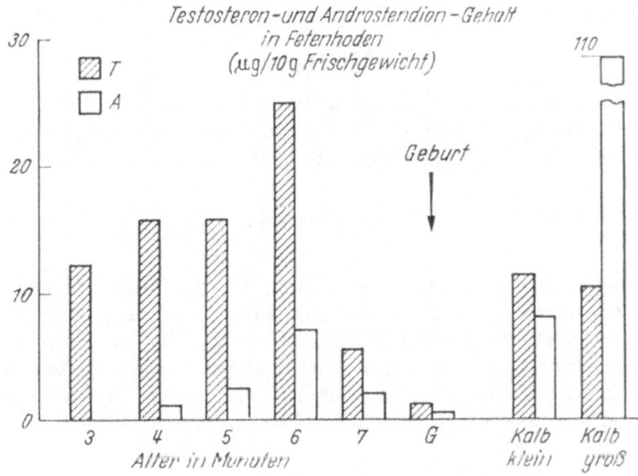

Abb. 2. Testosteron- und Androstendiongehalt in Fetentestes

Die 2-dimensionale dünnschichtchromatographische Trennung basiert auf einem schon früher mitgeteilten Verfahren (W. Schink und H. Struck, 1964). In Abänderung benutzen wir jetzt eine fluorescierende Kieselgelschicht und die Absorption der Steroide im UV Licht zu ihrer Identifizierung auf der Platte.

Die quantitative Auswertung erfolgte durch eine direkte Messung der Absorption auf der Platte mit Hilfe eines Versuchsgerätes, welches von der Firma Carl Zeiss in Zusammenarbeit mit Herrn Professor Stahl entwickelt wurde.

Eichkurven von Testosteron und Androstendion wurden durch Absorptionsmessungen bei 249 mµ erhalten. Die Werte lassen sich gut reproduzieren. Steroidkonzentrationen von 0,2—0,5 µg auf der Platte ergeben die besten Ergebnisse.

Bei Zusatz von C^{14}-markiertem Testosteron und Androstendion zu den Ausgangsgeweben ergaben sich bei 2 µg eine Wiederfindungsrate von 92%, bei Zusatz von 4 µg von 87%.

Über einige Ergebnisse haben wir an anderer Stelle vorläufig berichtet (H. Karg und H. Struck). Die erweiterten Ergebnisse sind in Abb. 2 zusammengestellt. Man sieht zunächst ein deutliches Überwiegen des Testosteron gegenüber dem Androstendion. Bis zum 8. Monat ist eine Konzentrationszunahme bei beiden Verbindungen zu beobachten. Danach findet bis zur Geburt ein starker Abfall statt. Diese niedrige Steroidkonzentration bei dem Geburtskalb läßt Zusammenhänge zu den Ergebnissen von ICSH Bestimmungen vermuten, wie im nächsten Referat näher auszuführen sein wird.

Bei zwei verschieden alten Kälbern beobachtet man erheblich höhere Konzentrationen von Testosteron und Androstendion. Diese Werte schwanken von Tier zu Tier ziemlich stark, wie Lindner und Mann es früher auch schon beobachtet hatten.

Wir glauben, daß die mitgeteilte Methode auch bei anderen Ausgangsgeweben und geringen Steroidkonzentrationen verwendbar ist und somit einen methodischen Fortschritt darstellt.

Herrn Dr. Jork vom Pharmakognostischen Institut der Universität des Saarlandes in Saarbrücken möchten wir für die Durchführung einiger der angeführten Messungen Dank sagen.

Literatur

1. Schink, W., u. H. Struck: Med. Welt (Stuttg.) 29, 1525 (1964).
2. Karg, H., and H. Struck: Excerpta Medica Int. Congr. Ser. 111 (1966).
3. Lindner, H. L., and T. Mann: J. Endocr. 21, 341 (1960).

Diskussion

W. Elger (Berlin):

In Ihrem Vortrag haben Sie darauf hingewiesen, daß der Nachweis von Testosteron beim männlichen Feten besonders in bezug auf die Sexualdifferenzierung von Bedeutung ist.

Soweit mir bekannt ist, ist die Sexualdifferenzierung beim Rind am Ende des 3. Fetalmonats, dem Beginn Ihrer Untersuchungen, bereits abgeschlossen. — Ich möchte auch noch anmerken, daß zahlreiche Hinweise dafür bestehen, daß außer Testosteron noch zumindest ein weiteres Hormon von den fetalen Testes gebildet wird.

Aus dem Institut für Tierphysiologie der Universität München (Vorstand: Prof. Dr. Dr. Johs. Brüggemann), Abteilung für Endokrinologie (Leiter: Prof. Dr. H. Karg)

Bestimmung des Interstitialzellen stimulierenden Hormones in Rinderhypophysen während der Fetalzeit und der Geburt

Von

H. Karg

Mit 2 Abbildungen

Im vorangegangenen Referat wurde über Androgenkonzentrationen in Hoden während der Fetalzeit und der Geburt berichtet. Die Untersuchungen über das übergeordnete Hypophysenhormon wurden an entsprechendem Tiermaterial durchgeführt. Die Verbindung zwischen beiden Themen soll mit Abb. 1 hergestellt werden.

Die Beachtung der absoluten Drüsengewichte ist eine Voraussetzung zur Beurteilung der darauf bezogenen Konzentrationsschwankungen. Unter Berücksichtigung von Wachstumsverhältnissen nach logarithmischem Maßstab sahen wir

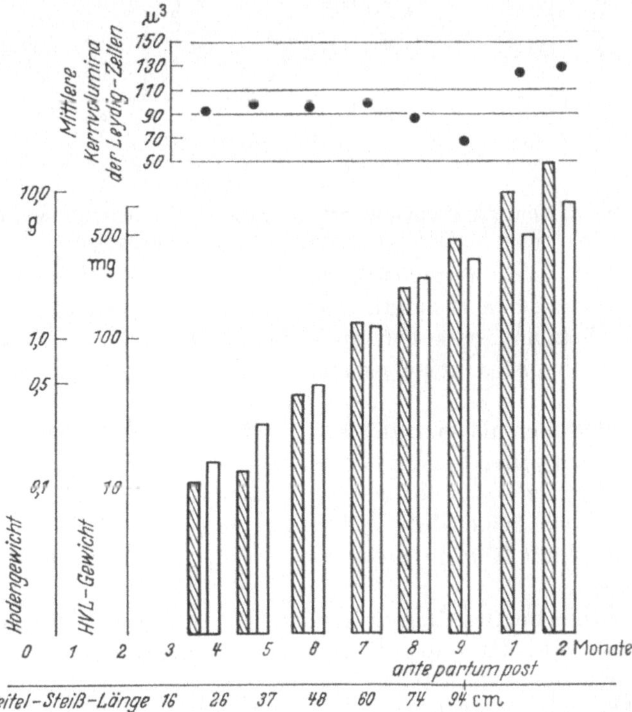

Abb. 1. Vergleichende Darstellung von (Säulen schraffiert) Hoden- und (Säulen offen) Hypophysen-Vorderlappengewichten (log) und den mittleren Leydig-Zellkern-Volumina (linear) beim Rind im Verlaufe der Fetalzeit bis zum Kalb

für die Untersuchungszeit annähernd kontinuierliche Vergrößerungen von Hoden und Hypophysen. Dagegen ließ der karyometrisch ermittelte Entfaltungsgrad der Leydigzellen Tendenzen in Beziehung zu den Konzentrationsschwankungen der Androgene erkennen:

Die ausdifferenzierten Zellen wiesen bis zum 8. Monat nahezu gleiche Größenverteilung auf; gegen Ende der Gravidität, mit einem Minimum zum Zeitpunkt der Geburt, zeigten die Leydig-Zellen dagegen Regressionen, um sich danach — wenige Wochen post partum — um so ausgeprägter zu repräsentieren.

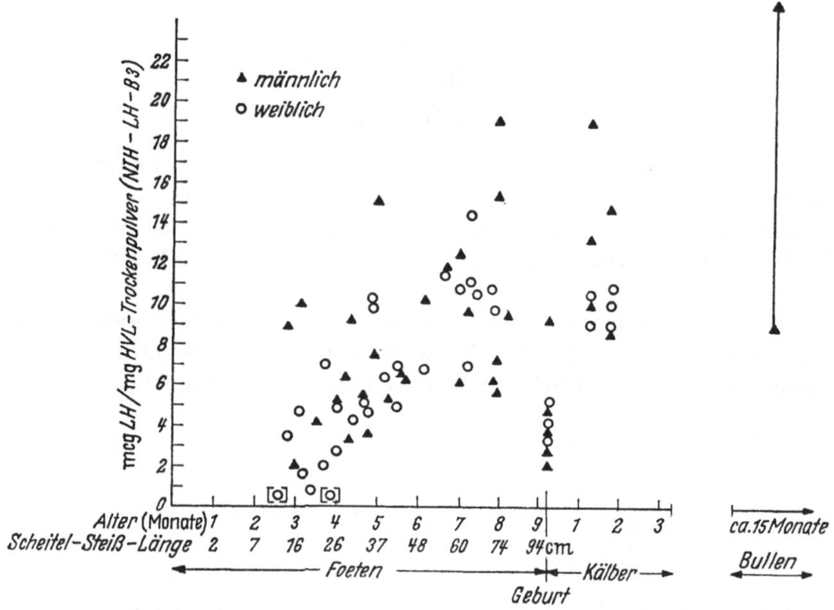

Abb. 2. ICSH-Konzentrationen in Hypophysen von Rinderfeten und Kälbern

Für die vergleichende Betrachtung ist zu bemerken, daß beim Rind keine entsprechend einschneidende Diskontinuität von Leydigzell-Generationen wie etwa beim Menschen bekannt ist; außerdem ist beim Rind — im Gegensatz zu Mensch und Pferd — auch bisher keine placentäre Gonadotropinbildung nachgewiesen worden.

Da die Leydigzellen als spezifische Effektorzellen des Interstitialzellen stimulierenden Hormones gelten können, war es naheliegend, an ein Engagement dieses gonadotropen Hormones aus der fetalen Hypophyse zu denken.

Da darüber noch keine Untersuchungen vorlagen, haben wir Hypophysenmaterial vom Rind mit Hilfe des Ovar-Ascorbinsäuretestes auf ICSH-(LH-)Gehalt untersucht.

Bei dem von uns durchgeführten Test handelt es sich im wesentlichen um eine Adaptation der durch PARLOW bekannt gewordenen Methode an das von uns bereits 1957 im Prinzip mitgeteilte Verfahren. Bei den Bestimmungen, die den Ergebnissen Abb. 2 zugrunde liegen, wurden Präzisionsindices λ zwischen 0,10 und 0,21, im Durchschnitt 0,15 erzielt. Als Bezugspräparat stand uns die bovine Charge B 3 des National Institute of Health Bethesda, zur Verfügung.

Die in Abb. 2 mitgeteilten Ergebnisse stammen aus 71 LH-Bestimmungen in Hypophysen von männlichen und weiblichen Tieren. Geschlechtsunterschiede kamen dabei nicht signifikant zum Ausdruck. In den Konzentrationswerten ist eine ansteigende Tendenz im Verlaufe der Fetalzeit bis zum Kälberalter ersichtlich. Der auffallendste Befund ist der bei 7 von 8 Stichproben festgestellte, stark erniedrigte LH-Wert zum Zeitpunkt der Geburt.

Unter Berücksichtigung der vorgetragenen, vergleichbaren Meßergebnisse an Hodenandrogenen und an Leydigzellen glauben wir darin einen Hinweis auf funktionelle Zusammenhänge des Hypophysen-Gonaden-Systems bereits in diesem frühsten Lebensabschnitt zu sehen. Offensichtlich partizipiert die Frucht am LH--Defizit des Muttertieres während der luteolytischen Vorgänge in Nähe des Geburtzeitpunkts. Als Einfluß nehmender Faktor wäre z. B. der beim Rind gegen Ende der Gravidität außerordentlich stark ansteigende Oestrogenspiegel placentären Ursprungs zu diskutieren. — Wir möchten aus unseren Befunden die Empfehlung ableiten, bei Untersuchungen der endokrinen Wechselbeziehungen zwischen mütterlichem Organismus, Placenta und Fet auch die fetale Hypophyse mehr in Betracht zu ziehen.

Der Deutschen Forschungsgemeinschaft sei für eine Sachbeihilfe, dem National Institute of Health, Bethesda USA, für Überlassung der Standardsubstanz und der Fa. Schering A. G., West-Berlin, für Überlassung der Priming-Präparate Primogonyl und Anteron Dank gesagt.

Ausführliche Literaturangaben siehe Karg, H.: Zuchthygiene 2, 11 (1967).

Diskussion

F. Neumann (Berlin):

Ich weiß, wie schwierig es ist, die LH-Aktivität in Geweben zu bestimmen. Dennoch sagt der Gonadotropingehalt in Hypophysen nicht allzuviel aus, zumindest können die Ergebnisse nur mit Vorsicht interpretiert werden. Es ist bekannt, daß der Gonadotropingehalt der Hypophyse hoch sein kann, obwohl eine Hemmung der gonadotropen Partialfunktion dreier Organe vorliegt. Dies ist dann der Fall, wenn die Ausschüttung mehr gehemmt ist als die Synthese. Auch das Umgekehrte kann eintreten, nämlich ein sehr niedriger Gonadotropingehalt bei gesteigerter Funktion, wenn die Ausschüttung die Synthese übersteigt. Sehr viel mehr sagt der Gonadotropingehalt im Serum aus. Aus technischen Gründen wird es aber sehr schwierig oder unmöglich sein, bei Embryonen den LH-Gehalt im Serum zu bestimmen.

Abteilung für Klinische Endokrinologie, Medizinische Klinik;
Medizinische Hochschule Hannover

Zur klinischen Pharmakologie
synthetischer Androstanderivate

Von

H. L. Krüskemper

Mit 2 Abbildungen

Aufgeforderter Vortrag

Die klinische Pharmakologie synthetischer C 18- und C 19-Steroide beschäftigt sich in erster Linie mit 2 Problemgruppen:

1. dem hormonellen Wirkungsmuster und
2. den nicht-hormonellen Effekten.

Im folgenden soll über einen praktisch besonders wichtigen Sektor aus der zuletzt genannten Gruppe der nicht-hormonellen Wirkungen synthetischer Steroide, nämlich deren Einfluß auf Partialfunktionen der Leber, gesprochen werden.

Die Notwendigkeit, von den natürlichen Androgenen in der Struktur abweichende Steroide zu synthetisieren, ergab sich daraus, daß die natürlichen Androgene bei peroraler Verabfolgung in der Leber so rasch inaktiviert werden, daß eine hormonelle Wirksamkeit für den Gesamtorganismus hieraus nicht zu erwarten wäre, es sei denn, man verabfolgte nahezu toxische Mengen, z. B. Testosteron 500—1000 mg.

Es geht also vor allem um die Protektion der für eine hohe biologische Wirksamkeit notwendigen 17β-Hydroxylgruppe. Ende der 30er Jahre wurde durch Einführung eines Alkyl-, in diesem Falle Methyl-Restes in C 17α-Position das Ziel erreicht, Substanzen bei oraler Verabfolgung voll hormonell wirksam zu erhalten [1].

Schon bald zeigte sich jedoch, daß 17α-alkylierte Testosteronverbindungen lebertoxisch sein konnten. Es wurden im Laufe der Zeit mehrere Fälle beschrieben, bei denen es unter 17α-Methyltestosteron zu einem cholostatischen Ikterus und gelegentlich sogar zu einem letalen Ausgang dieser Komplikation bzw. Arzneimittelnebenwirkung kam.

An der Tatsache, daß *alle* 17α-alkylierten C 18- und C 19-Steroide die Leberfunktion schädigen können, darf heute — vor allem auf Grund der Erfahrungen mit den sog. anabolen Steroiden — kein Zweifel mehr bestehen. Damit verschiebt sich das Programm für weitere Entwicklungen auf dem Gebiet oral anwendbarer Steroide. Es ist notwendig, andere Derivate, d. h. an C 17 in α-Stellung nichtalkylierte Verbindungen zu suchen, und zu prüfen, ob es trotzdem möglich ist, bei oraler Verabfolgung eine volle hormonelle Wirksamkeit solcher Substanzen zu erhalten, ohne daß gleichzeitig die Leberfunktion gestört wird.

Im folgenden möchte ich Ihnen über Untersuchungen berichten, die wir in den letzten Jahren mit einer Reihe von Steroidgruppen durchgeführt haben. Es sollten dabei folgende Fragen beantwortet werden:

1. Lassen sich Beziehungen zwischen dem Substitutionsort und der Lebertoxicität eines Steroids auffinden?

2. Bestehen Beziehungen zwischen der Struktur des Steroidgrundskeletes, genauer gesagt, zwischen Lage und Zahl von Doppelbindungen einerseits und Leberwirkung andererseits?

3. Besteht eine negative Korrelation zwischen erwünschter therapeutischer Wirkung eines Steroids und dessen Lebertoxicität, anders ausgedrückt: ist es evtl. so, daß bei einem Patienten, bei dem die lebertoxische Wirkung eines Steroids deutlich nachweisbar ist, die gewünschte (z. B. androgene oder anabole) Wirksamkeit in den Hintergrund verschoben wird?

Die Formeln von Substanzen, die untersucht wurden, sind im folgenden zusammengestellt.

1α, 17α-Dimethylandrostanolon

1α-Methylandrostanolon   17α-Methylandrostanolon

Androstanolon

GRUPPE 1

Zunächst die Gruppe der Ring A-gesättigten Androstanderivate, das Androstanolon, das 1α-Methyl-androstanolon, das 17α-Methyl-androstanolon und die zugehörige Dimethylverbindung, das 1α,17α-Dimethylandrostanolon.

In der zweiten Gruppe, ebenfalls wieder ausgehend vom Androstanolon, das Testosteron bzw. Δ^4-Androstenolon, das 17α-Methyltestosteron, das 7α,17α-Dimethyltestosteron und schließlich eine Verbindung, bei der die Substituenten in 1α- und 7α-Position eine wesentlich größere Ausdehnung besitzen als Methylgruppen, das 1α,7α-(Bisacetylthio)-17α-methyl-testosteron.

Schließlich noch eine 3. Gruppe von Verbindungen: ebenfalls formal ausgehend vom Androstanolon, handelt es sich hier um Derivate des 2-Androstenols, einer

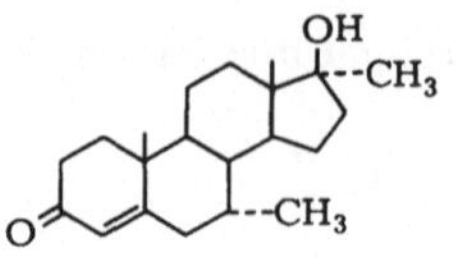

7α, 17α-Dimethyltestosteron 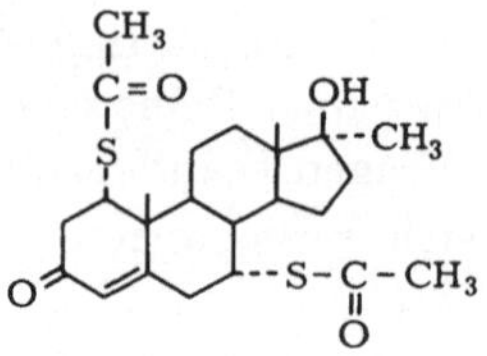   1α, 7α-Bis(acetylthio)-17-methyltestosteron

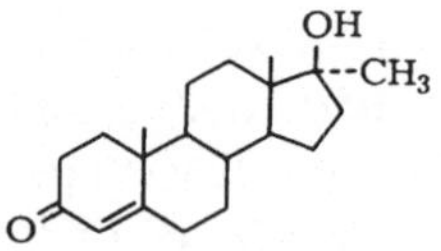

17α-Methyltestosteron

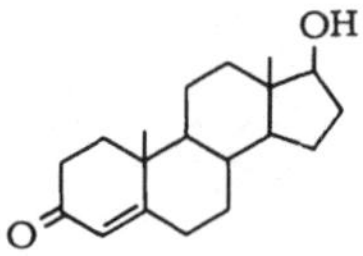

Testosteron

GRUPPE 2

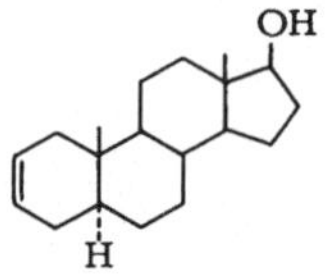

2-Androstenol

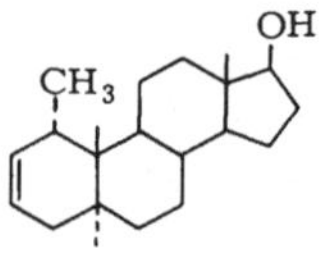

1α-Methyl-2-androstenol 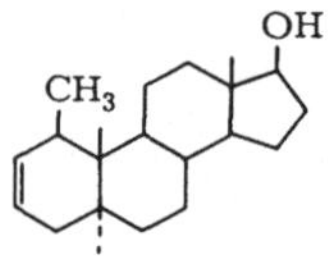   1β-Methyl-2-androstenol

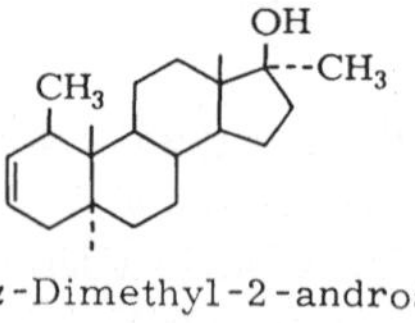

1β, 17α-Dimethyl-2-androstenol

GRUPPE 3

Verbindung mit Doppelbindung von C 2 nach C 3 ohne Carbonylfunktion an C 3. Dieser Grundkohlenwasserstoff steht nicht zur Verfügung, wohl aber eine Reihe von Derivaten, nämlich die 1 α-Verbindung, die 1 β-Verbindung und die 1 β, 17 α-Dimethylverbindung.

Mit den genannten Steroiden wurde an erwachsenen lebergesunden Versuchspersonen eine Reihe von Parametern untersucht, die die Leberfunktion möglichst genau definieren sollen, nämlich die BSP-Retention, die Aktivität von GOT, GPT, alkalischer Phosphatase, Cholinesterase und Aldolase im Serum, die Elektrophorese, und die Aktivität von folgenden Gerinnungsfaktoren: Prothrombin, Faktor V, Faktor VII, Faktor X, das Progressiv-Antithrombin III und die Thrombinzeit. Im Laufe der Untersuchungen stellte sich heraus, daß es genügen dürfte, diese Messungen später auf einige wenige Faktoren zu reduzieren, nämlich auf die Bromsulphaleinretention, die Aktivität der GPT und die Bestimmung der Gerinnungsfaktoren V und VII. Es wurden jeweils 5—10 Versuchspersonen gruppiert und mindestens 2 Wochen lang behandelt mit Kontrollen aller Daten in 7 tägigen Abständen.

In einer gedrängten Übersicht (Tab. 1) ist das Ergebnis dieser Untersuchungen zusammengefaßt. Für die Androstanolonserie läßt sich sagen, daß die 1 α-Methyl-Verbindung keine Störung der Leberfunktion unter den von uns gewählten Bedingungen, d. h. in einer therapeutisch voll wirksamen Dosis, verursacht hat. Auch die 17 α-Methylverbindung wirkte recht schwach, insofern als keine BSP-Retentionssteigerung und keine Zunahme der GPT-Aktivität nachweisbar war. Erst bei zweifacher Alkylierung, in 1 α- und 17 α-Position, kam es zu einer geringgradigen und nur in wenigen Fällen nachweisbaren Zunahme der GPT-Aktivität.

Anders verhält es sich, wenn man von Verbindungen, die in Ring A gesättigt sind, zu Substanzen übergeht, die in Ring A eine Doppelbindung tragen, sei es eine Δ^4-Verbindung, wie es beim Testosteron der Fall ist, seien es Δ^2-Verbindungen, wie in der 3. untersuchten Gruppe. Testosteronpropionat hatte keinen Einfluß auf die von uns untersuchten Parameter [3]. 17 α-Methyltestosteron hingegen zeigte sowohl eine Steigerung der BSP-Retention, als auch eine Zunahme der GPT-Aktivität sowie einen deutlichen Anstieg der Faktoren V und VII.

Noch wesentlich ausgeprägter sind diese Effekte bei Verwendung eines Steroids, das in 7 α- und 17 α-Position methyliert ist [2]. Bereits bei einer Dosis von 2—12 mg können stark pathologische Werte auftreten und zwar bei mehr als

Tabelle 1

	Tagesdosis (mg)	Steigerung von		
		BSP-Ret.	GPT-Akt.	F. V/VII
Androstanolon	50	$\varnothing$	$\varnothing$	$\varnothing$
1 α-Methyl-	20	$\varnothing$	$\varnothing$	$\varnothing$
17 α-Methyl-	20	$\varnothing$	$\varnothing$	+
1 α, 17 α-Dimethyl-	20	$\varnothing$	(+)	+
Testosteron (Prop.)	40 i. m.	$\varnothing$	$\varnothing$	$\varnothing$
17 α-Methyl-	20	+	+	+
7 α, 17 α-Dimethyl-	2—12	+ +	+ +	+ +
1 α, 7 α-Bis(acetylthio)-17 α-methyl-	40	(+)	(+)	(+)
2-Androsten-17 β-ol				
1 β-Methyl-	20	$\varnothing$	$\varnothing$	$\varnothing$
1 α-Methyl-	20	+	$\varnothing$	(+)
1 β, 17 α-Dimethyl-	20	+	+	+

der Hälfte der untersuchten Versuchspersonen. Ganz anders wird das Bild bei Untersuchung eines 17α-Methyltestosteronderivates mit einer Acetylthiosubstitution in 1α- und 7α-Position. Bei dieser Verbindung ist die Lebertoxicität gegenüber 17α-Methyltestosteron sehr abgeschwächt. Es muß jedoch in diesem Fall betont werden, daß auch die allgemeine hormonelle Wirksamkeit dieser Verbindung wesentlich geringer ist als die von 17α-Methyltestosteron. Wir haben hier eindeutige Hinweise auf den Einfluß großräumiger Substituenten an der α-Seite des Moleküls auf den Grad gestörter Leberfunktion. Offenbar behindert eine solche großräumige Substitution die Anlagerung der α-Seite, d. h. der reagierenden Seite des Steroids an das zu beeinflussende Protein [2].

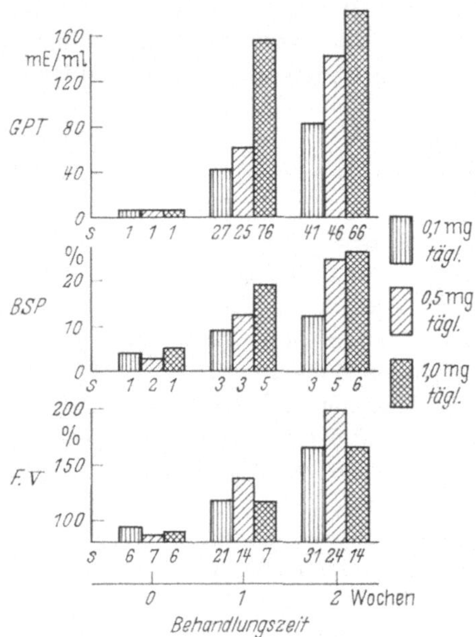

Abb. 1. Der Einfluß von 17α-Methyltrienolon in verschiedener Dosierung auf die GPT-Aktivität im Serum, die BSP-Retention und die Aktivität des Gerinnungsfaktors V bei lebergesunden Versuchspersonen

Auch in der Reihe der 2-Androsten-17β-ol-Verbindungen ist die strukturelle Beziehung zwischen Steroid und Lebertoxicität nicht zu übersehen [5]. Wie sich aus den angegebenen Symbolen ablesen läßt, ist die 1β-Methylverbindung ohne Lebertoxicität. Die 1α-Methylverbindung führt hingegen sowohl zu einer Steigerung der BSP-Retention als auch zu einem geringgradigen Anstieg der Faktoren V bzw. VII. Das volle Bild der Mikrocholostase wird wiederum durch die 1β,17α-Dimethylverbindung ausgelöst, bei der BSP-Retention, GPT-Aktivität und die Werte für die Faktoren V und VII ins pathologische verschoben wurden.

Aus der Betrachtung der strukturell räumlichen Verhältnisse der zuletzt besprochenen Gruppe geht hervor, daß offenbar die konfigurative Anordnung der 1-Methylgruppe entscheidend ist für Art und Schwere ausgelöster Symtome von Leberfunktionsstörungen. Die 1β-Methylgruppe ist quasi-äquatorial auf der β-Seite angeordnet und klinisch ohne Einfluß auf die Leberfunktion. Vor allem unter Einbeziehung der 1-Methyl-Δ^1-Verbindung wird deutlich, daß, je weiter der Methylsubstituent an C 1 zu einer axialen α-Position hin angeordnet ist, desto stärkere und schwerwiegendere Symptome einer Leberfunktionsstörung zu erwarten sind.

Wir können somit sagen, daß sowohl die Position einer Substitution (vom C-Atom her gesehen) als auch die Richtung des Methylsubstituenten für das Problem der Leberfunktionsstörungen von großer Bedeutung sind. Weiterhin läßt sich aus diesen Befunden ableiten, daß die Einführung einer Doppelbindung im Ring A gegenüber den gesättigten Verbindungen ebenfalls eine leichtere Auslösbarkeit von Symtomen einer gestörten Leberfunktion zur Folge hat (vgl. auch [6]).

Diese prinzipielle Abhängigkeit der Leberfunktionsstörung von Änderungen *im* Steroidgerüst soll zum Schluß noch an einer Verbindung demonstriert werden, die erst vor kurzem bekannt geworden ist, das Methyltrienolon (4,9,11-Oestratrienolon).

Diese Verbindung (soweit bekannt das stärkstwirksame Androgen und Anabolicum) ist bereits in einer Tagesdosis von 0,1 mg bei erwachsenen Männern lebertoxisch [*4*]. Es kommt zu einem Anstieg von GPT-Aktivität, BSP-Retention und Faktor-V-Aktivität (s. Abb. 1). Gleichzeitig bleibt jedoch trotz dieser Leberfunktionsstörung die aufs Ganze gesehen sehr starke anabole Wirksamkeit erhalten (s. Abb. 2). Ein Modell dieses Steroids läßt erkennen, daß es sich um ein sehr

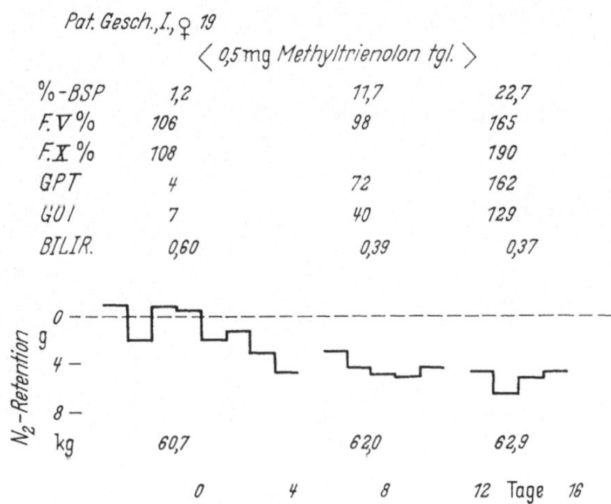

Abb. 2. Das Verhalten von Stickstoffretention und Leberfunktionsproben unter Behandlung mit 17α-Methyltrienolon

plan angeordnetes Molekül handelt, bei dem 6 C-Atome in einer Ebene liegen [*4, 5, 9, 10, 11* und *12*], und daß die α-Seite dieses Moleküls im Gegensatz zu Verbindungen, welche früher besprochen wurden, ganz frei dem effektorisch zu beeinflussenden Trägerprotein anliegen kann.

Unsere Untersuchungen können folgendermaßen zusammengefaßt werden:

1. Alle Verbindungen aus den Reihen der C 18- und der C 19-Steroide, die in C 17α-Stellung alkyliert sind, vermögen Symptome einer intrahepatischen Mikrocholostase auszulosen.

2. Das gleiche gilt für Steroide, die Alkylsubstituenten tragen, welche α-axial bis äquatorial angeordnet sind.

3. Die Einführung von Doppelbindungen im Steroidgrundgerüst kann zur Erhöhung der lebertoxischen Wirksamkeit 17α-alkylierter Verbindungen beitragen. Es ist erforderlich, daß die künftige chemische und endokrinologische Forschung auf Verbindungen gerichtet wird, welche Substituenten auf der β-Seite besitzen, denn auch solche Verbindungen vermögen durchaus die Inaktivierung der für die Aktivität des Moleküls so wichtigen 17β-Hydroxylgruppe zu verhindern, wie Untersuchungen mit der 17β-Hydroxysteroiddehydrogenase gezeigt haben [*7*].

Literatur

1. Foss, G. L.: Brit. med. J. **1939**II, 11.
2. Krüskemper, H. L.: Arzneimittelforsch. **16**, 608 (1966).
3. — Klin. Wschr. **44**, 1127 (1966).
4. —, and G. Noell: Steroids **8**, 13 (1966).
5. — — Acta endocr. (Kbh.) **54**, 73 (1967).
6. Lorimier, A. A. de, G. S. Gordan, R. C. Lowe, and J. V. Carbone: Arch. int. Med. **116**, 289 (1965).
7. Krüskemper, H. L.: Anabole Steroide, 2. Aufl., S. 18. Stuttgart: Thieme 1965.

Kantonsspital Liestal/Schweiz

Die therapeutische Anwendung der androgenen Hormone bei Erkrankungen der Frauen

Von

R. WENNER

Wenn ich mir heute erlaube an dieser Stelle einige allgemein gehaltene Bemerkungen zur Anwendung der androgenen Hormone bei Erkrankungen der Frauen vorzutragen, so entnehme ich die Berechtigung hierzu aus der Tatsache, daß ich mich anfangs der 40er Jahre intensiv mit dem Problem der Wirkung des androgenen Hormones auf den weiblichen Organismus beschäftigt habe. Ich möchte die Gelegenheit benützen um endgültig festzuhalten, welche damals geäußerten Ansichten heute noch Gültigkeit haben und welche früher empfohlenen therapeutischen Anwendungen heute keine Berechtigung mehr haben. Damals, vor 25 Jahren, konnte tatsächlich das androgene Hormon zur Behandlung einer ganzen Reihe von Störungen empfohlen werden. Immer wieder muß ich feststellen, daß vor allem ältere Praktiker und Gynäkologen die androgenen Hormone bei diesen früher angegebenen Indikationen anwenden und sich dabei auf unsere Arbeiten stützen.

Ich will so vorgehen, daß ich die Tabellen meiner früheren Arbeiten wiedergebe und ausführe, welche damaligen Feststellungen noch Gültigkeit haben.

Die verschiedenen Wirkungen der androgenen Hormone auf den weiblichen Organismus (Tabelle 1)

a) Die virilisierende Wirkung ist diejenige, die das androgene Hormon charakterisiert. Auf der Tabelle muß aber das Fragezeichen hinter der intrauterinen schädigenden Wirkung auf weibliche Feten gestrichen werden, da diese als eindeutig bewiesen zu betrachten sind.

b) Die Bezeichnung „oestrogene und antioestrogene Wirkungen" ist vielleicht in dieser Form nicht ganz verständlich. Sie beziehen sich in erster Linie auf Beobachtungen am Vaginalepithel. Das androgene Hormon hat auf das Vaginalepithel, wenn dieses atrophisch ist, eine proliferative Wirkung, ähnlich wie die Oestrogene, aber ohne daß es zur Kornifikation, zur Acidophilie und zu Kernpyknosen kommt. Hingegen wird die Acidophilie der Oestrogene durch Androgene, wenn wir es während eines normalen Cyclus geben, unterdrückt. Diese Wirkung kann festgestellt werden, sogar wenn man Androgene während des ganzen Cyclus gibt, ohne daß dabei der biphasische Ablauf der Basaltemperaturkurve beeinflußt wird.

c) Die übrigen auf der Tabelle angeführten Wirkungen können als experimentell erwiesen angesehen werden, wobei aber eine so exakte Unterscheidung

Tabelle 1. *Beobachtete Wirkungen des a. H. auf den weiblichen Organismus*

1. Vermännlichende Wirkung
   (Stimmveränderung, Bartwuchs, Klitoris-Wachstum) (Pränatal-Hermaphroditen ?)

2. Oestrogene Wirkung
   (Oestruserzeugend, Proliferation der Vaginalhaut in der Menopause)

3. Antioestrogene Wirkung
   (Verschwinden der acidophilen Zellen im Scheidenabstrich)

4. Progestative Wirkung
   (Sekretorische Umwandlung des Endometriums in der Menopause nach F. H.-Vorbehandlung

5. Gonadotrope Wirkung
   (Follikelreifung und Luteinisierung)

6. Antigonadotrope Wirkung
   (Ovaratresie u. Amenorrhoe bei großen Dosen)

7. Hypophysotrope Wirkung
   a) Stimulierend (5) (Kleine-mittlere Dosen)
   b) Hemmend   (6) (Große Dosen)

8. Mammotrope Wirkung
   (Schmerzlinderung bei Mastodynie)

9. Constrictorische Wirkung auf die Gefäßmuskulatur des Myometriums
   (Abarbanel)

10. Wirkung auf das Z.N.S. und die Psyche
    (Sexualempfinden)

11. Allgem. roborierende Wirkung

12. Anticarcinogene Wirkung

zwischen hypophysotroper, gonadotroper und antigonadotroper Wirkung heute noch gewagter erscheinen würde als früher.

Wichtiger aber als die Aufzählung dieser theoretischen Wirkungsmechanismen ist für die Praxis die Festlegung der heute noch berechtigten, klinischen Anwendungen (Tab. 2).

Heute, im Zeitalter der Oestrogene und der Diskussion um das Buch von Wilson, der jeder alternden Frau jahrelang Oestrogene verabreicht, ist die Frage der Anwendung von androgenen Hormonen bei klimakterischen Ausfallserscheinungen besonders aktuell. Die Oestrogene sind für die Bekämpfung klimakterischer Ausfallserscheinungen sicher am wirksamsten, haben aber auch gewisse Nachteile. Der wichtigste dieser Nachteile ist derjenige, daß sie, über längere Zeit gegeben, zu Blutungen führen, die regellos sein können und zu ein- oder mehrmaliger diagnostischer Curettage Anlaß geben können. Die androgenen Hormone sind vielleicht nicht ebenso wirksam, haben aber den Vorteil, daß sie keine uterinen Blutungen bewirken aber den Nachteil, daß sie virilisierende Erscheinungen machen können. Deshalb sind seit langem Mischpräparate empfohlen worden und ich möchte mich weiterhin als Anhänger dieser Empfehlung bekennen. Die Mischpräparate haben große Vorteile, denn die Blutungsgefahr durch die Oestrogene besteht ebenso wenig wie diejenige der Virilisierung durch die Androgene, allerdings nicht immer, weil die individuelle Empfindlichkeit eine sehr verschiedene ist. Wenn man aber darauf achtet, kann man diese so früh erkennen, daß niemals daraus eine Schädigung entsteht. Immerhin vertrete ich schon lange die Ansicht, daß die kommerziellen Mischpräparate zu wenig Oestrogene enthalten. Ich bevorzuge ein Verhältnis von 5 : 1 (androgen zu oestrogen) während die meisten Präparate ein Verhältnis von 20 : 1 aufweisen; ich versuche sogar in jedem Einzelfall die günstigste Mischung herzustellen. Die Anwendung der androgenen Hormone bei klimakterischen Ausfallserscheinungen hat aber noch zwei weitere

Vorteile. Einmal haben diese Hormone bei diesen kleinen Dosen eine leichte, aphrodisierende Wirkung und dann noch eine ausgesprochen anabole Wirkung, die beide bei der alternden Frau sehr günstig sind und dazu noch stärker sind als die entsprechenden Wirkungen der Oestrogene.

Tabelle 2. *Tabellarische Darstellung der Indikationen für die Behandlung von gynäkologischen Störungen mit androgenem Hormon*

Indikation	Applikation	Dosierung	Wirkungsweise[1]
Klimakterische Ausfallserscheinungen	Linguetten Injektionen Implantation	Individuell	7b, 10, 11, (2)
Hypermenorrhöe (inkl. glandulärzystische Hyperplasie)	Injektionen (prämenstruell und menstruell)	150—200 mg pro Cyclus	9, 7 (3, 4, 5)
Rezidivierende Hypermenorrhöe (anämisierend, vor allem bei älteren Frauen)	Injektionen fortlaufend bis zu	400—500 mg total	7b, 9, 6, 3, 11
Mastodynie	Linguetten	Individuell	8, 7 (3)
Mastopathie	Injektionen (z. Z. d. Schmerzes)	50—200 mg pro Cyclus	
Endometriose	Injektionen Linguetten prämenstruell und menstruell) evtl. Implantation	100—200 mg pro Cyclus 100—200 mg	7 (5, 6) 3
Dysmenorrhöe	Injektionen Linguetten (prämenstruell und menstruell)	100—200 mg pro Cyclus	7 (a b) (2, 3, 4, 5)
Neurovegetative prämenstruelle Störungen	Injektionen Linguetten (prämenstruell) evtl. Implantation	100 mg pro Cyclus 100 mg	10, 11 (3, 4, 5)
Frigidität			
(Myom)	Injektionen evtl. Implantation	400—500 mg total 200—400 mg	9, 7, 6, 3
Mammacarcinom-Metastasen	Injektionen Implantation (Dauerbehandlg.)	Hohe Dosen	11, 10, 7b (1, 3) 12

[1] Die Zahlen beziehen sich auf Tab. 1.

Hingegen kann man, abgesehen von den klimakterischen Ausfallserscheinungen, alle auf der Tabelle angegebenen Indikationen der Hormontherapie mit Androgenen, mit Ausnahme der Frigidität und des Mamma-Ca., streichen. Es besteht keine Notwendigkeit mehr bei einer Hypermenorrhoe, bei den Mastodynien und Mastopathien, bei der Endometriose, bei der Dysmenorrhoe und bei den neurovegetativen prämenstruellen Störungen sowie beim Myom heute noch androgene Hormone anzuwenden. Die modernen Gestagene haben bei diesen

Indikationen derartige Fortschritte gebracht, daß sie die androgenen Hormone in der Gynäkologie restlos ersetzt haben. Die beiden erwähnten Ausnahmen sind:

a) *Die Frigidität*. Bei dieser Indikation ist allerdings jede Therapie, auch die Hormontherapie, problematisch. Für diese Fälle kommt am ehesten eine Psychotherapie in Frage, aber mitunter kann durch eine Therapie mit androgenen Hormonen in kleinen Dosen über längere Zeit eine gewisse Besserung erzielt werden und die Psychotherapie dadurch unterstützt werden.

b) *Das metastasierende Mammacarcinom*. Hier gehören die androgenen Hormone zum hormonalen Therapieplan. Allerdings müssen in diesen Fällen die androgenen Hormone meistens längere Zeit in hohen Dosen verabreicht werden und die unangenehmen Libidosteigerungen unter Umständen in Kauf genommen werden.

Zum Schluß noch eine Bemerkung zur therapeutischen Anwendung der androgenen Hormone als Anabolica. Ich möchte dringend empfehlen, bei der Frau, bei allen Störungen der Knochenheilung und der Osteoporose, wenn möglich, die reinen, androgenen Hormone nicht mehr zu verwenden sondern nur die anabol wirksamen Derivate. Auch die anabolen Derivate können in Einzelfällen eine übermäßige Virilisierung auslösen. Man muß auf diese Anzeichen genau achten und die Therapie gegebenenfalls sofort unterbrechen. In dieser Beziehung möchte ich ganz besonders warnen vor der Anwendung von androgenen Depotpräparaten bei verzögerter Knochenheilung nach Frakturen, und zwar vor allem bei jüngeren Frauen. Ich habe zwei Fälle in meiner Praxis gesehen die nach drei Injektionen eines allerdings hochdosierten Depotpräparates innerhalb von zwei Monaten, wegen schlecht heilender Radiusfraktur derart schwerwiegende, erotisierende Erscheinungen aufwiesen, daß sie beide zweitweise in der Psychiatrischen Klinik interniert werden mußten. Diese Wirkung kann viel länger anhalten als die Wirkung der Hormoninjektion. Offenbar kann es zu einer zentral-nervösen Auslösung der Erotisierung kommen, die in einem der erwähnten Fälle sogar mehrere Jahre gedauert und unter der die Patientin außerordentlich gelitten hat.

Abschließend kann ich somit sagen, daß das androgene Hormon vor 25 Jahren in der Gynäkologie eingeführt worden ist und daß es uns viele Jahre hindurch sehr gute Dienste geleistet hat, daß aber heute dieses Hormon für die therapeutische Anwendung nur noch bei wenigen Indikationen in Frage kommt und zwar in erster Linie als Kombinationspräparat mit Oestrogenen bei klimakterischen Störungen. Bei allen übrigen Indikationen der Gynäkologie ist es heute durch die modernen Gestagene vorteilhaft ersetzt worden.

Literatur

Wenner, R.: Androgenes Hormon und weiblicher Organismus. Arch. Gynäk. **174**, 64 (1942).
— Über die Wirkung des androgenen Hormons auf den weiblichen Organısmus. Geburtsh. u. Frauenheilk. **4**, 261 (1950).

Aus der Medizinischen Klinik (Endokrinol. Abteilung) des Klinikum Essen der Universität
Münster (Direktor: Prof. Dr. O. H. ARNOLD) und der Universitäts-Frauenklinik Düsseldorf
(Direktor: Prof. Dr. R. ELERT)

Erfahrungen mit dem Androgen-Präparat Mesterolon

Von

R. PETRY, J.-G. RAUSCH-STROOMANN und H. SCHMIDT-ELMENDORFF

Zur oralen Androgen-Therapie fanden bisher ausschließlich C 17-alkylierte
Testosteron- oder Androstendiol-Derivate Verwendung. Seit einem halben Jahr
liegen bereits Erfahrungsberichte über die gute hormonelle Wirksamkeit eines in
C-1 α-Position alkylierten Steroids vor, es handelt sich um 1 α-Methyl-5 α-androstan-17 β-ol-3-on, das als Mesterolon[1] bezeichnet wurde [9, 10, 11, 14, 15, 17].

C 17 α-alkylierte anabole Steroide können eine Störung der Ausscheidungsfunktion der Leber verursachen [2, 3, 5, 6].

Da Mesterolon keine Alkylgruppe an C 17-Atom besitzt, erhebt sich die Frage,
ob dieses Steroid sich hinsichtlich der Funktion der Leber anders verhält, als die
C 17-alkylierten oral wirksamen anabolen Steroide.

Mesterolon wurde bei 19 lebergesunden Patienten mit hormoneller Keimdrüseninsuffizienz gegeben. Davon wurden 11 Patienten 9 Monate lang, 8 Patienten mindestens 6 Monate lang mit täglich 30 mg Mesterolon behandelt.

Der Serumbilirubinspiegel, die Transaminasen (SGOT und SGPT) im Serum
sowie der Bromthalein-Test (Zweifarbenstofftest) blieben in allen Fällen normal,
eine Zunahme der alkalischen Phosphatase und der Leucinaminopeptidase im
Serum auf erhöhte Werte wurde in nur einem Fall beobachtet. Bei 4 Patienten
wurde vor und nach der Behandlung eine Leberblindpunktion vorgenommen,
pathologische Veränderungen des Lebergewebes wurden nicht gesehen, auch nicht
bei dem obengenannten Patienten mit der erhöhten alkalischen Phosphatase und
Leucinaminopeptidase im Serum.

Bei 8 Patienten wurden die 17-Ketosteroide nach ZIMMERMANN in der Modifikation von VESTERGAARD [16] sowie die 17-ketogenen Steroide nach NORYM
BERSKY [12] bestimmt.

Die 17-Ketosteroide stiegen unter Mesterolon bei 7 von 8 Fällen an, die
17-ketogenen Steroide in 6 von 8 Fällen. Ein Anstieg um durchschnittlich
17,1 mg/24 Std wurde von LASCHET [10], BREUER [4] und GERHARDS [7] bei den
17-Ketosteroiden beobachtet. Die letzten beiden Autoren glauben auch, eine Abhängigkeit der Höhe des Anstieges von der Höhe des Ausgangswertes feststellen
zu können. Eine Erhöhung der 17-ketogenen Steroide unter Mesterolon-Behandlung wurde bisher nur von LASCHET beobachtet. Eine Erklärung für das Ansteigen
der 17-ketogenen Steroide konnte bisher nicht gegeben werden. Bei den 17-Ketosteroiden ist der Anstieg durch Abbauprodukte des Mesterolons zu erklären. Das

---

[1] Hersteller: Fa. Schering, A.G., Berlin.

Tabelle 1. *Einfluß von verschiedenen Dosen von Mesterolon auf die Gesamtgonadotropinausscheidung im Harn (H.M.G.-Einheiten/24 Std) bei gesunden Männern und 2 Patienten mit hypogonadotropem Hypogonadismus*

Name	Dosis/Tag mg	vor Behandlung H.M.G.-Einheiten	unter Behandlung H.M.G.-Einheiten		unmittelbar n. Absetzen von Mestorolon H.M.G.-Einh.
1. R.W. 30J.	30	9,5	17,0 (nach 2 Mon.)		8,3
2. W.H. 31J.	40	7,5	6,9 (nach 2 Mon.)		2,2
3. K.H. 40J.	70	1,2	1,2 (nach 6 Tagen)		1,2
4. J.H. 42J.	80	3,5	3,6 (nach 3 Tagen)	3,8 (nach 12 Tagen)	3,7
5. K.G. 36J.	90	7,2	7,1 (nach 3 Tagen)	7,1 (nach 6 Tagen)	
6. H.H. 38J.	100	16,0	9,2 (nach 13 Tagen)	5,9 (nach 26 Tagen)	8,0

Hauptausscheidungsprodukt 1α-Methylandrosteron wird zu etwa 30% im Harn ausgeschieden. Unsere Ergebnisse lassen eine Abhängigkeit von der Höhe der Dosis, nicht aber von der Dauer der Gabe und der Höhe des Ausgangswertes erkennen.

Untersuchungen von Laschet [10] haben gezeigt, daß eine Beeinflussung der Gonadotropin-Ausscheidung im Harn durch Mesterolon nicht erfolgt. Diese Hormonbestimmungen erfolgten an hypergonadotropen Patienten und Patientinnen in der Menopause.

Wir haben bei 4 Probanden und bei 2 Patienten mit hypogonadotropem Hypogonadismus den Einfluß von Mesterolon in verschiedener Dosierung auf die Gesamtgonadotropinausscheidung im Harn geprüft. Normalpersonen und Patienten mit schon vor der Behandlung herabgesetzter Gonadotropinausscheidung im Harn schienen uns besonders geeignet, einen Hemmeffekt des Mesterolons nachzuweisen. Die Bestimmung der Gesamtgonadotropine im Harn erfolgte im Maus-Uterus-Test als H.M.G.-Einheiten/24 Std. Der Urin wurde nach der von Albert [1] angegebenen Methode extrahiert.

Bei den Probanden 1 und 2 ist selbst nach 2monatiger Behandlung mit 30 bzw. 40 mg Mesterolon täglich keine verminderte Gesamtgonadotropinausscheidung erkennbar. Die Versuchsperson 3 zeigt unter hohen Dosen, nämlich täglich 70 mg Mesterolon, keine verringerte Ausscheidung. Erst 100 mg Mesterolon täglich lassen, wie bei der Versuchsperson 6 erkennbar, eine leicht reduzierte Gonadotropinausscheidung annehmen. Interessant ist, daß die Patienten 3 und 4 mit hypogonadotropem Hypogonadismus selbst unter hohen Dosen Mesterolon keinen Rückgang der Gonadotropinausscheidung erkennen lassen (s. Tab. 1).

Damit wird die Untersuchung von Laschet über eine fehlende antigonadotrope Wirkung des Mesterolons ergänzt.

Heller und Nelson [8] haben 1950 bei einer großen Anzahl von Gesunden Spermauntersuchungen, Gonadotropinbestimmungen im Harn und Hodenbiopsien vor und nach der Behandlung mit tägl. 25 mg Testosteronpropionat vorgenommen. Eine Schädigung des Keimepithels und des Leydig-Zellsystems wurde bereits am 24. Tag nach Beginn der Behandlung gesehen. Eine Gonadotropinausscheidung im Harn war nicht mehr nachweisbar, die Spermienzahl war im Ejaculat z. T. auf 0 abgefallen.

Tabelle 2. *Ergebnisse der Spermiogramme von 3 Versuchspersonen und 3 Patienten mit Keim-drüsenstörungen vor und nach der Behandlung mit unterschiedlicher Mesterolongabe*

Name	Tag der Unter-suchung	Fructose im Sperma-plasma µg/ml	Meste-rolon Dosis/Tag mg	Spermien-zahl/ml Millionen	Beweg-lichkeit nach 20 Min %	physio-logische Formen %	Ju-gend-formen %	Alters-formen %	degene-rative Formen %	unreife Formen %
1. W.M. 36 J.	9.6. 66	2800	40	88	95	85	3	3	2	7
gesund	10.2. 67	—		270	95	83	6	8	2	1
2. W.J. 46 J.	18.12.66	2100	100	333	45	90	7	2	1	0
gesund	3.2. 67	—		298	43	89	5	3	1	2
3. J.H. 42 J.	18.12.66	3500	100	16	95	80	13	5	1	1
gesund	18.2. 67	—		119	90	92	4	0	2	2
4. D.H. 30 J.	25.4. 66	2700	30	3	25	58	2	11	4	25
prim. Hodensch.	13.10.66	—		1,5	20	—	—	—	—	—
5. W.H. 36 J.	29.11.66	1400	30	unter 250000	—	—	—	—	—	– –
prim. Hodensch.	12.1. 67	—		—	—	—	—	—	—	—
6. R.A. 32 J.	14.10.66	850	40							
Klinefelter-S.	12.1. 67	—		—	—	—	—	—	—	—

Die Autoren glauben, daß die Hodenschädigung über die verminderte bis fehlende Gonadotropinausscheidung zustande kommt. Ein direkter hoden-schädigender Effekt des zugeführten Testosterons konnte nur vermutet werden.

Bei 6 Personen haben wir den Einfluß des Mesterolons in verschiedener Dosierung auf die Spermienzahl im Ejaculat geprüft. Der Hautklinik des Klinikum Essen (Direktor: Prof. Dr. H. Götz) danken wir für diese Untersuchungen (Tab. 2).

Bei dem ersten Fall handelt es sich um eine Marchiafava-Anämie. Der Patient wurde 9 Monate lang mit täglich 40 mg Mesterolon behandelt. Ein Rückgang der Spermienzahl im Ejaculat ist nicht eingetreten. Bei dem zweiten Patienten lag eine Polyspermie vor, wir gaben täglich 100 mg Mesterolon über 46 Tage, eine Abnahme der Spermienzahl erfolgte nicht. Der dritte Patient war wegen einer Impotentia coeundi nach einer Hirnverletzung von 1960 bis zur Untersuchung bei uns im Dez. 1966 mit Testosteron-Injektionen behandelt worden, die Impotentia coeundi bestand weiterhin. Wir haben den Patienten dann mit täglich 25 mg Testosteronpropionat behandelt und nach 12 Tagen eine Oligospermie festgestellt.

Unter der nun folgenden Behandlung mit täglich 100 mg Mesterolon wurde eine Normospermie erreicht. Das normale Spermiogramm kann Folge des Ab-setzens der Testosteron-Therapie im Sinne des Rebound-Effektes und braucht nicht Folge der Mesterolon-Behandlung zu sein, interessant erscheint aber die Tatsache, daß Mesterolon trotz hoher Dosierung diesen Rebound-Effekt nicht verhindern konnte. Bei den Patienten 4 und 5 handelt es sich um eine Oligo-spermie bei primärer Hodenschädigung, hier war — wie bei dem Patienten sechs mit einem Klinefelter-Syndrom — keine Besserung des Spermiogramms zu erwarten.

Es interessiert nun, ob unter Mesterolongabe histologisch Hodenveränderungen nachweisbar waren. An 5 Patienten mit primärem und sekundärem Hypogonadis-mus wurde in Abständen von 2—9 Monaten eine Hodenbiopsie vorgenommen. Da die Hoden alle vorgeschädigt waren, ließ sich nur schwer eine Aussage über eine weitere Schädigung machen.

Es wurden daraufhin Hodenbiopsien bei 2 Gesunden vor und nach der Behandlung mit täglich 100 mg Mesterolon vorgenommen. Nach 8 Wochen ließ sich noch keine Schädigung nachweisen, es ist jedoch möglich, daß dieser Zeitraum für den Nachweis einer im histologischen Bild erkennbaren Hodenschädigung noch zu kurz ist.

Zusammenfassend ist zu sagen, daß mit dem Mesterolon erstmalig ein Androgen zur Verfügung steht, das in therapeutischer Dosierung bei voll erhaltener androgener Wirkung keinen deutlichen Einfluß auf das Hypophysen-Gonadensystem zu haben scheint. Für die therapeutische Anwendung ergeben sich damit ganz neue Möglichkeiten.

Literatur

1. ALBERT, A., S. KELLY, L. SILVER, and J. KOBI: J. clin. Endocr. 18, 600 (1958).
2. ALMADEN, P. Y., and S. W. ROSS: Ann. intern. Med. 40, 146 (1954).
3. BONNET, C. D., and F. HOMBURGER: Bull. New Engl. med. Cent. 14, 87 (1952).
4. BREUER, H., u. D. GÜTGEMANN: Arzneimittelforsch. 16, 759 (1966).
5. BRIK, J. B., and L. H. KYLE: New Engl. J. Med. 246, 176 (1952).
6. VOSS, G. L., and S. L. SIMPSON: Brit. med. J. 1959 I, 259.
7. GERHARDS, E., H. GIBIAN u. K. H. KOLB: Arzneimittelforsch. 16, 458 (1966).
8. HELLER, C. G., W. O. NELSON, J. B. HILL, E. HENDERSON, W. O. MADDOCK, E. C. JUNGCK, A. PAULSEN, and G. E. MORTIMORE: Fertil. and Steril. 1, 415 (1950).
9. HORNSTEIN, O.: Arzneimittelforsch. 16, 466 (1966).
10. LASCHET, U., L. LASCHET u. H. F. PAARMANN: Arzneimittelforsch. 16, 469 (1966).
11. NEUMANN, F., R. WIECHERT, M. KRAMER u. D. RASPE: Arzneimittelforsch. 16, 455 (1966).
12. NORYMBERSKY, J. K.: Nature (Lond.) 170, 1074 (1952).
13. POHLE, H. D.: Arzneimittelforsch. 16, 473 (1966).
14. SCHIRREN, C.: Arzneimittelforsch. 16, 463 (1966).
15. SCHNACK, H., F. WEWALKA: Arzneimittelforsch. 16, 471 (1966).
16. VESTERGAARD, P.: Acta endocr. (Kbh.) 8, 193 (1951).
17. WELLER, O.: Arzneimittelforsch. 16, 465 (1966).

Diskussion

U. LASCHET (Landeck):

Ein gleiches Verhalten der 17-ketogenen Steroide haben wir unter Mesterolon beschrieben. Nach oraler Applikation von 60 mg Mesterolon täglich fanden wir im Mittel einen Anstieg der 17-ketogenen Steroide von 17,4 mg in 24 Std. Cortisol im Harn blieb jedoch unverändert [vgl. Arzneimittel-Forsch. 16, 469—471, (1966)]. STARKA u. Mitarb. fanden nach 200 mg DHEA-Acetat pro Tag oral ein ähnliches Verhalten der 17-ketogenen Steroide. Sowohl sie als auch wir können zur Zeit keine verbindliche Erklärung dafür geben. Möglicherweise handelt es sich um ein Stoffwechselprodukt oder einen Artefakt bei der chemischen Aufarbeitung. Chromatographische Untersuchungen sollten hier Aufklärung bringen.

Aus der 1. Inneren Abteilung der Städt. Krankenanstalten Bielefeld
(Chefarzt: Prof. Dr. E. KLEIN)

Strumen durch angeborene Störungen der Jodverwertung

Von

E. KLEIN

Mit 8 Abbildungen

Referat

Unter angeborenen Störungen der Jodverwertung versteht man eine inhomogene Gruppe von *qualitativen* Anomalien bei der Biosynthese und Inkretion sowie im Stoffwechsel der Schilddrüsenhormone, die *sporadisch* vorkommen, *hereditär* und *nicht letal* sind und während des ganzen Lebens bestehen bleiben [5, 18, 24, 32, 33]. Je nach ihrem Ausmaß bedingen sie eine mehr oder weniger, gelegentlich auch wechselnd starke Insuffizienz der Hormonversorgung des Organismus. Diese wiederum ist der Anlaß für eine reaktiv vermehrte Thyreotropinabgabe aus dem Hypophysenvorderlappen, die zur Kropfbildung führen kann, aber nicht muß. Für den letztgenannten Fall bleibt offen, ob die Drüse nicht auf Thyreotropin zu reagieren oder die Hypophyse kein Thyreotropin auszuschütten vermag [2, 38, 44, 52, 53]. Der hypophysäre Kompensationsversuch kann erfolgreich sein, so daß trotz genetisch determinierter Dyshormonogenese zum mindesten zeitweise eine euthyreote Stoffwechsellage erhalten bleibt [20, 33, 38, 53]. Häufiger allerdings resultiert trotz Struma eine Hypothyreose. Da sich diese Vorgänge schon im fetalen Leben abspielen und definitionsgemäß von den durch exogene Faktoren bedingten iatrogenen und den endemischen angeborenen Strumen unterscheiden, werden die hier zu besprechenden kongenitalen Strumen mit Jodfehlverwertungen als sog. metabolische Form unter den *sporadischen Kretinismus* subsummiert (Abb. 1).

Hinsichtlich der Häufigkeit der einzelnen Formen von sporadischem Kretinismus stimmen die Angaben der Literatur mit eigenen Erfahrungen an 62 Fällen

Der sporadische Kretinismus

I. Nicht kropfig

   a) Schilddrüsenaplasie (Athyreose)
   b) Schilddrüsendysplasie

      1. <u>Rudimentäre Schilddrüse an normaler Stelle</u>

      2. Ektopisch gelegenes Schilddrüsengewebe. (Meistens: Zungengrundschilddrüsen)

II. <u>Kropfig</u>

(Einschließlich des kongenitalen Kropf-Schwerhörigkeit-Syndroms)

Abb. 1. Einteilung des sporadischen Kretinismus

(Die *unterstrichenen* Formen bieten angeborene Störungen des Jodstoffwechsels)

überein: 70% von ihnen hatten keine Struma (30% Athyreosen, 65% mit Zungengrund- und 5% mit Restschilddrüse an normaler Stelle des Halses), 30% kongenitale Strumen mit Jodfehlverwertungen [38].

Bei sorgfältiger Untersuchung lassen sich stets Entwicklungsstörungen von Skelet und Nervensystem nachweisen, die zuweilen allerdings belanglos und klinisch irrelevant sein können. Ihr Schweregrad hängt nämlich davon ab,

a) wann während des fetalen Lebens die hormonelle Insuffizienz einsetzte,

b) wie erheblich sie war,

c) wie lange sie dauerte, und

d) in welchem Ausmaß mütterliche Hormone oder die fetale Drüse hemmende Stoffe während der Gravidität auf dem Wege über die Placenta den Feten erreichten.

Im Gegensatz zu den Kretins mit kongenitalen Myxödem durch Schilddrüsenaplasie (Athyreose) erscheinen jene mit Jodfehlverwertungen bei der Geburt meistens noch unauffällig und sind es viele bei grober Betrachtung auch noch Jahre danach. Bei über der Hälfte von ihnen entwickelt sich die Struma erst nach dem dritten, bei nicht wenigen erst nach dem zehnten Lebensjahr in Zeiten vermehrten Hormonbedarfs durch Wachstum, Pubertät oder gar Schwangerschaft und Umstellung von Ernährungsgewohnheiten [33, 38, 40, 46, 51]. Die obligatorischen Entwicklungsstörungen können vom komplett dysplastischen Habitus des typischen Kretins mit Minderwuchs, Idiotie und Taubheit (s. Abb. 2) hinreichen bis zu unter Umständen nur sehr diskreten Anomalien des Skelets oder geringen Graden von Intelligenzdefekten und Schwerhörigkeit. Neben letzterer sind am aufschlußreichsten die Störungen der Skeletentwicklung wie *Epiphysendysgenesie* mit multi- statt unizentrischer Ausbildung der Epiphysenkerne, das *verzögerte Auftreten von Knochenkernen* (Handskelet) sowie als Residuen auch im späteren Leben und nach Behandlung noch nachweisbar *Plattwirbel* und *Stirnhöhlenaplasie* (Abb. 3) [38].

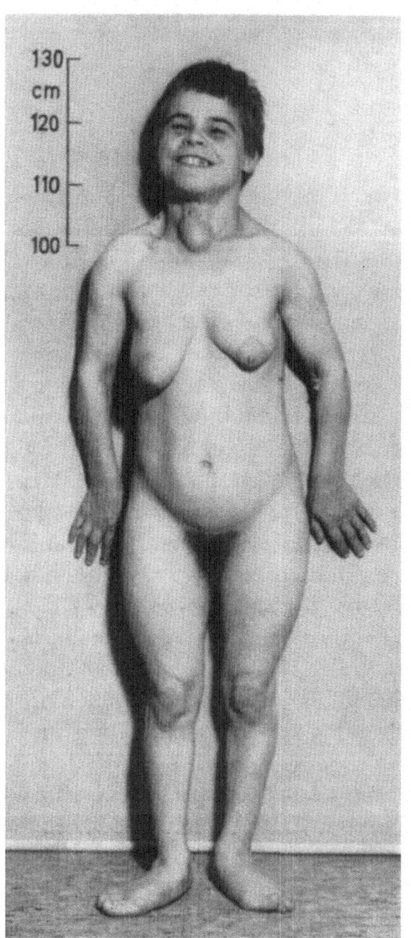

Abb. 2. Vollsymptomatischer kretinistischer Habitus — dysplastischer Minderwuchs, Knotenstruma, Debilität, Schwerhörigkeit, spastische Kontrakturen — (36 Jahre alte Patientin mit kongenitaler Jodfehlverwertung, von Geburt an substituiert, der Kropf trat erst im 12. Lebensjahr auf)

Die qualitativen Störungen von Synthese und Inkretion der Schilddrüsenhormone können miteinander und mit Anomalien im Stoffwechsel der Hormone

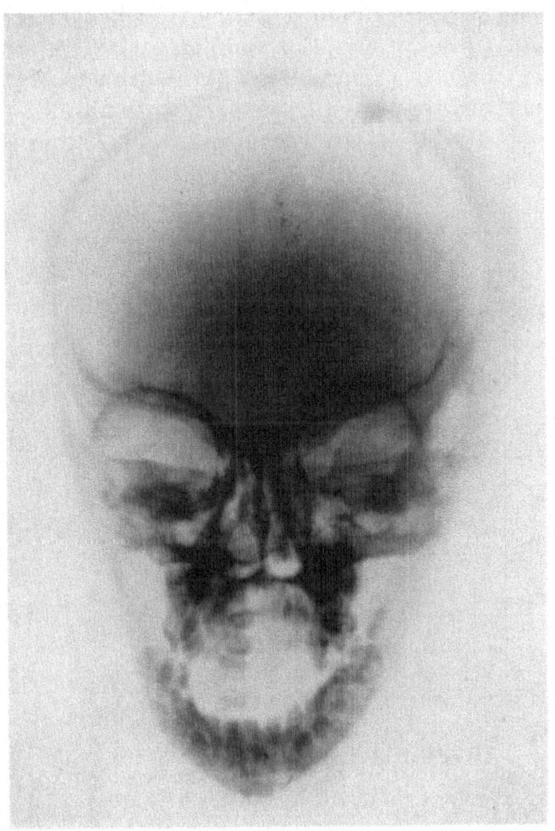

Stirnhöhlenaplasie sowie Epiphysendysgenesie
und verzögerter Schluß von Epiphysenfugen
bei der Patientin von Abb. 5 (7 Jahre,
Knochenalter 2 Jahre)

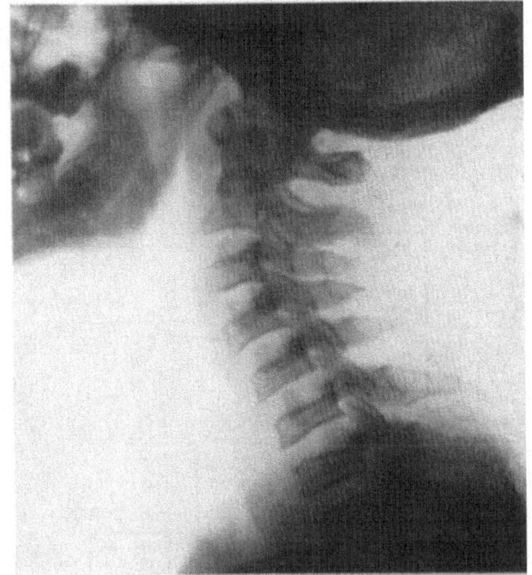

Plattwirbel im Halsbereich bei einem
39 Jahre alten Patienten mit spor.
Kretinismus

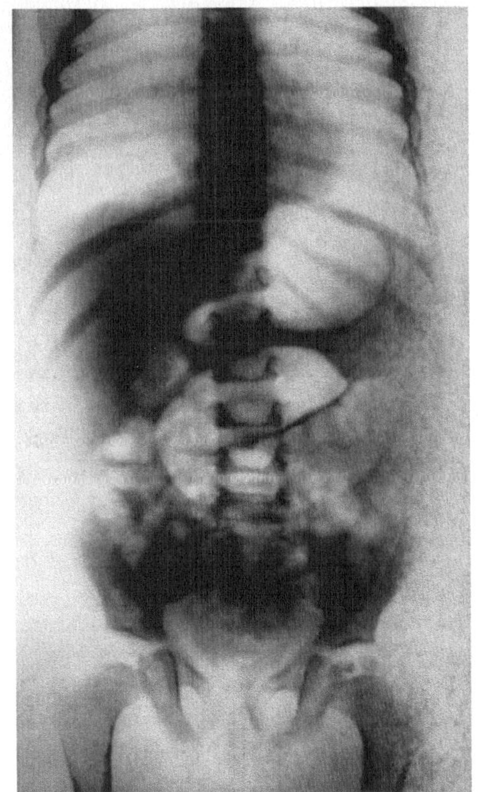

Abb. 3. Typische Störungen der Skeletentwicklung und persistierende Skeletanomalien
bei Patienten mit kongenitaler Struma

kombiniert vorkommen [*23, 24, 35, 38, 54*]. Bei der Häufung gleichartiger kongenitaler Kropfformen in einer Familie und der hohen Frequenz von Verwandtenehen in der Aszendenz besteht heute kein Zweifel an ihrer Heredität. Offenbar beruht jede isoliert nachweisbare biochemische Störung auf einem ganz bestimmten *Enzymdefekt*, der an ein einziges recessiv autosomes Gen gebunden ist [*17, 18,*

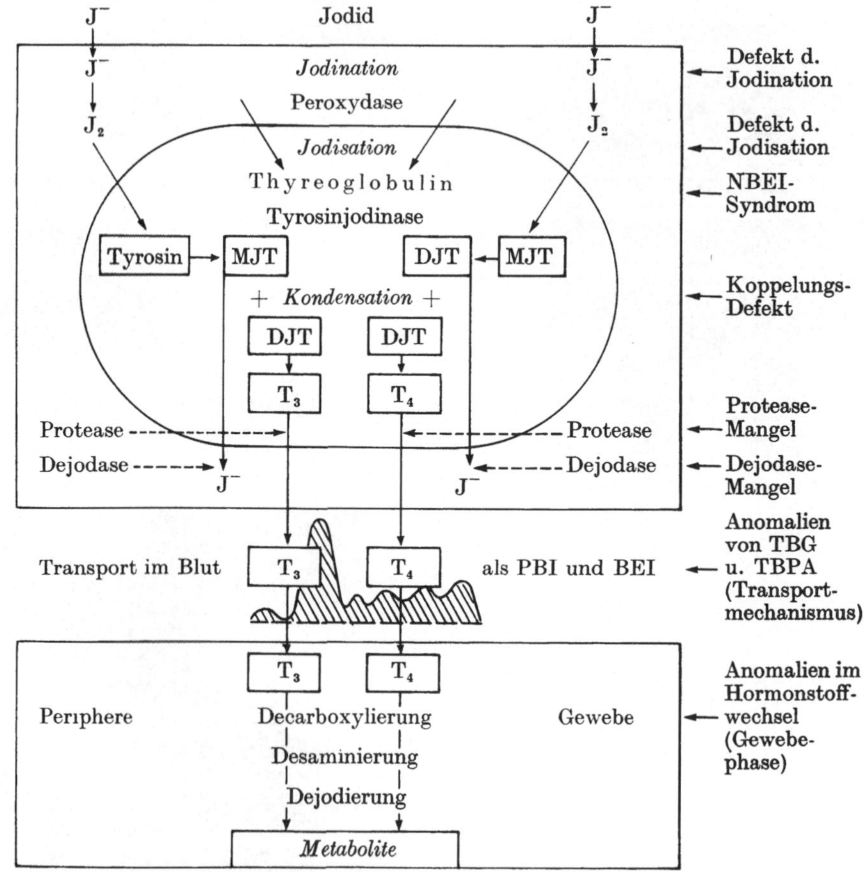

MJT = Monojodtyrosin; DJT = Dijodtyrosin; T_3 = Trijodthyronin; T_4 = Thyroxin; TBG = Thyroxin bindendes Globulin; TBPA = Thyroxin bindendes Prae-Albumin

Abb. 4. Der endogene Stoffwechsel von Jod und Schilddrüsenhormonen mit den durch Pfeile markierten Phasen, die infolge kongenitaler Defekte gestört sein können

29, 33]. Dabei könnte der voll ausgebildete kropfige Kretinismus dem homozygoten Zustand für dieses Gen entsprechen, während die für die gleiche Störung Heterozygoten zwar Strumen mit Jodfehlverwertungen, aber keine manifeste Hypothyreose aufweisen würden [*29, 33, 41*]. In einem Fall wurde das seltene chromosomale Mosaik XO/XY/XXY gefunden [*31*]. Je mehr Familien mit dyshormonogenetischen Kröpfen untersucht werden, desto angreifbarer erweisen sich indessen alle Erwägungen über einen verbindlichen Erbmodus. Nicht nur in einer Familie, sondern sogar beim gleichen Kranken können sehr heterogene Typen von

Jodfehlverwertungen zugleich vorkommen und darüber hinaus durch unspezifische exogene und endogene Faktoren vorübergehend modifiziert werden [*35, 38, 54*]. So mögen Überschneidungen mit der auffälligen familiären Häufung von Jod in normaler Weise verwendenden Kröpfen mit Calcifizierungen und Bildung szintigraphisch kalter Knoten vorkommen, die bei genauer Prüfung an ein dominant autosomales Gen gebunden sind [*36*]. Über eine evtl. Bedeutung von Schilddrüsen-Autoantikörpern in der Pathogenese des kropfigen sporadischen Kretinismus ist, obgleich vereinzelt mit negativem Ergebnis untersucht [*6, 53*], noch kein endgültiges Urteil möglich.

Seitdem erstmals 1943 Jodstoffwechselstudien bei kropfigen hypothyreoten Kindern auffällige Anomalien ergeben hatten [*13*], sind mindestens 6 biochemisch voneinander abgrenzbare *Typen von Jodfehlverwertungen* bekannt geworden, zudenen sich noch Besonderheiten in Transport und Stoffwechsel der Hormone gesellen können. Die Orte dieser Enzymdefekte im thyreoidalen Jod- und peripheren Hormonumsatz gehen aus der Abb. 4 hervor und sind dort durch Pfeile gekennzeichnet. Danach können die Jodfehlverwertungen nahezu alle Schritte der Hormonsynthese und -inkretion betreffen. Allerdings bedarf es häufig, aber keineswegs immer, zahlreicher der in der Tabelle angeführten Methoden, um sie gegeneinander — und auch dabei zuweilen nur per exclusionem — abgrenzen zu können. Auf diese Weise lassen sich die in folgendem dargestellten Typen von Jodfehlverwertungen unterscheiden, obgleich mit noch weiteren, bisher nicht oder nur ungenügend bekannten Defekten zu rechnen ist [*11, 33, 35, 38*].

Tabelle. *Methoden und Befunde zur Identifizierung einer Jodfehlverwertung*

1. Mikrochemische Analysen von PBI, BEI, NBEI und Jodid in Blut, ggf. auch Harn und Schilddrüsengewebe

2. In vivo-Untersuchungen mit ^{131}J:
   a) Zweiphasenstudium mit PB ^{131}I und BE^{131}I und ggf. NBE^{131}I
   b) Sog. Depletions-Test mit KCNS oder KClO$_4$
   c) Sog. Suppressionstest mit Thyroxin oder Trijodthyronin
   d) Sog. Stimulationstest mit Thyreotropin (TSH)

3. Radiochromatographie auf Papier oder mittels Säule:
   a) Identifizierung von Jodverbindungen in Schilddrüsengewebe (Nach Radiojodgabe und Biopsie)
   b) Identifizierung der Sekretionsprodukte der Schilddrüse im Blut (Nach Radiojodgabe)
   c) Identifizierung von Hormonmetaboliten in Blut und Harn (Nach Radiojodgabe)

4. Analyse der Transportverhältnisse von Schilddrüsenhormonen im Blut:
   a) Bestimmung der Hormonbindungskapazität des TBG
   b) Bestimmung der Hormonbindungskapazität des TBPA (Mittels Elektrophoreseverfahren)
   c) ^{131}T$_3$- oder ^{131}T$_4$-in vitro-Teste

5. Analysen von Umsatz und Abbau von Schilddrüsenhormonen oder Hormonvorläufern:
   a) Halbwertzeit der Abwanderung von Thyroxin und Trijodthyronin aus dem Blut (mittels radioaktiv markierter Hormone)
   b) Chromatographie nach Zufuhr radioaktiv markierter Hormone
   c) Belastungen mit radioaktiv markiertem Mono- oder Dijodtyrosin und Wiederfindungsuntersuchungen im Harn

6. Untersuchungen der Zusammensetzung des Jodthyreoglobulins (Selten nötig bzw. möglich)

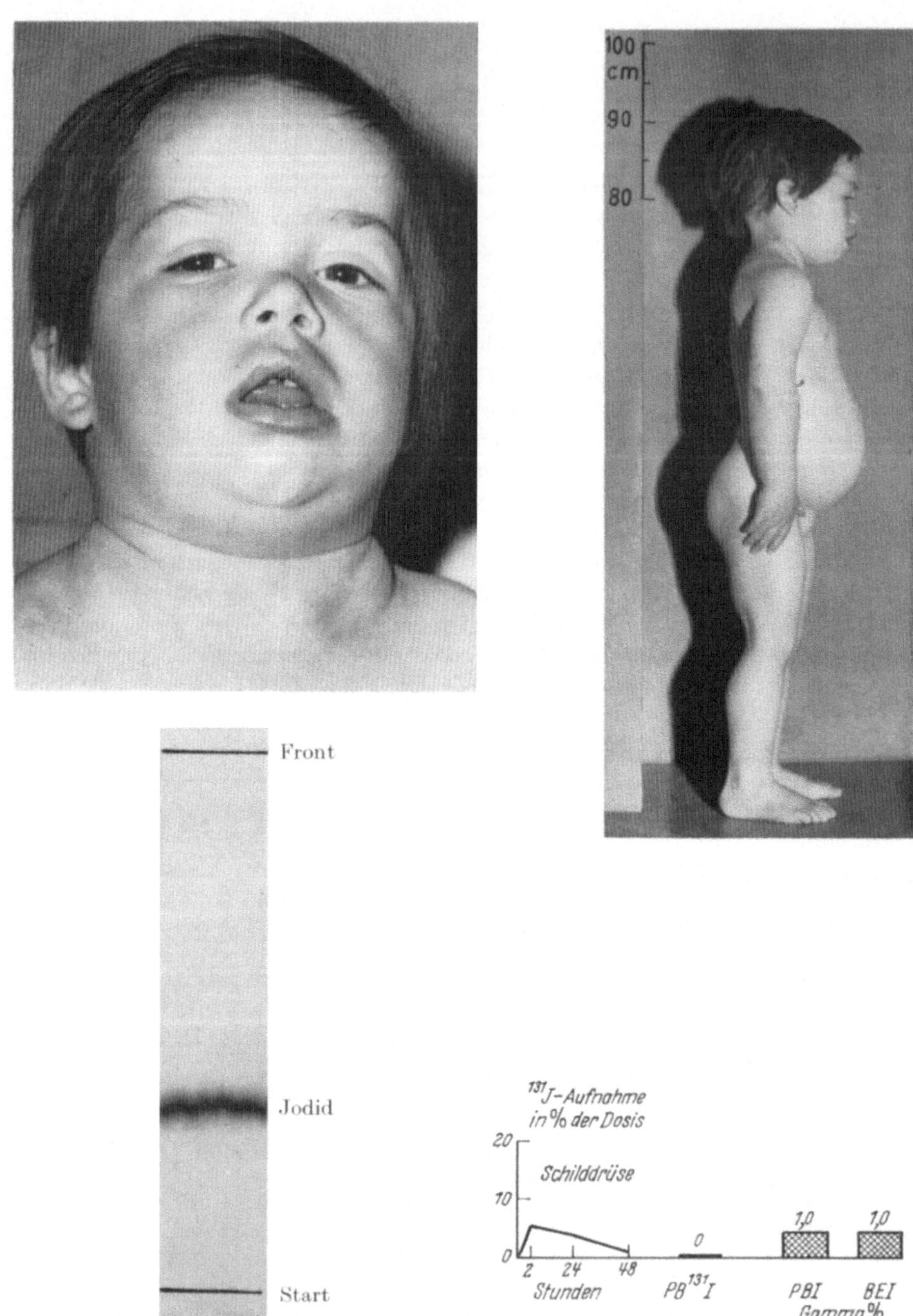

Jodverbindungen im Blut: Nur exogenes
Jodid (Radiochromatographie auf Papier)

Abb. 5. Kropfiger sporadischer Kretinismus, hypothyreot. Typ: Defekt der Jodination
(Sieglinde B., 7 Jahre alt. Knochenalter 2 Jahre, Kropf von Geburt an, Größe 90 cm)

1. *Unfähigkeit der Schilddrüse, Jodid zu speichern (Jodinations-Defekt).*

Dieser am spätesten entdeckte Defekt betrifft die erste Stufe der Hormonsynthese. Selbst nach intensiver Anregung durch exogenes Thyreotropin kann die hyperplastische Schilddrüse kein Jod speichern [9, 12, 55]. Führt man ihr indessen per diffusionem über einen durch Jodmedikation stark erhöhten Blutjodidspiegel genügend Jod zu, so verläuft die weitere Hormonsynthese normal, Kropf und Hypothyreose schwinden [47a]. Der Defekt betrifft eine noch nicht genauer lokalisierbare Position im Transportsystem des Jodids aus dem Schilddrüsen-Arterienblut in die Schilddrüsen-Parenchymzelle. Er erstreckt sich auch auf die selektive Jodidanreicherung in den Speicheldrüsen und umfaßt offenbar alle Anionen der gleichen Teilchengröße wie Jodid, z. B. auch Thiocyanat und Perchlorate [55].

Die Diagnose ergibt sich bei Ausschluß schilddrüsenhemmender Einflüsse aus der fehlenden ^{131}J-Ansammlung in der Struma (Abb. 5), dem negativen Thyreotropin-Test sowie der zu jeder Zeit nach der Spürdosis gleichen Radiojodkonzentration von Serum und Speichel, während letztere normalerweise auf mehr als das 6fache derjenigen des Serums ansteigt. Das Verhältnis von Serum/Speichel-Aktivität hat sich als wichtig erwiesen, weil die Störung offenbar durch eine frühkindliche isolierte Affektion der Schilddrüse auch erworben werden kann und dann das Jodkonzentrationsvermögen der Speicheldrüsen nicht betrifft.

2. *Unfähigkeit der Schilddrüse, gespeichertes Jodid in organische Bindung zu überführen (Jodisations-Defekt).*

Das von der Schilddrüse sogar beschleunigt angereicherte Jodid kann nicht oder nur in ungenügendem Umfang Tyrosin jodieren. Es bleibt vielmehr unverändert in der Drüse liegen und läßt sich jederzeit durch Perchlorat oder Thiocyanat wieder ausschwemmen, was normalerweise nicht möglich ist. Dem Defekt muß ein Mangel an Peroxydase oder Tyrosinjodinase zugrunde liegen, wobei ersterer für die schweren, letzterer für die leichteren, heterozygoten Krankheitsfälle verantwortlich sein könnte [11, 19, 20, 33, 39, 44, 45].

Bei klinisch auffälligen bzw. auf Entwicklungsstörungen verdächtigen Kropfträgern läßt sich die Diagnose durch einen positiven Depletions-Test mit Perchlorat oder Thiocyanat nach beschleunigter Jodidphase sichern (Abb. 6).

Der Defekt ist der häufigste unter den Jodfehlverwertungen sporadischer kretinistischer Kröpfe und kommt, wie andere Defekte der Hormonsynthese auch, häufig beim sog. erblichen Kropf-Schwerhörigkeits(Taubheits)-Syndrom vor [6, 24, 37, 50]. Bei dieser, auch Pendred-Syndrom genannten Kombination könnte die Schwerhörigkeit auf einer kurzen hypothyreoten Periode im intrauterinen Leben mit selektiv-definitiver Innenohrschädigung beruhen [15, 24, 34] oder darauf zurückzuführen sein, daß die Entwicklung des Gehörorgans an Ort und Stelle einer gleichartigen, spezifischen organischen Bindung von Jod bedarf wie die Hormonsynthese der Schilddrüse und somit der Defekt beide Organe betrifft [14, 16]. Seitdem man darauf achtet, finden sich auch beim sog. Pendred-Syndrom in zunehmenden Maße kretinistische Skeletanomalien [6, 24, 41], so daß kein Grund besteht, es nicht dem sporadischen Kretinismus zuzuordnen [37, 38, 50].

3. *Unfähigkeit der Schilddrüse, Jodtyrosine zu Jodthyroninen zu koppeln (Koppelungs-Defekt).*

Die sehr jodavide Struma kann die in großem Ausmaß produzierten Jodtyrosine (Mono- und Dijodtyrosin) nicht oder nur in ungenügendem Umfang zu

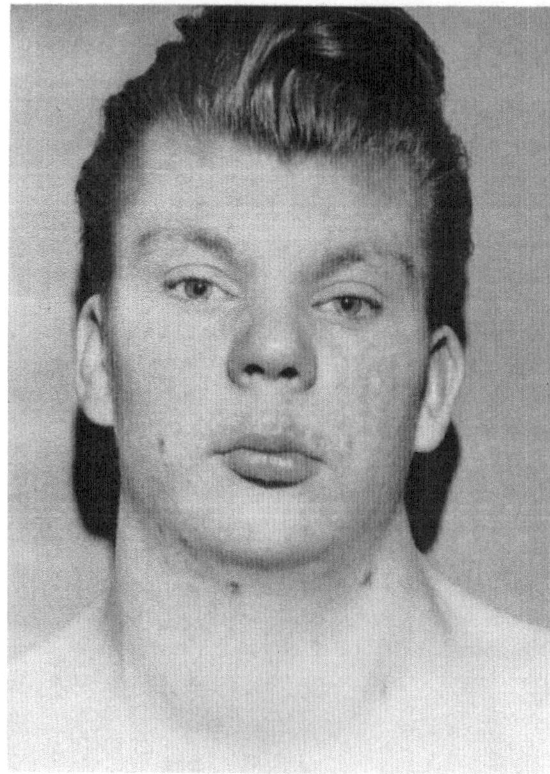

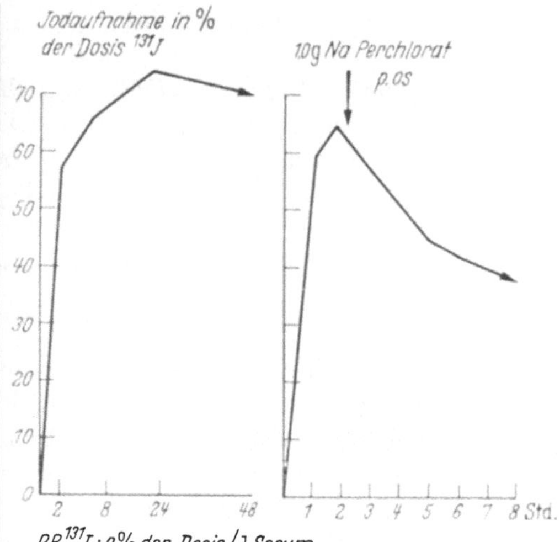

Suppressionstest mit T_3 positiv

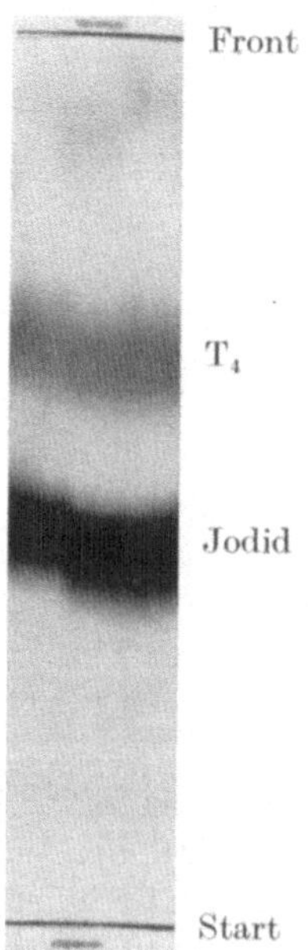

Thyreogene Jodverbindungen im Blut (Radiochromatographie auf Papier)

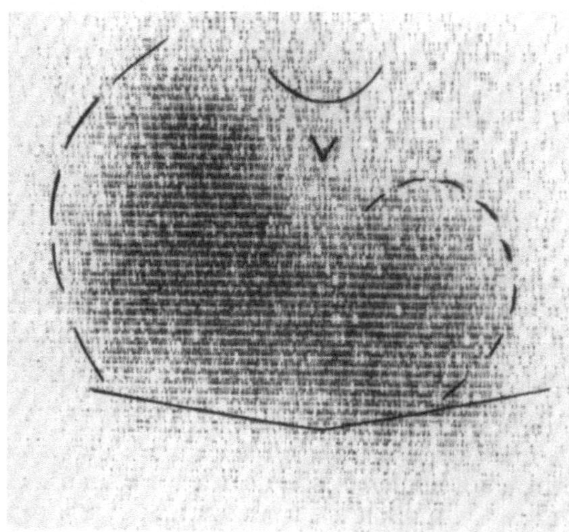

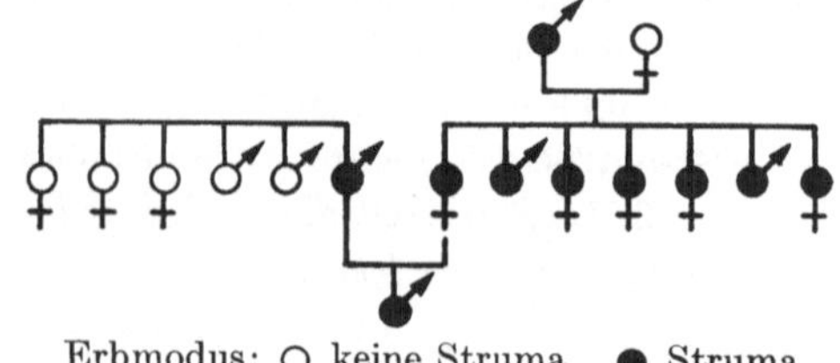

Abb. 6. Sporadischer kropfiger Kretinismus. Typ: Defekt der Jodisation. (Friedrich H., 22 Jahre alt, Kropf
von Geburt an, Schwerhörigkeit, Debilität, diskrete
kretinistische Skeletanomalien)

Jodthyroninen kondensieren. Wie die Jodmangelstruma ist sie reich an Hormonvorläufern und arm an Hormonen. Sie dejodiert auch prompt die von ihr synthetisierten Jodtyrosine und sezerniert diese Vorläufer und Jodid neben Spuren fertiger Hormone oder auch bisher nicht identifizierter Jodverbindungen [*11, 21, 26*]. Bisher sind nur wenige Fälle beschrieben worden. Da die Natur der physiologischen Kondensation bzw. Koppelung von Jodtyrosinen noch unbekannt ist, gibt es lediglich hypothetische Erklärungen für diesen Defekt: Enzymmangel oder eine Strukturanomalie der am Koppelungsprozeß beteiligten Eiweißkörper. Dementsprechend wurde anstelle von regulärem Jodthyreoglobulin ein jodiertes Thyreo-Albumin in der Drüse gefunden [*26*]. Exakt belegen läßt sich dieser seltene Typ von Jodfehlverwertung nur mit Hilfe von Untersuchungen an bioptisch oder operativ gewonnenen Drüsengewebe selber. Verdächtig ist das Vorkommen großer Mengen von Jodtyrosinen im Blut bei Abwesenheit eines Dejodase-Mangels.

4. *Unfähigkeit der Schilddrüse, Jodtyrosine ordnungsgemäß zu dejodieren* [*Dejodase (Deshalogenase)-Defekt*].

Normalerweise werden während der die Hormoninkretion einleitenden Proteolyse auch die Hormonvorläufer Mono- und Dijodtyrosin aus ihrer Eiweißbindung befreit. Sie können jedoch das Organ nicht verlassen, werden vielmehr sofort dejodiert, und das frei gewordene Jodid steht für die weitere Hormonsynthese zur Verfügung. Bleibt jedoch infolge Dejodasemangels die Dejodierung aus oder ungenügend, so gelangen die Jodtyrosine zusammen mit mehr oder weniger viel fertigen Hormonen in den Kreislauf und sind sie dort sowie im Harn unverändert oder als Derivate nachweisbar [*14, 17, 32, 33, 47*].

Der zugrundeliegende Dejodase-Defekt betrifft nicht allein die Schilddrüse sondern alle Körperzellen, so daß auch diese nicht, wie das sonst sehr lebhaft der Fall ist, Jodverbindungen dejodieren können. Dem Organismus gehen also große Mengen Jod verloren, Jodination und Jodisation verlaufen deshalb kompensatorisch beschleunigt [*17, 47*].

Die Diagnose ist gesichert, wenn Jodtyrosine in Blut und Harn chromatographisch nachzuweisen sind und radioaktiv markierte Jodtyrosine nach Zufuhr ungenügend dejodiert und demzufolge unverändert im Harn wiedergefunden werden (Abb. 7). Ein direkter Beweis des Defektes ist auch dadurch möglich, daß man bioptisch gewonnenes Drüsengewebe mit radioaktiv markiertem Jodtyrosinen inkubiert und deren ungenügende Dejodierung demonstriert [*17, 32, 33*].

5. *Protease-Mangel der Schilddrüse.*

Bei diesem Defekt, der nur durch in vitro-Untersuchungen am Schilddrüsengewebe selber erkannt werden kann, verläuft die Biosynthese der Hormone normal, die Proteolyse des gebildeten Jodthyreoglobulins ist jedoch gestört. Bei normaler Peptidase-Aktivität fehlt die Protease, so daß trotz maximaler Stimulierung durch Thyreotropin nur ungenügende Mengen freier Hormone und mit diesen zusammen Hormonvorläufer die Drüse verlassen. Die Struma ist reich an Mono- und Dijodtyrosin, es besteht jedoch kein Dejodasedefekt. Der einzige bisher diagnostizierte Patient war taubstumm, hypothyreot und hatte eine trotz von frühester Kindheit an erfolgter Hormonbehandlung immer größer werdende Knotenstruma, die schließlich im 20. Lebensjahr operiert werden mußte [*38, 42*].

6. *Das NBEI-Syndrom (Non Butanol Extractable Iodine-Syndrome)*.

Es umfaßt eine klinisch inhomogene Gruppe von Kröpfen, aber auch nicht tastbar vergrößerten Schilddrüsen, die durch einen Verlust von jodhaltigen Proteinen charakterisiert ist. Diese Jodproteine kreisen neben ausreichenden oder zu geringen Mengen von Schilddrüsenhormonen im Blut, lassen sich aber nicht, wie

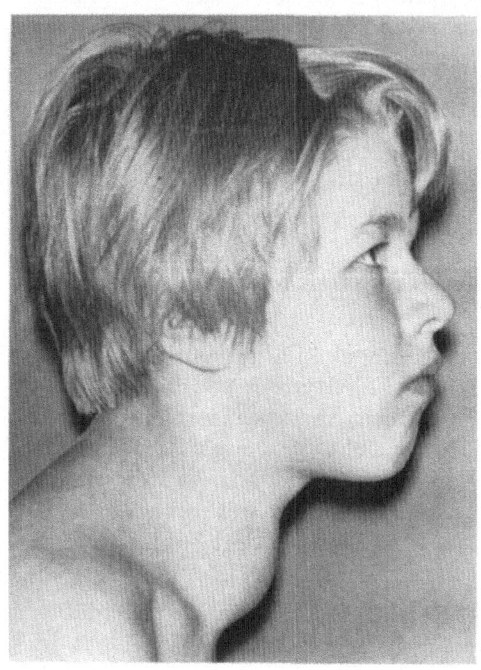

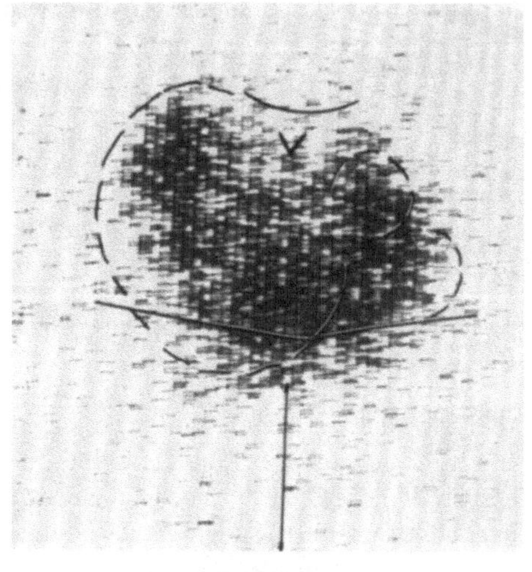

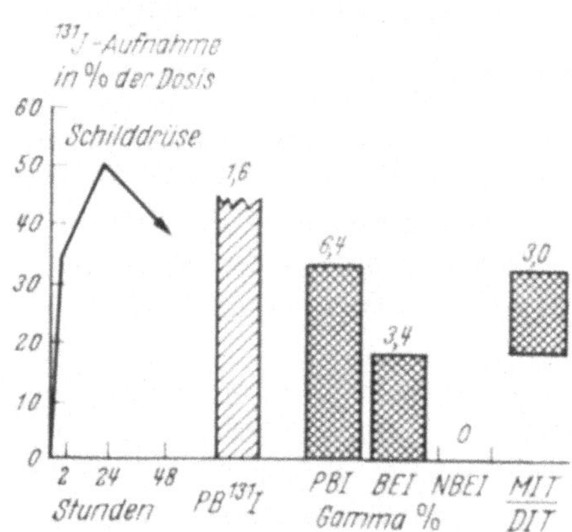

TSH-Test negativ; T_3-Suppression positiv; $D^{131}IT$ per os: Mehr als 50% unverändert im Harn wiedergefunden

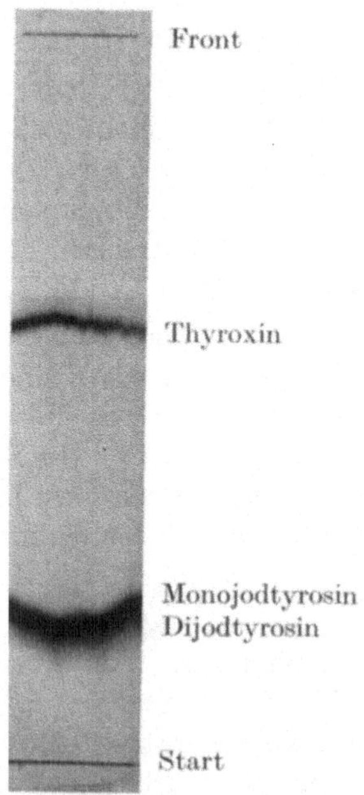

Thyreogene Jodverbindungen im Blut (Radiopapierchromatographie)

Abb. 7. Kropfiger sporadischer Kretinismus. Typ: Dejodase-Defekt. (Edith S., 14 Jahre alt. Von Geburt an Struma, ohne Behandlung normales Wachstum, verzögerte Dentition, diskrete kretinistische Skeletanomalien)

jene, durch n-Butanol aus dem Serum extrahieren. Sie sind stoffwechselinaktiv und enthalten ihr Jod als Mono- und Dijodtyrosin zusammen mit Spuren von Thyroxin und Trijodthyronin, wandern nicht im chromatographischen Feld und verhalten sich bei der Elektrophorese vorwiegend wie Albumine [3, 7, 8, 38, 53]. Entweder handelt es sich um ein ungewöhnliches Abbauprodukt von Jodthyreoglobulin oder um einen Vorläufer desselben, der in einem gesonderten Jodraum

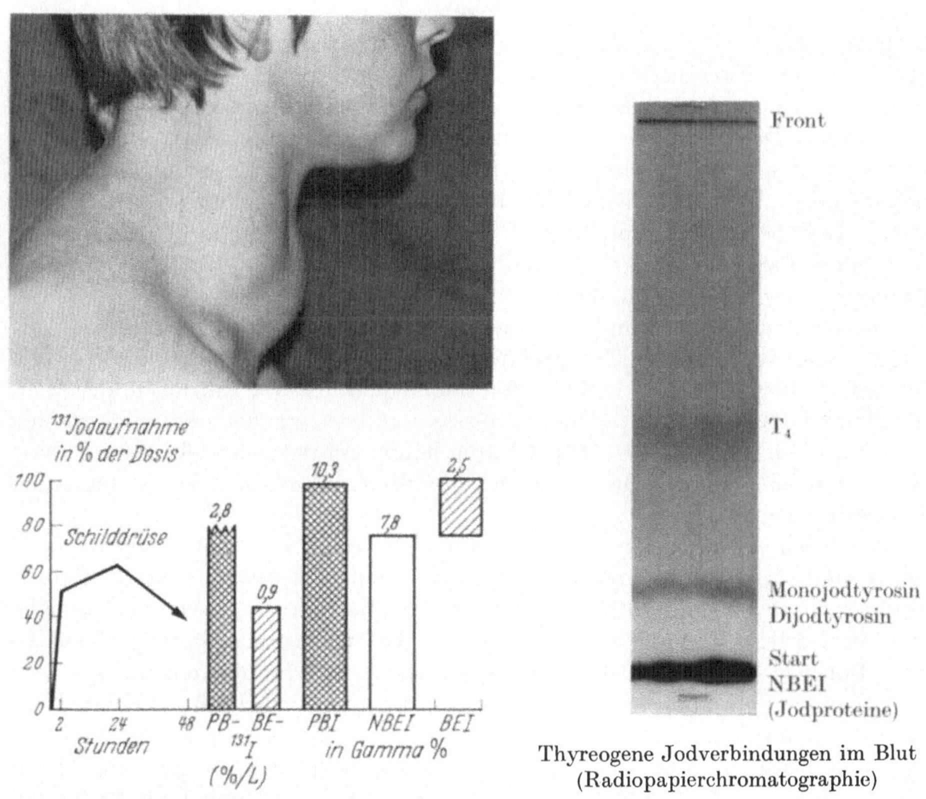

Thyreogene Jodverbindungen im Blut
(Radiopapierchromatographie)

Abb. 8. Kropfiger sporadischer Kretinismus mit Jodfehlverwertung vom Typ NBEI-Syndrom. (Maria L., 13 Jahre alt. Struma von Geburt an, unbehandelt, leicht hypothyreot, retardiertes Skeletwachstum, Schwerhörigkeit, keine Debilität)

der Schilddrüse entsteht und nicht weiter verwertet wird. So wurde das gleiche Jodalbumin wie im Serum anstelle von regulärem Jodthyreoglobulin in der Struma eines solchen Falles gefunden [30].

Diagnostizieren läßt sich die Störung durch den Nachweis von bei der Papierchromatographie am Start verbleibenden Jodproteinen sowie eine als NBEI registrierte auffallend große Differenz zwischen dem PBI, welches alle Jodverbindungen enthält, und dem BEI, welches nur freie Hormone beinhaltet (Abb. 8).

In leichter Form ist ein NBEI-Syndrom auch bei knotig-hyperplastischen endemischen Strumen beobachtet und ebenso als erworbene, mechanische Folge der Gewebshyperplasie aufgefaßt worden [38] wie gleichartige Befunde bei carcinomatös veränderten oder intensiv mit Radiojod bestrahlten Schilddrüsen [*2, 22, 38*].

Eine ihm ähnliche Jodfehlverwertung kongenital-kretinistischer Strumen besteht darin, daß sie abnorme, noch nicht identifizierte proteinartige Jodverbindungen verliert, die sich jedoch sehr wohl mit n-Butanol aus dem Blut eluieren ließen [*43*].

7. *Anomalien des peripheren Hormonumsatzes* kommen nur, aber keineswegs regelmäßig, beim sporadischen Kretinismus vor, und zwar sowohl bei der nichtkropfigen wie bei der kropfigen Form. Sie bestehen darin, daß entweder trotz euthyreoter Stoffwechselsituation die Abwanderung von Thyroxin aus der Blutbahn enorm langsam und die Menge an umgesetztem Hormon von hypothyreoter Größenordnung sein können, oder umgekehrt trotz normalen Hormonangebotes und -Umsatzes eine Hypothyreose vorliegt [*23, 49*]. Diese Eigenarten ändern sich unter einer Substitution nicht und dürften auf einem Enzymmangel der peripheren Gewebe beruhen, so daß z. B. Thyroxin nicht, wohl aber Trijodthyronin und dessen Essigsäurederivat metabolisch verwertet werden [*17, 41, 56, 57*] und ein unphysiologisches Metabolitenspektrum anfällt [*24, 38*].

Hier bestehen Beziehungen zum ebenfalls familiären Vorkommen von vermehrter oder verminderter Hormonbindungsfähigkeit der Serumeiweißkörper, die für den Transport der Schilddrüsenhormone und ihr Durchdringen der Zellmembran durch Steuerung des Verhältnisses von freien zu gebundenen Hormonen verantwortlich sind [*38, 41, 48*]. Obwohl häufig asymptomatisch, dürften diese Anomalien eine zusätzliche Rolle für die Stoffwechsellage von sporadischen Kretins spielen.

Wie bereits erwähnt, kann in leichteren Fällen die Hormonsynthese trotz Jodfehlverwertung sowohl während des fetalen wie auch während des späteren Lebens vorübergehend für eine Euthyreose ausreichen. Erst unter Belastungssituationen mit vermehrtem Hormonbedarf, vorwiegend bei Wachstumsschüben, Menarche oder Pubertät macht sich dann die Insuffizienz der Hormonversorgung durch hypothyreote Symptome bei Größenzunahme der vorher unauffälligen Schilddrüse oder schon vorhandenen Struma bemerkbar. Zu diesem Zeitpunkt erstmals entdeckt, läßt sich unter Umständen nur schwer entscheiden, ob die Störung angeboren oder erworben ist. Im letzteren Sinne kommen antithyreoidale Mittel und lymphomatöse oder carcinomatöse Drüsenveränderungen als Ursachen in Betracht [*25, 27, 38*], wobei auch die Neigung kongenitaler Strumen zu schnellem Rezidivieren nach etwaiger Strumektomie und zu metaplastischen Gewebsveränderungen zu berücksichtigen ist [*20, 40*].

Die *Therapie* der kongenitalen Struma mit Jodfehlverwertung hat zwei Ziele:

1. die Korrektur des Hormondefizits, auch wenn es gelegentlich nur subklinische hypothyreote Symptome unterhält, und

2. die Beseitigung oder wenigstens die Verkleinerung der Struma.

Beides gelingt nur durch eine lebenslange Behandlung mit Schilddrüsenhormonen in ausreichender Dosis, die möglichst schon in den ersten Lebensmonaten einsetzen soll. Unter diesen Umständen lassen sich meistens eine gute körperliche Entwicklung und häufig auch ein ausreichender Intelligenzgrad der Kinder erreichen, während Schwerhörigkeit oder Taubheit grundsätzlich unbeeinflußbar bleiben. Bei späterem Therapiebeginn sind die Resultate insbesondere hinsichtlich der geistigen Entwicklung unbefriedigend, während sich Rückstände der Skeletreifung von 6—8 Jahren innerhalb von 2—3 Jahren aufholen lassen. Insgesamt ergeben sich dabei die gleichen Gesichtspunkte wie beim nicht-kropfigen sporadischen Kretinismus mit Zungengrundschilddrüse [9, 38, 40, 51].

Der Kropf bildet sich unter der Hormontherapie meistens weitgehend zurück, es sei denn, daß er bereits cystisch oder knotig degeneriert ist. Kommt man in solchen Fällen seiner Größe und örtlicher Komplikationen wegen ohne Operation nicht aus, so muß natürlich die Hormonbildung auch postoperativ in gleicher Weise wie zuvor sowohl als Substitution wie als Rezidivprophylaxe lebenslang beibehalten bleiben.

Die meisten Erfahrungen liegen mit der Medikation von Thyreoidea siccata vor. Trotz gleicher Dosisangaben sind jedoch nicht alle Hormonpräparate gleich wirksam, und ausnahmsweise gelingt die Stoffwechselregulierung wegen der erörterten Anomalien bei der Hormonverwertung in der Körperperipherie nur mit synthetischen Hormonen oder deren Essigsäure-Derivaten [17, 56, 57]. Vergleichbare Dosen für die Hormonbehandlung sind etwa 0,1 g Thyreoidea siccata = 75 γ L-Thyroxin = 30 γ L-Trijodthyronin. Im Säuglingsalter beginnt man mit 12,5 γ L-Thyroxin und steigert man in ein bis zwei Jahren auf 25 bis möglicherweise 50 γ tgl. Anschließend bis zum 20. Lebensjahr hin sind im allgemeinen höhere Dosen als zur Substitution eines Myxödems im Erwachsenenalter notwendig, weil sonst die körperliche Entwicklung ungenügend bleibt. Andererseits müssen Überdosierungen vermieden werden, weil sich die starke Reizbarkeit der Jugendlichen ungünstig auf ihre intellektuelle Entwicklung und ein stärkerer Wasserverlust nachteilig auf spastische Begleiterscheinungen auswirken bzw. Krämpfe verursachen kann [38, 50, 51].

Als Kriterien einer adäquaten Therapie gelten eine normale Wachstumsrate, ein normales Serumcholesterin, leicht erhöhte Werte für das PBI sowie ein normales Verhalten der Knochenkernentwicklung im Handgelenk.

Zur *Prophylaxe* sporadischer kongenitaler Strumen empfiehlt sich bei folgenden Gruppen von Schwangeren eine so früh wie möglich in der Gravidität beginnende und während der Stillperiode beibehaltene Behandlung mit Schilddrüsenhormonen sowie Karenz von in weitestem Sinne antithyreoidal wirkenden Mitteln

a) bei Schwangeren, die bereits ein hypothyreotes oder kropfiges Kind geboren haben, auch wenn sie selber schilddrüsengesund erscheinen, und

b) bei Schwangeren, die in irgendeiner Form schilddrüsenkrank waren oder sind oder in deren Familie stark gehäuft Schilddrüsenkrankheiten vorkommen.

Darüber hinaus sollte man auch die bei der Geburt unauffälligen Kinder von solchen Müttern in regelmäßigen Abständen auf die vorhin besprochenen Entwicklungsstörungen hin sowie hinsichtlich Schilddrüsenantikörper und Hormonspiegel im Blut kontrollieren, um eine evtl. später auftretende hypothyreote Phase rechtzeitig erkennen und behandeln zu können [1].

Literatur

1. ANDERSEN, H. J.: Angeborener Hypothyreoidismus. Triangel (Ne.) 7, 210 (1966).
2. BLIZZARD, R. M.: Inherited defects of thyroid hormone synthesis and metabolism. Metabolism 9, 232 (1960).

3. Chavarria, C., Ferreira, G. Muños, G. Guevara, J. J. Rupp, and K. E. Paschkis: Butanol-insoluble iodinated compound in the plasma of a goitrous cretin. J. clin. Endocr. **20**, 894 (1960).
4. Clark, D. W., J. Milne, R. J. Vanderlinde: Congenital goiter with monoiodotyrosine in the serum. Arch. intern. Med. **106**, 275 (1960).
5. Clayton, G. W.: Hypothyroidism and goiter due to defects in the intrathyroidal synthesis of thyroxine. Amer. J. med. Sci. **236**, 790 (1958).
6. Decourt, M. J., J. L. De Gennes, J. C. Savie et P. Jungers: Étude de 3 cas de goitre avec surdimutité dans uns même fratrie (Syndrome de Pendred). Ann. Endocr. (Paris) **23**, 381 (1962).
7. De Groot, L. J., and J. B. Stanbury: The syndrome of congenital goiter with butanol-insoluble serum iodine. Amer. J. Med. **27**, 586 (1959).
8. Di George, A. M., and K. E. Paschkis: Sporadic hypothyroidism associated with goiter. J. clin. Endocr. **17**, 645 (1957).
9. Federmann, D., J. Robbins, and J. E. Rall: Some observations on cretinism and its treatment. New Engl. J. Med. **259**, 610 (1958).
10. Florsheim, W. H., J. T. Dowling, L. Meister, and R. E. Bodfish: Familial elevation of serum thyroxine-binding capacity. J. clin. Endocr. **22**, 735 (1962).
11. Gardner, J. U., A. B. Hayles, M. B. Woolner, and C. A. Owen: Iodine metabolism in goitrous cretins. J. clin. Endocr. **19**, 638 (1959).
12. Haddad, H. M., and J. B. Sidbury: Defect of the iodinating system in congenital goitrous cretinism: Report of a case with biochemical studies. J. clin. Endocr. **19**, 1446 (1959).
13. Hamilton, J. G., M. H. Soley, W. A. Reilly, and K. B. Eichorn: Radioactive iodine studies in childhood hypothyroidism. Amer. J. Dis. Childh. **66**, 495 (1943).
14. von Harnack, G.-A., W. Horst, and W. Lenz: Das erbliche Syndrom: Innenohrschwerhörigkeit und Jodfehlverwertung im Kropf. Dtsch. med. Wschr. **86**, 2421 (1961).
15. Hollander, C. S., T. E. Prout, M. C. Rienhoff, R. J. Ruben, and S. P. Asper: Congenital deafness and goiter, studies of a patient with a cochlear defect and inadequate formation of iodothyronines. Amer. J. Med. **37**, 630 (1964).
16. Horst, W., u. C. Schneider: „Angeborene" Anomalien des Jodstoffwechsels. Gastroenterologia, Suppl. ad Vol. **97**, 24 (1962).
17. Hutchison, J. H., G. C. Arneil, and E. M. McGirr: Deficiency of an extra-thyroid enzyme in sporadic cretinism. Lancet **1957**II, 314.
18. —, and E. M. McGirr: Sporadic non-endemic goitrous cretinism. Hereditary transmission. Lancet **1956**I, 1035.
19. — — Hypothyroidism as an inborn error of metabolism. J. clin. Endocr. **14**, 869 (1954).
20. Jackson, A. D. M.: Non-endemic goitrous cretinism. Arch. Dis. Childh. **29**, 571 (1954).
21. King, L. R., R. M. Portnoy, and R. E. Goldsmith: The iodoproteins in the iodotyrosyl coupling defect. J. clin. Endocr. **25**, 585 (1965).
22. Klein, E.: Der endogene Jodhaushalt des Menschen und seine Störungen. Stuttgart: Thieme 1960.
23. — Peripheral thyroxine metabolism in sporadic cretinism with and without hypothyreosis. In: Advances in thyroid research, p. 447. Oxford-London-New York-Paris: Pergamon Press 1961.
24. — Inborn errors of iodine metabolism. Referat 5. Acta Endocrinol. Congress, Hamb. 1965, Abstract: Acta endocr. (Kbh.) Suppl. 100 (1965).
25. — Die Jodfehlverwertungen der Schilddrüse. Ärztl. Prax. **19**, 3105—3121 (1967).
26. Klevit, H. D., W. R. Eberlein, and A. M. Bongiovanni: The iodoproteins in the iodotyrosyl coupling defect. J. clin. Endocr. **25**, 585 (1965).
27. — — — Studies of iodine metabolism in Hashimoto's thyroiditis. J. clin. Endoc. **25**, 593 (1965).
28. Lamberg, B.-A., u. G. Hintze: Das Syndrom des butanolunlöslichen Jodproteins im Serum erwachsener eumetabolischer Kropfpatienten. Dtsch. med. Wschr. **8**, 434 (1963).
29. Lehmann, W.: In: Humangenetik, Bd. III/1, herausgegeben v. P. E. Becker. Stuttgart: Thieme 1964.

30. Lissitzky, S., J.-L. Codaccioni, J. Bismuth, and R. Depieds: Congenital goiter with hypothyroidism and iodo-serum albumin replacing thyroglobulin. J. clin. Endocr. **27**, 185 (1967).

31. Lizzaralde, G., B. Jones, U. S. Seal, and J. E. Jones: Goitrous cretinism with chromosomal aberration and defect in thyroglobulin synthesis. J. clin. Endocr. **26**, 1227 (1966).

32. McGirr, E. M.: Sporadic goiter due to dyshormonogenesis. In: Clinical endocrinology I, 133. New York-London: Grune & Stratton 1960.

33. — Dyshormogenesis as a cause of sporadic cretinism and goitre. In: Oberdisse, K., u. E. Klein: Fortschritte der Schilddrüsenforschung, Stuttgart: Thieme 1962.

34. Morgans, M. E., and W. R. Trotter: Association of congenital deafness with goitre, the nature of the thyroid defect. Lancet **1958I**, 607.

35. Murray, I. P. C., E. M. McGirr, J. A. Thomson, and J. H. Hutchinson: Familial goiter demonstrating the diverse nature of inborn dyshormonogenetic defects. In: Current topics in thyroid research, New York-London: Academic Press 1965.

36. — J. A. Thomson, E. M. McGirr, E. M. Macdonald, J. S. Kennedy, and I. McLennan: Unusual familial goiter associated with intrathyroidal calcification. J. clin. Endocr. **26**, 1039 (1966).

37. Najjar, Samir: Pendred's syndrome in two families living in endemic goitre area. Brit. med. J. **1963II**, 31.

38. Oberdisse, K., u. E. Klein: Die Krankheiten der Schilddrüse. Stuttgart: Thieme 1967.

39. Parker, R. H., and W. H. Beierwaltes: Inheritance of defective organification of iodine in familial goitrous cretinism. J. clin. Endocr. **21**, 21 (1961).

40. Prader, A.: Die Hypothyreose im Kindesalter. In: Lehrbuch der Endokrinologie (A. Prader, Herausgeber). Berlin-Göttingen-Heidelberg: Springer 1957.

41. Refetoff, S., L. T. De Wind, and L. J. De Groot: Familial syndrome combining deaf-mutism, stippled epiphyses, goiter and abnormally high PBI: Possible target organ refractoriness to thyroid hormone. J. clin. Endocr. **27**, 279 (1967).

42. Reinwein, D., u. E. Klein: Eine besondere Form von Jodfehlverwertung bei sporadischem Kretinismus. Klinische und biochemische Untersuchungsergebnisse. Schweiz. med. Wschr. **93**, 19213 (1963).

43. Rupp, J. J., C. Chavarria-Bonique, and K. E. Paschkis: Goitrous cretinism in two sisters. Metabolism **9**, 427 (1960).

44. Sexton, D. L., and R. Mack: Cretinism, with or without goiter, in 5 of 10 siblings. J. clin. Endocr. **14**, 747 (1954).

45. Schultz, A. L., E. B. Flink, B. J. Kennedy, and L. Zieve: The exchangeable character of accumulated I^{131} in the thyroid gland of a goitrous cretin. J. clin. Endocr. **17**, 441 (1957).

46. Stanbury, J. B., and E. M. McGirr: Sporadic or non-endemic familial cretinism with goiter. Amer. J. Med. **22**, 712 (1957).

47. — J. W. A. Meijer, and A. A. H. Kassenaar: The metabolism of iodotyrosines. II. The metabolism of mono- and diiodotyrosine in certain patients with familial goiter. J. clin. Endocr. **16**, 148 (1956).

47a. —, and E. Chapman: Congenital hypothyroidism with goiter (Absence of iodide concentrating mechanism). Lancet **1960I**, 1162.

48. Tanaka, S., and P. Starr: A euthyroid man without thyroxine-binding globulin. J. clin. Endocr. **19**, 485 (1959).

49. Thomson, J. A., and T. J. Wallace: Anomalous values for the half-life of radiothyroxine in dyshormogenetic goiter. J. clin. Endocr. **26**, 875 (1966).

50. Thould, A. K., and E. F. Scowen: The syndrome of congenital deafness and simple goitre. J. Endocr. **30**, 69 (1964).

51. Trotter, W. R.: Inborn errors of iodine metabolism. Postgrad. Med. J. **36**, 425 (1960).

52. Werner, S. C., R. J. Block, and R. H. Mandl: Circulating iodoproteins in a nongoitrous adult with primary amenorrhea, bony deformities and normal levels of serum precipitable iodine and thyroidal I^{131} uptake. J. clin. Endocr. **17**, 1141 (1957).

53. — — — Probable genetic basis for abnormal circulating ioproteins (Butanol insoluble serum iodine): Study of a family with several hypothyroid members with and without goiter. J. clin. Endocr. **20**, 205 (1960).

54. Wiener, J. D., and G. A. Lindeboom: The possible occurrence of two inborn errors of iodine metabolism in one patient. Acta endocr. (Kbh.) 47, 385 (1964).
55. Wolff, J., R. H. Thompson, and J. Robbins: Congenital goitrous cretinism due the absence of iodide-concentrating ability. J. clin. Endocr. 24, 699 (1964).
56. Zondek, H., H. E. Leszynsky, and G. W. Zondek: Further studies on the recovery of thyroid function in nonendemic goitrous cretinism. Brit. med. J. 1961 I, 97.
57. — — —, and J. A. Stein: Thyroid function in the euthyroid parents of three nonendemic goitrous cretins. Brit. med. J. 1961 I, 99.

Diskussion

D. Emrich (Göttingen):

Es ergibt sich die Frage, ob man bei allen Jodfehlverwertungen allein mit einer Therapie durch Schilddrüsenhormone auskommt. Nach unseren Erfahrungen ist bei Störungen, die mit hohen Jodverlusten einhergehen, wie der Jodinations- und Dehalogenasedefekt, eine zusätzliche Medikation von Jodid bis zu 1 mg täglich sinnvoll. So konnten wir bei einer Patientin mit Jodinationsdefekt die große Struma erst dadurch zurückdrängen, daß wir neben einer ausreichenden Hormonbehandlung auch Jodid verabreichten. Bei Absetzen des Jodid unter Weiterlaufen der Substitutionsbehandlung kam es innerhalb 4 Wochen zur deutlichen Größenzunahme der Struma.

E. Klein:

Da meistens mit Thyreoidea siccata behandelt wurde und wird, handelt es sich stets um eine gleichzeitige Zufuhr von Hormonen und Jodid. Die in der Droge vorhandenen Hormonvorläufer Mono- und Dijodtyrosin werden nach Einnahme sehr schnell von den ubiquitären Dejodasen dejodiert und als Jodid wirksam. Ich persönlich halte den von Herrn Emrich genannten Gesichtspunkt für sehr wesentlich und benutze zur Therapie der kongenitalen sowie aller auf ein Joddefizit verdächtigen sporadischen blanden Strumen bevorzugt Thyreoidea siccata und nicht Trijodthyronin.

Aus der 2. Medizinischen Klinik und Poliklinik der Universität Düsseldorf
(Direktor: Prof. Dr. K. OBERDISSE)

Die euthyreoten Strumen

Von

D. REINWEIN und F. A. HORSTER

Mit 5 Abbildungen

Referat

Das seit etwa 4000 Jahren bekannte Kropfleiden ist noch heute — neben dem Diabetes mellitus — die am weitesten verbreitete und häufigste endokrine Krankheit. Die diagnostischen und therapeutischen Möglichkeiten haben sich in den beiden letzten Jahrzehnten wesentlich erweitert, werden aber von Arzt und Patient noch nicht ausreichend anerkannt und genutzt. Wir möchten deshalb in diesem Referat ohne Anspruch auf Vollständigkeit einige Gesichtspunkte zur Pathogenese und Klinik dieser Krankheit erörtern, die wir neueren Untersuchungsergebnissen verdanken.

Definition

Als euthyreote Struma bezeichnen wir jede vergrößerte Halsschilddrüse sowie ektopisches Schilddrüsengewebe, das eine euthyreote Stoffwechsellage aufrecht erhalten kann. Der Begriff „euthyreote Struma" beschränkt sich nachfolgend auf die nichtentzündliche, nicht-maligne Struma, die im deutschen Sprachgebrauch auch als „blande Struma", in der angelsächsischen Literatur als "non-toxic goiter" bekannt ist.

Pathogenetisches Prinzip

Im Mittelpunkt der Pathogenese einer blanden Struma steht eine vermehrte Sekretion von thyreotropem Hormon (TSH = *T*hyreoidea *s*timulierendes *H*ormon) aus dem Hypophysenvorderlappen. Bei hypophysektomierten Tieren läßt sich ein Kropf nicht erzeugen [61]. Diese hypophysäre Mehrsekretion von TSH kann gelegentlich Ausdruck einer primären Hypophysenstörung sein. Meistens entspricht die gesteigerte TSH-Sekretion einer Reaktion auf eine verminderte Hormonsekretion der Schilddrüse bzw. auf einen Mangel an Schilddrüsenhormonen in der Peripherie. Man hat für diese Wechselbeziehungen den physikalischen Begriff „Reglermechanismus" bzw. „feed-back Steuerung" übernommen [47]. Da der Reglermechanismus nicht nur für das Verständnis der pathogenetischen Zusammenhänge sondern auch für die Wahl der Therapie einer blanden Struma bedeutungsvoll ist, soll er kurz erläutert werden.

Die von der Schilddrüse sezernierten Hormone Thyroxin (T_4) und Trijodthyronin (T_3) gelten in der dissoziierten, d. h. nicht eiweißgebundenen Form und mit ihren Metaboliten als Regelgröße. Als Fühler der Regelgröße werden Hypothalamus und Hypophyse angesehen, die mit Hilfe ihrer Regler, d. h. dem aus dem Hypothalamus stammenden Thyreotropin releasing Factor (TRF) und dem von der Hypophyse sezernierten Thyreotropin (TSH) die Schilddrüsenfunktion reguliert. Wird die Hypophyse zu einer vermehrten Thyreotropinabgabe veranlaßt, dann führt diese anhaltende hypophysäre thyreotrope Stimulierung zwangsläufig über eine Schilddrüsenvergrößerung zu einer Steigerung der thyreoidalen hormonellen Kapazität. Die Entwicklung einer blanden Struma ist somit Ausdruck einer funktionellen Kompensation und sollte deshalb auch entsprechend therapiert werden.

Ätiologische Faktoren

Verschiedene Umstände können zu einem Mangel an Schilddrüsenhormonen und damit zu einer reaktiven Mehrsekretion von TSH Anlaß geben. Diese ätiologisch bedeutsamen Faktoren sind in Tab. 1 zusammengefaßt und sollen kurz erläutert werden.

Tab. 1. Ätiologische Faktoren der Struma

Exogene Faktoren:

1. Jodmangel (Nahrung, Wasser)
2. Strumigene Substanzen in der Nahrung
    a) Cyanogene Glykoside (Rhodanid)
    b) Thioglykoside (z. B. Goitrin)
3. Medikamente

Endogene Faktoren:

1. Verlust von Jodid oder Thyroxin
2. Störungen im Endokrinium
    a) STH, TSH
    b) Pubertät, Graviditas, Klimakterium
3. Inkomplette Enzymdefekte bei der Synthese von T_3 und T_4

1. Jodmangel

Unter den exogenen Ursachen einer Kropfentwicklung gilt der Jodmangel als wichtigster Faktor. Er wurde schon vor 120 Jahren [*46, 55*] als Kropfursache postuliert und seit etwa 40 Jahren [*51*] bestätigt, nicht zuletzt durch die eindrucksvollen Ergebnisse der Jodprophylaxe und der Therapie. Es besteht kein

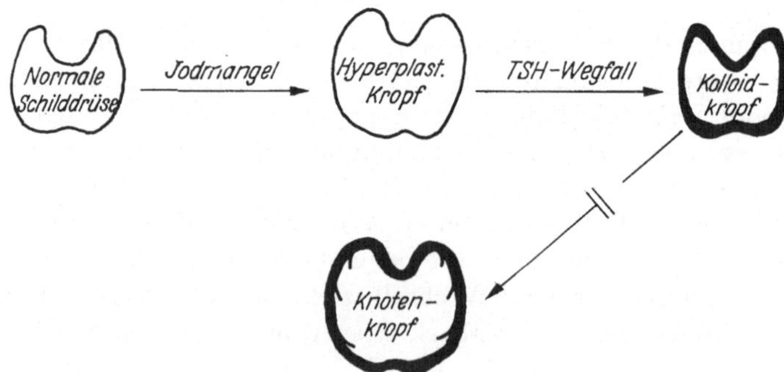

Abb. 1. Entwicklung eines Kolloidkropfes

Zweifel mehr, daß der Jodmangel die häufigste Ursache des endemischen Kropfes ist. Gemäß der Definition der Weltgesundheitsorganisation bezeichnet man das Kropfleiden als endemisch — im Gegensatz zu sporadisch — wenn mehr als 10%

der Bevölkerung einer bestimmten Region betroffen sind [54]. Eine Jodmangel-struma zeichnet sich durch ihren Kolloidreichtum aus [69]. Schon 1918 hatte MARINE [38] die Hypothese aufgestellt, daß diese Kolloidkröpfe bei einer gesteigerten Jodzufuhr aus zunächst jodverarmten hyperplastischen Schilddrüsen entstehen. Diese Hypothese konnte 1959 von FOLLIS [15] tierexperimentell bestätigt werden. 1966 zeigten STUDER und GREER [61] ebenfalls im Tierexperiment, daß bei der Entwicklung eines Kolloidkropfes ein TSH-Mangel wesentlich ist, so daß sich nach dem derzeitigen Stand der Erkenntnisse die in Abb. 1 schematisch wiedergegebene „Kropf-Kette" postulieren läßt.

Jodmangel löst — via hypophysärer TSH-Stimulation — eine Schilddrüsen-hyperplasie aus. Jodzufuhr und/oder TSH-Mangel wandelt den hyperplastischen in einen kolloidalen Kropf, der durch partielle funktionelle und gewebliche Inhomogenität zum Knotenkropf wird (Einzelheiten bei [10b, 61]).

2. Strumigene Substanzen

Diese in der Nahrung oder im Trinkwasser nachzuweisenden Substanzen spielen bezüglich der Kropfentwicklung nur eine untergeordnete Rolle [8, 51]. Unter den vielen angeschuldigten diätetischen Faktoren scheinen nur Rhodanid und Vinylthiooxazolidon (VTO) echte strumigene Substanzen zu sein [48, 56]; sie kommen in bestimmten Pflanzen vor und sind z. B. in der Tschechoslowakei [35], Finnland [44], Australien [9] und im östlichen Nigerien [10a] von Bedeutung. Allerdings ist der strumigene d. h. thyreostatische Effekt z. B. von VTO im Radiojodtest nicht deutlich [64], so daß noch zu klären bleibt, ob strumigene Substanzen als Einzelfaktor eine menschliche Struma auslösen und unterhalten können.

3. Medikamente

Medikamentös provozierte Strumen entsprechen den sog. *iatrogenen Strumen.*

Endogene Faktoren

Zu den endogenen Faktoren, die zur Entwicklung einer blanden Struma führen können, zählt eine Jodverarmung des Organismus bei einer pathologisch gesteigerten renalen Ausscheidung; bisher sind nur wenige derartige Fälle bekannt geworden [5, 10]. Auch ein endogen bedingter extrathyreoidaler Verlust an Schilddrüsenhormonen dürfte kaum von pathogenetischer Bedeutung sein [24, 51].

Dagegen sind *Störungen im Endokrinium* häufig Ursache einer Struma-Manifestation. Eine Stimulierung der Schilddrüse durch Wachstumshormon (STH) liegt beim Riesenwuchs und bei der Akromegalie vor. Bei diesen Krankheiten kann man als Ausdruck einer vermehrten hypophysären Sekretion von STH und TSH relativ häufig die Entwicklung einer diffusen Struma beobachten, z. B. im eigenen Krankengut bei 28 von 44 Patienten, die an einer Akromegalie litten. Auch die etwa in der Pubertät und im Klimakterium manchmal gestörten Wechselbeziehungen zwischen Keimdrüsen und Schilddrüse und ein gleichzeitiger Mehrbedarf an Schilddrüsenhormonen in den Phasen veränderter Gonadentätigkeit können ebenfalls eine verstärkte TSH-Sekretion und eine — meist passagere — Schilddrüsenhyperplasie provozieren. Abb. 2 zeigt den Zusammenhang zwischen der Manifestation einer blanden Struma und den endokrinen Belastungsphasen.

Die Abbildung gibt die Verhältnisse im Düsseldorfer Raum wieder und berücksichtigt die bei über 3500 blanden Strumen erhobenen anamnestischen Daten
Die Abbildung zeigt indirekt, daß naturgemäß mehr Frauen als Männer von einer
sporadischen blanden Struma betroffen werden.

Inkomplette Enzymdefekte wurden als letzter endogener Faktor in der Tab. 1
erwähnt, die einen Überblick über die Ätiologie der euthyreoten Struma gab. Bei
diesen Enzymdefekten handelt es sich um genetische Hormonbildungsstörungen;

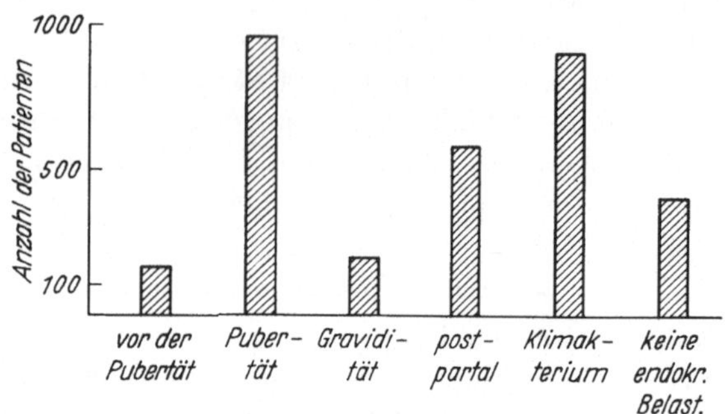

Abb. 2. Bevorzugte Kropfentstehung bei endokriner Belastung

diese sind — wie in dem Referat von Klein erläutert wurde — durch einen Mangel
an einem für die thyreoidale Hormonsynthese notwendigen Enzym bedingt. Bei
blanden Strumen sind die Enzymdefekte nicht total, so daß die — reduzierte —
Hormonsynthese mit Hilfe einer kompensatorisch vergrößerten Schilddrüse eine
euthyreote Stoffwechsellage aufrecht erhält.

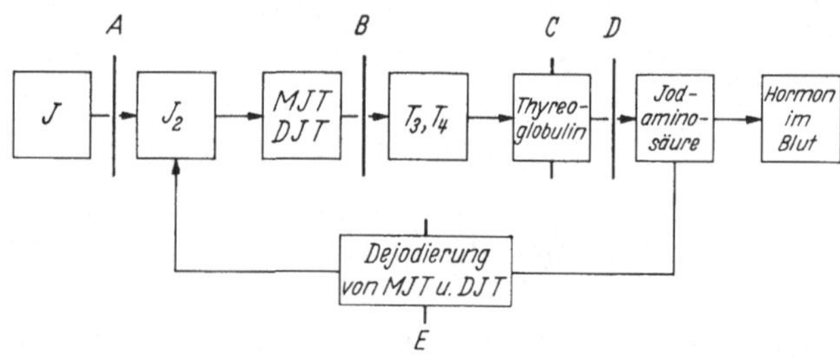

Abb. 3. Genetische Störungen im Hormonaufbau. *A*. Perjodase-Defekt, *B*. Kupplungsdefekt,
C. Störung im Thyreoglobulinaufbau, *D*. Protease-Defekt, *E*. Dejodase-Defekt

Die Abb. 3 zeigt, daß der Defekt bei der Jodoxydation, der Koppelung der
Jodtyrosine, im Thyreoglobulinaufbau, der proteolytischen Freisetzung der
Thyrosine aus dem Proteinverband und bei der Dejodierung von Jodtyrosinen
liegen kann [*33, 39, 49, 57*].

Hereditäre Faktoren werden immer wieder im Zusammenhang mit der Kropfentwicklung diskutiert, da familäre Häufungen von Schilddrüsenkrankheiten
nachweisbar sind [*2*]. Manche Autoren halten ein pathologisches Gen für den
Träger der Erbanlage, das dominant determiniert sein soll und mehrere Mani-
festationsmöglichkeiten hat [*73*]. Kürzlich wiesen aber Malamos et al. [*36*] erneut
auf die Schwierigkeiten hin, hereditäre von Umweltfaktoren zu trennen. Die

Kombination einer Struma mit einer Schwerhörigkeit, die auf ein gemeinsames pathologisches Gen zurückgeführt wird, gilt als Rarität [*16, 63*].

Pathophysiologie

Das Spektrum der pathophysiologischen Veränderungen ist sehr breit und gibt die vielseitigen pathogenetischen Möglichkeiten bei der Manifestation einer Struma wieder. Gemeinsam ist allen blanden Strumen, daß sie eine normale Menge von Hormonen produzieren und sezernieren.

Bei der *endemischen Struma* stehen die Zeichen des Jodmangels im Vordergrund. In den letzten Jahren durchgeführte sorgfältige Untersuchungen in Zentralafrika [*13*], Finnland [*34*], Columbien [*66*], Westguinea [*7*] und im Irak [*6*] gewährten näheren Einblick in die Probleme der Jodmangelstruma.

Bei ihnen liegt die Jodidausscheidung im Harn unter 40 µg/die; der unter 0,1 µg-% erniedrigte anorganische Jodidspiegel im Blut beweist ebenfalls den exogenen Jodmangel [*68*]. Die Schilddrüse reagiert auf diesen Jodmangel mit einer Minderung des Gesamtjodids, einer beschleunigten Radiojodaufnahme, einem normalen oder — vor allem bei Knotenstrumen — beschleunigten J^{131}-Umsatz und einer bevorzugten Synthese von Monojodtyrosin, die den MJT/DJT-Quotienten erhöht [*7, 11, 32*]. STANBURY u. Mitarb. [*58*] haben in Argentinien die Beziehungen zwischen Jodidausscheidung und Radiojodaufnahme der Schilddrüse in einem endemischen Kropfgebiet nachgewiesen. Ferner zeigte sich, daß die spezifische Aktivität des $PB^{131}J$ im Blut niedriger war als in der Schilddrüse. Dieser Befund kann als Verlust von nicht-hormonellem Jod aus der Schilddrüse gedeutet werden [*13*]. Nicht selten ist das Hormonjod im Serum (PBI) auf Werte im unteren Normalbereich oder darunter, d. h. unter 4 µg-% erniedrigt, ohne daß klinisch eine Hypothyreose auffällig wird.

Eine *sporadische Struma* läßt sich auch unter pathophysiologischen Gesichtspunkten von der endemischen Struma abgrenzen, weil der exogene Jodmangel nicht im Vordergrund steht [*2, 27, 39, 49*]. Über die Zusammenhänge zwischen einzelnen pathogenetischen Faktoren und Jodstoffwechselstörungen ist allerdings noch wenig bekannt. In einem gewissen Teil der Fälle finden sich ähnliche Veränderungen wie bei einem Jodmangel [*9a, 56*]. Auch die thyreoidale Jodclearance kann vermehrt sein. Häufig ist aber die Jodavidität der sporadischen blanden Struma nicht Ausdruck eines Jodmangels, sondern Zeichen einer vermehrten TSH-Stimulierung [*50*]. Es besteht jedenfalls keine Veranlassung, Strumen mit beschleunigter Radiojodaufnahme und normalem $PB^{131}I$ als eine pathogenetische Sonderform („kompensierte Hyperplasie" o. ä.) zu klassifizieren. Derartige Strumen sind nicht zu einer hyperthyreoten Entgleisung prädestiniert.

Neben einem exogenen oder endogenen Jodmangel werden auch bei sporadischen Strumen immer häufiger Enzymdefekte festgestellt [*4, 31, 39, 40, 49, 72*]. Bei Jodfehlverwertungen finden sich Hormonvorläufer im Serum. Auch sind qualitative Abweichungen von der Hormonsynthese auf der Stufe der Jodthyronine bekannt geworden [*52*]. Schließlich kommen auch Kombinationen der verschiedenen Störungen zur Beobachtung [*28*]. Sicherlich werden noch weitere bei der Entstehung einer sporadischen Struma wirksamen Faktoren nachgewiesen werden und das pathophysiologische Spektrum bereichern.

Zur Klinik der blanden Struma

Aus klinischer Sicht lassen sich die blanden Strumen bezüglich ihrer ätiologischen oder pathogenetischen Faktoren nicht unterscheiden.

Die klinische Diagnostik erfordert die Feststellung von Größe, Lage und Konsistenz des Kropfes. Die umfassende Palpation und Inspektion der vergrößerten Schilddrüse und ihrer Umgebung ist unumgänglich. Die von den Patienten angegebenen Beschwerden lassen keine direkten Rückschlüsse auf die Ausdehnung einer Struma zu; die geklagten Allgemeinbeschwerden sind weder für die Art einer Struma noch für deren Funktionszustand charakteristisch.

1. Erstmanifestation einer blanden Struma

Zur Klärung der Stoffwechselsituation genügt bei den meisten Patienten eine spezielle Anamnese (Fragen nach Gewichtsverhalten, Augenveränderungen, Wärmetoleranz, Haarausfall, Appetit, Verdauung, Herzbeschwerden) einschließlich einer Grundumsatzbestimmung. Einen näheren Einblick in den thyreoidalen Stoffwechsel gewährt das Zweiphasenstudium mit Radiojod (^{131}J) [18, 25]. Dieser sog. Radiojodtest erlaubt dem mit der Methode vertrauten klinischen Untersucher auch in endemischen Kropfgebieten eine zuverlässige diagnostische Aussage, obwohl hier — besonders bei Knotenkröpfen — Jodid- und Hormonphase im Sinne einer Hyperthyreose verändert sein können [32]. Ergeben sich dennoch Zweifel bezüglich der Stoffwechselsituation, so können diese durch die chemische Analyse des Hormonjods im Serum (PBI-Bestimmung), den sog. Hamolsky-Test oder den Suppressionstest mit L-Trijodthyronin ausgeräumt werden.

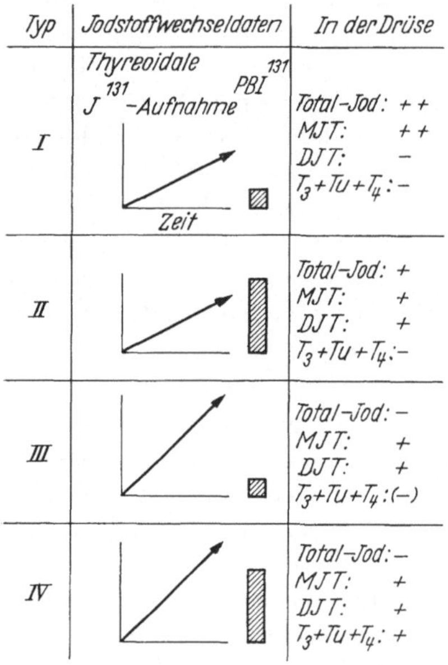

Abbildung 4 gibt verschiedene Konstellationen von Jodstoffwechseldaten und jodhaltigen Verbindungen in der Schilddrüse bei sporadischen Strumen wieder. Man kann vier Typen unterscheiden:

Man sieht nur dann ein annähernd normales Spektrum von jodhaltigen Verbindungen in der Schilddrüse, wenn — wie bei Typ IV — die Jodaufnahme beschleunigt und das PB^{131}I erhöht ist [49]. In knotigen Partien einer Struma läuft die Hormonsynthese meist langsamer ab als in diffusen Anteilen [12, 40a, 45]. Dementsprechend sind die von uns bei 3500 blanden Strumen erhobenen Radiojodstoffwechselbefunde unterschiedlich, wie aus Tab. 2 ersichtlich ist.

Bei diffusen Strumen ist bei $^2/_3$ der Fälle die Jodidphase beschleunigt und die Hormonphase normal, während die Hormonphase am häufigsten bei einknotigen

Typ	Jodstoffwechseldaten	In der Drüse
I	Thyreoidale J^{131}-Aufnahme / PBI^{131} (Zeit)	Total-Jod: ++ MJT: ++ DJT: − T_3+Tu+T_4: −
II		Total-Jod: + MJT: + DJT: + T_3+Tu+T_4: −
III		Total-Jod: − MJT: + DJT: + T_3+Tu+T_4: (−)
IV		Total-Jod: − MJT: + DJT: + T_3+Tu+T_4: +

Abb. 4. Beziehungen zwischen J^{131}-Aufnahme und -Umsatz blander Strumen und den jodhaltigen Verbindungen in der Drüse

Tab. 2. *Befunde des Jodstoffwechsels bei 3527 Strumen* (Düsseldorf 1956—1966)

Konstellation des Jodstoffwechsels	Diffuse Strumen n = 2720 %	Mehrknotige Strumen = 368 %	Einknotige Strumen[1] n = 317 %
Normale Jodid- und normale Hormonphase	29	61	29
Beschleunigte Jodid- mit normaler Hormonphase	66	30	29
Beschleunigte Hormonphase	5	9	13
Hormonjod im Serum (PB^{127}I in µg-%)	5,8 ± 0,8	5,7 ± 1,7	5,9 ± 1,1

[1] Ohne heiße Knoten.

und nur selten bei diffusen Strumen eleviert ist. Wenn auch diese in Tab. 2 angeführten Verhältnisse zugleich auf mögliche diagnostische Fehlinterpretationen hinweisen, so zeigt und beweist die Bestimmung des eiweißgebundenen Hormonjods im Serum (PBI), daß jede der angeführten Stoffwechselkonstellationen zu einem normalen, ja sogar identischen Hormonjodspiegel des Serums führt. In dieser Abbildung sind bei den einknotigen Strumen die sog. kompensierten toxischen Adenome nicht berücksichtigt worden. Eine Unterscheidung in toxische und nicht-toxische Adenome und in sog. „kalte" (^{131}J nicht speichernde) und „warme" (^{131}J normal speichernde) sowie „heiße" (^{131}J vermehrt speichernde) Knoten oder Schilddrüsenbezirke gelingt nur mit Hilfe der Szintigraphie, die deshalb mit jedem Radiojodtest verbunden werden sollte. Kalte Knoten lassen sich

Tab. 3. *Größe und Beschaffenheit von 4211 blanden Strumen*

Größe	Insgesamt 4211 %	Erststrumen 3527 %	Rezidivstrumen 688 %
I	16	13	36
II	75	79	51
III	9	8	13
davon mit Komplikationen	14	9	42
Beschaffenheit	**%**	**%**	**%**
Diffus	75	77	71
Einknotig	10	10	7
kalt	*42*	*45*	*20*
warm	*52*	*46*	*57*
heiß	*6*	*9*	*23*
Mehrknotig	15	13	22
kalt	*26*	*27*	*20*
warm	*74*	*73*	*80*

durch eine Drüsenpunktion weitgehend in Cysten, regressive Bezirke und Malignome differenzieren.

Klinisch vorteilhaft ist eine Einteilung der Strumen nach ihrer Größe (I, II und III) und ihrer Beschaffenheit (diffus oder knotig, weich, derb oder hart). Strumen, die mit lokalen Komplikationen wie Einflußstauung, Tracheomalacie, Recurrensparese, erheblicher Verdrängung oder Einengung des Oesophagus verbunden sind, rechnen wir stets der Größe III zu. In einem sporadischen Kropfgebiet überwiegen allerdings die mit weniger Komplikationen belasteten diffusen Strumen, wie aus der Tab. 3 hervorgeht.

In dieser Tabelle sind die Strumen gemäß ihrer Größe (I = kleine, eben tastbare Strumen, II = große Strumen ohne retrosternalen Anteil und ohne örtliche Komplikationen, III = Strumen mit Komplikationen bzw. mit retrosternalem Anteil) und ihrer Beschaffenheit unterschieden. Man erkennt den überragenden Anteil der diffusen Strumen, während eine Knotenstruma nur in etwa 25% der Fälle festgestellt wurde. Eine Sonderstellung beanspruchen

2. Rezidivstrumen

Die Strumektomie ist auch heute noch die beliebteste Therapie einer blanden Struma. Die Operation beseitigt aber nicht den der Strumaentwicklung zugrunde liegenden Faktor, sondern provoziert eher eine TSH-Stimulierung [20, 65], so daß prinzipiell nach jeder Strumaoperation mit der Ausbildung einer Rezidivstruma gerechnet werden, bzw. eine Rezidivprophylaxe betrieben werden sollte. Bis 1950 wurden in Endemiegebieten Zahlen bis 60% genannt [55, 59]. Die Rezidivstruma ist nicht an eine bestimmte Patientengruppe oder Alterskategorie gebunden [22], so daß man keinem Patienten eine Rezidivfreiheit zusagen kann. Besonders häufig rezidiviert eine Struma bei operierten Pubertätsstrumen, nämlich etwa 5mal mehr als bei allen übrigen Kropfoperierten [53], so daß man die Indikation zur Operation einer „Teenager-Struma" mit besonderer Zurückhaltung stellen sollte. Erst kürzlich wurde wieder auf die Häufung von Komplikationen bei Rezidivstrumen, die zu einer Operation anstehen, hingewiesen [21, 60], so daß man sich vor jeder Operation fragen sollte, ob nicht ein anderes Therapieverfahren indiziert ist.[1]

Zur Therapie der blanden Struma

stehen uns 3 Verfahren zur Verfügung: die medikamentöse, die operative und neuerdings die radiologische Behandlung. Jedes dieser Verfahren hat besondere Vor- und Nachteile, die im Einzelfall bedacht werden müssen. Aus der Tab. 4

Tab. 4. Therapiewahl bei 4211 Patienten *mit euthyreoter Struma*

Vorgeschlagene Therapie	Zahl der Patienten	in % aller Strumen
Nicht behandlungsbedürftig	642	15,3
Schilddrüsenhormon	2788	66,3
Operation	520	12,4
Radiojod	251	6,0

[1] Hinsichtlich der Funktionsdiagnostik mit Radiojod ist zu beachten, daß ungeachtet eines großen belassenen Schilddrüsenrests der thyreoidale Jodraum noch für viele Jahre verkleinert sein kann [17, 25]. Hierauf beruht der beschleunigte Radiojodumsatz.

ist ersichtlich, wie häufig die einzelnen Behandlungsverfahren bei unseren Patienten in Betracht kamen.

Die Therapie mit Schilddrüsenhormon steht an erster Stelle; sie ist bei $^2/_3$ aller Fälle angebracht. Grundsätzlich ist ein Behandlungsversuch mit Schilddrüsenhormon bei allen Strumen, einschließlich den Rezidivstrumen indiziert. Er lohnt sich aber andererseits nicht in folgenden Fällen:

1. Bei diffusen Strumen der Größe I, wenn sie schon viele Jahre bestehen und die Patienten Zeichen einer gesteigerten Erregbarkeit aufweisen.

2. Bei Strumen der Größe III mit Komplikationen. Hier kommt für die Patienten über 25 Jahre an 1. Stelle die Operation oder bei älteren Patienten die Radiojodtherapie in Frage.

Die *medikamentöse Therapie* besteht an erster Stelle aus der Verabreichung von Schilddrüsenhormonen und nur unter besonderen Umständen von Jodid. Der

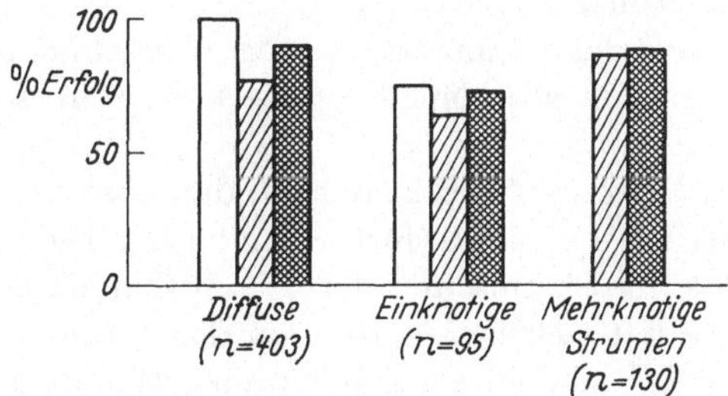

Abb. 5. Behandlungserfolge mit Schilddrüsenhormon bei euthyreoten Strumen
☐ Juvenile Strumen ▨ Erststrumen ▦ Knotenstrumen

Effekt von Schilddrüsenhormonen beruht darauf, daß sie die vermehrte Thyreotropinsekretion als wichtigsten Faktor der Kropfpathogenese hemmen [*42*]. Optimal dosiert wird die thyreoidale Hormonproduktion auf dem Reglerweg über den HVL unterdrückt [*70*] und damit die Struma verkleinert. Als optimale Dosis gilt eine Hormongabe, bei der die maximale J^{131}-Aufnahme unter 20% der Dosis liegt [*27*]. Man kann diesen Effekt mit einzelnen Schilddrüsenhormonen, Thyroxin oder Trijodthyronin oder auch mit einem Gemisch, wie es in der Gl. thyr. sicc. vorkommt, erzielen. Voraussetzung für einen Erfolg ist, daß der Reglermechanismus intakt und das zu verkleinernde Gewebe TSH-abhängig ist. Szintigraphisch kalte Knoten kann man daher nicht verkleinern. Über den Erfolg der Hormonbehandlung unterrichtet die Abb. 5.

Als Erfolg bezeichnen wir eine wesentliche Verkleinerung oder das Verschwinden der Struma bei optimaler Dosierung. Wesentlich ist, daß diffuse Strumen bei Jugendlichen am besten und Solitärknoten am schlechtesten reagieren. Die Erfolgsquote liegt bei 75% des gesamten Krankengutes.

Zur Frage nach der Dauer einer Thyreoidintherapie läßt sich, wenn wir die effektiv verschwundenen bzw. beschwerdefreien Strumen berücksichtigen, nach unserer Erfahrung folgendes feststellen. Nach einer Therapiedauer von über 1 Jahr sind 50%, nach 2 Jahren 76% der Patienten beschwerdefrei. Bei einem kleinen Teil der Patienten stellt sich der Erfolg erst nach 3—4 Jahren ein.

Zur Rezidivprophylaxe empfiehlt sich ebenfalls die Medikation von Schilddrüsenextrakt [*43*]. Das in dem Präparat enthaltene Jodid verhütet eine Jodverarmung der Schilddrüse. Nach Absetzen des Hormons kann somit die Schilddrüse im sog. Rückstoßphänomen nicht hyperplasieren. Eine *Jodidmedikation* hat selbst bei erwiesenem Jodmangel nur gelegentlich einen therapeutischen Nutzen [1, 14]. Jod ist Schilddrüsenhormonen deswegen unterlegen, weil letztere bei Jodfehlverwertungen, die häufig mit einem Jodmangel kombiniert sind, den TSH-Einfluß paralysieren. Hinzu kommt, daß man von altersher eine „Basedowifizierung" der Struma befürchtet, die mit Thyroxin oder Trijodthyronin so gut wie nicht auftritt. Eine Aktivierung der Drüse ist dann zu befürchten, wenn ältere Knotenstrumen über längere Zeit hohe Joddosen erhalten [30].

Zur Prophylaxe endemischer Strumen und Rezidivstrumen hat sich dagegen die Jodidmedikation in Form einer kontinuierlichen Zufuhr durch jodiertes Salz so bewährt, daß kein Zweifel mehr an ihrem großen gesundheitlichen Nutzen besteht [37, 67, 71]. Die Strumen sind in der Jodära seltener aufgetreten. Das gleiche gilt für den Kretinismus [29].

Die *subtotale Resektion* der Struma ist erst nach Ausschluß der medikamentösen Möglichkeiten indiziert [3, 42]. Nicht operiert werden sollten juvenile und Rezidivstrumen.

Die *Behandlung mit Radiojod* beruht darauf, daß euthyreote in ähnlicherweise wie hyperthyreote Strumen strahlensensibel sind [41]. Die erforderlichen Dosen hängen von der Größe der Struma und der J^{131}-Aufnahme des Gewebes ab. Wie bei der Hyperthyreose hat sich hier — da man das Strumagewebe nur schätzen kann — die fraktionierte Radiojodtherapie bewährt. Wie weit hierbei konsekutive Hypothyreosen entstehen, ist noch nicht zu beurteilen, weil bisher zu wenig Erfahrungsberichte vorliegen. Voraussetzung für die Isotopentherapie ist der szintigraphische Nachweis einer einigermaßen gleichmäßigen und ausreichenden Verteilung des gespeicherten Radiojods. Eine Radiojodbehandlung kommt grundsätzlich erst nach dem 40. Lebensjahr in Betracht. Sie ist indiziert, wenn die medikamentöse Behandlung erfolglos oder nicht durchzuführen ist, und die Operation nicht in Frage kommt. Ein Erfolg ist nicht vor 1 Jahr nach der Radiojodgabe zu erwarten. Nach den bisher vorliegenden Berichten [19, 23] und eigenen Erfahrungen wird die Struma kleiner bzw. die Patienten beschwerdefrei in 60 bis 80% der Fälle. Die Erfolge sind erwartungsgemäß bei diffusen und kleineren Strumen besser als bei knotigen und größeren Kröpfen.

Zusammenfassung

1. Die Entwicklung einer euthyreoten Struma ist immer Ausdruck einer hypophysären thyreotropen Stimulierung. Verschiedene ätiologisch und pathogenetisch wirksame endogene Mechanismen und exogene Faktoren können diese vermehrte TSH-Sekeretion auslösen und unterhalten.

2. Bei der Diagnose einer blanden Struma sollte die euthyreote Stoffwechsellage gesichert und eine systematische Differenzierung hinsichtlich Größe, Art sowie stoffwechselaktiven und inaktiven Bezirken durchgeführt werden. Radiojodtest, chemische Jodanalysen, Szintigraphie und Cytologie sind oft unentbehrliche diagnostische Hilfsmittel.

3. Die Therapie sollte gleichermaßen die pathogenetisch wirksamen strumigen Noxen, die vielseitigen diagnostischen Ergebnisse und auch die differenten Beschwerden der Patienten beachten. Eine medikamentöse Therapie, welche die

Pathophysiologie des Reglermechanismus berücksichtigt, ist immer das Mittel der Wahl. Eine Operation oder Radioresektion ist nur gerechtfertigt, wenn die Struma objektivierbare und medikamentös nicht beeinflußbare lokale Komplikationen bedingt.

Literatur

1. Bansi, H. W.: Krankheiten der Schilddrüse. In: Handbuch der inneren Medizin, Bd. VII/1. Berlin-Göttingen-Heidelberg: Springer 1955.
2. — Verh. dtsch. Ges. inn. Med. **66**, 103 (1960).
3. — Internist **4**, 322 (1963).
4. Beierwaltes, W. H.: In: Hazard, J. B., D. E. Smith: The thyroid, p. 58. Baltimore: Williams & Wilkins Co. 1964.
5. Cassano, J., S. Aboul-Khair, A. C. Turnball, and F. G. Hytten: In: Advances in thyroid research, p. 307. Oxford: Pergamon Press 1961.
6. Caughey, J. E., and R. H. Follis: Lancet **1965**, 1032.
7. Choufoer, J. C., M. van Rhijn, A. A. Kassenaar, and A. Querido: J. clin. Endocrin. **23**, 1203 (1963).
8. Clemens, F. W.: Brit. med. Bull. **16**, 133 (1960).
9. —, and J. W. Wishart: Metabolism **5**, 623 (1956).
9a. Combrugge, B. de, C. Beckers, and M. de Visscher: Acta endocr. (Kbh.) **42**, 300 (1963).
10. Crooks, J., S. Aboul-Khair, A. C. Turnbull, and F. G. Hytten: In: Communication to the association of physicians of Great Britain and Ireland 1963.
10a. Ekpechi, O. L., and A. Dimitriadou, T. R. Frazer: In: Current topics in thyroid research, p. 866. New York-London: Academic Press 1965.
10b. Emrich, D.: Habilitationsschrift 1965. Freiburg i. Brg.
11. Ermans, A. M., P. A. Bastenie, H. Galperin, C. Beckers, H. G. van den Schrieck, and M. de Visscher: J. clin. Endocr. **21**, 996 (1961).
12. — P. Decostre, J. Kinthaert, and J. Collard: In: Current topics in thyroid research, p. 833. New York-London: Academic Press 1965.
13. — J. E. Dumont, and P. A. Bastenie: J. clin. Endocr. **23**, 539 (1963).
14. Fellinger, K.: Wien. med. Wschr. **112**, 393 (1962).
15. Follis, R. H.: Proc. Soc. exp. Biol. (N. Y.) **100**, 203 (1959).
16. Harnack, G.-A. von, u. W. Horst: In: Fortschritte der Schilddrüsenforschung, S. 31. Stuttgart: Thieme 1962.
17. Höfer, R.: In: Fortschritte der Schilddrüsenforschung, S. 70. Stuttgart: Thieme 1962.
18. Horst, W.: In: Strahlenbiologie, Strahlentherapie, Nuklearmedizin und Krebsforschung, S. 835. Stuttgart: Thieme 1958.
19. — A. Jores u. C. Schneider: Dtsch. med. Wschr. **85** 723 (1960).
20. Horster, F. A.: Exper. Med. Pathol. u. Klinik **20**, 46, (1967).
21. Huber, P.: Langenbecks Arch. klin. Chir. **295**, 138 (1960).
22. — Wien. med. Wschr. **115**, 137 (1965).
23. Keiderling, W., D. Emrich, Ch. Hauswald, and G. Hoffmann: Dtsch. med. Wschr. **89**, 453 (1964).
24. Kilpatric, R., and G. M. Wilson: In: The thyroid gland, Vol. 2, p. 88. London: Butterworths 1964.
25. Klein, E.: Der endogene Jodhaushalt des Menschen und seine Störungen. Stuttgart: Thieme 1960.
26. — Dtsch. med. Wschr. **89**, 534 (1964).
27. — In: Oberdisse, K., u. E. Klein: Die Krankheiten der Schilddrüse. Stuttgart: Thieme 1967.
28. Klevit, H. D., W. R. Eberlein, and A. M. Bongiovanni: J. clin. Endocr. **22**, 585 (1965).
29. König, M. P.: In: Fortschritte der Schilddrüsenforschung, S. 2. Stuttgart: Thieme 1962.
30. — Internist **4**, 327 (1963).
31. Kusakabe, T., and T. Miyake: Clin. Endocr. **23**, 132 (1963).
32. Lamberg, B. A.: In: Radioisotope in der Endokrinologie, S. 219. Stuttgart: Schattauer 1965.
33. —, u. G. Hintze: Dtsch. med. Wschr. **88**, 434 (1963).

186   D. REINWEIN und F. A. HORSTER

34. LAMBERG, B. A., H. HONKAPOHJA, M. HAIKONEN, R. JUSSILA, G. HINTZE, E. AXELSON, and J. C. CHOUFOER: Acta med. scand. **172**, 237 (1962).
35. LANGER, P.: Endocrinol. experimentalis, p. 281. Bratislava: Publ. House of the Slovak Academy of Sciences 1964.
36. MALAMOS, B., D. A. KOUTRAS, P. KOSTAMIS, A. C. KRALIOS, G. RIGOPOULOS, and N. ZEREFOS: J. clin. Endocr. **26**, 688 (1966).
37. MARINE, D., and O. P. KIMBALL: J. Amer. med. Ass. **77**, 1068 (1921).
38. —, and W. W. WILLIAMS: Arch. intern. Med. **1**, 349 (1908).
39. McGIRR, E. M.: In: Fortschritte der Schilddrüsenforschung, S. 12. Stuttgart: Thieme 1962.
40. MEANS, J. H., L. J. DE GROOT, and J. B. STANBURY: The thyroid and its diseases, p. 385. New York-Toronto-London: Mc Graw-Hill Book Co. Inc. 1963.
40a. MEDEIROS-NETO, G. A., W. NICOLAU, J. KIEFFER, and R. R. PIERONI: In: Current topics in thyroid research, p. 872. New York-London: Academic Press 1965.
41. MYHILL, J., T. H. ODDIE, F. F. RUNDLE, I. B. HALES, and I. D. THOMAS: J. clin. Endocr. **21**, 817 (1961).
42. OBERDISSE, K.: In: GRAB, W., u. K. OBERDISSE: Die medikamentöse Behandlung der Schilddrüsenerkrankungen. Stuttgart: Thieme 1959.
43. — Wien. med. Wschr. **113**, 829 (1963).
44. PELTOA, P.: In: Current topics in thyroid research, p. 872. New York-London: Academic Press 1965.
45. PITT-RIVERS, R., P. HUBBLE, and W. HOATHER: J. clin. Endocr. **17**, 1313 (1957).
46. PRÉVOST, J.-L., et A. C. MAFFONI: Atti Accad. Sci. med. Torino **2**, 453 (1846).
47. PURVES, H. D.: In: The thyroid gland, p. 1. London: Butterworths 1964.
48. REINWEIN, D.: Dtsch. med. Wschr. **52**, 2493 (1963).
49. — Acta endocr. (Kbh.) Suppl. **94**, 67 (1964).
50. —, and E. KLEIN: Acta endocr. (Kbh.) **39**, 328 (1962).
51. ROCHE, and J., S. LISSITZKY: In: Endemic goiter. W. H. O. Chron. **1960**, 351.
52. ROW, V. V., M. W. JOHNSTON, C. EZRIM, and R. VOLPÉ: Acta endocr. (Kbh.) **46**, 665 (1964).
53. SAUER, H.: Langenbecks Arch. klin. Chir. **297**, 116 (1961).
54. SMET, M. P. DE: In: Endemic. goiter. W. H. O. Chron. **1960**, 315.
55. SPATH, F.: Langenbecks Arch. klin. Chir. **295**, 130 (1960).
56. STANBURY, J. B.: In: Endemic goiter. W. H. O. Chron. **1960**, 261.
57. — In: Enzymatische Regulationen in der Klinik, S. 123. Basel-Stuttgart: Schwabe & Co. 1960.
58. — H. RIGGS, H. PERINELLI, J. ITOIZ, and E. B. CASTILLO: Endemic goiter. The adaptation of man to iodine deficiency. Cambridge: Harvard University Press 1954.
59. STEINER, H.: Das Strumarezidiv. Wien: Springer 1960.
60. —, u. E. HELL: Wien. klin. Wschr. **78**, 889 (1966).
61. STUDER, H., M. A. GREER: Die Regulation der Schilddrüsenfunktion bei Jodmangel. Bern-Stuttgart: Huber 1966.
62. TAYLOR, S.: Bull. Wld. Hlth Org. **9**, 197 (1953).
63. TROTTER, W. R.: Brit. med. Bull. **16**, 92 (1960).
64. VIRTANEN, A. I.: Experientia (Basel) **17**, 241 (1961).
65. UTIGER, R. D.: In: Current topics in thyroid research, p. 513. New York-London: Academic Press 1965.
66. WAHNER, H. W., E. GAITAN, and P. CORREA: J. clin. Endocr. **26**, 279 (1966).
67. WALTHARD, B.: Wien. med. Wschr. **112**, 389 (1962).
68. WAYNE, E. S., D. A. KOUTRAS, and W. D. ALEXANDER: Clinical aspects of iodine metabolism. Oxford: Blackwell Sci. Publ. 1964.
69. WELSH, R. A., and P. CORREA: Arch. Path. **69**, 694 (1960).
70. WERNER, S. C.: Bull. N. Y. Acad. Med. **31**, 137 (1955).
71. WESPI, H. J.: Münch. med. Wschr. **98**, 1150 (1956).
72. WIENER, J. D., and G. A. LINDEBOHM: Acta endocr. (Kbh.) **42**, 412 (1963).
73. WYK, J. J. VAN, J. O. WANN, W. P. DEISS, M. B. ARNOLD, and J. B. GRAHAM: J. clin. Endocr. **22**, 399 (1962).

Diskussion

P. C. SCRIBA (München):

Aus dem bayrischen Jodmangelgebiet möchten wir Bedenken gegen die Bezeichnung „euthyreote Struma" vorbringen und vorschlagen, der angelsächsischen Nomenklatur „einfache nichttoxische Struma" den Vorzug zu geben.

Denn 1. sind PB^{127} I-Werte und Werte des sog. Freien T_3 bei der endemischen Struma erniedrigt (vgl. RICHTER, E. et al., dieses Symposium) im Vergleich zu Normalwerten und 2. ist der Ausdruck „euthyreote Struma" wenig geeignet, die konservative Therapie der Struma mit Schilddrüsenhormonen zu verbreiten.

Ferner sei betont, daß zwar unter dem Einfluß einer erhöhten TSH-Inkretion der Quotient T_3/T_4 (EMRICH, STUDER) im Blut und in der Schilddrüse ansteigt. Andererseits hat STUDER selbst zumindest für die Ratte gezeigt, daß PBI^{127} und Gesamtjodgehalt der Schilddrüse etwa in dem Verhältnis absinken, in dem der radiopapierchromatographisch ermittelte T_3/T_4-Quotient steigt. Es ändert sich also nur das T_3/T_4-Verhältnis, ohne daß damit eine Aussage über eine echte Zunahme an nicht markiertem Trijodthyronin gemacht werden kann. Und nur diese würde rechtfertigen, daß man bei niedrigen PB^{127} I-Werten euthyreote Verhältnisse annimmt.

II. Medizinische Klinik und Poliklinik der Universität Kiel
(Direktor: Prof. Dr. L. WEISSBECKER)

Die Struma lymphomatosa und verwandte Erkrankungen der Schilddrüse

Von

W. MÜLLER

Mit 7 Abbildungen

Referat

Obwohl die Struma lymphomatosa bereits 1912 von HASHIMOTO beschrieben worden ist, hat sie erst in den letzten 10 Jahren ein steigendes Interesse gewonnen, vorwiegend bedingt durch die immunologischen Befunde, die diese Erkrankung als Prototyp einer Autoaggressionskrankheit erscheinen lassen. Dieses Interesse ist auch vom klinischen Standpunkt aus gerechtfertigt, denn die Erkrankung ist wesentlich häufiger als bislang angenommen wurde. So findet man sie bei etwa 2—3% aller Autopsien (MORTENSEN et al., 1955; MASI et al., 1965) und auch bei Schilddrüsenoperationen ist sie nach einer Zusammenstellung von MASI et al., 1965, in etwa gleichem Prozentsatz nachweisbar (Tab. 1). Im Krankengut von MEANS et al., 1963, war die Struma lymphomatosa nur etwa 2—3mal seltener als die Hyperthyreose. Solche überraschenden Zahlen sind aber sicher nur durch Anwendung der verschiedensten diagnostischen Möglichkeiten zu erreichen, die uns heute zur Verfügung stehen.

Berücksichtigt man allein das klinische Bild der Struma lymphomatosa, die bekanntlich meist Frauen zwischen dem 40. und 60. Lebensjahre befällt, so wird die Diagnose in vielen Fällen nicht möglich sein, da die Erkrankung klinisch völlig stumm verlaufen oder mit einer nur diskreten Schilddrüsenschwellung einhergehen kann. Da die Struma also keine conditio sine qua non ist, sollte man die Krankheit besser nicht als Struma lymphomatosa, sondern als chronische Thyreoiditis Hashimoto bezeichnen. In klassischen Fällen findet man jedoch eine im Verlauf von Monaten auftretende, gut begrenzte und wenig schmerzhafte, diffuse, nur selten nodose Struma von gummiartiger, z. T. auch derber Konsistenz, die etwa die 2—3fache Größe der normalen Schilddrüse hat, aber auch wesentlich größer werden kann. Die Verschieblichkeit ist in der Regel nicht eingeschränkt, da die Entzündung nicht, wie z. B. bei der Riedelschen Thyreoiditis, die Kapsel überschreitet. Regionale Drüsenschwellungen werden häufiger beobachtet, Fieber und Kompressionserscheinungen sind selten, ebenso dysphagische Beschwerden und Heiserkeit. Gelegentlich verläuft die Erkrankung allerdings subakut mit generalisiertem Krankheitsgefühl, Schwellungen und Schmerzen über der Schilddrüsengegend sowie Schluckbeschwerden, so daß die Abgrenzung gegenüber der de Quervainschen Thyreoiditis schwierig, ja klinisch manchmal sogar unmöglich wird.

Tabelle 1. *Häufigkeit der Struma Hashimoto bei Schilddrüsenoperationen* (nach MASI et al., 1965)

Autor	Beobachtungszeitraum	Zahl der Schilddrüsenoperationen	Struma Hashimoto Zahl	%
LEE	1922—1934	1800	3	0,2
JOLL	bis Jan. 1939	5650	51	0,9
GRAHAM	bis 1939	670	6	0,9
KEYES	bis 1939	1600	25	1,5
McCONAHEY	1930—1939	8000	32	0,4
FOWLER	1939—1948	520	4	0,8
MARSHALL	bis 1948	25000	78	0,3
STATLAND	1930—1949	3676	63	1,7
HETZ	1937—1959	285	3	1,1
McCONAHEY	1940—1949	8250	160	1,9
KISNER	1945—1949	394	13	3,3
LINDSAY	1920—1950	6571	170	2,6
CHESKY	1940—1950	2031	146	7,2
HEPINSTALL	1945—1950	600	16	2,7
HARLAND	1919—1953	7448	116	1,6
	1935—1953	5648	113	2,0
MACKSOOD	1949—1954	183	5	2,7
HENDRICK	1933—1955	1309	67	4,8
PRIEBE	1947—1956	889	20	2,3
HETZ	1950—1957	350	25	7,1
McCONAHEY	1950—1959	10500	830	7,9
SCHLICKE	1951—1959	1682	103	6,1
FOWLER	1956—1959	248	14	5,6
MACKSOOD	1955—1960	276	31	11,2
Gesamt:		93580	2094	2,2

Neben dem Lokalbefund finden sich besonders in der Initialphase der Erkrankung häufiger hyperthyreote Zeichen, die zu Verwechslungen mit einem Morbus Basedow führen können. Das spätere Stadium ist dagegen durch eine mehr oder weniger ausgeprägte Hypothyreose gekennzeichnet.

Für die Diagnose einer chronischen Thyreoiditis Hashimoto sind in der Regel Laboratoriumsuntersuchungen erforderlich. Während das Blutbild häufig keinerlei Veränderungen erkennen läßt, ist die Blutsenkung meist mittelmäßig beschleunigt, bedingt durch eine Verschiebung der Serumeiweißfraktionen mit Hypergammaglobulinämie (FROMM et al., 1953), die auch den pathologischen Ausfall verschiedener Serumlabilitätsreaktionen erklärt. In Abhängigkeit von der Stärke der entzündlichen Veränderungen können auch eine α-Globulinvermehrung und andere Zeichen einer akuten Entzündung vorkommen.

Charakteristisch — jedoch nicht spezifisch — sind die bei der Struma lymphomatosa nachweisbaren Störungen des Jodstoffwechsels. Das proteingebundene Jod im Serum kann besonders im Initialstadium erhöht sein, häufig ist es aber normal oder im Spätstadium sogar erniedrigt. Zur exakten Erfassung der Stoffwechsellage ist die Bestimmung der Butanol-extrahierbaren Hormonjodfraktion erforderlich, die meist deutlich erniedrigt ist und sehr häufig eine auffallende Differenz zum Gesamtwert des proteingebundenen Jods aufweist (McCONAHEY et al., 1961; SCAZZIGA et al.,

1965, u. a.). Nach diesem Befund sind die erhöhten PBI-Werte, die auch bei der tierexperimentellen Immunthyreoiditis gefunden werden, z. T. auf Thyreoglobulin
und pathologische Jodverbindungen, also abnorm jodierte Proteine bzw. Poly-
peptide zurückzuführen, die wahrscheinlich bei gestörter Proteolyse des Thyreo-
globulins durch den entzündlichen Gewebsschaden freigesetzt werden. Chromatographisch sind nach Scazziga et al., 1965, oft auch Mono- und Dijodtyrosine im
Serum nachweisbar, die auf eine Störung der Koppelung und Dejodierung von
Jodtyrosinen hinweisen.

Die Störung der Schilddrüsenhormonsynthese läßt sich auch durch Radiojod-
Untersuchungen unterbauen, wobei noch weitere Veränderungen des Jodstoffwechsels zutage treten. Das einfache Zwei-Phasen-Radiojodstudium liefert allerdings meist keinen Hinweis auf die Art der zugrundeliegenden Erkrankung. Der

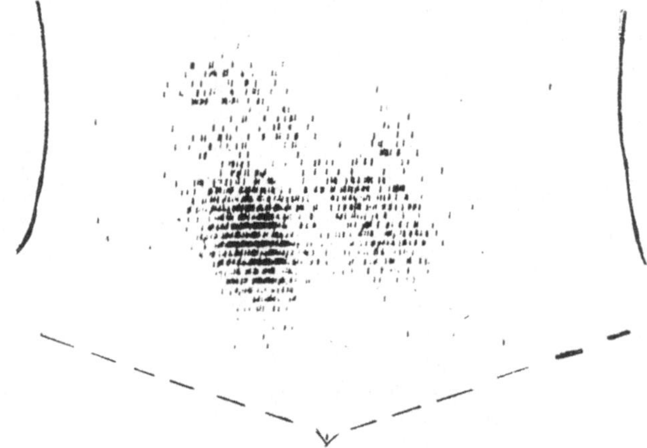

Abb. 1. Szintigramm einer Struma lymphomatosa mit teils ausgedehnten, teils mehr
fleckförmigen Defekten

Ausfall dieser Untersuchung ist je nach dem Ausmaß der Gewebsdestruktion unterschiedlich. Die ^{131}J-Aufnahme ist extrem variabel. Erhöhte Jodaufnahmekurven
findet man vor allem im Frühstadium der Erkrankung und bei kindlichen Thyreoiditiden, die bei subnormalen TSH-Werten durch eine erhöhte Jodavidität oder
einen erhöhten Metabolismus des regenerierenden Schilddrüsenepithels, möglicherweise auch eine gesteigerte TSH-Wirkung infolge der veränderten Basalmembrane
erklärt werden können (El Kabir et al., 1963). Eine Hyperthyreose läßt sich in
diesen Fällen in der Regel durch den Trijodthyroninsupressionstest ausschließen.
Meist ist jedoch die Radiojodaufnahme normal oder nur wenig gesteigert, während
PBI^{131} im Serum vermehrt nachgewiesen werden kann. Dieser Befund ist durch
den eingeengten Jodpool und die bereits erwähnte Ausschwemmung von pathologischen Jodverbindungen zu erklären. Im Spätstadium ist die Jodaufnahme
mehr oder weniger vermindert, auch der PBI^{131}-Wert sinkt jetzt ab.

Durch den Perochlorattest läßt sich zusätzlich eine Störung des Einbaues
von Jodid in organische Jodverbindungen nachweisen (Morgans und Trotter,
1957), so daß insgesamt gesehen bei der chronischen Thyreoiditis eine sehr
komplexe Störung des Jodstoffwechsels nachweisbar ist.

Mit Hilfe des Szintigramms kann man einen tieferen Einblick in das Ausmaß der Gewebszerstörung gewinnen. Im Anfangsstadium der Erkrankung findet sich meist eine gleichmäßige Jodaufnahme bei diffuser Hyperplasie, später treten infolge des zunehmenden Parenchymuntergangs mehr oder weniger ausgedehnte Defekte auf (Abb. 1), z. T. nach Art kalter Knoten. Ist das Schilddrüsengewebe weitgehend reduziert, so kann im Szintigramm der Eindruck eines heißen Knotens entstehen. Im Endstadium stellt sich die Schilddrüse schließlich nicht mehr dar.

Für die Diagnose der Struma lymphomatosa ist der Nachweis von Schilddrüsenantikörpern unumgänglich. Bekanntlich unterscheiden wir heute insgesamt drei schilddrüsenspezifische Antikörper: die Thyreoglobulin-Antikörper, Antikörper gegen das sog. 2. Kolloidantigen sowie solche gegen die Mikrosomenfraktion der Follikelepithelien, die nach den Untersuchungen von HALBERG, 1964, u. a. mit dem von PULVERTAFT et al., 1959, beschriebenen cytotoxischen Faktor identisch sind.

Zum Nachweis der Schilddrüsenantikörper ist eine ganze Reihe von Methoden entwickelt worden, wie sie Tab. 2 zeigt.

Zur Routinebestimmung der Thyreoglobulinantikörper werden besonders der Thyreoglobulin-Latex-Tropfentest und Präcipitationsreaktionen herangezogen, da diese Methoden sehr einfach zu handhaben sind. Sie ergeben jedoch nur bei hohen Antikörperspiegeln positive Werte, so daß bei negativem Ergebnis andere Teste erforderlich sind. Zum Nachweis auch geringer Mengen von Thyreoglobulinantikörpern erscheint uns die passive Hämagglutinationsreaktion nach BOYDEN mit Thyreoglobulin-beladenen Erythrocyten besonders geeignet. Ergänzend soll die Komplementbindungsreaktion durchgeführt werden, da die hiermit nachgewiesenen Antikörper gegen Antigene der Mikrosomenfraktion der Follikelepithelien

Tabelle 2. *Methoden zum Nachweis von Antikörpern gegen Schilddrüsensubstanzen*

Antigen	Antikörpernachweis
Thyreoglobulin (Kolloidantigen-1) (CA-1)	*1. Präcipitationsreaktionen* a) qualitativ: Agargeldiffusionsteste, Capillarpräcipitationstest, Elektropräcipitationstest b) quantitativ: N-Bestimmung des Präcipitates, Grenzschichtreaktion, Co-Präcipitationsreaktion mit J^{131}-markiertem Thyreoglobulin und Antihumangammaglobulin *2. Agglutinationsreaktionen* a) passive Hämagglutinationsreaktion nach BOYDEN b) Latex-Tropfentest c) Bentonittest *3. Untersuchungen fixierter Schilddrüsenschnitte* mit fluoresceinmarkierten Seren *4. passive cutane Anaphylaxie*
Kolloidantigen-2 (CA-2)	*Untersuchungen fixierter Schilddrüsenschnitte* mit fluoresceinmarkierten Seren
Intracelluläres Antigen (Mikrosomenfraktion)	*1. Komplementbindungsreaktion* *2. Untersuchung nicht fixierter Schilddrüsenschnitte* mit fluoresceinmarkierten Seren *3. Antiglobulinkonsumptionstest*

bei der Hashimotoschen Thyreoiditis häufiger als die Thyreoglobulinantikörper
auftreten (Doniach und Roitt, 1963; Nilsson und Doniach, 1964, u. a.).

Für einen vorwiegend qualitativen Antikörpernachweis eignet sich die Immun-
fluorescenzmethode nach Coons und Kaplan, 1950, mit der bei verschiedener
Vorbehandlung der Schilddrüsenschnitte sämtliche drei erwähnten Antikörper

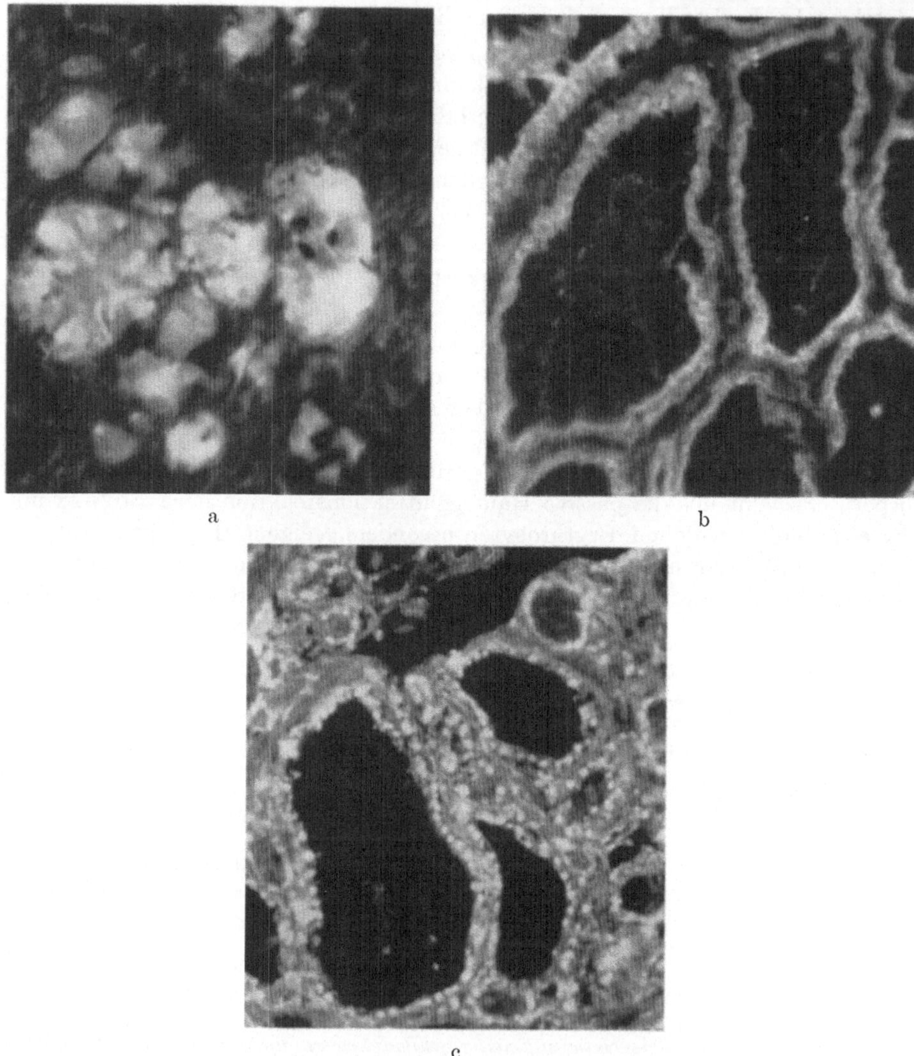

a   b

c

Abb. 2a—c. Fluorescenzmikroskopischer Nachweis der Antikörperbindung a) an das Schilddrüsenkolloid, b) an das Cytoplasma der Follikelepithelien, c) an die Zellkerne der Schilddrüse

nachgewiesen werden können. In fixierten Schnitten binden sich die Antikörper
gegen Thyreoglobulin und das 2. Antigen des Kolloids an das Schilddrüsenkolloid
(Abb. 2a), während in unfixierten Schnitten die Bindung des komplement-
bindenden Antikörpers an das Cytoplasma der Follikelepithelien sichtbar wird

(Abb. 2b). Die gelegentlich bei der Struma lymphomatosa auftretenden anti-
nucleären Antikörper binden sich dagegen an die Zellkerne (Abb. 2c).

Der Nachweis der Schilddrüsenantikörper ist keineswegs spezifisch für die
chronische Thyreoiditis, wie Abb. 3 zeigt. Nur ein positiver Präcipitationstest mit
Thyreoglobulin oder ein positiver TA-Latex-Tropfentest sprechen ebenso wie eine
stark positive Komplementbindungsreaktion für diese Erkrankung oder ein hieraus hervorgegangenes Myxödem. In niedrigeren Titerwerten kommen die Schilddrüsenantikörper aber auch bei allen möglichen anderen Schilddrüsenerkrankungen vor, so daß dann eine serologische Abgrenzung nicht möglich ist. Lassen

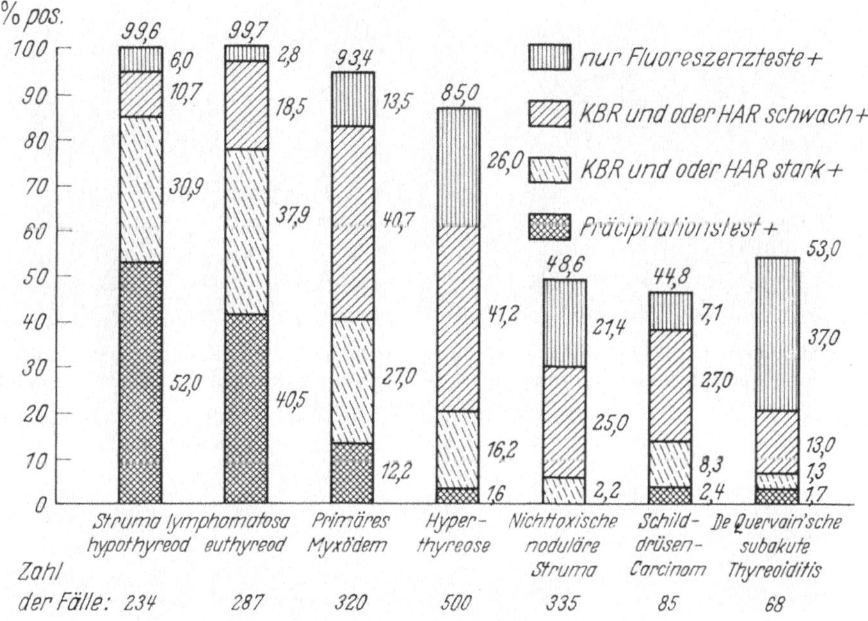

Abb. 3. Vorkommen von Schilddrüsenantikörpern bei verschiedenen Schilddrüsenerkrankungen
nach Doniach und Roitt, 1963

sich dagegen mit verschiedenen Methoden keine Schilddrüsenantikörper nachweisen, so spricht dieser Befund gegen eine Struma lymphomatosa, bei der fast
immer solche Antikörper auftreten.

Ergibt sich auf Grund der klinischen, radiologischen oder serologischen Befunde der Verdacht auf eine chronische Thyreoiditis, so sollte eine histologische
oder zumindest eine cytologische Untersuchung zur Verifizierung der Diagnose
durchgeführt werden. Die letztere erlaubt oft nur eine Verdachtsdiagnose, wenn
man nicht typische Zellverbände gewinnt. Bei der histologischen Untersuchung
findet man in der Schilddrüse ein typisches Bild mit dichten lymphocytären und
evtl. auch plasmacellulären Infiltrationen, zahlreichen Lymphfollikeln, z. T. mit
Keimzentren, einer Atrophie der Follikel in den befallenen Partien mit Kolloidschwund und einzelnen abgeschilferten Epithelzellen im Lumen der Follikel
(Abb. 4 u. 5). Häufig sind nur noch solide Epithelreste mit oxyphilem Epithel
nachweisbar. Das Epithel weist eine Zunahme der Zellgröße auf, ist kubisch und

zeigt eine auffällige Oxyphilie des Cytoplasmas (Askanazy-Hürthle-Zellen) (Askanazy, 1898; Lindsay et al., 1952). Typisch ist auch eine Fragmentation der Basalmembran der Follikelepithelien (Stuart und Allan, 1958). Daneben

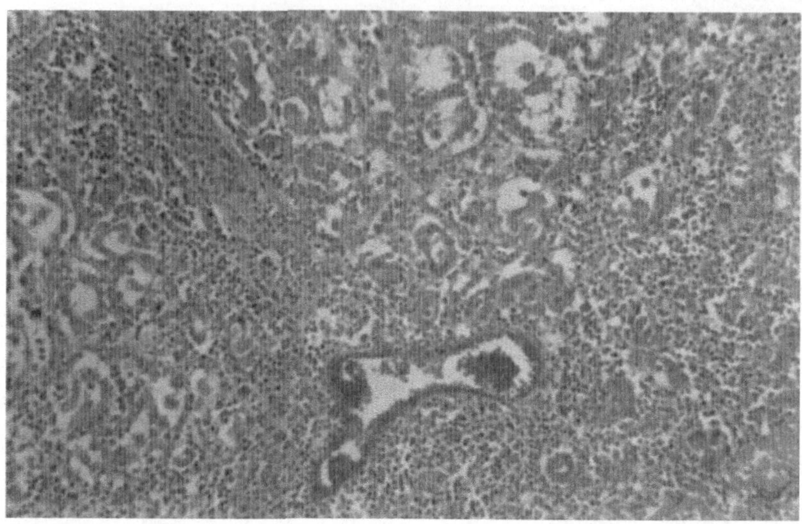

Abb. 4. Histologisches Bild einer Struma lymphomatosa mit Rundzellinfiltrationen und Atrophie der Follikel mit Kolloidschwund und abgeschilferten Epithelien im Lumen der Follikel

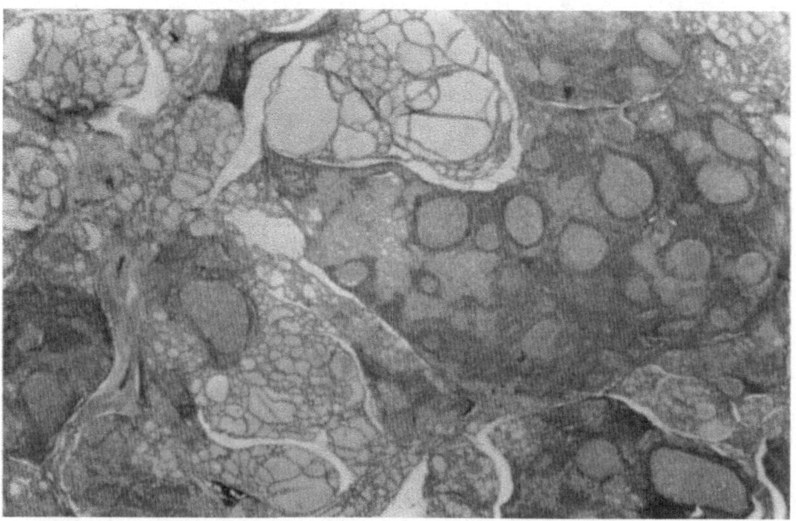

Abb. 5. Histologisches Bild einer Struma lymphomatosa (Übersicht): Ausgedehnte Rundzellinfiltrationen mit zahlreichen Lymphfollikeln, z. T. mit Keimzentren. Atrophie der Schilddrüsenfollikel in den befallenen Partien

kann man evtl. auch entzündliche Kapselveränderungen geringen Ausmaßes beobachten. Im Spätstadium findet sich ausgedehntes Narbengewebe mit Lymphocyten und Plasmazellen bei Atrophie des Parenchyms.

Gelegentlich kommt die Struma lymphomatosa zusammen mit Erkrankungen vor, in deren Pathogenese immunologische Mechanismen diskutiert werden. Hieraus ergeben sich gewisse diagnostische Hinweise. So wurden Kombinationen der chronischen Thyreoiditis mit der perniziösen Anämie, dem Lupus erythematosus disseminatus, immunhämolytischen Anämien, Immunthrombopenien, chronischen Polyarthritiden, dem Sjögren-Syndrom, dem Morbus Addison, der chronischen Hepatitis, der Lebercirrhose, der Myasthenia gravis und allergischen Erkrankungen beschrieben. Ein Zusammenhang zumindest einzelner dieser Erkrankungen mit der Struma lymphomatosa ist zu vermuten (TUDHOPE und WILSON, 1960; IRVINE et al., 1965; BECKER et al., 1963), statistisch aber nicht gesichert (MASI et al., 1965).

Das gehäufte Vorkommen wahrscheinlich immunologisch bedingter Krankheitsbilder bei der Struma lymphomatosa kann ebenso wie der Nachweis spezifischer Schilddrüsenantikörper und das histologische Bild als Anhaltspunkt für die Immungenese dieses Krankheitsbildes dienen, weshalb die Erkrankung auch als Autoimmunthyreoiditis bezeichnet wird. Für eine solche Genese spricht auch die tierexperimentell durch Sensibilisierung mit Schilddrüsenextrakten oder Thyreoglobulin in Freundschem Adjuvans zu erzeugende Thyreoiditis (WITEBSKY und ROSE, 1956, u. a.), die weitgehende Parallelen mit der chronischen Thyreoiditis aufweist, allerdings keine Progression zeigt und auch die typischen Keimzentren vermissen läßt.

In der Pathogenese der Struma lymphomatosa wurde früher den zirkulierenden Antikörpern eine große Bedeutung beigemessen. Nach neuerer Ansicht spielen diese Antikörper aber sicher keine maßgebende Rolle, denn die Ausdehnung des Prozesses ist nicht mit den Antikörpertitern korreliert, die Übertragung der Antikörper führt zu keinen Veränderungen der Schilddrüse (ROITT und DONIACH, 1958), und auch die Kinder von Müttern mit einer Struma lymphomatosa zeigen keine entsprechenden Symptome (HALL, 1962, u. a.). Immerhin ist es möglich, daß die Antikörper eine Modifikation des Krankheitsbildes bewirken, etwa durch eine Reaktion mit dem aus den Follikeln ausgetretenen Thyreoglobulin in der Schilddrüse oder in der Peripherie.

Der entscheidende pathogenetische Faktor ist wahrscheinlich eine zellständige Immunität gegen Schilddrüsensubstanzen, die nicht mit den Titern der zirkulierenden Antikörper korreliert ist. Für die pathogenetische Bedeutung der zellständigen Immunität spricht neben dem histologischen Befund die Auslösung der experimentellen Immunthyreoiditis durch passive Übertragung von Lymphocyten sensibilisierter Tiere (FELIX-DAVIES und WAKSMAN, 1961), wie auch die im Tierversuch nachweisbare Parallelität zwischen Stärke der zellständigen Immunität gegen Schilddrüsensubstanzen einerseits und Ausprägung der Thyreoiditis andererseits (McMARBER et al., 1961; MIESCHER et al., 1961). Untersuchungen von FLAX und BILLOTE, 1965, haben zudem ergeben, daß funktionelle und morphologische Veränderungen in der Schilddrüse erst dann auftreten, wenn Rundzellinfiltrationen nachweisbar werden.

Mag auf Grund der genannten Befunde die Pathogenese der Struma lymphomatosa weitgehend klar sein, so ist das für die Auslösung des immunologischen Geschehens verantwortliche Agens noch unbekannt. Die These, daß die Freisetzung von Thyreoglobulin die Immunreaktion auslöse, weil hiergegen keine angeborene Immuntoleranz bestehe, ist sicher nicht mehr in ihrer scharfen Formulierung haltbar, da Thyreoglobulin häufig in der Blutbahn nachweisbar wird (HJORT, 1963, u. a.), ohne daß es zum Auftreten einer Struma Hashimoto kommt. Heute wird vorwiegend die Auffassung vertreten, daß gegen Thyreoglobulin normalerweise eine Immuntoleranz besteht und eine chronische Thyreoiditis dann auftritt, wenn diese Toleranz verlorengeht.

Für den Verlust der Immuntoleranz kommt insbesondere ein genetischer Defekt der immunologischen Homeostase in Betracht, der eine Immunisierung gegen körpereigene Substanzen fördert. Für diese Ansicht sprechen das familiäre Auftreten von Schilddrüsenantikörpern und chronischen Thyreoiditiden (DUNNING, 1959, u. a.), die Kombination der chronischen Thyreoiditis mit anderen autoimmunogenen Erkrankungen und insbesondere ihr Vorkommen bei eineiigen Zwillingen (IRVINE, 1961; ZAINO und GUERRA, 1964, u. a.). Die letztgenannte Beobachtung schließt auch eine spontane somatische Mutation weitgehend aus. Auf welche Weise die immunologische Homeostase beeinflußt wird, ist unklar. Zu diskutieren wäre eine Beeinflussung des Thymus, der ja eine zentrale Stellung in der Entwicklung der Immuntoleranz einnimmt und bei der Struma lymphomatosa hyperplastisch sein kann (IRVINE et al., 1965). Ob auch die bei dieser Erkrankung beobachteten Chromosomenanomalien (DAY und WRIGHT, 1964; FELLINGER et al., 1965) Ausdruck der genetischen Fehlentwicklung sind oder nur sekundär durch den immunologischen Prozeß ausgelöst werden, ist noch unklar.

Der Verlauf der Struma lymphomatosa ist uneinheitlich, in der Regel aber extrem chronisch. Er kann sich über viele Monate und Jahre erstrecken. Bei leichten Verlaufsformen kann es offenbar in seltenen Fällen zu einer Rückbildung der entzündlichen Veränderungen mit einem allmählichen Wiederaufbau der Follikelstruktur kommen. In anderen Fällen bleiben die lymphocytären Infiltrationen in der gleichen Größenordnung über Jahre oder Jahrzehnte bestehen (VICKERY und HAMLIN, 1961). Vielfach treten aber auch fortschreitende Fibrosierungsvorgänge mit weitgehender Obliteration der Acinuszellen und allmählicher Entwicklung einer progressiven Hypothyreose bzw. eines primären Myxödems auf. Eine solche Entwicklung ist in etwa der Hälfte der Fälle zu erwarten. Die Genese der Erkrankung läßt sich auch bei diesen Patienten noch an Hand der Antikörperuntersuchungen wahrscheinlich machen, denn die Antikörpertiter entsprechen hier etwa denen der älteren oder schon behandelten chronischen Thyreoiditis (OWEN und SMART, 1958). Auch die Serumeiweißverschiebungen sind die gleichen wie bei der Struma Hashimoto (BUCHANAN und HARDEN, 1965). Selbst die Joduntersuchungen fallen ähnlich aus. Nur die Struma fehlt bei dem als Folge einer chronischen Thyreoiditis auftretenden primären Myxödem in der Anamnese häufig.

Um die Entwicklung zum Myxödem zu verhindern, soll möglichst frühzeitig mit der Therapie begonnen werden. Ist es erst einmal zu einem weitgehenden fibrösen Umbau der Schilddrüse gekommen, so kann der Ausfall der Schilddrüse nur durch Hormonsubstitution kompensiert werden.

Unsere therapeutischen Bemühungen können an verschiedenen Stellen einsetzen, um die Kette der pathologischen Immunreaktionen zu unterbrechen. Wie Abb. 6 zeigt, bietet sich besonders eine Corticosteroidtherapie an, da diese den immunologischen Prozeß an verschiedenen Stellen beeinflussen kann. Tatsächlich klingen im Rahmen einer solchen Behandlung die Symptome rasch ab, die Drüse verkleinert sich und auch die Antikörpertiter fallen ab (HEILMEYER und MÜLLER, 1960, u. a.). Leider kommt es nach Absetzen der Corticosteroide sehr häufig zu einem ausgeprägten Reboundphänomen (BLIZZARD et al., 1962, eig. Beob.), weshalb die alleinige Corticosteroidtherapie heute sehr zurückhaltend beurteilt wird.

Eine Hemmung der Antikörpersynthese kann auch durch Immundepressiva — etwa Imuran — erreicht werden, doch übersteigt hierbei die Gefahr der Nebenwirkungen z. Z. noch den zu erwartenden therapeutischen Effekt.

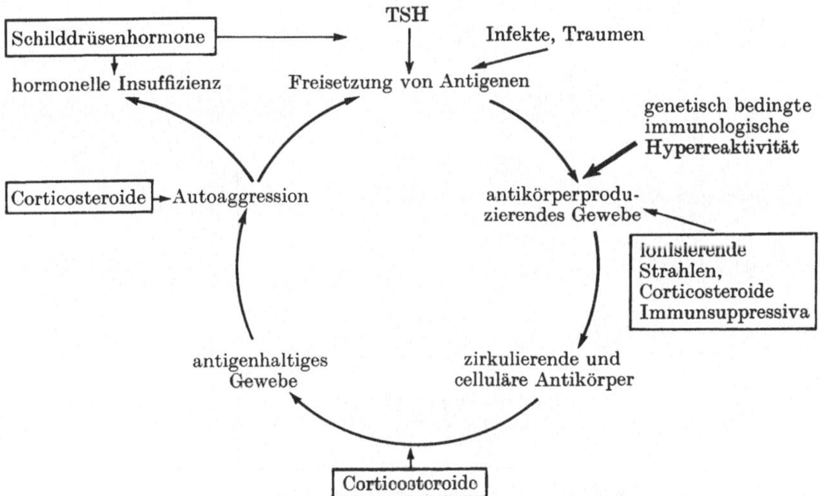

Abb. 6. Schematische Darstellung der Pathogenese der Struma lymphomatosa und der Möglichkeit einer therapeutischen Beeinflussung

Die Behandlung der Wahl stellt nach wie vor die Verabreichung von Schilddrüsenhormonen dar (WERNER, 1962, u. a.), anfänglich evtl. kombiniert mit Corticosteroiden. Sie führt wahrscheinlich über eine Bremsung der TSH-Sekretion zu einer verminderten Produktion und Ausschüttung weiterer Antigene aus der Schilddrüse, womit der Anreiz zur Antikörperbildung wegfällt. Dann kann es innerhalb weniger Wochen zu einer Rückbildung der Schilddrüsenschwellung, Besserung der gestörten Schilddrüsenfunktion und auch einem Abfall der Antikörpertiter kommen. Die Behandlung muß aber über viele Monate und Jahre fortgeführt werden, um Rezidive zu vermeiden.

Der Wert einer Röntgenreizbestrahlung der Schilddrüse, die in Kombination mit Schilddrüsenhormonen bei der Struma Hashimoto empfohlen wurde, ist umstritten. Man beobachtet hierbei zwar häufig einen sehr raschen Rückgang der klinischen Symptomatik, doch muß bedacht werden, daß im Tierversuch nach einer solchen Bestrahlung durch Injektion von Schilddrüsenantikörpern eine Thyreoiditis erzeugt werden kann.

In der Regel kontraindiziert ist die Radiojodtherapie der chronischen Thyreoiditis, da sie in einem hohen Prozentsatz zur Hypothyreose führt (BUCHANAN et al., 1961, u. a.). Aus dem gleichen Grund ist auch die chirurgische Behandlung dieser Erkrankung nur selten — etwa bei einer mechanischen Beeinträchtigung durch eine größere Struma — angezeigt.

Bei frühzeitiger Behandlung ist die Prognose der chronischen Thyreoiditis gut, wenn man von der möglichen Entwicklung eines Myxödems absieht. Immerhin aber muß daran gedacht werden, daß diese Erkrankung überzufällig häufig mit Neoplasmen der Schilddrüse zusammentrifft (SCHLICKE et al., 1960, u. a.). Die Patienten sind deshalb stets sorgfältig zu kontrollieren, damit eine solche maligne Erkrankung möglichst frühzeitig erkannt und entsprechend behandelt wird.

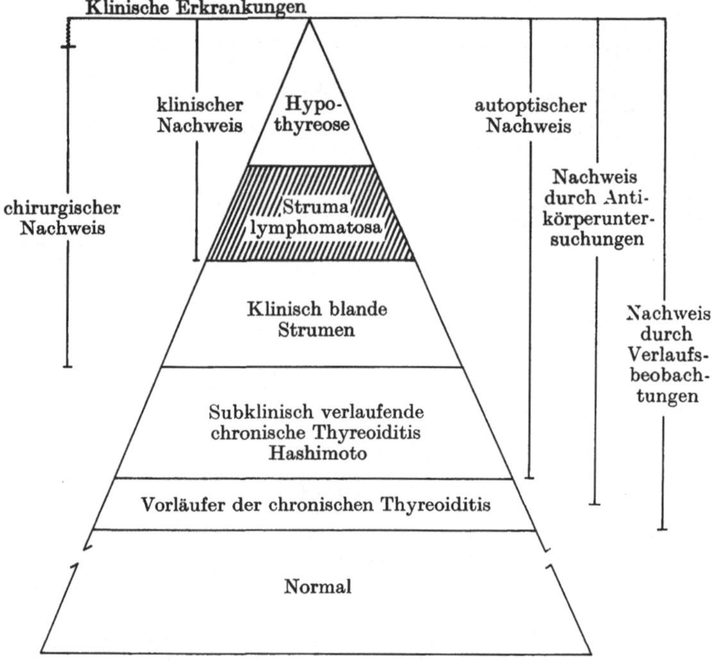

Abb. 7. Die Nachweisbarkeit der chronischen Thyreoiditis Hashimoto
(Modifiziert nach MASI, 1965)

Von der chronischen Thyreoiditis Hashimoto werden auf Grund der histologischen Bilder verschiedene Formen der Thyreoiditis abgegrenzt wie die juvenile Thyreoiditis, die chronische plasmacelluläre Thyreoiditis und die chronische atrophische Thyreoiditis. Nach den immunologischen Befunden weisen aber alle diese Erkrankungen eine sehr enge Beziehung zur typischen chronischen Thyreoiditis Hashimoto auf. Das gleiche gilt für die fokale Thyreoiditis, die wahrscheinlich in gleicher Weise wie die vorgenannten Erkrankungen eine Variante der chronischen Thyreoiditis darstellt. Die fehlende Progression der fokalen Thyreoiditis könnte durch eine noch weitgehend erhaltene immunologische Homeostase erklärt werden. Bei sorgfältigen histologischen Untersuchungen wird diese Erkrankung sehr häufig beobachtet, vor allem als Begleiterscheinung von Knotenstrumen, malignen Strumen und Hyperthyreosen. Hierdurch sind auch die positiven Antikörperbefunde bei diesen Erkrankungen zu erklären, ebenso diejenigen bei klinisch gesunden Personen, bei denen der Antikörperbefund nach histologischen Untersuchungen mit dem Auftreten fokaler Thyreoiditiden korreliert ist (Lit. s. HEIM-PEL und MÜLLER, 1963).

Besonders interessant ist das gehäufte Vorkommen fokaler Thyreoiditiden bei Hyperthyreosen. Dieses Zusammentreffen, das szintigraphisch oft durch lokalisierte Funktionsausfälle darzustellen ist, legt es nahe, bei der Hyperthyreose selbst autoimmunologische Prozesse zu vermuten. Tatsächlich findet sich bei dieser Erkrankung ja häufig auch eine die Schilddrüse stimulierende Substanz mit Antikörpercharakter, der sog. long acting thyroid stimulator (LATS). Dieser Faktor kommt nach unseren Beobachtungen (WEISSBECKER et al., 1966) fast nur bei Hyperthyreosen vor, bei denen auch Schilddrüsenantikörper im Serum nachweisbar sind, also eine fokale Thyreoiditis besteht. Ob hier kausale Beziehungen bestehen, oder ob die fokale Thyreoiditis ebenso wie das Auftreten von LATS Ausdruck einer immunologischen Fehlsteuerung sind, läßt sich noch nicht entscheiden.

Der Nachweis einer fokalen Thyreoiditis bei der Hyperthyreose ist besonders vom therapeutischen Gesichtspunkt wichtig. Nach unseren Untersuchungen (UTHGENANNT et al., 1966) kann bei diesen Fällen häufiger eine Remission der Erkrankung durch eine Corticosteroidbehandlung erzielt werden, wobei es noch offen bleiben muß, ob dieser Effekt durch die Beeinflussung der fokalen Thyreoiditis oder die Wirkung der Corticosteroide auf die LATS-Aktivität zustandekommt. Die Radiojodbehandlung kann dagegen, falls sie mit höheren Dosen erfolgt, bei den Hyperthyreosen mit hohem Antikörperspiegel, insbesondere bei jenen mit positiver Komplementbindungsreaktion zur Entwicklung eines Myxödems führen (UTHGENANNT et al., 1966, u. a.), entweder weil sich die Thyreoiditis in Restgewebe weiter ausdehnt oder aber durch die fokale Thyreoiditis eine inhomogene Verteilung des Radiojods in der Schilddrüse und damit auch eine inhomogene Bestrahlung stattfindet, die dann zu einer stärkeren Zerstörung des Schilddrüsengewebes führt.

Die hier genannten Befunde zeigen einmal, daß wir heute verschiedene Möglichkeiten zur Diagnostik der chronischen Thyreoiditis Hashimoto haben, die den Nachweis dieser Erkrankung auch bei den vielen subklinisch verlaufenden Fällen gestattet, die bisher infolge ihrer wenig auffallenden Symptomatik oft unerkannt blieben oder erst bei Strumektomie oder Autopsie festgestellt wurden (Abb. 7). Darüber hinaus hat uns das Studium dieser Erkrankung und verwandter Krankheitsbilder auch interessante, bei weitem aber noch nicht abgeklärte Aspekte in bezug auf die Hyperthyreose vermittelt.

Literatur

ASKANAZY, M.: Dtsch. Arch. klin. Med. **61**, 118 (1898).

BECKER, K. L., R. H. FERGUSON, and W. M. McCONAHEY: New Engl. J. Med. **268**, 277 (1963).

BLIZZARD, R. M., W. HUNG, R. W. CHANDLER, T. ACETO JR., M. KYLE, and T. WINSHIP: New Engl. J. Med. **267**, 1015 (1962).

BUCHANAN, W. W. D. ALEXANDER, J. CROOKS, D. A. KOUTTAS, E. J. WAYNE, and J. R. ANDERSON: Brit. med. J. **1961I**, 843.

— J. R. ANDERSON, R. B. GOUDIE, and L. K. G. GRAY: Lancet **1958II**, 928.

—, and R. HARDEN: Arch. intern. Med. **115**, 411 (1965).

COONS, A. H., and M. H. KAPLAN: J. exp. Med. **91**, 1 (1950).

DAY, R. S., and S. W. WRIGHT: Lancet **1964I**, 667.

DE QUERVAIN, F.: Schweiz. med. Wschr. **1936**, 1174.

DONIACH, D., R. V. HUDSON, and J. M. ROITT: Brit. med. J. **1960**I, 365.

—, and J. M. ROITT: In: P. G. H. GELL, and R. R. A. COOMS, p. 611. Oxford: Blackwell Sci. Publ. 1963.

DUNNING, E. J.: J. clin. Endocr. **19**, 1121 (1959).

EL KABIR, D. J., D. DONIACH, and R. TURNER-WARWICK: J. clin. Endocr. **23**, 510 (1963).

FELIX-DAVIES, D., and B. H. WAKSMAN: Arthr. and Rheum. **4**, 416 (1961).

FELLINGER, K., R. HOEFER, G. ROTHENBUCHER, H. SCHATZ, and B. SCHOBER: In: Current topics in thyroid research, Proc. 5th Internat. Thyroid Conf., Rome 1965, p. 767.

FLAX, M. H., and J. B. BILLOTE: Ann. N. Y. Acad. Sci. **124**, 234 (1965).

FROMM, G. A., E. F. LASCANO, E. G. BURE, D. ESCALANTE: Rev. Ass. Med. Argent. **67**, 162 (1953).

HALBERG, P.: Acta med. scand. **175**, 599 (1964).

HALL, R.: New Engl. J. Med. **266**, 1204 (1962).

— S. G. OWENS, and G. A. SMART: Lancet **1960**II, 187.

HASHIMOTO, H.: Arch. clin. Chir. **97**, 219 (1912).

HEILMEYER, L., u. W. MÜLLER: Dtsch. med. Wschr. **85**, 701 (1960).

HEIMPEL, H., u. W. MÜLLER: Ergebn. inn. Med. Kinderheilk. **19**, 380 (1963).

HJORT, T.: Acta med. scand. **174**, 137 (1963).

—, and E. F. MOGENSEN: Acta med. scand. **171**, 289 (1962).

IRVINE, W. J.: Scot. med. J. **5**, 511 (1960).

— S. H. DAVIES, and M. D. SUMERLING: In: Current topics in thyroid research, Proc. 5th Internat. Thyroid Conf., Rome 1965, p. 773.

— A. G. MACGREGOR, A. E. STUART, and G. A. HALE: Lancet **1961**II, 850.

LINDSAY, S., E. D. MORRIS, J. FRIEDLANDER, G. YEE, and M. H. SOLEY: J. clin. Endocr. **12**, 1578 (1952).

MASI, A. T., W. H. HARTMANN, and L. E. SHULMAN: J. chron. Dis. **18**, 1 (1965).

McCONAHEY, W. M., L. B. WOOLNER, B. M. BLACK, and F. R. KEATING: J. clin. Endocr. **19**, 45 (1959).

— — — — J. clin. Endocr. **21**, 879 (1961).

McMARBER, P. R. B., E. M. LERNER, and E. D. EXUM: J. exp. Med. **113**, 611 (1961).

— —, and P. S. MUELLER: Science **147**, 157 (1965).

MEANS, J. H., L. J. DE GROOT, and J. B. STANBURY: In: The thyroid and its diseases, p. 433. New York: McGraw-Hill Book Comp. 1963.

MIESCHER, P., F. TORSTEIN, B. BENACERRAF, and P. G. H. GELL: Proc. Soc. exp. Biol. (N. Y.) **107**, 12 (1961).

MORGANS, H. E., and W. R. TROTTER: Lancet **1957**I, 553.

MORTENSEN, J. D., L. B. WOOLNER, and W. A. BENNETT: J. clin. Endocr. **15**, 1270 (1955).

NILSSON, L. R., and E. BERNE: Acta endocr. **47**, 133 (1964).

—, and D. DONIACH: Acta paediat. **53**, 255 (1964).

OWEN, S. G., and G. A. SMART: Lancet **1958**II, 1034.

PULVERTAFT, R. J. V., D. DONIACH, J. M. ROITT, and R. V. HUDSON: Lancet **1959**II, 214.

ROITT, J. M., and D. DONIACH: Proc. roy. Soc. Med. **50**, 958 (1957).

— — Lancet **1958**II, 1027.

— — Brit. med. Bull. **16**, 52 (1960).

SCAZZIGA, B. R., TH. LEMARCHAND-BÉRAUD et A. VANOTTI: Schweiz. med. Wschr. **95**, 897 (1965).

SCHLICKE, C. P., J. E. HILL, and G. F. SCHULTZ: Surg. Synec. Obstet. **111**, 552 (1960).

STUART, A. B., and W. S. A. ALLAN: Lancet **1958**II, 1204.

TUDHOPE, G. R., and G. M. WILSON: Quart. J. Med. **29**, 513 (1960).

UTHGENANNT, H., W. MÜLLER u. J. WEINREICH: Dtsch. med. Wschr. **91**, 437 (1966).

VICKERY, A. L., and E. HAMLIN: New Engl. J. Med. **264**, 226 (1961).

WEISSBECKER, L., H. UTHGENANNT, K. SCHEMMEL, W. MÜLLER, H. HEESEN, W. EICKENBUSCH u. W. BINDEBALLE: Med. Klin. **61**, 2062 (1966).

WERNER, S. C.: In: The thyroid, p. 844. London: Harper & Row Publ. 1962.

WITEBSKI, E., and N. R. ROSE: J. Immunol. **76**, 408 (1956).

ZAINO, E. C., and W. GUERRA: Arch. intern. Med. **113**, 70 (1964).

Diskussion

F. A. Horster (Düsseldorf):

Sie erwähnten den Anteil verschiedener Antikörper auch im Serum von Hyperthyreosen und sahen darin eine Indikation für eine Prednison-Medikation. Wir haben versuchsweise hyperthyreote endokrine Ophtalmopathien gelegentlich ausschließlich mit Prednison — stoß-artig — behandelt und lediglich eine Verschwinden des LATS bemerkt, niemals aber eine Normalisierung der Parameter des hyperthyreoten Stoffwechsels.

D. Emrich (Göttingen):

Wenn auch der Radiojodfunktionstest zur Diagnose einer Thyreoiditis keinen spezifischen Beitrag leisten kann, wie Herr Müller betonte, hat er sich zur Verlaufskontrolle in unseren Fällen bewährt. Er stellt einen sehr empfindlichen Parameter dar und zeigt Rezidive, besonders bei der Thyreoiditis Hashimoto an, bevor allgemeine klinische Laboratoriumsuntersuchungen, wie BSG und Elektrophorese u. U. pathologisch werden. Auch die Rekompensation nach einer Thyreoiditis läßt sich mit Hilfe des Radiojod-Zweiphasentestes sehr gut verfolgen.

W. Eickhoff (Duisburg):

Vom Vortragenden wurde die Hashimotosche Erkrankung als chronische Thyreoiditis bezeichnet und die Einordnung als Struma abgelehnt. Von der Histomorphologie ausgehend kann man dieser Stellungnahme nur schwer folgen. Mit den lymphocytären Infiltrationen geht im Krankheitsfalle eine Schilddrüsenvergrößerung = Struma einher. Dabei ist unerheblich, ob sie klinisch, insbesondere schon im Frühstadium in Erscheinung tritt oder nicht. Außerdem ist gesichert, daß die Lymphocytenaggregate in ihren typischen Formationen nicht dem typischen Bild einer Entzündung entsprechen. Erst im Zusammenhang mit Gewebsdestruktion findet man Bilder einer Entzündung. Im Sinne einer klaren Begriffbildung sollte daher an der Bezeichnung Struma lymphomatosa Hashimoto festgehalten werden. Auffallend ist, daß perinatal und in der frühen Jugend eine lymphocytäre Infiltration der Schilddrüse nicht vorkommt. Sie tritt gewöhnlich erst ab 20. Lebensjahr auf. Die mit Keimzentren versehenen Lymphknötchen liegen bei strukturell erhaltenem Schilddrüsengewebe in den Bindegewebs-septen, d. h. im Bereich der Blut- und Lymphcapillaren. Erst bei Auflösung des Schilddrüsen-gewebes schwärmen die Lymphocyten (mit anderen Rundzellen meist vermischt) aus, wobei sich jetzt das Bild einer Entzündung entwickelt. Dafür, daß die Bildung von Lymphknötchen Ausdruck eines besonderen eigenen Reaktionstyps im Sinne einer Autoimmunisation ist, spricht auch die Entwicklung von Lymphfollikeln in einfachen Knotenstrumen mit regressiven Gewebsalterationen. Charakteristischerweise liegen hier die Lymphknötchen in den Übergangs-zonen zum Normalgewebe, d. h. im Bereich der Knotenkapsel. Dabei können solche degene-rierenden Schilddrüsenknoten völlig vom Gewebe eingescheidet werden. Es ist noch nicht bewiesen, welche Vorgänge letztlich die diffuse oder lokale Lymphocyteninfiltration bedingen. Beide Prozesse enden nach einer entzündlichen Übergangsphase mit derber Vernarbung des thyreoidalen Gewebes. A priori aber ist die Hashimotosche Erkrankung keine Thyreoiditis und der definierte Begriff der Struma lymphomatosa sollte zur gegenseitigen besseren Verständi-gung nicht ohne weiteres fallen gelassen werden.

Aus der 2. Med. Univ.-Klinik, Wien. Vorst. Prof. Dr. K. FELLINGER

Die iatrogene Struma

Von

R. HÖFER

Mit 1 Abbildung

Referat

PETERSEN und BANSI, 1964, definieren iatrogene Strumen als Schilddrüsenvergrößerungen, die bei euthyreoten Patienten durch eine nicht indizierte Verabreichung von schilddrüsenwirksamen Präparaten erzeugt werden oder die als Nebenwirkung gewisser Medikamente auftreten, wobei die Indikation zur Behandlung ein von der Schilddrüse unabhängiges Leiden darstellt.

Aus diesem Zitat leiten sich zwei Klippen für die Diskussion des mir gestellten Themas ab: Einerseits habe ich die unangenehme Aufgabe, ärztliche Fehlleistungen zu besprechen, andererseits aber, und dies ist wohl die gefährlichere Klippe, wurde vor etwas weniger als drei Jahren dieses Thema bereits ausführlich und von berufener Stelle diskutiert. Aber nicht nur PETERSEN und BANSI, 1964, haben in den letzten Jahren im deutschen Sprachgebiet die iatrogene Struma eingehend diskutiert, sondern auch ebenso Berufene wie HUBER, 1950; MAGALOTTI et al., 1959; GREER, 1962; KLEIN, 1959, 1962a, 1962b; KEMINGER, 1963; KÖNIG, 1963; SCHARF, 1963, und viele andere mehr behandelten diese Frage in letzter Zeit zum Teil in Monographien oder kleinen Handbuchkapiteln, und den vielleicht klarsten Ausdruck der Aktivität, die heute auf diesem Gebiet besteht, brachte unlängst die Publikation einer Monographie über iatrogene Erkrankungen überhaupt von DAVIS M. SPAIN, 1967. Wenn man unter Berücksichtigung des eben Gesagten meine Aufgabe der Diskussion des Themas iatrogene Struma betrachtet, so ergeben sich nur zwei Möglichkeiten für mich, berechtigt zu diesem Thema Stellung zu nehmen: Entweder ist es möglich, zu dem schon Gesagten prinzipiell Neues hinzuzufügen, oder aber ergibt sich die Möglichkeit, bisher wenig oder nicht diskutierte Fragenkomplexe zu erörtern. Da ich nun grundsätzlich Neues nicht zu sagen habe, bleibt es mir nur, den zweiten Weg zu beschreiten.

Die iatrogene kompensatorische Struma

Wenn man die Publikationen über die iatrogene Struma überschaut, so hat man sogleich den Eindruck, daß den iatrogenen Formen der kompensatorischen Hypertrophie bzw. der knotigen Hyperplasie im Sinne DONIACHs, 1960, das meiste, ja vielleicht in manchen Fällen sogar ausschließliche Augenmerk geschenkt wurde. Die zu dieser kompensatorischen Hypertrophie führende, die Hormonproduktion einschränkende, und damit strumigen wirkende Verabreichung von anorganischen und organischen Jodverbindungen, von Thyreostaticis und schließlich von nicht

schilddrüsenspezifischen Medikamenten mit thyreostatischer Nebenwirkung wurde
in den eben zitierten Arbeiten so eingehend diskutiert, daß mir kaum etwas
hinzuzufügen bleibt.

Ich möchte hier nur zur Ergänzung bzw. zur Vervollständigung kurz unsere
eigenen Ergebnisse mit den letzten Publikationen im deutschen Sprachraum

Tabelle 1. *Zusammenstellung von drei Beobachtungen über Häufigkeit und Folgen nicht indizierter thyreostatischer Behandlung von Patienten mit blanden (sicher enthyreoten) Strumen*

Autoren und Beobachtungszeit	Beobachtete Patienten N	Thyreostatisch behandelte Patienten N_1	$(N_1/N \, 100) \, \%$	Patienten mit Strumawachstum N_2	$(N_2/N \, 100) \, \%$
PETERSEN u. BANSI, 1964 1953—1962	5557	659	12%	148	2,7%
KLEIN, 1962b	392	157	40%	97	25,0%
KEMINGER, 1963 1962—1963	1608	482	30%	368	23,0%

Tabelle 2. *Strumigene Pharmaka*[1]

1. Anorganisches Jod und organische Jodverbindungen (mit Ausnahme von Schilddrüsen-hormonen)

2. Thionamide $S = C{<}^{N \, =}$:

    2-Thiouracil
    6-Methyl-2-Thiouracil
    6-n-Propyl-2-Thiouracil
    1-Methyl-2-Mercaptoimidazol
    Thiourea
    2-Thiobarbitursäure
    5:S-Diäthyl-2-Thiobarbitursäure

3. Monovalente Anionen:
    Thiocyanate
    Perchlorat
Chlorat, Hypochlorit, Perjodat, Jodat, Nitrat, Monofluorosulfonat, Difluorophosphat, Fluoroborat, Sulfid, Acid, Arsenit, Fluoroacetat

4. Aniline und Heterocyclische Amine:
    Para-aminobenzoesäure
    Para-aminosalicylsäure
    Sulfonamide
    Carbutamid
    Tolbutamid
    Amphenon

5. Phenylbutazon

6. Phenole:
    Resorcinol
    Phloroglucinol
    m-Aminophenol

7. Kobalt-Chlorid

[1] Quellenangabe hinsichtlich der Zusammenstellung der Tab. 2, siehe Text.

vergleichen. Während PETERSEN und BANSI, 1964, mit nur 12% thyreostatisch vorbehandelten Patienten, wobei sie nur 2,7% als iatrogen geschädigt (Strumawachstum) bezeichnen, über relativ günstige Verhältnisse berichten, sind die Erfahrungen von KLEIN, 1962b, und von uns wesentlich ungünstiger. KLEIN findet bis zu 40% nicht indiziert thyreostatisch vorbehandelte Patienten, wobei bis 25% iatrogen geschädigt wurden. Es ist freilich zu berücksichtigen, wie schon KLEIN selbst betont, daß es sich bei seinen Patienten um ein durch Zuweisung ausgewähltes Krankengut handelt.

Unter unseren eigenen Fällen, dem ebenfalls ausgewählten Krankengut der Wiener I. Chirurgischen Universitätsklinik, Vorstand Prof. Dr. P. FUCHSIG, das mir liebenswürdigerweise von Herrn KEMINGER zur Verfügung gestellt wurde, finden sich 30% nicht indiziert thyreostatisch vorbehandelte Patienten bzw. 23% iatrogen geschädigte (Tab. 1).

Es erübrigt sich wegen der zahlreichen einschlägigen und rezenten Publikationen im einzelnen auf die iatrogene Strumen verursachenden Pharmaka einzugehen; die Publikationen, vor allem von WAYNE, KOUTRAS und ALEXANDER, 1964; GREER, KENDALL und SMITH, 1964, und MAGALOTTI, HUMMON und HIERSCHBIEL, 1959, aber auch die Arbeiten von PETERSEN und BANSI, 1964, sowie KLEIN, 1962b, enthalten weitgehend vollständige Listen bzw. Literaturhinweise, aus denen die wichtigsten Substanzen in Tab. 2 zusammengestellt sind.

Ich möchte aber im Hinblick auf die gerade gezeigte Häufigkeit iatrogener Strumen (Tab. 1) doch noch einmal kurz auf die immer wieder dramatischen Folgen iatrogener Strumigenese hinweisen: Es muß im Sinne des „primum nil nocere" schon sehr zu denken geben, wenn man die Folgen einer nicht indizierten thyreostatischen Behandlung bei einem 18jährigen jungen Mädchen betrachtet, das insgesamt 66 g Kaliumperchlorat erhalten hat, obwohl es sicher euthyreot war und vor der thyreostatischen Behandlung auch keine Struma hatte. Die Abb. 1 zeigt den Zustand des Mädchens und das Röntgenbild der Trachea bei der Aufnahme. Ein Kommentar zu diesen Bildern ist wohl überflüssig!

Ein Kapitel der iatrogenen Strumen, das oft zu wenig berücksichtigt wird, beinhaltet wie schädlich, ja sogar letal eine nicht indizierte oder aber nicht fachgemäß durchgeführte thyreostatisch wirkende Behandlung einer Graviden für den Fetus sein kann. Es ist uns aus den Arbeiten von GRUMBACH u. WERNER, 1956; WINDLE, 1940; ZONDEK, 1940 sowie KEYNES, 1952, bekannt, daß Schilddrüsenhormon der Mutter den fetalen Organismus ebenso versorgen kann wie umgekehrt Schilddrüsenhormon des Fetus den Organismus der Mutter.

Es ist weiterhin bekannt, daß Thyreostatica aus dem mütterlichen in den fetalen Kreislauf übertreten können (DAVIS and FORBES, 1945; EATON, 1945; WHITELAW, 1947; BELL, 1950; ASTWOOD, 1951; HEPNER, 1952; SAYE et al., 1952; KOERNER, 1954; PEARLMAN, 1954; AARON et al., 1955; BONGIOVANNI et al., 1956), und auch der Übertritt von Jod aus dem mütterlichen in den fetalen Kreislauf ist hinlänglich belegt (MAN, 1957; KYDD et al., 1950). Da schließlich auch bekannt ist, daß ein pathologisch hoher Schilddrüsenhormonspiegel der Mutter keinen schädlichen Einfluß auf den Fetus hat (MUSSEY et al., 1926; DAVIS, 1944; DAILEY and BENSON, 1952; SHAVER, 1956) und daß Hyperthyreosen von Frauen während einer Gravidität meist eine Spontanremission zeigen (JAVERT, 1940; ENGSTROM et al., 1951; KEYNES, 1952; FREEDBERG et al., 1957), sollte es keine Schwierigkeiten bedeuten, iatrogene Strumen beim Fetus bzw. beim Neugeborenen und deren schwerwiegende Folgen, die MAN, SHAVER and COOKE, 1958, übersichtlich zusammengefaßt haben, zu vermeiden:

Gravide, die auch nur geringgradige hypothyreote Zeichen bieten, müßten ausreichend, lieber zu hoch als zu niedrig mit Schilddrüsenhormonen substituiert

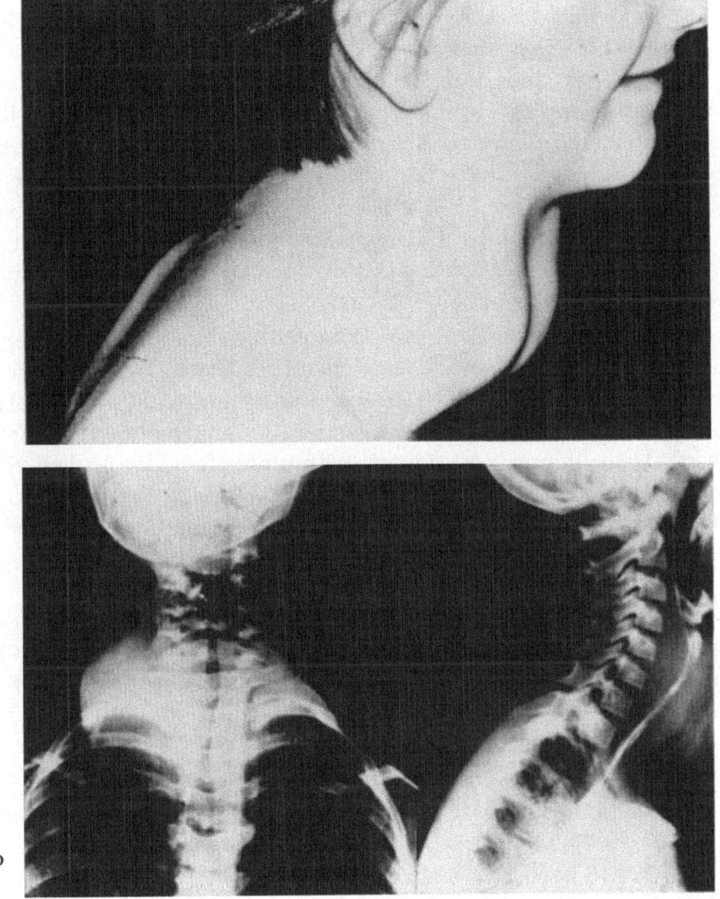

Abb. 1a u. b

werden. Gravide, die an einer Hyperthyreose erkrankt sind, werden meist eine Spontanremission zeigen; wird es aber wider Erwarten notwendig, therapeutisch einzugreifen, so kann sowohl chirurgisch als auch thyreostatisch vorgegangen werden. In beiden Fällen ist es unerläßlich, gleichzeitig mit der chirurgischen oder thyreostatischen Herabminderung der Schilddrüsenhormonproduktion der Mutter eine ausreichende — wiederum besser zu hohe als zu niedrige — Substitutionstherapie einzuleiten. Es wird, wenn dieser einfachen Regel gefolgt wird, immer möglich sein, die Ausbildung einer iatrogenen Struma des Fetus bzw. Neugeborenen mit allen ihren Folgen zu verhindern.

Die iatrogene hyperthyreote Struma

Wir haben uns nun, im Einklang mit den bisher vorliegenden Arbeiten über iatrogene Strumen, mit der euthyreoten, kompensatorischen, iatrogenen Struma beschäftigt. Entsprechend dem in der Einleitung Gesagten, möchte ich mich nunmehr an Hand unserer eigenen Erfahrungen mit der hyperthyreoten iatrogenen Struma, mit dem sog. Jodbasedow beschäftigen, ein Thema, das bisher nur am Rande besprochen wurde.

BANSI hat 1955 vom Januskopf des Jods gesprochen, doch glaube ich, sollte man aus der Mythologie besser die Hydra wählen, um eine Parabel für das vielfältige Wirken des Jods auf die Schilddrüse zu finden. Kann doch Jod die Bildung eines Kropfes verhindern, es kann andererseits einen Kropf erzeugen, es kann eine Hypothyreose hervorrufen und man kann mit Jod gewisse Hypothyreosen behandeln, Jod erlaubt es, Hyperthyreosen zu therapeutisieren, andererseits wiederum kann man durch Jod Hyperthyreosen hervorrufen. Wenn ich bisher auch nur 6 Köpfe der Hydra zitiert habe, so bin ich doch sicher, daß sich bei Berücksichtigung des radioaktiven Jods ohne Schwierigkeiten weitere finden lassen, bis alle 9 klassischen voll sind.

Die grundsätzliche Möglichkeit zur Entstehung einer jodinduzierten Hyperthyreose ist durch die experimentell ausreichend gesicherte Tatsache gegeben, daß kleinere, exogen zugeführte Jodidmengen, eine Stimulierung der Schilddrüsentätigkeit bewirken, bis schließlich bei steigendem Jodangebot die Hormonsynthese blockiert wird. Dementsprechend nimmt die normale Schilddrüse bei steigendem Jodangebot erst mehr und dann weniger Jod auf. Diese Beobachtung wird durch eine Reihe von experimentellen Ergebnissen vor allem von GERBAULET und MAURER, 1958, aber auch von FEINBERG et al., 1959, REINWEIN und KLEIN, 1960, 1962 und KLEIN, 1962a, belegt.

In der, der Arbeit von KLEIN entnommenen Abbildung läßt sich erkennen, daß die untere Grenze einer exogenen Jodzufuhr, die eine Hyperthyreose auslösen kann, ziemlich sicher feststeht. Diese Grenze liegt bei einer täglichen Jodzufuhr von 150—200 γ bzw. einem anorganischen Blutjodspiegel um 0,1 γ-%. Die obere Grenze jedoch scheint durchaus nicht festzuliegen (LA ROCHE und HIRSCH, 1960), so daß RILLIET, 1860, sogar von einem „iodisme constitutionel" spricht und auch DE QUERVAIN, 1929, meint, daß die Entstehung des Jodbasedow bis zu einer gewissen unteren Grenze von der Dosierung unabhängig ist.

Auffallend ist, daß nach Einsetzen einer Stimulation der Schilddrüsenhormonproduktion durch exogen zugeführtes Jod beim Jodbasedow der Regelmechanismus Hypophyse — Schilddrüse nicht in Kraft tritt, wie schon OBERDISSE, 1960, hervorgehoben hat. Es läßt sich aber für diese Tatsache, die ja eine der Voraussetzungen für die Entstehung des Jodbasedow ist, eine logische und zum Teil experimentell belegte Erklärung anbieten.

Voraussetzung für die Entstehung eines Jodbasedow scheint zu sein, daß es sich um eine jodavide Schilddrüse handelt, also um einen „Jodmangelkropf". Schon MARINE und LENHART, 1909, beschreiben in der Entstehung des endemischen Knotenkropfes den Wechsel zwischen Aktivierung, Überaktivierung und Erschöpfung in einer Struma und S. TAYLOR, 1953, 1960, betont dies noch besonders für die Vorgänge nach exogener Jodzufuhr, wobei er auch darauf hinweist, daß in dem Wechsel zwischen Hyper- und Hypoaktivität einzelner Bezirke offensichtlich Perioden der Autonomität von der hypophysären Steuerung auftreten. Eine eigene Beobachtung über den Schilddrüsenhemmtest bei knotigen Strumen spricht ebenfalls dafür, daß noduläre Strumen nur bedingt bzw. nur teilweise der hypophysären Steuerung unterliegen (EGERT und HÖFER, 1961). Man könnte sich nach dem eben Gesagten also ohne weiteres vorstellen, daß unter bestimmten Bedingungen die exogene Zufuhr von Jod bei Patienten mit einem endemischen Kropf Anlaß für die Entstehung einer toxischen iatrogenen Struma, des sog. Jodbasedow ist, und die Arbeitsgruppe CHESNEY, CLAWSON und WEBSTER hat schon 1928 den experimentellen Beweis für diese These gebracht (CHESNEY et al., 1928; WEBSTER und CHESNEY, 1928; WEBSTER et al., 1928). Diese Autoren züchteten — ohne noch die Ursache zu erkennen — Generationen von Kaninchen mit endemischen Kröpfen, da sie die Tiere nahezu ausschließlich mit Kohl fütterten. Nach Verabreichung von 0,06 bzw. 0,03 ml Lugolscher Lösung pro Tag gingen die Versuchstiere ausnahmslos unter den klinischen Erscheinungen einer Hyperthyreose zu Grunde; als objektives Maß der Stoffwechselveränderungen wurde in allen Fällen eine Steigerung des Sauerstoffverbrauches festgestellt.

Im Gegensatz zu allen diesen Überlegungen sind Berichte über die Entstehung eines Jodbasedow relativ selten. Meist handelte es sich um ältere Publikationen, bei denen wie in den ersten alarmierenden Berichten von COINDET aus den Jahren 1820 und 1821 Hyperthyreose bei endemischen Kröpfen nach therapeutischen Jodgaben auftraten. Der Terminus Jod-Basedow wurde dann erst 1910 von KOCHER geprägt. KÖNIG berichtet 1963, daß ihm aus der neueren Literatur nur das Beispiel von STANBURY u. Mitarb., 1954, von der Mendozaexpedition bekannt ist, wobei es wiederum die Zufuhr von Jod an einen Träger eines endemischen Kropfes war, die den Jodbasedow auslöste. Nicht der letzte Anreiz dafür, die Frage des Jodbasedow hier an unseren praktischen eigenen Erfahrungen zu erörtern, war, daß STANBURY bei seiner letzten Expedition in einem endemischen Kropfgebiet in Südamerika neuerlich die gleiche Erfahrung wie in Mendoza machen konnte.

Ich darf Ihnen nunmehr an Hand zweier Tabellen (Tab. 3 u. 4) unsere eigenen Ergebnisse vorlegen, die sich durch die möglichst kritische Beurteilung von insgesamt 1538 mit Radiojod behandelten Hyperthyreosen, die in den Jahren 1953 bis 1966 in der Schilddrüsenambulanz der II. Med. Univ.-Klinik behandelt worden waren, ergeben haben. Wir haben für diese Untersuchungen das relativ ausgewählte Material der Radiojod-behandelten Patienten verwendet, weil bei diesen Fällen die exaktesten anamnestischen Angaben zu erheben waren.

Insgesamt haben wir unter diesen 1538 hyperthyreoten Patienten mindestens 17 finden können, bei denen der Zusammenhang der Entstehung einer Hyperthyreose mit einer Jodmedikation als sehr wahrscheinlich anzunehmen ist. Die Angaben in der Literatur, daß in weniger als einem Prozent der Hyperthyreosen Jod die auslösende Ursache ist (MEANS, 1948; BANSI, 1955), scheinen also zu tief gegriffen zu sein.

Es sei an dieser Stelle auch gleich darauf hingewiesen, daß alle jene Fälle, bei denen z. Z. der Jodmedikation bereits eine Hyperthyreose bestanden hat und bei denen es durch die Jodmedikation zu einer Exacerbation einer bestehenden Hyperthyreose gekommen war, aus dieser Zusammenstellung ausgeschlossen

Tabelle 3. *Daten von 11 der insgesamt 17 Patienten mit Hyperthyreose, bei denen die innerliche oder äußerliche Applikation von Jod in ursächlichen Zusammenhang mit dem Ausbruch der Hyperthyreose gebracht werden kann*

Patient	Alter u. Geschl.		Hyperthyreose i. d. Anamnese	Art der Jodmedikation	Einsetzen d. Hyperthyreose n. Beginn d. Jodmed.	24 Std Speicherung % Dosis	48 Std PBI[131] %/1	Plasmatest[1] $\frac{48\text{Std PBI}^{131}\,\%/1}{2\text{Std J}^{-131}\,\%/1}$	Nembutal-GU[2] %	Struma
Hei.	1886	♀	keine	Salbe	Wochen	100	1,2	0,5	—	mittelknotig
Er.	1920	♂	siehe →	Pinselung Nägel		65	2,0	2,0	+56	klein
				1953	Wochen					
				1958	Wochen					
				1959	Wochen					
Ba.	1901	♀	keine	(0,5 Thyr. sicc.) Salbe	Wochen	60	2,4	3,2	+75	klein
Dr.	1898	♀	vor Jahren	Lugol 5 mg/d	Wochen-Monate	59	2,5	5,4	+70	großknotig
Ka.	1934	♀	keine	Lugol 30 mg/d	Wochen-Monate		Hamolsky-test 20%		+52	großknotig
Kä.	1894	♀	keine	Augentr. KJ — 0,6/d NaJ — 0,26/d	Wochen-Monate	60	1,7	—	—	großknotig
St.	1893	♀	keine	Augentr. KJ — 0,6/d NaJ — 0,25/d	Wochen-Monate	58	1,16	0,62	+47	großknotig
Ka.	1891	♀	vor Jahren	Augentr. KJ — 0,6/d NaJ — 0,25/d	Wochen	63	1,3	0,5	—	mittelknotig
Ri.	1915	♀	keine	Mirion Inj. 600 mg in 10 Dos.	Wochen	58	0,8	0,5	+56	großknotig
Ap.	1881	♀	keine	Jodostrumit 500 γ/d	Wochen	56	0,4	0,4	—	großknotig
Re.	1924	♀	vor Jahren	Enterovioform 103,75 mg/Tab.	Wochen	88	1,5	8,2	+63	mittelknotig

[1] Fellinger et al., 1953.   [2] Höfer u. Vetter, 1958.

wurden, da es sich dabei ja nicht um einen Jodbasedow im eigentlichen Sinn gehandelt hat.

Die Joddosen, die wir in Zusammenhang mit dem Ausbruch der Hyperthyreose brachten, schwankten in unserer Zusammenstellung zwischen 500 γ pro Tag bis zu etwa 0,5 g pro Tag. Im allgemeinen vergehen einige Wochen, bis nach Beginn der Jodmedikation die Hyperthyreose zum Ausbruch kommt, und schließlich handelt es sich auch in Übereinstimmung mit dem vorher Gesagten in nahezu allen Fällen um noduläre Strumen, die Größe hat keinen entscheidenden Einfluß.

Wichtig scheint mir bei der Betrachtung der Tabellen zu sein, daß es gleichgültig ist, ob Jod enteral, parenteral, äußerlich oder durch Jodbadekuren zugeführt wird, was ja auch nach den Untersuchungen von Hofmann-Credner, 1955, über die verschiedenen Möglichkeiten der Jodaufnahme durchaus plausibel ist.

Da wir aus der Besprechung iatrogener Störungen aber auch Konsequenzen ziehen sollten, ist es notwendig, unsere Zusammenstellung auch von diesem Standpunkt zu betrachten, und es fällt sogleich dabei auf, daß ein Drittel der von uns beobachteten Jodbasedow-Fälle nach Kuren in dem Jodbad Hall aufgetreten sind. Da es im allgemeinen ältere Menschen sind, die sich Kuren in Bad Hall unterziehen, und da die Altershyperthyreose durchaus nicht ungefährlich ist, sollte man zweifellos erwägen, gefährdete Personen (also Kropfträger mit jodaviden Strumen) von Kuren in einem Jodbad auszuschließen. Die weitere Konsequenz, daß eine Jodmedikation ohne eindeutige Indikation — wie sie etwa in der Ophthalmologie heute immer noch üblich zu sein scheint — besser unterbleiben sollte, ist ebenso selbstverständlich wie die Beachtung der vorher erwähnten unteren Grenze bei der supplementären Jodzufuhr.

Diese Zusammenstellung iatrogener, toxischer Strumen bliebe unvollständig ohne

Tabelle 4. *Daten von 6 der insgesamt 17 Patienten mit Hyperthreose, bei denen Jodbadekuren in ursächlichen Zusammenhang mit dem Ausbruch der Hyperthyreose gebracht werden können*

Patient	Geburtsjahr u. Geschl.	Hyperthyreose i. d. Anamnese	Art der Jodmedikation	Einsetzen d. Hyperthyreose n. Beginn d. Jodmed.	24 Std Speicherung % Dosis	48 Std PBI[131] %/l	Plasmatest[1] 48Std PBI[131] %/l / 2Std J[-131] %/l	Nembutal-GU[2] %	Struma
Of.	1885 ♀	keine	Jodbäder	6 Wochen	73	2,3	1,3	+50	großknotig
Ja.	1902 ♂	keine	Bad Hall	4 Wochen	68	0,9	0,5	—	großknotig
Vi.	1904 ♀	keine	Bad Hall	8 Wochen	71	1,4	0,7	—	mittelknotig
Ar.	1894 ♀	keine	Bad Hall	4 Wochen	68	—	5,3	+46	großknotig
Pl.	1901 ♂	keine	Bad Hall	4 Wochen	58	2,1	3,3	+71	mittelknotig
Ku.	1892 ♀	keine	Bad Hall	4 Wochen	66	1,6	0,9	+30	mittelknotig

[1] Fellinger et al., 1953. [2] Höfer, and Vetter, 1958.

die Ergänzung durch iatrogene Ursachen für die Entstehung einer toxischen Struma, die nicht unmittelbar mit einer exogenen Jodzufuhr zu tun haben. Die Zusammenstellung in der Tab. 5 zeigt hier eine Vielfalt von iatrogenen Stress-situationen, von denen es ja wohlbekannt ist, daß sie imstande sind, Hyper-thyreose auszulösen. Die Tatsache, daß von 44 Patienten, die in diese Gruppe fallen, allein 14 nach Cholecystektomien bzw. Gallenanfällen Hyperthyreosen ent-wickelten, legt die Vermutung nahe, ob hier nicht doch auch die jodhaltigen Röntgenkontrastmittel eine Rolle gespielt haben mögen, womit sich der Prozent-satz der Jodbasedowfälle beträchtlich erhöhen würde.

Tabelle 5. *Auslösende, iatrogene Maßnahmen, die in ursächlichen Zusammenhang mit dem Ausbruch einer Hyperthyreose gebracht werden können (44 von 1538 Fällen)*

Badekuren (ohne Jod)	3
Cholecystektomien mit Jodkontrastmittel ?	10
Gallenanfälle	4
Andere chirurgische Eingriffe	
Nierenoperation	1
Appendix	4
Magen	2
Abl. Mammae	2
Tonsillektomie	1
Zahnextraktion	1
Gynäkologische Operationen	
Myomoperation	9
Wertheim	4
Ovaridektomie	1
Tubaria	1
Kurzwellenbestrahlung	1
	44

Abschließend ist es, glaube ich, berechtigt, darauf hinzuweisen, daß der iatrogenen toxischen Struma oder dem Jodbasedow mehr Beachtung geschenkt werden sollte, als dies bisher der Fall war. Ich bin auch sicher, daß sich eine weit größere Anzahl von Jod-Basedow-Fällen finden lassen würde, schenkte man bei der Erhebung der Anamnese einer toxischen Struma dieser Möglichkeit erhöhte Aufmerksamkeit.

Literatur

AARON, H. H., S. J. SCHNEIDERSON, and E. SIEGEL: J. Amer. med. Ass. **159**, 848 (1955).

ASTWOOD, E. B.: J. clin. Endocr. **11**, 1045 (1951).

BANSI, H. W.: Handbuch der inneren Medizin, Bd. VII/1. Berlin-Göttingen-Heidelberg: Sprin-ger 1955.

BELL, G. O.: J. Amer. med. Ass. **144**, 1243 (1950).

BONGIOVANNI, A. M., W. R. EBERLEIN, P. Z. THOMAS, and W. B. ANDERSON: J. clin. Endocr. **16**, 146 (1956).

CHESNEY, A. M., T. A. CLAWSON, and B. WEBSTER: Bull. Johns Hopk. Hosp. **43**, 261 (1928).

COINDET, J. F.: Bibl. Univ. Genève **14**, 190 (1820).

— Bibl. Univ. Genève **16**, 140, 252 (1821).

DAILEY, M. E., and R. C. BENSON: Surg., Gynec. Obstet. **94**, 103 (1952).

DAVIS, G. H.: Bull. Sch. Med. Maryland **29**, 1 (1944).

DAVIS, L. J., and W. FORBES: Lancet **1945** II, 740.

DE QUERVAIN, F.: Schweiz. med. Wschr. **10**, 1099 (1929).

DONIACH, I.: Brit. med. Bull. **16**, 99 (1960).

EATON, J. C.: Lancet **1945** I, 171.

EGERT, H., u. R. HÖFER: Nucl.-Med. (Stuttg.) 1, 380 (1961).

ENGSTROM, W. W., D. M. KYDD, J. P. PETERS, and E. B. MAN: J. clin. Invest. 30, 151 (1951).

FEINBERG, W. E., D. D. HOFFMANN, and CH. A. OWEN: J. clin. Endocr. 19, 567 (1959).

FELLINGER, K., E. MANNHEIMER u. H. VETTER: Wien. Z. inn. Med. 34, 359 (1953).

FREEDBERG,I. M.,M.W. HAMOLSKY,and A. S. FREEDBERG: New Engl.J.Med. 256,505,551(1957).

GERBAULET, K., u. W. MAURER: Radioaktive Isotope in Klinik und Forschung, Bd. III, S. 152. München-Berlin: Urban & Schwarzenberg 1958.

GREER, M. A., J. W. KENDALL, and MAUREEN SMITH: In: The thyroid gland, p. 357. London: Butterworths 1964.

GRUMBACH, M. M., and S. C. WERNER: J. clin. Endocr. 16, 1392 (1956).

HEPNER, W. R.: Amer. Obstet. Gynec. 63, 869 (1952).

HOFMANN-CREDNER, D.: Radioaktive Isotope in Klinik und Forschung, Bd. 1. München-Berlin: Urban & Schwarzenberg 1955.

HÖFER, R., u. H. VETTER: Wien. klin. Wschr. 70, 169 (1958).

HUBER, P.: Wien. med. Wschr. 100, 301 (1951).

JAVERT, C. T.: Amer. J. Obstet. Gynec. 39, 954 (1940).

KEMINGER, K.: I. Jahrestagung der Österr. Gesellschaft für Kinderheilkunde, 1963.

KEYNES, G.: J. Obstet. Gynaec. Brit. Emp. 59, 173 (1952).

KLEIN, E.: In: Fortschritte der Schilddrüsenforschung, S. 81. Stuttgart: Thieme 1962.

— Internist 8, 481 (1962b).

— H. ZIMMERMANN u. H. BLANK: Schweiz. med. Wschr. 89, 172 (1959).

KOCHER, T.: Arch. klin. Chir. 92, 1166 (1910).

KÖNIG, M. P.: Internist 4, 327 (1963).

KOERNER, K. A.: J. Pediat. 45, 464 (1954).

KYDD, D. M., E. B. MAN, and J. P. PETERS: J. clin. Invest. 29, 1033 (1950).

LAROCHE, G., and M. HIRSCH: Presse méd. 69, 2119 (1960).

MAGALOTTI, M. F., I. F. HUMMON, and E. HIERSCHBIEL: Amer. J. Roentgenol. 71, 47 (1959).

MAN, E. B.: Thyroid dysfunction in pregnancy and its relation to the fetus in thyroid and iodine metabolism. Twentieth Ross Pediatric Res. Conference, Ross Laboratories, Columbus, Ohio, 1957, pp. 55.

— B. A. SHAVER JR., and R. E. COOKE: Amer. J. Obstet. Gynec. 75, 728 (1958).

MARINE, D., and C. H. LENHART: Bull. Johns Hopk. 20, 131 (1909).

MEANS, J. H.: The thyroid and its diseases. Philadelphia: J. B. Lippincott Co. 1948.

MUSSEY, R. D., W. A. PLUMMER, and W. M. BOTTHBY: J. Amer. med. Ass. 87, 1009 (1926).

OBERDISSE, K.: Wien. med. Wschr. 44, 829 (1963).

PEARLMAN, L. N.: Canad. med. Ass. J. 70, 317 (1954).

PETERSEN, F., u. H. W. BANSI: In: Schilddrüsenhormone und Körperperipherie, Regulation der Schilddrüsenfunktion, S. 175. Berlin-Göttingen-Heidelberg: Springer 1964.

REINWEIN, D., and E. KLEIN: Acta endocr. (Kbh.) 35, 485 (1960); 39, 328 (1962).

RILLIET, F.: Mémoire sur l'iodisme constitutionnel. Paris: Masson 1860.

SAYE, E. B., C. H. WATT, and J. C. FOUSHEE: J. Amer. med. Ass. 149, 1399 (1952).

SCHARF, HR. H.: Nova Acta Leopoldina 26, Nr. 163 (1963).

SHAVER, B. A. JR.: Studies of children born to mothers with thyroid disease. Thesis, Yale University, Schoold of Med. 1956.

SPAIN, D. M.: Iatrogene Erkrankungen. Stuttgart: Thieme 1967.

STANBURY, J. B., G. L. BROWNELL, D. S. RIGGS, H. PERINETTI, J. TOIZ, and E. B. DEL CASTILLO: Endemic. goiter. Cambridge: Mass. Harvard University Press 1954.

TAYLOR, S.: Brit. med. Bull. 16, 102 (1960).

— Bull. Wld Hlth Org. 9, 197 (1953).

WAYNE, E. J., D. A. KOUTRAS, and W. D. ALEXANDER: Clin. aspect of iodine metabolism. Oxford: Blackwell 1964.

WEBSTER, B., and A. M. CHESNEY: Bull. Johns Hopk. Hosp. 43, 291 (1928).

— T. A. CLAWSON, and A. M. CHESNEY: Bull. Johns Hopk. Hosp. 43, 278 (1928).

WHITELAW, G., and M. JAMES: J. clin. Endocr. 7, 767 (1947).

WINDLE, W. F.: Physiology of the fetus: Origin and extent of funktion in prenatal life, p. 197. Philadelphia: W. B. Saunders Co. 1940.

ZONDEK, H.: Acta med. scand. 103, 251 (1940).

Die malignen Strumen

Von

G. Hoffmann

Referat

Ein zentrales und sehr schwieriges Problem bei der Diskussion über die bösartigen Tumoren der Schilddrüse ist das der Ein- und Zuordnung zu bestimmten Gruppen, um den vielfältigen pathologischen und klinischen Gegebenheiten ausreichend Rechnung zu tragen. Der klinisch tätige Arzt ist besonders an einer Einteilung interessiert, welche ihm eine diagnostische Sicherheit gibt und es ihm vor allem erlaubt, auch die richtigen therapeutischen Konsequenzen zu ziehen. Es stehen daher folgende Fragen bei der Besprechung der malignen Schilddrüsentumoren vom klinischen Standpunkt im Mittelpunkt der Diskussion:

Welche Zusammenhänge bestehen zwischen der Bildung einer blanden und einer malignen Struma?

Wie ist die Bewertung der anatomischen Struktur in bezug auf die Malignität? Dabei muß zwischen dem Problem der Klassifizierung und dem der Malignität der einzelnen Tumorarten unterschieden werden.

Neue Impulse für die Diagnostik und die Therapie der Tumoren der Schilddrüse sind durch die Einführung radioaktiver Isotope, insbesondere des Radiojods, erfolgt. Es kann im Rahmen dieser Abhandlung nicht ausführlich auf alle Probleme eingegangen werden und es sei dazu auf die angeführten Übersichten verwiesen [1, 2, 13, 20, 44, 46, 74, 83, 88, 91, 92].

Die malignen Schilddrüsentumoren kommen im Vergleich zu anderen bösartigen Geschwülsten relativ selten vor. Man rechnet in grober Schätzung mit dem Auftreten von 15—30 malignen Strumen auf eine Million Menschen [81]. Dieses Verhältnis ist aber in Abhängigkeit von geographischen Faktoren Schwankungen unterworfen. So starben in der Schweiz 10—20 Personen unter einer Million Menschen an einem malignen Schilddrüsentumor, während in England und in den USA 5—10 Personen verstarben [65, 83, 84]. Die Zahlen lagen dabei für den Zeitraum von 1900—1960 in der Schweiz für die einzelnen Jahrzehnte ziemlich gleich [26, 84].

Der höchste Prozentsatz von malignen Strumen bei Beurteilung des Sektionsgutes (0,5—0,9%) wird im endemischen Kropfgebiet der Schweiz vorgewiesen [55, 84]. Nicht so häufig wird die maligne Struma im Sektionsgut anderer Gebiete beobachtet (s. Berlin und Hamburg in Deutschland) [2, 82], wobei diese Zahlen der Sammelstatistik in den USA [20, 65, 81] entsprechen. Die malignen Schilddrüsentumoren scheinen in Gebieten mit endemischem Kropf öfter beobachtet zu werden, was auch schon in älteren Arbeiten postuliert wurde [71, 93]. Diese Betrachtungsweise ist aber unvollständig, wenn nicht gleichzeitig das gehäufte Vorkommen blander Strumen in Endemiegebieten berücksichtigt wird.

Es ist schon früher darauf hingewiesen worden, daß der Charakter der nordamerikanischen Kropfendemie sich von dem der Schweizer Endemie unterscheidet [38]. Ein ganz besonderes

Interesse beansprucht in diesem Zusammenhang die Bildung von Knoten in der Schilddrüse, wobei das Wachstum dieser Knoten denselben Stimulierungsfaktoren unterliegen soll wie das Wachstum der diffusen Vergrößerung einer Schilddrüse [85]. Die Bedeutung des Auftretens von Knoten, insbesondere von solitären Knoten, ist für die Diagnostik der malignen Strumen besonders hervorgehoben worden [11]. Eine Knotenstruma, bzw. eine diffus vergrößerte Struma wurde in älteren Untersuchungen aus Chicago anhand systematischer Autopsieuntersuchungen in rund 50% der Fälle gefunden. Dabei war der Anteil in jüngeren Lebensjahren wesentlich geringer, wobei hier die diffusen Strumen überwogen [48]. Ein wesentlich höherer Anteil ist im Schweizer endemischen Kropfgebiet beschrieben worden, wobei der Anteil diffuser Strumen geringer war [38, 39, 48]. Andererseits ist der Anteil an gefundenen Knotenstrumen in nicht ausgesprochenen Endemiegebieten der USA wesentlich geringer [77a]. Ähnliche Unterschiede finden sich auch für Europa zwischen der Schweiz und Norddeutschland, wobei in Freiburg ein Verhältnis von Knotenstrumen zu diffusen Strumen von 77:23 gefunden wurde [38, 39]. Neuere Untersuchungen nach Einführung der Jodprophylaxe ergaben in der Schweiz 1951 bei 5400 Autopsien 4500 Strumen, wobei der Anteil der diffus vergrößerten Schilddrüse 1400 betrug [85]. Systematische Untersuchungen der Schilddrüse bei 1000 Autopsien in Rochester/USA (1955) zeigten, daß in 50% der Fälle knotige Veränderungen gefunden wurden, wobei kein regionaler Unterschied bestand [62]. Kein einziger Knoten wurde hierbei bei der klinischen Routinepalpation entdeckt, bei der Nachpalpation etwa 20% und bei der makroskopischen Inspektion 50%. Dabei waren ausschließlich solitäre Knoten nur in $^1/_4$ der Fälle nachweisbar. Deutliche qualitative Unterschiede zeigten sich, wenn diese Knoten gutartige Geschwülste darstellten, da diese besonders bei Frauen, sowie im höheren Lebensalter und bei Personen, die aus einem endemischen Kropfgebiet stammten, gefunden wurden. Qualitative Unterschiede in der Struktur der Struma zwischen dem endemischen Kropfgebiet und anderen Gebieten wurden auch schon in älteren Untersuchungen hervorgehoben, wobei der Unterschied in der Ausprägung des Bindegewebes und der Größe der Follikel bestand [38, 39]. Derartige Unterschiede waren schon beim Vergleich des Untersuchungsmaterials aus Bern und Basel zu finden.

In endemischen Kropfgebieten der Schweiz finden sich auch heute noch in der überwiegenden Zahl der Autopsien Knotenkröpfe [26, 85]. In der Berliner Sektionsstatistik, d. h. in einem nichtendemischen Kropfgebiet, wurden nur 527 Kröpfe beobachtet [82]. Der prozentuale Anteil der malignen Strumen im Verhältnis zu allen beobachteten Strumen würde hier 2,5% betragen. Ähnliche Verhältnisse ergeben sich auch aus den Daten von Hamburg, Los Angeles, San Franzisko, Chicago und Boston [2, 19, 20, 48, 62, 77a]. Vergleicht man die Zahlen dieser sehr vielen Sektionen mit den ~ 80000 Sektionen in Zürich, so fällt auf, daß der Anteil der malignen Strumen — bezogen auf die Zahl der möglicherweise insgesamt vorliegenden Strumen — für das Schweizer Gebiet nicht erhöht ist. Diese Vergleiche sind sicher nur mit einem gewissen Vorbehalt durchzuführen. Es ist zweifellos richtig, daß die maligne Struma anhand der Sektionsstatistiken in dem endemischen Kropfgebiet der Schweiz häufiger beobachtet wird als in nichtendemischen Kropfgebieten. Andererseits muß aber festgestellt werden, daß eine höhere Rate an bösartigen Schilddrüsentumoren im Verhältnis zu den blanden Schilddrüsenvergrößerungen für ein endemisches Kropfgebiet beim Vergleich mit kropffreien Gegenden nicht zu belegen ist. Dieser Befund ist insofern interessant, weil im angelsächsischen Schrifttum darauf hingewiesen wurde, daß in nicht kropfverseuchten Gegenden ein Schilddrüsentumor sehr häufig in einem vorher unauffälligen Organ beobachtet wird und daß eine höhere Carcinomrate in ausgesprochenen Kropfgegenden nicht nachweisbar ist [3, 12, 15, 20, 60, 65, 83, 98].

Es zeigt sich unabhängig von geographischen Faktoren immer eine große Diskrepanz zwischen dem Anteil der im Operationsgut gefundenen Tumoren und der beobachteten Mortalität. Der Anteil von bösartigen Schilddrüsentumoren in bezug auf die operierten Strumen — wobei häufig in den Angaben kein Unterschied zwischen operierten hyperthyreoten Strumen und euthyreoten Strumen gemacht wird — weist einen Prozentsatz von 4—17% vor [20, 53, 83, 84, 92]. Approximative Schätzungen lassen vermuten, daß bei 4% der Bevölkerung unabhängig von regionalen Faktoren ein Knotenkropf klinisch manifest ist. Eine auf Grund dieser Angaben durchgeführte Wahrscheinlichkeitsrechnung für das Vorliegen maligner Strumen ergab eine Zahl von 1600 pro 1 Mill. Einwohner, d. h. von 0,16% [83]. Die Zahl der gefundenen Malignome in den USA mit 25, sowie der tödlich verlaufenden mit 6 pro Jahr [65, 83] ist demgegenüber äußerst gering.

Es spielt als Ursache für diese Differenzen sicher die Selektion im Operationsgut eine sehr große Rolle. So schwanken die prozentualen Angaben im gleichen Ort eines endemischen Kropfgebietes zwischen 3 und 9% maligner Strumen auf alle Kropfoperationen (s. bei [84]). Am Rande des Schweizer endemischen Kropfgebietes wurde sogar bei 7000 Strumektomien nur ein Anteil der malignen Strumen von 1,1% gefunden [75]. Der Prozentsatz der malignen Struma scheint in den USA in Küstengebieten am niedrigsten zu sein [57]. Eine Übersicht im süddeutschen Raum ergab, daß der höchste Prozentsatz von malignen Strumen im Verhältnis zu allen Kropfoperationen in den Univ.-Kliniken Tübingen und Freiburg zu finden ist [63]. Ein großer Teil der malignen Schilddrüsentumoren wird überhaupt erst zufällig bei der postoperativen histologischen Untersuchung bzw. bei einer Sektion entdeckt [31, 36, 61]. Es besteht aber keine Sicherheit, daß diese Veränderungen, welche als maligne erscheinen, letale Aussichten haben [83].

Diese Tatsache wird durch Ergebnisse unterstrichen, welche bei systematischen autoptischen Untersuchungen der Schilddrüse gewonnen wurden. Es wurde hierbei in 1000 Autopsien an klinisch unauffälligen Schilddrüsen eine Carcinomrate von 2,1% gefunden [62]. Die Letalität sog. maligner Schilddrüsentumoren insgesamt — d. h. ohne Berücksichtigung der einzelnen Arten von malignen Strumen — ist scheinbar im Verhältnis zu dem möglichen Vorkommen nicht sehr groß.

Die Zeichen der Malignität sind im Vergleich zu anderen Organen bei der Schilddrüse viel schwieriger zu definieren und es zeigt sich häufig, daß die histologische Diagnose im Vergleich zum klinischen Bild unter dem Blickwinkel der Malignität nur schlecht in Übereinstimmung zu bringen ist [93]. Der Sammelname „Struma maligna" [71] deutet auf diese Vielschichtigkeit bei der Schaffung verbindlicher Malignitätskriterien hin. Ein sicht- oder tastbarer Kropf fehlt häufig bei kleinem Primärtumor der Schilddrüse, weshalb für den Ausdruck „Struma maligna" der Name „Schilddrüsenmalignom" vorgeschlagen wird [52]. Auch eine spontane Rückbildung maligner Organteile ist beobachtet worden [72].

Die klassische Einteilung, wie sie Wegelin und Langhans vornahmen (s. bei [26]) erfolgte ausschließlich auf Grund pathologischer bzw. histologischer Beurteilung. Andere Einteilungen sind danach unter den verschiedensten Gesichtspunkten vorgenommen worden [1, 13, 26, 37, 58, 87, 88, 97], wobei auch der Schweregrad des klinischen Bildes berücksichtigt wurde [47, 69]. Weitere Beobachtungen zeigten, daß die Speicherfähigkeit der Tumoren für Radiojod unterschiedlich ist [7, 29]. Im Zusammenhang mit den klinischen Beobachtungen und den therapeutischen Ergebnissen wurde eine Einteilung vorgeschlagen, die Tumoren von ähnlichem oder gleichem histologischem Bau auf Grund ihrer gemeinsamen Eigenarten zu Gruppen zusammenfassen läßt (Tab. 1) [53]. Die Tumoren der Gruppe 1 sind am wenigsten bösartig, besitzen einen hohen Differenzierungsgrad und eine gute Aufnahme von Radiojod. Der Grad der Bösartigkeit und die Entdifferenzierung nehmen von Gruppe 2 zu Gruppe 3 hin zu, desgleichen nimmt die Speicherfähigkeit für Radiojod ab. Besondere Unterschiede zeigen sich dabei zwischen den Angaben der angloamerikanischen und der europäischen Literatur. Die unterschiedliche Klassifizierung ist hierbei sicher ein bedeutender Faktor, da die Beurteilung eines Präparates häufig sehr große Schwierigkeiten bereitet, so daß das gleiche Präparat durch verschiedene Untersucher unterschiedlich eingestuft wird [66].

Tabelle 1. *Einteilung der Schilddrüsenmalignome* (nach KLEIN [53])

1. Differenzierte Adenocarcinome
   a) Folliculär (Subtypen nach Follikelbau: Embryonal, fetal, einfach, kolloidreich)
   b) Papillär (Subtyp: Cystadenocarcinom)
   (Häufig Mischtypen von a) und b) sowie solche mit Hürthle-Zellen)

2. Undifferenzierte und anaplastische Carcinome
   a) Carcinoma solidum simplex (medullaris), gelegentlich mit Hürthle-Zellen
   b) Kleinzelliges Carcinom
   c) Großzelliges Carcinom

3. Sarkomgruppe
   a) Zellreiche Sarkome (Spindel-, klein-, groß- und polymorphzellig)
   b) Zwischensubstanzbereiche Sarkome (Fibro-, Myxo- und Osteochondrosarkome)
   c) Lymphoblastome (Lymphosarkom — Rethothelzellensarkom)
   d) Hämangioendotheliosarkom

Eine Übereinstimmung besteht darin, daß das maligne Papillom als relativ gutartig und oft nur potentiell als maligne betrachtet wird [1, 24, 30, 34, 35, 37, 41, 97]. Die Papillenbildung in Schilddrüsenadenomen darf jedoch nicht einseitig in Richtung Malignität überbewertet werden [1, 90]. Es wird sogar eine Trennung zwischen papillärem Adenom und papillärem Carcinom auf Grund morphologischer Untersuchungen abgelehnt [94] und bei nachuntersuchten Präparaten aus Kansas durch europäische Untersucher wurde die grundsätzliche Frage aufgeworfen, ob die als papilläres Adenocarcinom bzw. malignes Papillom bezeichneten Fälle überhaupt als Carcinom zu bezeichnen sind [1, 40]. Hinzu kommt noch, daß gerade in den Lymphknoten der Halsregionen Verwechslungen mit anderen Tumoren eher im Bereich des Möglichen liegen [1]. Der endemische Kropf scheint nicht unbedingt Voraussetzung für maligne Papillome zu sein [1, 89, 93]. Die Klassifizierung als papilläre Form erfolgt häufig unter dem Gesichtspunkt, welcher die papilläre Struktur absolut in den Vordergrund rückt [6, 10, 86, 92]. In diesem Zusammenhang scheinen Mitteilungen interessant, die darauf hinweisen, daß besonders bei älteren Leuten neben den papillären Strukturen entdifferenzierte Strukturen gefunden werden [58, 92], und es wurde daraus abgeleitet, daß die papilläre Form im höheren Alter wesentlich maligner sei [58], was aber nicht unwidersprochen geblieben ist [78].

Das Bild der wuchernden Struma Langhans wird in europäischen Arbeiten sehr häufig mitgeteilt [1, 25, 26, 55, 71, 84, 89], während in der angloamerikanischen Literatur dieser Begriff äußerst selten zu finden ist. Auch hierbei erfolgt die Beurteilung sehr unterschiedlich [26] und die Bestimmung des Malignitätsgrades ist schwierig, da alle Grade der Differenzierung bis Entdifferenzierung feststellbar sind [1, 90]. Desgleichen bereitet auch die Abgrenzung entdifferenziertes und follikuläres Carcinom Schwierigkeiten, da die Trennung zu unscharf und dem jeweiligen Interpreten überlassen ist [1].

Ein besonderes Problem ist ferner die Abgrenzung zwischen Carcinom und Sarkom [1, 88]. Die Erwähnung von Sarkomen und Hämangioendotheliomen erfolgt in angloamerikanischen Arbeiten nur in geringem Umfang. Dies dürfte zum Teil darauf zurückzuführen sein, daß von manchen Autoren das Vorkommen echter Schilddrüsensarkome abgelehnt wird [27, 56, 59, 70].

Wenn wir die Gegebenheiten auf Grund dieser Ausführungen zusammenfassen, so ergibt sich, daß die Zuordnung eines malignen Schilddrüsentumors zu der Klasse der malignen Papillome vielfach rein willkürlich geschieht, da der papillären Struktur, bzw. den Teilen von papillärer Struktur für die Klassifizierung der Vorrang gegeben wird. Der Malignitätsbegriff scheint für einen Teil der in der Literatur angegebenen Fälle von malignen Papillomen überhaupt fraglich zu sein. Die Unterscheidung zwischen differenzierten und entdifferenzierten Formen dürfte in der Klassifikation eine größere Treffsicherheit haben, wobei auch hier die Zuteilung zu der follikulären Form, bzw. die Bezeichnung mit Struma Langhans, wie sie in der Literatur gebraucht wird, einen weiten Spielraum zwischen relativ benignen und relativ malignen Tumoren ergibt. Ein generelles Klassifizierungsproblem bedeutet auch die Zuordnung zur Sarkomgruppe oder zu der Gruppe der anaplastischen Carcinome. Dabei dürfte für die klinische Fragestellung das letzte Problem die geringste Bedeutung haben, da es sich hierbei um die Unterscheidung zwischen 2 Tumorarten von sehr malignen, entdifferenzierten Typ handelt. Das Klassifikationsproblem ist für die erstgenannten Gruppen wesentlich bedeutungsvoller, da die Aussage über die Diagnostizierbarkeit, die Häufigkeit von Metastasen und über den Erfolg der Therapie von einer entsprechenden Zuordnung abhängt. Wenn auch eine vereinfachende Einteilung — z. B. in differenzierte und entdifferenzierte Malignome — im ersten Augenblick sehr bestechend und vorteilhaft erscheint, so sollte man im Hinblick auf die Kompliziertheit allein der Klassifikationsprobleme eine differenzierte Beschreibung zur Identifizierung der Malignome verwenden. Falsche Interpretationen bei der Beurteilung von klinischen Ergebnissen lassen sich dann eher vermeiden. Es sollte dabei auch der Schweregrad der Erkrankung berücksichtigt werden (s. Tab. 2).

Tabelle 2. *Klinische Stadieneinteilung* (nach Jacobsson [47])

Stage   I: The primary tumour is mobile or only slightly fixed to the adjacent structures. No metastases.

Stage   II: The primary tumour is mobile or only slightly fixed to the adjacent structures. Mobile lymph node metastases on one side of the neck.

Stage III: The primary tumour is extensively fixed to the adjacent structures. Cases with bilateral and/or fixed lymph node metastases in the neck.

Stage IV: Cases with distant metastases.

*

Einer Zusammenstellung über das durchschnittliche Vorkommen der einzelnen Malignomtypen [52] ist zu entnehmen, daß im amerikanischen Schrifttum die Hälfte aller malignen Strumen als papilläre Formen und insgesamt etwa 70% als differenzierte Adenocarcinome beschrieben werden. Im europäischen Schrifttum findet sich häufiger die Angabe follikuläre Form, bzw. Mischform, wobei der Anteil der differenzierten Adenocarcinome mit etwa 45% wesentlich niedriger liegt. Sicher spielen für diese Unterschiede auch die oben erwähnten Nomenklaturfragen eine Rolle.

Die Beantwortung der Frage nach einer möglichen regionalen Abhängigkeit für das Vorkommen der einzelnen Schilddrüsenmalignome läßt sich nur bei getrennter Betrachtung der europäischen und amerikanischen Angaben und nur in

Form eines groben Vergleichs zwischen der Gruppe der differenzierten und der der entdifferenzierten Malignome durchführen. Es muß ferner dabei berücksichtigt werden, daß in verschiedenen Statistiken ein großer Teil unklarer Fälle verzeichnet ist, der sämtliche prozentualen Vergleiche erheblich verschieben kann.

Das Verhältnis der epithelialen zu den nichtepithelialen Tumoren beträgt nach den großen Sektionsstatistiken aus Zürich und Bern ungefähr 1:1 [26, 55]. Den Angaben in den Statistiken aus nicht endemischen Kropfgebieten wie Berlin, Leipzig und Hamburg [2, 82] ist jedoch zu entnehmen, daß ein geringerer Anteil von nichtepithelialen Tumoren beobachtet wurde.

In neueren Statistiken des Operationsgutes der Schweiz [55, 84] ist das Verhältnis differenzierter Schilddrüsenmalignome zu entdifferenzierten ungefähr 1:1, wobei der Anteil der bösartigen Bindegewebsmalignome ungefähr 30% beträgt. Neuere Angaben aus München ergeben einen Prozentsatz von entdifferenzierten Malignomen, der gering höher liegt [8, 64]. Die Berichte aus Wien sowie aus nichtendemischen Kropfgebieten wie Göttingen und Hannover weisen einen geringeren Prozentsatz von entdifferenzierten Tumoren als in der Schweiz vor [28, 50, 68]. Bei der Durchsicht dieser Daten fällt auf, daß der Prozentsatz sicher festgestellter maligner Bindegewebstumoren der Schilddrüse außerhalb der Schweiz erheblich niedriger zu liegen scheint. Man darf dies vielleicht im Zusammenhang mit den Zahlen der oben angegebenen Sektionsstatistiken als einen gewissen Hinweis dafür betrachten, daß die malignen Bindegewebstumoren in der Schweiz am häufigsten vorgewiesen werden.

Der Prozentsatz der entdifferenzierten Schilddrüsenmalignome in Manchester und in Schweden scheint größenordnungsmäßig den eben zitierten Angaben des europäischen Festlandes außerhalb der Schweiz zu entsprechen [34, 47].

Die Durchsicht der neueren nordamerikanischen Literatur ergibt, daß der Anteil entdifferenzierter Carcinome im Operationsgut von San Francisco oder im Krankengut von New York gering ist. Er beträgt zwischen 5% und 11% des gesamten Materials [41, 92]. Ein höherer Prozentsatz ist in den Angaben aus Cincinnati, Cleveland, Ann Arbor, d. h. aus Zonen der nordamerikanischen Kropfendemie, für die entdifferenzierten Malignome zu finden [3, 14, 55a, 77]. Andererseits ist der Anteil der entdifferenzierten Malignome in den Angaben aus Boston ebenfalls mit ungefähr 30% relativ hoch [22, 58]. Wertet man dazu Ergebnisse aus einem südamerikanischen Kropfgebiet — die entsprechend der nordamerikanischen Nomenklaturen aufgegliedert sind [86] — so ist bemerkenswert, daß in sog. Kropfgebieten Amerikas entdifferenzierte Tumoren scheinbar häufiger beobachtet werden.

Es fällt beim Vergleich der einzelnen Daten in diesen Arbeiten jedoch auf, daß der Anteil von Patienten unter 40 Jahren mit 10—20% in den europäischen Angaben deutlich geringer ist als in den amerikanischen, in welchen er 40—50% und zum Teil etwas mehr beträgt. Der Anteil von Personen unter 35 Jahren beträgt z. B. im Sektionsmaterial aus Zürich nur ungefähr 4% [55]. Ein Vergleich, welcher vornehmlich die Daten von Personen über 40 Jahren berücksichtigt, kann nach den vorgelegten Daten [77] für das nordamerikanische Kropfgebiet Verhältnisse vorweisen, die sich für den prozentualen Anteil entdifferenzierter Schilddrüsentumoren von schweizerischen Verhältnissen kaum unterscheiden.

Das Auftreten der malignen Schilddrüsentumoren in bezug zum Lebensalter wird leider häufig in vielen Arbeiten nur summarisch angegeben, was in Anbetracht der eben mitgeteilten Fakten zu falschen Schlußfolgerungen führen kann. Der größte Teil der in der nordamerikanischen Literatur mitgeteilten Malignome bei Personen im jüngeren Lebensalter sind differenzierte Carcinome, bzw. vorwiegend papilläre Formen [20, 41, 77, 83, 92]. Der Anteil der papillären Form bei Kindern beträgt etwa 70%, und 80% der Kinder bzw. der Jugendlichen unter 20 Jahren hatten in der Anamnese eine Röntgenbestrahlung des Halses aufzuweisen [95]. Dabei zeigte sich in den letzten Jahrzehnten eine deutliche Zunahme der malignen Strumen bei jüngeren Patienten. Es sind bis zum Jahre 1930 nur 10 Fälle in der nordamerikanischen Literatur [92], im Sektionsgut aus Zürich 3 Fälle unter 24 Jahren und im Operationsgut 22 Fälle beschrieben worden [55]. Im Berner Operationsgut wurden insgesamt nur 6 Fälle unter 20 Jahren mitgeteilt, wobei es sich vorwiegend um differenzierte Carcinome handelte [84].

Die Altersverteilung der entdifferenzierten Carcinome, bzw. Sarkome, ist im allgemeinen unabhängig von den einzelnen Regionen recht übereinstimmend. Die entdifferenzierten Carcinome zeigen ein deutliches Ansteigen der Häufigkeit zwischen dem 40. und 50. Lebensjahr, die malignen Bindegewebsgeschwülste nehmen besonders deutlich nach dem 50. Lebensjahr zu. Dies bedeutet nicht, daß derartige Formen im jüngeren Lebensalter nicht vereinzelt gefunden werden; es sagt nur aus, daß das Auftreten entdifferenzierter Formen im höheren Lebensalter immer wahrscheinlicher wird [3, 20, 21, 22, 55, 58, 83, 84, 92].

Das Verhältnis der Geschlechter scheint in einem endemischen Kropfgebiet ausgeglichener zu sein [71] und beträgt in der neueren Sektionszeit aus Zürich 1:1 [55]. Erhebungen auf Grund von Krankenhausstatistiken sind aber für den klinischen Standpunkt wesentlich wertvoller, da sie uns einen Anhalt über die Aufschlüsselung des anfallenden Patientengutes geben. Die differenzierten Formen werden beim weiblichen Geschlecht unabhängig von regionalen Faktoren wesentlich häufiger gefunden als beim männlichen Geschlecht. Das Verhältnis schwankt hierbei von 5:1 bis 2:1 [20, 21, 22, 38, 55, 58, 75, 84, 86, 92]. Die Verteilung der entdifferenzierten Formen ist sowohl in endemischen Kropfgebieten als auch außerhalb dieser Region ausgeglichener, der Quotient beträgt 2:1 bis 1:1. In unserem eigenen Material an 113 Fällen fanden wir bei den differenzierten Carcinomen ein Verhältnis von Frauen zu Männern von 2,5:1, für die entdifferenzierten Formen von 1,2:1.

Die neueren Operationsstatistiken aus Bern und Zürich scheinen im letzten Jahrzehnt eine Zunahme der papillären Formen [55, 84, 89, 90, 91] aufzuweisen. Die Gesamtzahl der malignen Strumen blieb jedoch gleich, was auf eine Überalterung des Patientengutes zurückgeführt wird [55]. Es scheint sich somit eine zeitliche Koincidenz abzuzeichnen, die mit der Einführung der systematischen Jodprophylaxe in der Schweiz zusammenfällt. Inwieweit hier ein Kausalzusammenhang besteht, läßt sich z. Z. noch nicht sicher entscheiden. Aus den vorgelegten Daten geht hervor, daß zur gleichen Zeit auch eine erhebliche Zunahme des gesamten Untersuchungsgutes stattgefunden hat. Eine deutliche Zunahme der papillären Carcinome wird auch seit 1938 in einer Statistik der Mayo Clinic beschrieben (3). Auch hier fällt eine Zunahme des Untersuchungsgutes beim Vergleich der einzelnen Zeiträume auf. Für die anderen Gruppen von Carcinomen ergibt sich aus den Daten nämlich ein Gleichbleiben der absoluten Zahlen für die einzelnen Zeiträume. Die Häufigkeit des Vorkommens von Schilddrüsenmalignomen in unauffälligen Schilddrüsen [62] und die unterschiedliche Frequenz der malignen Struma zum Gesamtoperationsgut je nach Größe des Operationsgutes sind jedoch Fakten, welche bei Verschiebungen in der Statistik sicher eine nicht zu unterschätzende Rolle spielen.

Es sind trotz der Verschiedenartigkeit der einzelnen Statistiken und der Variation in der Klassifikation einige Feststellungen von grundsätzlicher Bedeutung möglich. Das Auftreten der malignen Struma scheint in Nordamerika keine sichere Beziehung zu regionalen Faktoren zu haben. Dagegen ist in Europa sicher eine Häufung in den endemischen Kropfgebieten, besonders in der Schweiz, zu finden. Das Vorkommen im Verhältnis zu den klinisch beobachteten Strumen, insbesondere den Knotenstrumen, ist in nichtendemischen Kropfgebieten, besonders gegenüber der Schweiz, scheinbar größer. Betrachtet man das Verhältnis zu den nur bei der Sektion festgestellten Knoten, so ist zwar die Häufigkeit von okkult gefundenen Malignomen sehr groß; eine unterschiedliche Abschätzung zwischen endemischen Kropfgebieten und anderen Regionen ist aber praktisch nicht möglich.

Gewisse Unterschiede zeichnen sich in der Ausbildung der entdifferenzierten Formen ab, wobei besonders die bindegewebigen Formen in Europa im endemischen Kropfgebiet der Schweiz eine Häufung zeigen, während die entdifferenzierten Formen allgemein in der amerikanischen Kropfregion gegenüber den differenzierten Formen häufiger zu sein scheinen.

Die Altersverteilung ist in dem Beobachtungsgut der nordamerikanischen Literatur gegenüber der europäischen Literatur sehr unterschiedlich, wobei der Anteil junger Patienten mit vorwiegend papillären Carcinomen in Amerika überwiegt. Inwieweit hierbei die Vorbestrahlung des Halses im jugendlichen Alter eine Rolle spielt, ist nicht sicher zu entscheiden. Die entdifferenzierten Schilddrüsenmalignome zeigen unabhängig von regionalen Unterschieden ein gehäuftes Auftreten im höheren Lebensalter.

Für das Verhältnis der Geschlechter findet sich ein Überwiegen des weiblichen Geschlechtes bei den differenzierten Formen der malignen Schilddrüsentumoren, während das Verhältnis für die entdifferenzierten Formen eher ausgeglichen ist, wobei dieses Phänomen unabhängig von regionalen Gegebenheiten gefunden wird. Eine ähnliche Situation finden wir auch bei der Betrachtung der Überlebenszeit, bei der die entdifferenzierten Formen ebenfalls unabhängig von landschaftlichen Gegebenheiten eine sehr schlechte Prognose besitzen (s. unten).

Diese Tatsachen zeigen aber andererseits auch auf, wie vielschichtig das Problem der malignen Struma ist. Bei dem Vergleich der differenzierten und entdifferenzierten Formen lassen sich unterschiedliche Verteilungen feststellen. Einen breiten Raum über die Vorstellung der Genese aller Arten von maligner Struma nimmt die Vorstellung ein, daß die Malignome das Endergebnis eines phasenhaften oder kontinuierlichen hyperplastischen Geschehens sind [89, 90, 93]. Andererseits wird heute aber ein Hormon — in diesem Zusammenhang das TSH — nicht mehr als cancerogen bezeichnet, sondern es kommt ihm vielleicht eine kocarcinogene Wirkung zu, indem es das Wachstum beeinflussen kann [23]. Die Art des Auftretens der entdifferenzierten Formen, insbesondere die Altersabhängigkeit, spricht für die Möglichkeit, daß genügend exogene cancerogene Faktoren angehäuft worden sind. Es wurde daher vorgeschlagen, die entdifferenzierten malignen Strumen als eine grundsätzlich andere Form gegenüber den differenzierten abzugrenzen [33]. Man muß sicher in derartige Betrachtungen die Möglichkeit von biochemischen Unregelmäßigkeiten oder Läsionen ganzer Volksgruppen oder bestimmter Gebiete mit lebenden Individuen hineinziehen [5], da die Prozesse der Krebsbildung, die Entwicklung und Zerstörung auf einer multimechanistischen Grundlage beruhen.

*

Die eben aufgezeigte Problematik ist natürlich auch für die Diagnostik der malignen Schilddrüsentumoren von Bedeutung. Im Vordergrund der Diagnostik stehen naturgemäß Symptome, die direkt oder indirekt auf Wachstumsprozesse in der Schilddrüse oder der näheren Umgebung zurückgeführt werden können. Das Bestehen einer Struma über längere Zeit, ihre unterschiedliche Wachstumstendenz sind bei der geringen Incidenz der malignen Strumen im Operationsgut differentialdiagnostisch praktisch kaum zu verwerten, was besonders für die Gegebenheiten in einem endemischen Kropfgebiet gilt. Es ist — wie oben erwähnt — unabhängig vom Geschlecht im höheren Lebensalter und bei Frauen schon im früheren Lebensalter mit dem Auftreten von knotigen Veränderungen in der Schilddrüse zu rechnen. Ein wesentlich bedeutenderes Kriterium scheint das relativ schnelle Auftreten von Änderungen gegenüber vorher bestehenden Situationen zu sein. Besonders für die entdifferenzierten malignen Schilddrüsentumoren wird von vielen Untersuchern berichtet [21, 47, 55a, 68, 78], daß nur in einem geringen Prozentsatz der Fälle (etwa 20%) vorher längere Zeit eine Struma bestand, während bei den differenzierten Formen eine länger bestehende Struma häufiger gefunden wird. In unserem Material hält sich naturgemäß das Vorhandensein einer länger bestehenden Struma für beide Formen die Waage. Das Augenmerk muß vielmehr darauf gerichtet werden, ob eine Vergrößerung der Schilddrüse lokalisiert und ziemlich rasch erfolgt. In dieser Situation gewinnt die Diagnose Struma maligna an Wahrscheinlichkeit, wobei eine auffallend derbe, höckrige oder unverschiebliche Beschaffenheit der Struma sowie brettharte Infiltrationen besonders zu beachten sind. Derartige Veränderungen sind natürlich im relativ jugendlichen Alter von besonderer Bedeutung, da hier eine diffuse Vergrößerung die Regel ist, wobei aber regionale Faktoren wieder zu beachten sind. Die anamnestische Angabe einer Röntgenbestrahlung im Kopf- oder Halsgebiet sind in diesem Zusammenhang Hinweise, die die Wahrscheinlichkeit für das Vorliegen einer malignen Struma erhöhen. Lymphknotenschwellungen im Halsbereich oder das Auftreten der eben hier angeführten Veränderungen bei einer Recidivstruma geben immer Anlaß, das Vorliegen einer malignen Struma in die differentialdiagnostischen Überlegungen miteinzubeziehen [45].

Das Auftreten von Heiserkeit, einer Rekurrensparese oder von Hals- oder Hinterkopfschmerzen kann ohne das Vorhandensein eines äußerlich erkennbaren Prozesses beobachtet werden. Die Festlegung ist auch bei dieser scheinbar so eindeutigen Symptomatik noch relativ schwierig. Heiserkeit wird z. B. im Operationsgut in $^1/_3$ der Fälle bei euthyreoten und malignen Strumen beobachtet [19]. Dies bedeutet, daß das Symptom ungefähr im Verhältnis 1:100 bis 3:100 für eine maligne Struma spricht. Ähnliches gilt auch für eine Rekurrensparese, die z. B. bei malignen Strumen in 6% der Fälle [71] anzutreffen ist, während sie bei benignen Schilddrüsentumoren ungefähr in 3—6% der Fälle zu finden ist [4, 19, 71].

Das Auftreten von Schluckstörungen bzw. von Lymph- oder Venenstauungen am Hals ist ein relativ spät auftretendes Symptom. Abflußbehinderungen des Lymph- oder Venensystems

bei größeren Strumen und besonders in einem endemischen Kropfgebiet sind differentialdiagnostisch nur schlecht zu verwerten.

Auf die Allgemeinsymptome braucht in diesem Zusammenhang nicht weiter
eingegangen zu werden, da sie uncharakteristisch sind und den Symptomen wie
bei jedem anderen Tumorbefall entsprechen. Die Suche nach evtl. bereits vorliegenden Metastasen ist wesentlich wichtiger. Der Befall der Knochen spielt hierbei eine dominierende Rolle. Die Lungen werden nur in etwa 10% der Fälle bei
Metastasierung befallen und die anderen Organe ungefähr in 5% der Fälle [4, 20,
53]. Es sollte daher bei röntgenologisch festgestellten Knochenmetastasen ohne
bekannten Primärtumor immer an ein Schilddrüsenmalignom gedacht werden.

Die Erhärtung der Diagnose durch Nadelbiopsie oder Probeexcision ist ein umstrittenes
Problem. Der Wert der Nadelbiopsie besteht nach unseren eigenen Erfahrungen nur darin,
vorliegende Cysten in dem verdächtigen Bezirk zu identifizieren, während die histologische
Untersuchung des spärlich gewonnenen Materials zum Ausschluß eines Malignoms proble-
matisch ist. Die technischen Schwierigkeiten, daß man z. B. wirklich mit der Nadel in das
Tumorgebiet gelangt, spielen natürlich auch noch eine große Rolle. Die Untersuchung eines
Gewebsstücks während der Operation beinhaltet in vielen Fällen eine Fragestellung an den
Pathologen, die seine Möglichkeiten einfach überschreitet. Es ist daher ebenfalls problematisch,
ausschließlich von dieser Schnelldiagnose das weitere chirurgische Vorgehen abhängig zu
machen.

Eine besondere Bedeutung in der Diagnostik der Schilddrüsenmalignome hat
die Untersuchung mit Radiojod gewonnen. Die Beurteilung des Radiojodfunktionstestes hat auch nach unseren eigenen Erfahrungen nur eine geringe differentialdiagnostische Bedeutung [49]. Es kommt hinzu, daß natürlich die Interpretation des Radiojodfunktionstestes in einem endemischen Kropfgebiet schon
besondere Schwierigkeiten bereitet [42, 43]. Eine Beschleunigung des Jodumsatzes
kann bei Bewertung aller Symptome in manchen Fällen einen Hinweis geben.
Diese Möglichkeit scheidet bei der Beurteilung von Recidivstrumen infolge des
verkleinerten Jodpools nach Operation jedoch vollkommen aus [9, 49, 53]. Eine
weitere, wenn auch ebenfalls beschränkte Möglichkeit, bietet das Studium der
organischen Jodverbindungen im Blut, da unphysiologische Spaltprodukte auf-
tauchen können [44, 53].

Von größerem Wert ist die Durchführung der Lokalisationsdiagnostik [34, 44,
49, 53, 77]. Das Vorliegen eines sog. kalten Knotens, d. h. einer Region, in der
wenig Radiojod gespeichert wird, ist hierbei besonders verdächtig für das Vorliegen
eines Malignoms. In sog. warmen, bzw. heißen Knoten, d. h. Regionen mit besonders starker Anreicherung von Radiojod, werden nur selten Schilddrüsenmalignome beobachtet. Routinemäßig durchgeführte Schilddrüsenscintigramme, wie sie
z. B. bei uns üblich sind, zeigen sehr oft sog. kalte Knoten. Dies gilt besonders
für höhere Lebensalter. Wir führten in diesem Zusammenhang systematische
Punktionen dieser Schilddrüsenbezirke durch und konnten bei 130 Fällen in 44%
cystische Degenerationen nachweisen, wobei in manchen Fällen 50—70 cm³
Cysteninhalt entleert werden konnten. Die Entdeckung eines sog. kalten Knotens
bei einer Routineuntersuchung ist somit nur in geringem Grade suspekt für das
Vorliegen eines Malignoms. Dies deckt sich auch mit den Erfahrungen anderer
Autoren [9]. Es kann also auch das Auftreten einer kalten Zone in Scintigrammen
nur im Zusammenhang mit anderen Fakten als malignomverdächtig gewertet
werden. Dieser Befund mag in Regionen außerhalb eines endemischen Kropfgebietes einen größeren diagnostischen Wert haben.

Die Lokalisationsdiagnostik ist auch sehr wichtig für die Suche von Metastasen, besonders wenn diese sich im röntgenologischen Bild noch nicht darstellen. Es kann hier durch eine spezielle Bleiabschirmung der Schilddrüse in vielen Fällen schon frühzeitig der Nachweis für das Vorliegen von Metastasen geführt werden [54], was ohne diese Bleiabschirmung durch Überstrahlung seitens der Schilddrüse schwer möglich ist. Ein besonderes Problem bietet auch die Suche nach Metastasen mit Radiojod nach Operation. Der Nachweis gelingt häufig nur, wenn eine ausreichende Menge Radiojod zugeführt worden ist [44, 67]. Ein Scintigramm nach Radiojodtherapie ist hierbei am vorteilhaftesten.

Die Behandlung der malignen Schilddrüsentumoren besteht in der Operation, der Strahlenbehandlung (Radiojodtherapie und externe Strahlentherapie) und der Hormonbehandlung (s. Schema Tab. 3). Die Therapie mit Cytostatica ist zur Zeit noch unüberschaubar, da sie wenig erprobt ist [26a]. Die Operation steht unbestritten im Vordergrund aller therapeutischen Maßnahmen.

Tabelle 3. *Therapie der malignen Schilddrüsentumoren* (schematisch)*

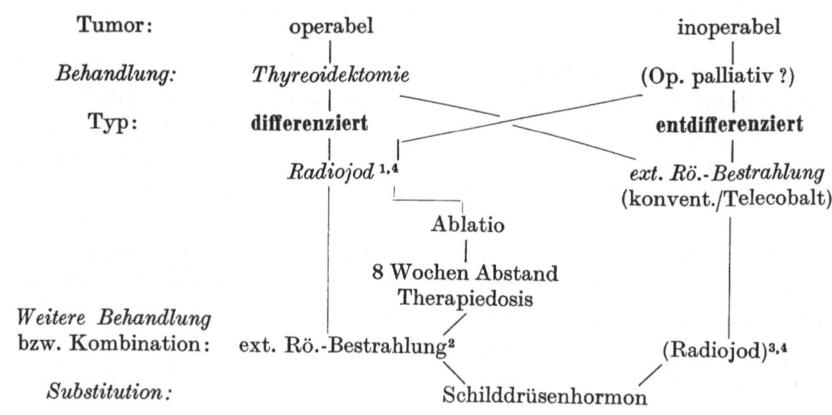

[1] Zerstörung mikroskop. Tumorreste.
[2] Von manchen Autoren vor Radiojod angewendet; bei schlechter Radiojodspeicherung.
[3] Besonders bei Metastasen, da Tumortyp wechseln kann; histol. Typ. und Speicherfähigkeit nicht immer identisch.
[4] Nachweis von Radiojod speicherndem Gewebe (Schilddrüsenrest, Metastasen)
* In Anlehnung an HALNAN [34].

Es wird für die papilläre Form die sog. "neck dissection" sowie die Entfernung befallener Gruppen von Lymphknoten gefordert [18, 74]. Es fällt bei dem Studium der Ergebnisse jedoch auf, daß Berichte 1955 [14] und 1964 [18] mit einem sehr unterschiedlichen Anteil an "neck dissection" im Prinzip dieselben Erfolgsstatistiken zeigen. Die Varianz zwischen Lobektomie, subtotaler Strumektomie und Thyreoidektomie ist ebenfalls häufig sehr groß und die Thyreoidektomie ist auch bei guten neueren Erfolgsstatistiken und langjähriger Beobachtung nur in dem kleineren Prozentsatz der Fälle durchgeführt worden.

Diese Varianz der Operationstechniken muß einen zwangsläufig dazu bestimmen, die energische Postulation verschiedener Verfahren mit Kritik zu betrachten. Genauso wie der Pathologe bei der Schnelldiagnose überfordert ist, übersteigt es wohl die Möglichkeiten eines Operateurs während der Operation immer richtig zu entscheiden, inwieweit er radikal operieren soll oder nicht. Eine Gewähr für das Nichtzurückbleiben von mikroskopischen Residuen ist damit in keiner Weise gegeben. Die Diagnose Struma maligna ist auch sehr oft ein Zufallsbefund nach Operation einer blanden Struma, was in diesem Zusammenhang nicht vergessen werden darf.

Die Operation ermöglicht erst die einwandfreie Sicherung der Diagnose und besonders die Feststellung, welche Malignomart vorliegt. Es muß ferner beobachtet werden, daß erst nach Ausschaltung auch des gesunden Schilddrüsengewebes eine höhere Jodspeicherung des Tumorgewebes durch den verstärkten TSH-Reiz möglich ist. Die Thyreoidektomie wird daher in operablen Fällen grundsätzlich vorgeschlagen [34]. Nach diesen Grundsätzen sollte auch die Entscheidung bei inoperablen Fällen, bzw. bei frühzeitigem Befall mit Metastasen, getroffen werden.

Eine Strahlenbehandlung sollte wegen der Unsicherheit über das Vorliegen mikroskopischer Residuen in jedem Falle angeschlossen werden [32, 34, 44]. Bei inoperablen Fällen stellt sie die ausschließliche Therapie dar. Eine Radiojodbehandlung ist als erste Maßnahme empfehlenswert, da hierbei die Feststellung röntgenologisch nicht nachweisbarer bzw. während des Vorhandenseins von gesundem Schilddrüsengewebe noch nicht speichernder Metastasen durch Scintigramme oder Ganzkörperprofilmessungen möglich ist [34, 44]. In inoperablen Fällen ist bei differenzierten Carcinomen eine Zerstörung des gesunden Schilddrüsengewebes wegen der größeren Speicherung desselben durchführbar und eröffnet in folgenden Behandlungen Möglichkeiten, die differenzierten Tumormassen zu erreichen. Die Radiojodbehandlung wird in 8—12 wöchigen Abständen wiederholt, wobei sich heute die Behandlung in Einzeldosen mit 100—150 mCi durchgesetzt hat [44], bis kein speicherndes Gewebe mehr nachzuweisen ist. Inoperable Malignome und insbesondere entdifferenzierte Formen sind der externen Röntgenbestrahlung entweder in konventioneller Form oder als Telekobalt-Bestrahlung zuzuführen [32, 34, 44, 96].

Eine Substitution mit Schilddrüsenhormon ist bei jeder Behandlung einer Struma maligna grundsätzlich durchzuführen. Diese Substitution ist notwendig wegen der nach Entfernung der Schilddrüse auftretenden Hypothyreose. Ferner soll die Substitution bis an die Grenze des Verträglichen durchgeführt werden, um jeglichen TSH-Reiz auf die Tumoren auszuschalten [23, 44].

Ein Vergleich der Behandlungsergebnisse in der Literatur ist wegen der unterschiedlichen Zusammensetzung des jeweiligen Materials nicht durchführbar. Man kann daher eine Betrachtung nur für bestimmte Arten der Malignome durchführen, wobei aber immer auch die Verteilung der Altersgruppen, der Geschlechter, der Stadien berücksichtigt werden muß. Die Prognose entdifferenzierter Tumoren ist trotz aller therapeutischer Maßnahmen unabhängig von regionalen Faktoren infaust und die Überlebenszeit ist in der Mehrzahl aller Mitteilungen auf 1 Jahr begrenzt [6, 20, 32, 34, 41, 44, 83, 92], wobei in einzelnen Fällen erheblich längere Überlebenszeiten beschrieben werden.

Für die differenzierten Tumoren ist eindeutig gezeigt worden, daß mit Einführung der Radiojodtherapie eine erhebliche Verbesserung der Prognose erzielt werden konnte [34]. Dies wird auch bei Fällen bestätigt, welche vorwiegend nur mit Radiojod behandelt werden konnten [76].

Die Ergebnisse nordamerikanischer und europäischer Autoren sind nicht so unterschiedlich, wie es im ersten Moment scheint. Eine Berücksichtigung des großen Prozentsatzes jüngerer Patienten im nordamerikanischen Untersuchungsgut, bzw. des großen Prozentsatzes sog. okkulter Carcinome [6], wobei es sich vorwiegend um papilläre Formen handelt, führt zu vergleichbaren Daten (s. Tab. 4). Da, wie oben schon ausgeführt wurde, in dem europäischen Untersuchungsgut Patienten unter 40 Jahren nur zu einem geringen Teil vertreten sind, liegen die Zahlen für die sog. Überlebensraten bei der summarischen Betrachtung schlechter. Eine Überlebensrate von >5 Jahren für papilläre Formen wurde in einer ungefähr vergleichbaren älteren Patientengruppe auch in den USA nur in 60—70% der Fälle verzeichnet [18]. Der Unterschied in der Erfolgsstatistik zwischen einwandfrei diagnostizierten Fällen und sog. Grenzfällen ist ein Tatbestand, der sich auch im europäischen Schrifttum findet [46].

Tabelle 4. *Überlebensrate >5 Jahre bei diff. Carcinomen*

Ort	in ~ %	Literatur
Manchester (1965)	55	[34]
Freiburg (Med.-Univ.-Klin. 1966)	60	
München (1960)	60	[8]
Basel (1966)	87[3]	[32]
Göttingen (1962)	85[1]	[68]
S. Francisco (1961)	85[1]	[41]
Cleveland (1964)	69[2]	[18]

[1] Über 50% der Pat. $<$40 J.
[2] Ältere Patienten (nur pap. Ca.).
[3] Altersverteilung nicht zu eruieren.

So sehr einerseits die Notwendigkeit einer möglichst frühzeitigen Malignomdiagnose zu postulieren ist und dies auch für die Struma maligna von Bedeutung ist, so scheinen andererseits manche Schlußfolgerungen bei dem häufigen Vorkommen blander Strumen sehr problematisch. Die radikalen Forderungen nach frühzeitiger Exstirpation eines Kropfes sind Gegenstand heftiger Diskussionen [17, 79] und verlangen etwas Undurchführbares. Verschiedene Faktoren, wie die Unsicherheit über die Bewertung der histologisch gefundenen Strukturen, die Incidenz okkulter Schilddrüsenmalignome, werfen Probleme zur Frage der Malignität mancher Schilddrüsentumoren auf — besonders im Hinblick auf differenzierte Carcinome in jüngeren Lebensjahren — die noch einer weiteren eingehenden Überprüfung bedürfen.

Literatur

1. ALBERTINI, A. VON: Histologische Geschwulstdiagnostik. Stuttgart: Thieme 1955.
2. BANSI, H. W.: Krankheiten der Schilddrüse. In: Handbuch der Inneren Medizin Bd. 7, S. 457. Berlin-Göttingen-Heidelberg: Springer 1955.
3. BEAHRS, O. H., J. DE PEMBERTON, and B. M. BLACK: J. clin. Endocr. 11, 1157 (1951).
4. BECK, E.: Zbl. Chir. 18, 1255 (1950).
5. BERGEL, F.: Molekulare Biologie des malignen Wachstums. Berlin-Heidelberg-New York: Springer 1966. S. 285.
6. BLACK, B. M., R. E. YADEAU, and L. B. WOOLNER: Arch. Surg. 88, 610 (1964).
7. —, L. B. WOOLNER, and CH. M. BLACKBURN: J. clin. Endocr. 13, 1378 (1953).
8. BORST, H. G.: Münch. med. Wschr. 1966, 316.
9. BÖRNER, W., u. H. FRANKE: Langenbecks Arch. klin. Chir. 309, 327 (1965).
10. CATTELL, R. B., and B. P. COLCOCK: J. clin. Endocr. 13, 1408 (1953).
11. COLE, W. H.: J. Amer. med. Ass. 127, 883 (1945).

12. Cope, O.: New. Engl. J. Med. **246**, 368, 408, 451 (1952).
13. Crile, G., J. B. Hazard, and R. S. Pinsmore: J. clin. Endocr. **8**, 762 (1948).
14. —, J. S. Suhrer, and J. B. Hazard: J. clin. Endocr. **15**, 1422 (1955).
15. Crile Jr., G.: Zit. in [53].
16. — Cancer **10**, 1119 (1957).
17. — J. Amer. med. Ass. **170**, 470 (1959).
18. — Ann. Surg. **160**, 178 (1964).
19. Dailey, M. E., M. H. Soley, and S. Lindsay: Amer. J. Med. **9**, 194 (1950).
20. Danowski, T. S.: Clinical endocrinology II. Thyroid. Vol. 1, p. 540. Baltimore: Williams & Wilkins Comp. 1962.
21. Dargent, M., and P. Guinet: Brit. med. J. **1952** II, 112.
22. Dobyns, B. M., and F. Maloof: J. clin. Endocr. **7**, 1323 (1951).
23. Dontenwill, W.: Hippokrates **3**, 89 (1965).
24. Dyke van, J. H.: Arch. Path. **59**, 73 (1955).
25. Egloff, B.: Schweiz. med. Wschr. **91**, 424—430 (1961).
26. —, and C. Hedinger: Schweiz. med. Wschr. **94**, 1417 (1964).
27. Emrich, D.: Verh. dtsch. Ges. inn. Med. **70**, 870 (1964).
28. Ewing, J.: Neoplastic diseases. Philadelphia 1928.
29. Fiedler, B., u. H. Menke: Zbl. Chir. **78**, 401 (1953).
30. Fitzgerald, P. J., and F. W. Foote: J. clin. Endocr. **9**, 1153 (1949).
31. Frazell, E. L., and F. W. Foote: J. clin. Endocr. **9**, 1023 (1949).
32. Fridrich, R.: Schweiz. med. Wschr. **96**, 995 (1966).
33. Granner, D. K., et al.: Zit. n. [32].
34. Halnan, K. E.: Brit. J. Surg. **52**, 736 (1965).
35. —, and E. E. Pochin: Metabolism. **6**, 49 (1957).
36. Hazard, J. B., and R. Kenyon: Arch. Path. **58**, 554 (1954).
37. — G. Crile, R. S. Dinsmore, W. A. Hawk, and R. Kenyon: Arch. Path. **59**, 502 (1955).
38. Hellwig, C. A.: Arch. clin. Chir. **154**, 1 (1929).
39. — Mitt. Grenzgeb. Med. **32**, 508 (1920).
40. — Zit. n. [1].
41. Hirabayashi, R. N., and S. Lindsay: J. clin. Endocr. **21**, 1596 (1961).
42. Hoffmann, G., D. Emrich u. W. Keiderling: Radioisotope in der Endokrinologie, S. 231. Stuttgart: Schattauer (1965).
43. — Verh. dtsch. Ges. inn. Med. **70**, 862 (1964).
44. Horst, W.: In: Schwiegk, H., u. F. Turba: Künstliche radioaktive Isotope in Physiol. Diagn. u. Therapie, S. 886. Berlin-Göttingen-Heidelberg: Springer 1961.
45. Huber, P.: Krebsarzt II, **14**, 14 (1956).
46. — Sonderband zur Strahlentherapie 34, Krebsforschung u. Krebsbekämpfung **34**, 100 (1956).
47. Jacobsson, F.: Acta radiol. (Stockh.) **41**, 169 (1954).
48. Jaffe, R. H.: Arch. Path. **10**, 887 (1930).
49. Keiderling, W., D. Emrich, A. von zur Mühlen u. G. Hoffmann: Beiträge zur Inn. Medizin, S. 641. Stuttgart: F. K. Schattauer 1964.
50. Keminger, K.: Münch. med. Wschr. **1966**, 321.
51. Klein, E.: Frühdiagnose der Schilddrüsentumoren, S. 391. Stuttgart: Schattauer 1962.
52. — Ärztl. Wschr. **35**, 783 (1957).
53. — Verh. dtsch. Ges. inn. Med. **66**, 336 (1960).
54. Kleine, N., D. Emrich, P. Pfannenstiel, G. Hoffmann u. W. Keiderling: Nuklearmedizin **2**, 49 (1961).
55. Kind, H. P.: Schweiz. Med. Wschr. **17**, 560 (1966).
55a. Lange, H. J.: Rec. Ad. Surg. **26**, 862 (1949).
56. Lev, R., E. S. Judd, O. H. Beahrs, and L. B. Woolner,: Trans. Amer. Goiter Ass. **1954**, 438.
57. Majarakis, J. D., D. P. Slaughter, and W. H. Cole: J. clin. Endocr. **13**, 1530 (1953).
58. McDermott, W. V., W. S. Morgan, E. Hamlin, and O. Cope: J. clin. Endocr. **14**, 1336 (1954).
59. McGavack, Th. H.: Amer. J. med. Sci. **230**, 15 (1955).
60. Miller, J. M.: New Engl. J. Med. **252**, 247 (1955).
61. Morgenstern, N. L., and Y. L. Tiber: Arch. intern. Med. **103**, 581 (1959).
62. Mortensen, J. D., L. B. Woolner, and W. A. Bennett: J. clin. Endocr. **15**, 1270 (1955).

63. NAEGELI, TH.: Sonderbände zur Strahlentherapie Krebsforschung und Krebsbekämpfung 4. Jahrestagung des Dtsch. Zentralausschusses **34**, 115 (1956).
64. PARHOFER, R., u. S. KARNBAUM: Münch. med. Wschr. **29**, 1458 (1963).
65. PENDERGRAST, W. J., B. K. MILMORE, and S. C. MARCUS: J. chron. Dis. **13**, 22 (1961).
66. PERLOFF, W. H.: Zit. n. [2].
67. PFANNENSTIEL, P., u. G. HOFFMANN: Radioisotope in der Lokalisationsdiagnostik, S. 471. Stuttgart: Schattauer 1967.
68. POPPE, H., A. GREGL, P. DOERING, H. SCHOEN u. H. VOTH: Sonderband z. Strahlentherapie 49, III. Bd. Strahlenforschung und Strahlenbehandlung 42 (1962).
69. PORTMAN, U. V.: Surg. Gynec. Obstet. **70**, 185 (1940).
70. PLUMMER, H. A.: Amer. J. med. Sci. **146**, 790 (1913).
71. QUERVAIN, R. DE: Neue dtsch. Chir. **1941**, 64.
72. RAWSON, R. W., and J. E. RALL: Rec. Progr. Hormone Res. **11**, 257 (1955).
73. — — W. PEACOCK, and J. ROBBINS: Arch. int. Med. **92**, 299 (1953).
74. — Radioisotope in der Endokrinologie, S. 319. Stuttgart: Schattauer 1965.
75. RICHARD, M.: Schweiz. Rundsch. Med. **38**, 597 (1949).
76. ROSE, R. G., and M. P. KELSEY: Cancer **16**, 896 (1963).
77. SAENGER, E. L., CH. M. BARRETT, J. W. PASSINO, R. A. SELTZER, and W. D. DOOLEY: Radiology **83**, 892 (1964).
77a. SCHLESINGER, M. J., S. L. GARGILL, and I. H. SAXE: J. Amer. med. Ass. **110**, 1638 (1938).
78. SLOAN, L. W.: J. clin. Endocr. **14**, 1309 (1954).
79. SOKAL, J. E.: J. Amer. med. Ass. **170**, 405 (1959).
80. — J. Amer. med. Ass. **170**, 405 (1959).
81. — J. Amer. med. Ass. **154**, 1321 (1954).
82. STAEMMLER, M.: Virchows Arch. path. Anat. **217**, 184 (1914).
83. STANBURY, J. B., J. H. MEANS, and L. J. DE GROOT: The thyroid and its diseases, Vol. 1, p. 618. New York: McGraw-Hill Book Comp. Inc. 1963.
84. THALMANN, A.: Schweiz. med. Wschr. **17**, 473 (1954).
85. UEHLINGER, E.: Fed. Proc. **2**, 64 (1958).
86. WAHNER, H. W., C. CUELLO, P. CORREA, L. F. URIBE, and E. GAITAN: Amer. J. Med. **40**, 58—66 (1966).
87. WARD, R., J. W. HENDRICK, and R. G. CHAMBERS: Ann. Surg. **131**, 437 (1950).
88. WARREN, S., and W. A. MEISSNER: Tumors of the thyroid gland, Atlas of tumor pathology, Section IV, Fasc. 14, Washington 1953.
89. WALTHARD, B.: Sonderband z. Strahlentherapie **34**, Krebsforschung und Krebsbekämpfung **34**, 69 (1956).
90. — Radiol. Clin. **27**, 275 (1958).
91. — Schweiz. med. Wschr. **93**, 809 (1963).
92. WERNER, S. C.: The thyroid.: A fundamental and clinical text, Vol. 2, p. 1. New York: Hoeber Medical Division - Harper & Row 1962.
93. WEGELIN, C.: Cander Rev. **2**, 297 (1928).
94. WILLIS, R. A.: Zit. n. [1] u. [65].
95. WINSHIP, TH., and R. V. ROSVOLL: Cancer **14**, 734 (1961).
96. WINKEL, K. ZUM: Verh. dtsch. Ges. inn. Med. **70**, 879 (1964).
97. WOOLNER, L. B., M. L. LEMMON, O. H. BEAHRS, B. M. BLACK, and F. R. KEATING: J. clin. Endocr. **20**, 89 (1960).
98. ZIMMERMAN, L. M., P. SHUBIK, R. BASERGA, A. C. RITCHIE, and L. JAQUES: Zit. n. [68].

Diskussion

D. EMRICH (Göttingen):

Erfahrungsgemäß sprechen nur etwa 30% aller malignen Strumen auf eine Radiojodbehandlung an. Leider gibt es kein absolut sicheres Kriterium, das anzeigt, ob eine Radiojodbehandlung erfolgversprechend ist oder nicht. Wir haben Fälle mit geringer Radiojodaufnahme der Metastasen beobachtet, die sich unter einer entsprechenden Therapie deutlich zurückbildeten ebenso wie solche, die trotz guter Speicherung durch die ^{131}J-Behandlung nicht beeinflußt wurden. Es ergibt sich deshalb u. E. die Konsequenz, daß man mehr Fälle einer Radiojod-Therapie zuführen muß, wenn man alle die wirklich erfassen will, die letzten Endes auf eine solche Behandlung ansprechen.

1. Med. Abteilung, Allg. Krankenhaus St. Georg, Hamburg

Das Verhalten der Blutfette
bei der beginnenden Hypothyreose

Von

H. W. Bansi und G. Ross

Mit 1 Abbildung

1965/1966 waren von den seit 1955 mit Radiojod behandelten Fällen von Hyperthyreosen 400 Patienten nachuntersucht worden, bei denen die J^{131}-Therapie mindestens 2 Jahre — im ganzen bis zu 10 Jahren — zurücklag. (Hierüber wurde bereits auf dem Internisten-Kongreß in Wiesbaden 1966 gemeinsam mit Gauwerky, Petersen, Hübner und Laubinger berichtet.) Als besonders auffallendes Ergebnis dieser Nachuntersuchungen fand sich eine nicht unerhebliche Zahl

von Fällen mit Serumcholesterinerhöhung, auch in dem Kollektiv, das sonst in bezug auf sein allgemein klinisches und funktionelles Verhalten als euthyreot anzusprechen war. Wie in Abb. 1 zu ersehen ist, hatten die 13 Fälle von ausgesprochenem Myxödem nach Radiojodtherapie, von denen die Mehrzahl bereits als *Frühhypothyreosen* erhebliche Einschränkung ihrer Schilddrüsenfunktion gezeigt hatte, Serumcholesterinwerte über 280 mg/100 ml, davon 5 sogar über 450 mg/100 ml!, 20 leichtere Fälle, aber immerhin mit deutlichen klinischen Symptomen einer Hypothyreose, hatten ebenfalls bis auf 4 Serumwerte über 280 mg/100 ml aufgewiesen, davon die Hälfte über 320 mg/100 ml!

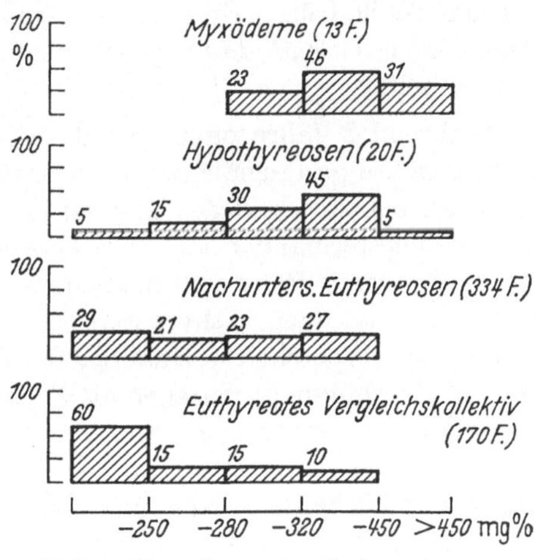

Abb. 1. Verteilung der Cholesterinwerte

Bei 334 Patienten, die nachuntersucht worden waren und im allgemeinen auch bei der *klinischen* Durchuntersuchung einen von ihrer Hyperthyreose geheilten Gesamteindruck der *Euthyreose* aufgewiesen hatten, zeigte sich immerhin recht oft eine erhebliche Gewichtszunahme, die über das anfänglich erwünschte Maß hinausgegangen war. Der Radiojodstoffwechsel war bei den häufigen Kontrollen in typischer Weise im Sinne einer *Pool-Einengung* und daher noch erhöhter PBI-Serumwerte verändert (33 von 38 der später weiter kontrollierten Patientengruppe), und auch der Blutdruck war bei den ja meist älteren Frauen oftmals angestiegen.

Was den Kreislaufapparat sonst betraf, war die Wirkung der Radiojodtherapie gerade in dieser Hinsicht besonders eindrucksvoll, worauf wir schon gelegentlich

15*

des Wiesbadener Vortrags hingewiesen hatten. Bei keiner Frau hatten sich erhebliche Anzeichen einer Angina pectoris eingestellt und, wie hier schon vorweg zu nehmen gestattet sei, auch die später eingesetzte Therapie mit leicht thyreomimetischen Substanzen hatte keine anginösen Beschwerden hervorgerufen, was für die wenigen Männer nicht ohne weiteres gesagt werden kann. Die Achillessehnenreflex-Zeit lag im Grenzbereich zur Hypothyreose bzw. Normalbereich (280—350 millisec).

Während in den meisten vorliegenden Arbeiten nur ganz allgemein von *Früh- und Späthypothyreosen* die Rede ist und die Kriterien, die zu einer solchen Diagnose Veranlassung gegeben hatten, fast nie spezifiziert wurden, hatten wir uns die Aufgabe gestellt, die klinische und labormäßige Diagnostik auf einem möglichst breiten Boden von Einzelsymptomen aufzubauen, um die faßbaren Partialfunktionen der Schilddrüsenhormone in ihrer quantitativen und dissoziierten Abstufung zu ermitteln. Hieraus sollte gegebenenfalls versucht werden, durch eine *Frühdiagnostik* und auch evtl. frühzeitige *gezielte Therapie*, die partiellen unerwünschten Folgen der im übrigen sonst so gefahrlosen und eleganten Radiojodtherapie auszuschalten. Dafür bietet sich nach unseren Erfahrungen besonders das Verhalten der Fette und des Cholesterins an, dem in heutiger Zeit nicht nur bei den Schilddrüsenerkrankungen, sondern besonders bei der Beurteilung einer *Arteriosklerose-Gefährdung* gegebenenfalls größere Aufmerksamkeit geschenkt werden sollte.

Während 2 Jahre nach der Radiojodbehandlung noch 100% der Patienten nicht erhöhte Serumcholesterinwerte aufgewiesen hatten, war bereits im 3. Jahr nach der bekannten Beschränkung des Schilddrüsenhormonpools der Anteil der Normocholesterinämien auf 65% herabgesunken, um dann im Verlauf der nächsten folgenden 5 Jahre sich ungefähr auf 50% einzuspielen. Mit anderen Worten: 50% der sonst noch euthyreoten mit Radiojod therapierten Hyperthyreosen bekamen eine Hypercholesterinämie. Es erhebt sich deshalb die Frage, ob die Serumcholesterinerhöhung sozusagen als *Frühsymptom* bewertet und zur Diagnose eines *Prämyxödems* herangezogen werden kann, und inwieweit — möglichst unter Vermeidung anderer thyreomimetischer Symptome bzw. Ankurbelung thyreoidaler Partialeffekte — diesem in mancher Hinsicht sicherlich unerwünschten Symptom durch eine gezielte Hormontherapie begegnet werden kann.

Es wurde daher eine Gruppe praktisch isolierter Hypercholesterinämien zu solchen Untersuchungen herangezogen. Folgende Daten wurden, wie vor der Radiojodtherapie, jeweils bei der einige Jahre nach der J^{131}-Therapie erfolgten Kontrolle sowie nach 4- bis 6wöchiger „Hormon"behandlung bestimmt. Hierfür wurden DT$_4$, ein rechtsdrehendes Thyroxin (Dethyrona) in Dosen von 2, später meist 4 mg pro die und das rechtsdrehende Trijodthyronin, DT$_3$ (Dextronin) in der Dosis von 500 γ pro die verabfolgt. Über DT$_3$ wurde bereits gelegentlich einer Studie über Schilddrüsenhormone und -metaboliten (Bansi, 1962) berichtet. Beide rechtsdrehenden Schilddrüsenhormone zeichnen sich — auch nach zahlreichen anderen Veröffentlichungen (Boyd u. Oliver, 1960; Bastanie u. Mitarb., 1961; Cohn, 1962; Owens u. Mitarb., 1962; Schwarz und Hunstock, 1965) — dadurch aus, daß sie den Kreislauf und Stoffwechsel bei relativ niedrigen Dosen kaum beeinflussen, aber eine die Serum-Lipide stark senkende Wirkung haben.

Im ganzen wurden 50 Patienten untersucht, von denen aber 2 aus den Berechnungen ausgeschaltet wurden, da gleichzeitig eine generelle Lipoidose vorlag, die einen Vergleich mit dem Gesamtkollektiv nicht zuließ. [20 Fälle wurden mit anfänglich 2, später 4 mg des rechtsdrehenden Thyroxins (Dethyrona) behandelt, 28 Fälle mit D-Trijodthyronin (Dextronin), wobei täglich 0,5 mg (= 2mal täglich eine halbe Tablette) verabfolgt worden waren.] Der Einfluß auf die Höhe der Serumcholesterinwerte ist der Tab. zu entnehmen, und zeigt eine bei annähernd gleichen Ausgangswerten nur minimal sich voneinander unterscheidende deutliche Senkung, während die Triglyceride, ebenso wie der Grundumsatz, der Blutdruck und das Körpergewicht unverändert blieben. Nach Dethyrona sank der Serumcholesterinwert um im Mittel 77 mg (21,8%), nach Dextronin um 72 mg (21,2%). Beide Untergruppen waren somit innerhalb der 4—6wöchigen Therapie mit kleinsten Dosen dieser rechtsdrehenden Schilddrüsenhormonanaloge immerhin unter den oberen Grenzwert des Serumcholesterins herabgedrückt. Sie hatten, bis auf ganz wenige Klagen über gewisse Kreislauflabilität, keinerlei Kreislaufbeschwerden gezeigt, wenn auch gelegentlich — im Vergleich zum Therapiebeginn — ein stärkerer Pulsanstieg festgestellt worden war. Die regelmäßig durchgeführten EKG-Kontrollen ergaben keine Veränderungen.

Tabelle

Dethyrona (20 Fälle)

Cholesterin		Triglyceride		Grundumsatz	
vor Therapie	nach Therapie	vor Therapie	nach Therapie	vor Therapie	n. Therapie
353±33 mg-%	276±39mg-%	121±47mg-%	124±73mg-%	+10%	+11%

Dextronin (28 Fälle)

Cholesterin		Triglyceride		Grundumsatz	
vor Therapie	nach Therapie	vor Therapie	nach Therapie	vor Therapie	n. Therapie
339±43mg-%	267±35mg-%	111±46mg-%	101±38mg-%	+8%	+10%

Welche Schlüsse erlauben nun diese in Richtung einer Arteriosklerose-Gefährdung gehenden Befunde? Bei keiner Frau (bis auf 1 Patientin mit vorausgegangener Thyreokardiopathie) waren Anzeichen einer Angina pectoris im EKG (Coronardurchblutung) festzustellen. Von den 2 Männern erlitt der eine einen Herzinfarkt, bei dem zweiten wurde ein Altersdiabetes manifest. Hochdruck dagegen wurde in einem hohen Hundertsatz festgestellt.

Bekanntlich ist der Zusammenhang zwischen der Cholesterinerhöhung und der Schilddrüsenunterfunktion besonders eng. Andererseits ist das Auftreten eines Herzinfarkts bei der Hyperthyreose, ebenso wie die Angina pectoris bei Überfunktion der Thyreoidea selten — abgesehen von der regional häufigeren Angina pectoris in Finnland, wo man, wie LAMBERG gezeigt hat, häufiger bei den dort üblichen sekundär hyperthyreoten Strumen auch dem Herzinfarkt begegnet. Umgekehrt sind Vollmyxödeme zwar erheblich arteriosklerotisch und trotzdem fehlt die typische Angina pectoris der Coronarsklerotiker, da meines Erachtens die träge reagierenden Hypothyreosen einfach nicht so reaktiv sind, um eine Angina pectoris zu manifestieren, während sofort mit Einsetzen der Schilddrüsenhormontherapie sowohl Angina-Anfälle als auch sogar schwere Coronarzwischenfälle auftreten können. Der Risikofaktor ist demnach auch bei dem ansteigenden Serumcholesterin drin, wozu noch die Gewichtszunahme und der nicht seltene Blutdruckanstieg hinzukommt. Man kann daher an der Verlangsamung des Cholesterinhaushaltes nicht vorübergehen, während demgegenüber, zum mindesten in den Frühstadien, die Triglyceride nicht mitreagierten.

Zusammenfassung

Nach Radiojodbehandlung der Hyperthyreosen kommt es im Laufe der Jahre in einer nicht unbeträchtlichen Zahl zu Hypothyreosen, deren erstes und häufigstes Symptom laborchemisch in einem *Anstieg des Serumcholesterins* besteht. Die Triglyceride gewähren in diesem Frühstadium keinen Einblick in eine prähypothyreote Situation. Daneben sollten durch Photomotoreflexmessung gewisse Einblicke in die nachlassende Schilddrüsenfunktion in einfacher Methodik angestrebt werden; ferner deutet auch eine erhebliche Verkleinerung des Schilddrüsenhormonpools in diese Richtung.

Es erscheint zweckmäßig, durch vorwiegend den Fett- d. h. den Cholesterinstoffwechsel stimulierende Therapie mit den D-Hormonanalogen der Schilddrüse den Hypothyreosen und Prämyxödemen zu begegnen. Man sollte, neben der in jährlichen Abständen durchzuführenden Serumcholesterinkontrolle, bei prämyxödematösen Hypercholesterinämien einer hierauf gerichteten Therapie besondere Aufmerksamkeit schenken.

Mit *Tubiana* glauben wir aber, daß durch frühzeitig einsetzende Maßnahmen die Gefährdung der mit Radiojod therapierten Thyreotoxikosen im Sinne einer Atheromatose nicht zur Aufgabe dieser antithyreoidalen Therapie Veranlassung geben sollte.

Medizinische Universitätsklinik des allgemeinen Krankenhauses „Dr. O. Novosel",
Universität Zagreb, Jugoslawien (Vorstand: Prof. Dr. E. Hauptmann)

Die Anwendung von cytomorphologischen und cytochemischen Methoden in der Diagnostik der Struma

Von

Z. Škrabalo, I. Črepinko, N. Dimitrov und E. Hauptmann

Noch im Jahre 1750 wurden die ersten Versuche angestellt, die feinere morphologische Struktur der Schilddrüse zu untersuchen (Lalouette) [1]. Aber erst 1894 inaugurierte Hürthle [2] die Methode, aus den morphologischen Veränderungen der Schilddrüse Folgerungen auf ihre Funktion zu ziehen. Bei der Beobachtung von morphologischen Veränderungen unter dem Mikroskop wurde die histologische Methode angewendet. Die Histologie der Schilddrüse hat zwar im Laufe der ersten Hälfte des 20. Jahrhunderts manches Problem auf dem Gebiet der morphologischen Veränderungen in Hinsicht auf Pathologie und Physiologie dieser endokrinen Drüse gelöst, auf eine Anzahl von Fragen jedoch ist sie die Antwort schuldig geblieben. Der Grund liegt in der Unzulänglichkeit dieser Methode, die feinere Struktur von Schilddrüsenzellen selbst aufzudecken und Strukturänderungen, beim gesunden Zustand oder im Fall einer Erkrankung, in ihren physiologischen Funktionen aufzuzeigen. Deshalb sind in den letzten 20 Jahren Versuche gemacht, cytologische Methoden auch in morphologischen Untersuchungen von Schilddrüsenzellen anzuwenden: zuerst Aspirationspunktion mit histologischer Analyse des mit der „dicken Nadel" gewonnenen Punktats (Vil-Silvermanns Nadel und ähnliche Modifikationen) [3, 4], später Aspirationspunktion mit der „dünnen Nadel" (thin-needle-biopsy) und cytologische Zellenanalyse des Ausstrichts, in den letzten 5—6 Jahren auch Analyse mit dem elektronischen Mikroskop [5, 6]. Diese Methoden werden noch ergänzt durch: Autoradiographie mit Radioisotopen verbunden mit cytologischer Zellenanalyse [7, 8], biochemische Untersuchungen an isolierten Zellen in Homogenaten der Schilddrüsengewebe [9, 10], wie auch die Untersuchung der Zellenchromosome [11]. Durch diese Methoden wurde Einsicht in die Struktur der Zelle und die darin sich abspielenden Prozesse ermöglicht.

Folgende Auslegungen sollen einen Einblick in Erfahrungen mit cytomorphologischen und cytochemischen Methoden in der Diagnostik der Struma gewähren, die an der Medizinischen Universitätsklinik des allgemeinen Krankenhauses „Dr. O. Novosel" in Zagreb seit 1960 gesammelt wurden.

Cytomorphologische Methode

In zwei weit entfernten Orten — in Krakow/Polen und in Montevideo/Uruguay — haben zwei Forschergruppen, unabhängig voneinander, im Jahre 1948 begonnen, auch bei der Schilddrüse Aspirationspunktion mit der „dünnen Nadel" anzuwenden, um in den Ausstrichzellen cytologische Veränderungen im gesunden als auch im kranken Zustand unmittelbar beobachten zu können. Bis heute sind, nach den Angaben aus der uns zugänglichen Literatur, insgesamt 36 Abhandlungen über den Gebrauch dieser Methode veröffentlicht [22].

Die bisherige Literatur über cytomorphologische Untersuchungen der Schilddrüse und unsere eigenen Erfahrungen mit 4178 cytologischen Punktionen von 1960 bis heute zusammenfassend, kann man folgendes feststellen:

1. Es wurden typische Zellen im normalen Schilddrüsengewebe beschrieben und morphologisch charakterisiert: Thyreocyte, Phagocyte, Schilddrüsenriesenzelle (Anhäufung von Thyreocyten in Form von sog. „Mikrofollikeln") und die Substanz zwischen ihnen — Kolloid.

2. Bei Schilddrüsenerkrankungen erscheinen auch andere Zellen, je nach der Art der Krankheit. Bei eitriger Thyreoiditis Leukocyten, bei Struma lymphomatosa Lymphocyten, bei chronischer Thyreoiditis der de Quervain Art sog. „Fremdkörperriesenzellen", bei der Struma der Riedel-Art Fibrocyten und Fibroblasten und bei malignen Erkrankungen die für die betreffende Krankheitsart charakteristischen bösartigen Zellen (Zellen des differenzierten und undifferenzierten Carcinoms, Lymphosarkomzellen, Sternbergs Riesenzellen, Hürthlezellencarcinome).

3. Es wurde weiter versucht, einerseits das Charakteristische der morphologischen Veränderungen bei funktionellen Zuständen (Hyper- und Hypothyreose) näher zu bestimmen, andererseits wieder, das Bild der Hyper- bzw. Hypothyreose von normalen, euthyreotischen Strumen morphologisch abzugrenzen. Als charakteristisch für die Hyperaktivität der Schilddrüse und die morphologische Abspielung dieses Zustands in den Schilddrüsenzellen führen einzelne Autoren folgendes an: SÖDERSTRÖM [12] 1952 — sog. „paravacuoläre Granulationen" im Cytoplasma der Thyreocyten, PASEYRO und GROSSO [13] — größere Thyreocytenkerne, karyometrisch nachgewiesen, MYREN und SILVERTSSEN [14] 1962 — unterschiedliche Größe der Zellenkerne, karyometrisch festgestellt, SCHMIDT, HENNING und WITTE [15] 1962 — Anisonucleose und nur bei einem Drittel von Fällen „paravacuoläre Granulationen", ŠKRABALO, ČREPINKO und HAUPTMANN [16, 17, 18] 1960 und 1961 — sog. „hyperaktive Thyreocyten", eine morphologische Sonderform der Thyreocyten (der Zellkern weist Anisonucleose auf, das Cytoplasma ist basophil, üppig, ausgedehnt, mit Anhäufungen von gröberen Basophilkörnchen, die manchmal am Vacuolenrand angesammelt vorkommen. Ausnahmsweise ist das ganze Cytoplasma mit Basophilkörnchen durchsetzt), SCHMIDT, HENNING, WITTE, SCHEIFFARTH, KLEYENSTEIBER, WOLF und ZICHA [7, 8] 1963 und 1964 — durch cytologische mit der autoradiographischen Methode kombinierte Untersuchungen haben sie Thyreocyten mit großen Kernen und konzentrische Anhäufung um die Thyreocytenkernmembranen von radioaktiven Jodkörnchen nachgewiesen. Schließlich haben TEMPKA, CEMBALA, KOWALCZYK und URASINSKI 1960 Thyreocyten mit ungleich großen Kernen, die eine oder mehrere große Nucleolen enthalten und mit granuliertem, viele Mitochondrien enthaltenden Cytoplasma, mittels Phasenkontrast-Untersuchungen festgestellt [19].

Bei euthyreotischen Strumen wurden bisher folgende Charakteristika nachgewiesen: sowohl diffuse als auch nodöse Struma zeigen im Ausstrich ausschließlich normale Schilddrüsenzellen, wobei einzelne Zellenarten in größerer Anzahl vorhanden sein können. SÖDERSTRÖM, 1952 [12] und ŠKRABALO, ČREPINKO, GRGIĆ, HAUPTMANN, 1961 [20], beschreiben im Ausstrich der diffusen Struma vorwiegend normale Thyreocyten, äußerst wenig Kolloid und nur hier und da evtl. einige Phagocyten. Doch bei nodösen Strumen (insbesondere bei kolloidalen und cystischen), entdecken dieselben Autoren im Ausstrich vorwiegend bzw. ausschließlich Phagocyten.

Bei Hypothereose stellen ŠKRABALO, ČREPINKO und HAUPTMANN, 1963 [21], neben den in euthyreotischen Zuständen üblichen Zellenelementen, auch eine besondere Art von Thyreocyten fest, die von ihnen „hypoaktive Thyreocyten" benannt worden sind. Die Hauptcharakteristik dieser Thyreocyten ist eine besonders ausgeprägte Anisomakronucleose. Die Kerne erreichen bis zu 20 μ im Durchmesser, bleiben dabei aber immer rund. Ihr Kernchromatin ist grobkörnig und enthält etwas Parachromatin, die selten vorkommenden Nucleolen sind winzig und scharf abgegrenzt. Das Cytoplasma, das nicht immer vorhanden sein muß, ist ausgedehnt, zart und wenig basophil, kann auch vacuolisiert vorkommen, enthält aber weder azurophile noch basophile Körnchen.

So haben also verschiedene cytomorphologische Methoden Beweise geliefert, daß in den funktionellen Zuständen der Schilddrüse (Eu-, Hyper- und Hypothyreose) in den Zellen selber morphologische Veränderungen feststellbar sind, Veränderungen, die zu praktischen diagnostischen und differentialdiagnostischen Zwecken vorteilhaft ausgewertet werden können.

Die Korrelation unserer cytomorphologischen Befunde zu klinisch und laboratoriumstechnisch verifizierten Diagnosen einzelner pathologischer Zustände der Schilddrüse von 1034 Patienten ist in Tab. 1 dargestellt.

Tabelle 1

Klinische Diagnose	Zahl der Fälle	Cytol. entspricht		Cytol. entspricht nicht		Ungenügend Material	
normale Schilddrüse	10	10					
Strumen							
diffuse	611	520	85%	30	5,0%	61	10%
nadose	244	203	83%	19	8%	22	9%
Hyperthyreosen							
unbehandelt	58	42	72%	15	26%	1	2,0%
behandelt	64	28	43%	32	51%	4	6,0%
Hypothyreosen	18	10		5		3	
Entzündungen							
akute	3	3					
chronische	11	10		1			
Tumoren							
(hystol. bestätigt)	5	4		1			
teilweise bearbeitete Fälle	10						
Total	1034	830		105		91	

Eine Frage bleibt dabei offen: die Frage der metabolischen Grundlage und Bedingtheit dieser morphologischen Veränderungen in den Schilddrüsenzellen bei Eu-Hyper- und Hypothyreose.

Cytochemische Methoden

Um Einsicht in metabolische Veränderungen der Schilddrüsenzellen bei einzelnen funktionellen Zuständen, Einsicht also in den intracellulären Stoffwechsel zu gewinnen, haben wir versucht die Schilddrüsenzellen cytochemisch zu untersuchen, die wir entweder durch Aspirationspunktionen, oder durch operative Eingriffe, als Ausstrich auf Objektträgern in frischem, unfixiertem Zustand, erhalten konnten. Unsere Versuche gingen darauf aus, eine Art von „chemischer Mappe" für Schilddrüsenzellen aufzustellen wie auch die ersten Einblicke in die in ihnen sich abspielenden biochemischen Prozesse zu gewinnen. Zu diesem Zweck haben wir cytochemische Reaktionen in Thyreocyten, Phagocyten und im Kolloid bei verschiedenen funktionellen Zuständen beobachtet. Dabei wurden zahlreiche Methoden der cytochemischen Untersuchungen angewendet [22].

In der uns zugänglichen Literatur haben wir keine Abhandlung gefunden über die Anwendung der cytochemischen Methoden in der Untersuchung der durch die Aspirationspunktion mit der „dünnen Nadel" gewonnenen Schilddrüsenpunktate.

Wenn wir unsere Erfahrungen zusammenfassen, die wir an 825 cytochemischen Analysen mit 9 verschiedenen Methoden bei 135 Patienten gesammelt haben, so bekommt man ein übersichtliches Bild cytochemischer Veränderungen in Thyreocyten, Phagocyten und im Kolloid in den Fällen von Hyper-Hypo- und Euthyreose. Auf Tab. 2 sind jene cytochemischen Veränderungen angeführt, die uns bei der differentialdiagnostischen Unterscheidung der funktionellen Zustände gute Dienste leisten können.

Cytochemische Veränderungen, die in Aspirationspunktate der Schilddrüse bei den Patienten mit Hyper-Hypo- und Euthyreose bisher aufgedeckt werden konnten, sind allem Anschein nach eine Manifestation der verschiedenartigen

Tabelle 2

Thyreocyt

Thyreosis	PAS	Säure Phosphatase	SH-Gruppen	RNS DNS
Hyper-	—	—	—	grün (DNS +)
Eu-	hellrot	—	hellblau -violett	rot (DNS +)
Hypo-	rote Granulation	braune Granulation	blaue Granulation	—

Thyreosis	PAS	Säure Phosphatase	SH-Gruppen	RNS DNS
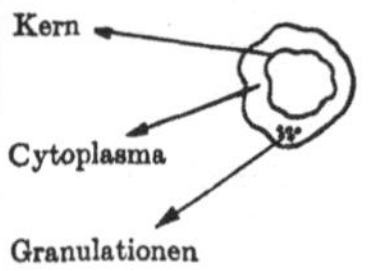 Hyper-	grobe PAS + Granul. in Cytoplasma	grobe braune Granul. in Cytoplasma	Cytoplasma dunkelblau oder violett	Cytoplasma dunkelrot an sämtlich. Stellen
Eu-	—	—	—	—
Hypo-	Granulationen nicht vorhanden			

Kern / Cytoplasma / Granulationen

Phagocyt

Thyreosis	PAS	Säure Phosphatase	SH-Gruppen	RNS DNS
Hyper-	—	—	—	grün (DNS +)
Eu-	ungefärbt oder hellrot	—	—	—
Hypo-	rote Granulation	braune Granulation	blaue Granulation	rote Granulation

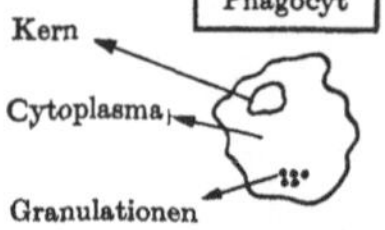

Thyreosis	identische Befunde (abgesehen von Phagocyten-Zahl
Hyper-	
Eu-	
Hypo-	

Kern / Cytoplasma / Granulationen

Kolloid

Thyreosis	PAS	Säure Phosphatase	SH-Gruppen	RNS DNS
Hyper-	rot		ungefärbt oder hellblau	ungefärbt oder hellrot
Eu-				
Hypo-				

Thyreosis	identische Befunde
Hyper-	
Eu-	
Hypo-	

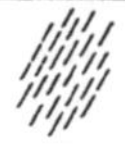

Konzentration von Schilddrüsen-Hormonen in der Schilddrüsenzelle selber. Der Biochemiker HILLMANN [23] schrieb 1961: „Die Schallmauer der gegenwärtigen biochemischen Forschung ist die chemische Organisation der Zelle ... für einen weiteren Fortschritt in der Kenntnis der Hormonwirkungen wird die Entwicklung neuer Methoden notwendig sein." Auf Grund von bisherigen Resultaten hat es den Anschein, daß cytomorphologische und cytochemische Methoden, in Verbindung mit anderen Methoden klinischer und Laboruntersuchungen, uns helfen werden, eine leichtere, schnellere und sichere Diagnostik und Differentialdiagnostik in der praktischen Endokrinologie der Schilddrüsenerkrankungen zu stellen.

Literatur

1. LALOUETTE, M.: Phys. roy. Sci. 1, 159 (1750).
2. HÜRTHLE, K.: Arch. Physiol. 56, 1 (1894).
3. LIPTON, R. F., and M. S. ABEL: Amer. J. med. Sci. 208, 736 (1944).
4. CRILE, G., and J. HAZARD: J. clin. Endocrinol. 11, 1123, (1951).
5. STOLL, R., R. MARAUD, P. BLANQUET, J. MOUNIER et A. LACHAPELE: Ann. Endocr. (Paris) 19, 183 (1958).
6. HERMAN, L.: J. biophys. biochem. Cytol. 7, 143 (1960).
7. SCHMIDT, H. J., N. HENNING, u. S. WITTE: Dtsch. Arch. klin. Med. 208, 505 (1963).
8. SCHMIDT, H. J., N. HENNING, F. SCHEIFFARTH, S. WITTE, G. KLEYENSTEIBER, F. WOLF u. L. ZICHA: Autoradiographischer perinucleärer Jodnachweis in cytologischen Punktaten menschlicher Strumen. X. Symposion der Dtsch. Ges. f. Endokr. Berlin-Göttingen-Heidelberg: Springer 1964.
9. REINWEIN, D., u. A. ENGLHARDT: Untersuchungen über Enzyme des Energiestoffwechsels in menschlichen Schilddrüsen. X. Symposion der Dtsch. Ges. f. Endokr. Berlin-Göttingen-Heidelberg: Springer 1964.
10. REINWEIN, D.: Acta endocr. (Kbh.) Suppl. 94 (1964).
11. PAVAN, C.: Triangel 6, 287 (1964).
12. SÖDERSTRÖM, N.: Acta med. scand. 144, 237 (1952).
13. PASEYRO, P., et O. F. GROSSO: Ann. Fac. Med. Montevideo 43, 191 (1958).
14. MYREN, J., and E. SIVERTSSEN: Acta endocr. (Kbh.) 39, 431 (1962).
15. SCHMIDT, H. J., N. HENNING u. S. WITTE: Ärztl. Lab. 8, 61 (1962).
16. ŠKRABALO, Z., I. ČREPINKO, and E. HAUPTMANN: Advance abstracts of short Communications, First International Congress of Endocrinology, Periodica, Copenhagen 1960.
17. ČREPINKO, I., Z. ŠKRABALO, and E. HAUPTMANN: Advance abstracts of short Communications, First International Congress of Endocrinology, Periodica, Copenhagen, 1960.
18. ŠKRABALO, Z., I. ČREPINKO, Z. GRGIĆ a E. HAUPTMANN: Lij. vjes. 83, 1035 (1961).
19. TEMPKA, T., D. CEMBALA, M. KOWALCZYK i L. URASINSKI: Acta med. Polona 1, 111 (1960).
20. ŠKRABALO, Z., I. ČREPINKO, Z. GRGIĆ, i E. HAUPTMANN: II. Jugosl. simpozij o endemskoj gušavosti, Komnis, Zagreb, 1961.
21. ŠKRABALO, Z., I. ČREPINKO, i E. HAUPTMANN: Zdr. Novine 16, 154 (1963).
22. ŠKRABALO, Z.: Citokemijska ispitivanja funkcionalnih stanja stitnjače (Eutireotične strume, hipertireoze i hipotireoze), Zagreb, Medicinski Fakultet (1900).
23. HILMANN, G.: Biosynthese und Stoffwechselwirkungen der Schilddrüsenhormone. Stuttgart: Thieme 1961.

Diskussion

D. GABE (Düsseldorf):

Die Praxis einer großen Schilddrüsenambulanz bestätigt die Aspirationspunktion als wesentliches zusätzliches Diagnosticum. Insbesondere bei Knotenstruma ergänzt sie entscheidend die szintigraphischen Untersuchungen.

Wir haben die Szintigramme vier euthyreoter Patientinnen mit prall-derben, tischtennisball- bis gänseeigroßen Solitärknoten ausgewählt und zur besseren Orientierung grob schematisch dargestellt. Der Tastbefund ließ in allen Fällen Cysten vermuten. Die szintigraphischen

Aufzeichnungen waren dagegen sehr unterschiedlich. Bei den beiden ersten Patientinnen lagen szintigraphisch „warme" Solitärknoten vor. Ein „kalter" Knoten fand sich nur bei der letzten Patientin. Schilddrüsencysten wurden erst durch die Aspirationspunktion bestätigt. Es entleerten sich je nach Größe der Knoten 5—15 ml einer dünnen, gelblichen oder schokoladenfarbenen Flüssigkeit.

Das Szintigramm gibt die Aktivitätsaufnahme der gesamten Schilddrüse als summarische Impulsaufzeichnung auf eine Ebene wieder. Die geschilderten Beispiele zeigen, daß ein an sich stoffwechselinaktiver Knoten infolge Überlagerung durch speichernde Gewebsschichten szintigraphisch „warm" zur Darstellung kommen kann. Die Aspirationspunktion erlaubt die Abklärung, da verschiedene Ebenen der Struma getrennt zu erfassen sind. Solide „warme" und „kalte" Knoten erfordern eine cytologische Untersuchung des Aspirates, wodurch eine Differenzierung zwischen benigner und maligner Neubildung möglich ist.

Aus der Medizinischen Universitätsklinik Göttingen (Direktor: Prof. Dr. W. Creutzfeldt)
und der Medizinischen Universitätsklinik Freiburg i. Br.
(ehemaliger Direktor: Prof. Dr. Dr. h. c. L. Heilmeyer)

Untersuchungen zur Verkürzung des ^{131}J-Zweiphasentestes durch die Frühbestimmung des PB^{131}I

Von

D. Emrich und P. Pfannenstiel

Mit 2 Abbildungen

Der ^{131}J-Zweiphasentest [5] gilt als die zuverlässigste Funktionsuntersuchung der Schilddrüse mit Radiojod [1, 4, 6, 8]. Sein Nachteil liegt besonders bei der häufig ambulanten Durchführung in der relativ langen Zeitdauer. Ferner hat nach unseren Erfahrungen die Bestimmung des PB^{131}I nach 24 oder 48 Std nur für echte oder vorgetäuschte hypothyreote Zustände Bedeutung. Sie liefert gerade dort keine zusätzliche Information, wo sie erwünscht wäre: bei den nicht seltenen klinisch euthyreoten Zuständen, die mit einer Erhöhung der 48 Std-Plasmagesamtaktivität einhergehen, wie z. B. einer Verkleinerung des endogenen Jodpools bei extremem Jodmangel, nach Strumektomie bei Euthyreosen oder nach erfolgreicher Behandlung von Hyperthyreosen.

Unsere Untersuchungen zielten darauf hin, den Zweiphasentest zu verkürzen, ohne seine Grundkonzeption, die Erfassung von Jodid- *und* Hormonphase, zu verändern und ohne seine Aussagekraft einzuschränken. Dieses schien uns durch die Heranziehung der Geschwindigkeit der Hormonsekretion möglich. Wir haben deshalb in den letzten 3 Jahren im Rahmen eines Zweiphasentestes das PB^{131}I bei insgesamt 327 Patienten mit Hilfe eines Ionenaustauschers zu verschiedenen Zeiten nach der Radiojodgabe bestimmt. In allen Fällen erfolgte eine genaue klinische Untersuchung. Zur endgültigen Diagnose wurden in der Mehrzahl besonders aber in Zweifelsfällen Grundumsatz, Serumgesamtcholesterin, Achillessehnenreflexzeit, PB^{127}I oder Zusatzuntersuchungen mit Radiojod (TSH- und Suppressionsteste) herangezogen. Börner und Moll [2], die zu teilweise ähnlichen Schlußfolgerungen gelangten, haben 1965 erstmals auf Grund eines kleineren Patientenkollektivs auf die Bestimmung des PB^{131}I in der Frühphase hingewiesen.

In Abb. 1 sind die Ergebnisse der Bestimmung des PB^{131}I als Konversionsrate [3] nach 2 Std bei verschiedenen Zuständen der Schilddrüsenfunktion zusammengefaßt. Man kann im Vergleich von endgültiger Diagnose und Ausfall des ^{131}J-Zweiphasentestes insbesondere der ^{131}J-Plasmagesamtaktivität nach 48 Std 3 Gruppen unterscheiden:

1. Euthyreosen mit und ohne Schilddrüsenvergrößerung bei normaler 48 Std-Plasmagesamtaktivität.

2. Euthyreosen und Hypothyreosen mit teilweiser Erhöhung der 48 Std-Plasmagesamtaktivität.

3. Hyperthyreosen ebenfalls mit Erhöhung der 48 Std-Plasmagesamtaktivität.

Die Beurteilung des Zweiphasentestes macht somit in einer Reihe klinisch euthyreoter Patienten Schwierigkeiten (Gruppe 2), besonders wenn auch die übrigen Befunde keine eindeutige Abgrenzung zwischen Euthyreose und leichter Hyperthyreose zulassen. Wie aus Abb. 1 hervorgeht, überschritt die Konversionsrate nach 2 Std bei eu- oder hypothyreoten Zuständen den Wert von 10% nicht

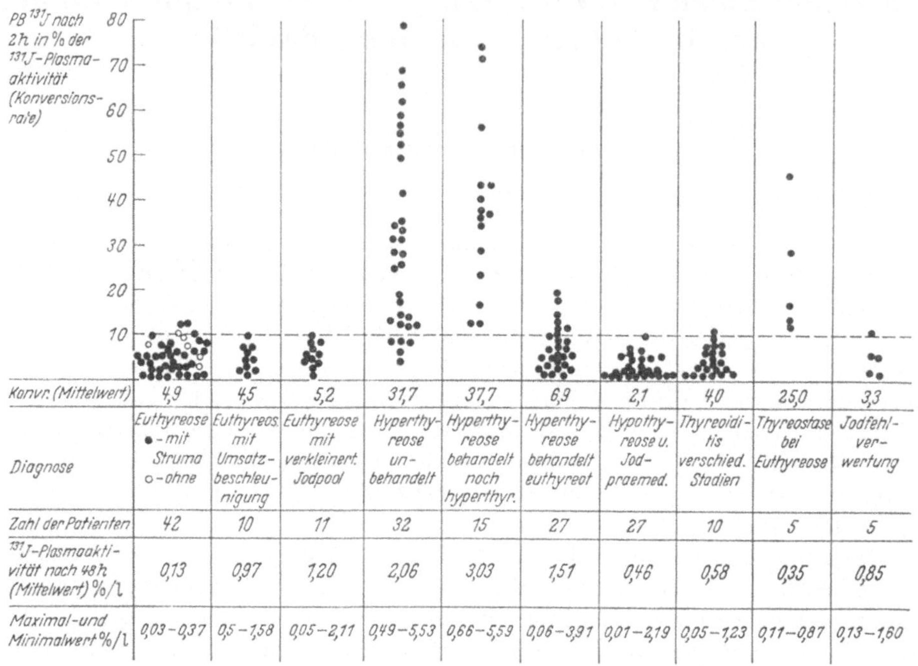

Konvr. (Mittelwert)	4,9	4,5	5,2	31,7	37,7	6,9	2,1	4,0	25,0	3,3
Diagnose	Euthyreose ● - mit Struma ○ - ohne	Euthyreos. mit Umsatz- beschleu- nigung	Euthyreose mit verkleinert. Jodpool	Hyperthy- reose un- behandelt	Hyperthy- reose behandelt noch hyperthyr.	Hyperthy- reose behandelt euthyreot	Hypothy- reose u. Jod- praemed.	Thyreoidi- tis verschied. Stadien	Thyreostase bei Euthyreose	Jodfehl- ver- wertung
Zahl der Patienten	42	10	11	32	15	27	27	10	5	5
^{131}J-Plasmaakti- vität nach 48 h (Mittelwert) %/l	0,13	0,97	1,20	2,06	3,03	1,51	0,46	0,58	0,35	0,85
Maximal- und Minimalwert %/l	0,03–0,37	0,5–1,58	0,05–2,11	0,49–5,53	0,66–5,59	0,06–3,91	0,01–2,19	0,05–1,23	0,11–0,87	0,13–1,60

Abb. 1. Gegenüberstellung von PB^{131}I als Konversionsrate nach 2 Std und ^{131}J-Plasmagesamtaktivität nach 48 Std bei verschiedenen Schilddrüsenfunktionszuständen

wesentlich unabhängig davon, ob die Plasmagesamtaktivität nach 48 Std erhöht war oder nicht. Lediglich thyreostatisch behandelte Euthyreosen zeigten in der Reboundphase einen Anstieg. Dagegen fanden sich bei den unbehandelten und noch nicht kompensierten Hyperthyreosen im allgemeinen Werte über 10%. Kompensierte Hyperthyreosen wiesen eine abnehmende Tendenz der 2 Std-Konversionsrate auf, die bei den bisher untersuchten Fällen unter 20% lag. Weitgehend gleiche Befunde ergaben sich sowohl in einem endemischen Kropfgebiet Süddeutschlands wie in einem kropfarmen Bezirk Mitteldeutschlands. Dieses erscheint für eine allgemeinere Anwendung der Frühbestimmung des PB^{131}I von Bedeutung. Bei zwei Gruppen kam es zu Überschneidungen: zwischen den unbehandelten Hyperthyreosen und den Euthyreosen und zwischen den kompensierten und nicht kompensierten Hyperthyreosen. Man beobachtet bei allen Parametern des ^{131}J-Zweiphasentestes Überschneidungen. Entscheidend für die Aussagekraft ist ihr Ausmaß. Zur endgültigen Festlegung der Grenzen werden große Kollektive benötigt. Wir sind aber der Ansicht, daß bei der Frühbestimmung des PB^{131}J die Überschneidung zwischen Eu- und Hyperthyreosen unter Berücksichtigung der guten Abtrennung anderer Zustände mit erhöhter Plasma-gesamtaktivität und des PB¹³¹I nach 48 Std nicht geringer ist als im üblichen Zweiphasentest. Darüber hinaus lieferte die Frühbestimmung der Konversionsrate bei behandelten Hyperthyreosen Hinweise zur Frage einer Fortführung der Therapie, die der konventionelle Zweiphasentest in der Mehrzahl der Fälle nicht gestattet. Die Korrelation mit anderen Parametern der Schilddrüsenfunktion insbesondere des PB¹²⁷I wird zeigen, ob man mit ausreichender Sicherheit einen Wert der Konversionsrate in der Frühphase angeben kann, der auf die Rekompensation einer Hyperthyreose hinweist.

Zur Frage einer schärferen Abtrennung der hyperthyreoten und euthyreoten Gruppen haben wir in einer Reihe von Fällen die Konversionsrate nach 6 Std bestimmt (Abb. 2). Hierbei gelingt eine Differenzierung zwischen Euthyreosen und nicht kompensierten Hyperthyreosen optimal. Ob die wichtige Abgrenzung von

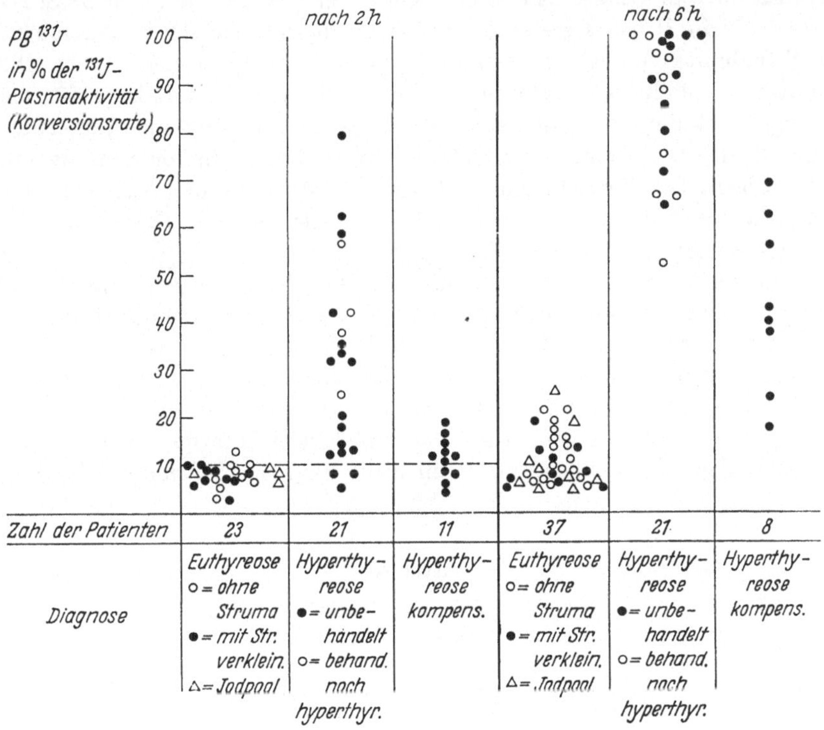

Abb. 2. Vergleich von PB¹³¹I als Konversionsrate nach 2 und 6 Std bei Eu- und Hyperthyrosen (kropfarmes Gebiet)

kompensierten Hyperthyreosen ausreichend ist, können wir noch nicht entscheiden. Im Augenblick untersuchen wir die Konversionsrate nach 4 Std, ein Zeitpunkt, der für die ambulante Durchführung günstiger ist. Nach unseren ersten Erfahrungen bei 50 Patienten erscheint die Abgrenzung zwischen Eu- und Hyperthyreosen ähnlich gut wie nach 6 Std.

Es bleibt noch die Frage einer Differenzierung hypothyreoter Zustände, zu der schon die thyreoidale Aufnahmegeschwindigkeit gute Hinweise liefert. Das PB¹³¹I in der Frühphase leistet hierzu keinen Beitrag. Wir haben es deshalb nach 24 Std bestimmt. Es ergab sich dabei zumindest eine ebenso ausreichende Abgrenzungsmöglichkeit wie bei der Bestimmung nach 48 Std.

Wir haben ferner bei unseren Patienten geprüft, ob sich eine bessere Abgrenzung der verschiedenen Gruppen dadurch erreichen läßt, daß man das $PB^{131}I$ in %/l der verabreichten Dosis ausdrückt und so noch einen weiteren Parameter mit einbezieht. Leider wurden die Überschneidungen hierdurch ausgeprägter. Auch sind Angaben des $PB^{131}I$ als Konversionsrate leichter überschaubar. Ein weiterer Vorteil der Frühbestimmung des $PB^{131}I$ liegt in den meist höheren Impulswerten der Plasmaproben im Vergleich mit den Impulsraten nach 48 Std. Dieses ist für die Genauigkeit der Messungen von Bedeutung. Abgesehen von der Zeitersparnis bei ambulanten Patienten ist auch für den Untersucher die Testdurchführung günstiger, da er das Ergebnis des $PB^{131}I$ bereits vorliegen hat, wenn der Patient zur letzten Messung nach 24 Std erscheint. Der Verzicht auf den 48 Std-Wert, besonders für die Hyperthyreose-Diagnostik, sollte man bei der größeren methodischen Streubreite von Aufnahmemessungen nicht zu hoch einschätzen. Die Bestimmung der effektiven Halbwertszeit des ^{131}J in der Schilddrüse für die Berechnung der Radiojod-Therapiedosis bei Hyperthyreosen ist allerdings nur dann annähernd möglich, wenn der maximale thyreoidale Aufnahmewert zwischen 2 und 6 Std liegt. Der Verzicht auf die Halbwertzeitbestimmung fällt aber nicht so schwer, da die Erfahrung gezeigt hat, daß alle genauen Berechnungen von Therapiedosen fragwürdig sind [7, 9].

Fassen wir zusammen, so erscheint für die Routineuntersuchung die Verkürzung des ^{131}I-Zweiphasentestes durch die Bestimmung der thyreoidalen Aufnahme nach 2—6 und 24 Std und des $PB^{131}I$ nach 2—6 Std, bei Hypothyreosen nach 24 Std grundsätzlich möglich, ohne daß die Aussagekraft vermindert wird. Durch die Möglichkeit, unter Umständen kompensierte von nicht kompensierten Hyperthyreosen abzugrenzen, wäre eine zusätzliche Information gewonnen. In unklaren Fällen und solange man noch nicht über ausreichende Erfahrung mit der verkürzten Anordnung verfügt, kann der Test zur Sicherheit bis 48 Std ausgedehnt werden.

Literatur

1. BANSI, H. W.: In: SCHWIEGK, H., u. F. TURBA: Künstliche radioaktive Isotope in Physiologie, Diagnostik und Therapie, Band II, S. 592. Berlin-Göttingen-Heidelberg: Springer 1961.
2. BOERNER, W., u. E. MOLL: Klin. Wschr. **43**, 78 (1965).
3. CLARK, D. E., R. H. MOE, and E. E. ADAM: Surgery **26**, 331 (1949).
4. DANOWSKI, T. S.: Clinical endocrinology, Vol. II, p. 158. Thyroid. Baltimore: Williams & Wilkins 1962.
5. HORST, W.: Klin. Wschr. **30**, 439 (1952).
6. KLEIN, E.: Der endogene Jodhaushalt des Menschen und seine Störungen, S. 18. Stuttgart: Thieme 1960.
7. MEANS, J. H., L. J. DeGROOT, and J. B. STANBURY: The thyroid and its diseases, 2nd ed., p. 226. New York-Toronto-London: McGraw-Hill Book Co. 1963.
8. SILVER, S.: Radioactive isotopes in medicine and biology, medicine, 2nd ed., p. 53. Philadelphia: Lea & Febinger 1963.
9. — p. 120.

Die Laboratoriummethoden zur Funktionsdiagnostik der Schilddrüse

(Zusammenfassung und Schlußfolgerungen des Podiumgesprächs vom 3. März 1967)

Leitung: Prof. K. OBERDISSE, Düsseldorf.

Aufgeforderte Teilnehmer: Prof. H. W. BANSI, Hamburg; Doz. D. EMRICH, Göttingen; Prof. F. GAUWERKY, Hamburg; Prof. G. HOFFMANN, Freiburg i. Br.; Doz. F. A. HORSTER, Düsseldorf; Doz. R. HÖFER, Wien; Prof. E. KLEIN, Bielefeld; Prof. H. KUTZIM, Köln; Doz. D. REINWEIN, Düsseldorf.
Genehmigte Niederschrift: Prof. E. KLEIN.

Nachdem zuvor an Hand des Grundumsatzes oder Serumcholesterins allenfalls die Auswirkungen der Schilddrüsenhormone auf den Organismus im Laboratorium erfaßt werden konnten, ist die Diagnostik von Schilddrüsenkrankheiten in den letzten 20 Jahren durch Jodstoffwechseluntersuchungen entscheidend bereichert worden. Bei sinnvoller Anwendung haben sie eine diagnostische Treffsicherheit erreicht, wie sie z. Z. noch bei keinem anderen endokrinen Organ möglich ist. Die Laboratoriumsverfahren sind heute selbst dann unerläßlich für die Wahl einer optimalen Therapie und deren Kontrolle, wenn die Diagnose schon auf Grund körperlicher Untersuchungen als sicher gelten kann. Keineswegs ist dabei grundsätzlich eine bestimmte Methode einer anderen, einschließlich der älteren, überlegen. Die Auswahl des am besten geeigneten Verfahrens oder, was meistens zutrifft, der zweckmäßigsten Kombination verschiedener Verfahren hängt vielmehr von der besonderen Fragestellung beim Einzelfall ab. Hierüber und über die Leistungsfähigkeit der einzelnen Methoden und deren Grenzen soll das Podiumgespräch informieren. Die Bestimmung von Schilddrüsen-Antikörpern im Blut wurde nicht erörtert, weil ihre Bedeutung uns noch nicht scharf genug umrissen erschien. Die Lokalisationsdiagnostik einschließlich der auch für funktionelle Belange besonders bei Knotenstrumen unerläßlichen Szintigraphie mußte aus Zeitmangel unberücksichtigt bleiben.

An Laboratoriumsverfahren zur Funktionsdiagnostik der Schilddrüse sind zu unterscheiden und im einzelnen hier zu besprechen

a) Methoden, die die Menge oder das Verhalten der Schilddrüsenhormone sowie gegebenenfalls blutfremder thyreogener oder exogener Jodverbindungen im Blut als Resultante von Inkretion und Umsatz in der Körperperipherie erfassen: Chemische Jod- und Hormonjodanalysen und chemische Thyroxinanalyse (1.), Bestimmung der sog. Hormonbindungskapazität des Serums mit radioaktiv markiertem Thyroxin oder Trijodthyronin (2.), chromatographische und radiochromatographische Untersuchung von Blutjodverbindungen (3.).

b) Methoden, die die Hormonbildung und -inkretion an Hand des thyreoidalen Jodumsatzes erfassen: Zweiphasenstudium mit Radiojod und dessen Modifikationen (4.) einschließlich des sog. Depletionstestes (5.).

c) Methoden, mit denen das Zusammenspiel zwischen Hypophysenvorderlappen und Schilddrüse geprüft wird: Suppressionstest (6.), TSH-Test (7.), Bestimmung von EPF und TSH im Blut und endogener TSH-Reserve (8.).

d) Methoden, die einzelne Hormonwirkungen in der Körperperipherie registrieren: Bestimmungen von Grundumsatz (9.), Serumcholesterin (10.) und Sehnenreflexzeit (11.).

1. Die chemischen Jod- und Hormonjodanalysen im Blut

Sie stellen die derzeit einzige, zuverlässige und bewährte Methode dar, um den Hormonspiegel im Blut zu messen. Ein direkter Nachweis des gesamten Thyroxin-Moleküls ist zwar in den letzten 2 Jahren auch als Routineverfahren angeboten worden, scheint aber einer kritischen Beurteilung nicht stand zu halten, ist eher technisch schwieriger als eine Jodanalyse und überdies mit dem Nachteil behaftet, daß Trijodthyronin nicht mit erfaßt wird. Um das *Hormonjod* zu erfassen, muß die es enthaltende Fraktion des gesamten Blutjodes vor der chemischen Analyse auf präparativem Wege isoliert werden. Das geschieht gleich wirksam durch Fällung mit Zinksulfat, Trichloressigsäure oder mit einem Harz als PBI (Protein Bound Iodine). Während diese Fraktion auch pathologischerweise im Blut vorkommende Hormonvorläufer, Jodproteine (bei Jodfehlverwertungen) und auch viele exogene Jodverbindungen mitenthält, finden sich im BEI (Butanol Extractable Iodine) nach Elution mit Blauschem Reagenz nur Thyroxin und Trijodthyronin sowie deren Metabolite und einige jodhaltige Röntgenkontrastmittel. Nicht an Eiweiß gebundene organische Jodverbindungen und Jodid sind als Differenz zwischen dem gesamten Blutjod und dem PBI zu erfassen, jodhaltige Proteine in Form des NBEI (Non Butanol Extractable Iodine) als Differenz zwischen PBI und BEI. Die eigentliche Jodanalyse erfolgt durch alkalische oder saure Veraschung zur Aufspaltung organischer in anorganische Jodverbindungen und Isolierung der letzteren in einem für die abschließende Cer-Arsen-Reaktion geeigneten Reaktionsmilieu. Die verschiedenen, sich durchwegs ähnlichen Methoden sind von unterschiedlichem Schwierigkeitsgrad, einander gleichwertig und auch mit dem Autoanalyzer zu bewältigen.

Die chemischen Jodanalysen stellen noch immer die einzige Möglichkeit zur quantitativen Messung des Hormonspiegels oder anderer Jodverbindungen im Blut dar und stehen deshalb im Mittelpunkt der Funktionsdiagnostik der Schilddrüse. Normalwerte sind für PBI (sog. Hormonjod im weiteren Sinne): 3,5 bis 7,5 γ-% und für das BEI (Hormonjod im engeren Sinne): 3,0–6,5 γ-%. Differenz zwischen PBI und BEI: weniger als 1,5 γ-%, Gesamtblutjod: 5,0–10,0 γ-%, anorganisches Blutjod: weniger als 1,0 γ-%.

Bei Hypothyreosen sind PBI und BEI erniedrigt, bei Hypothyreosen durch Jodfehlverwertungen nur das BEI bei erhöhter Differenz zwischen BEI und PBI bzw. BEI und Gesamtblutjod. Die diagnostische Verbindlichkeit in Richtung Hypothyreosen wird nur durch Anwesenheit exogener Jodverbindungen einschl. Thyroxin vermindert, wobei nichthormonelle Substanzen meistens durch ungewöhnlich hohe Werte für das PBI und das anorganische Jod als solche zu erkennen sind. Mehr als 95% aller Hyperthyreosen gehen mit erhöhten, die übrigen, vorwiegend toxische Adenome und die seltenen toxischen Krisen infolge eines relativ hohen Anteils von Trijodthyronin mit normalen Werten für BEI und

PBI einher. Andererseits sind erhöhte Werte noch Monate bis sogar Jahre nach Röntgenkontrastmitteln oder anderen jodhaltigen Mitteln wie auch bei manchen blanden Strumen zu finden, während Schilddrüsenmalignome und Hypothyreosen mit ausnahmsweise hohem PBI stets ein normales oder niedriges BEI aufweisen.

Die Jod- und Hormonjodanalysen im Blut haben ihre zusätzliche Bedeutung zur Klärung einer exogenen Jodzufuhr sowie vor allem zur Kontrolle und Steuerung der Therapie sämtlicher Schilddrüsenkrankheiten einschließlich der Rezidivprophylaxe nach Schilddrüsenoperationen.

2. Der sog. ^{131}Trijodthyronin-in vitro-Test

Er ist ein Parameter der sog. latenten Hormonbindungskapazität des Blutes: das nicht mit endogenen Hormonen besetzte Trägereiweiß des Serums wird in vitro von zugesetztem radioaktiv markierten Trijodthyronin in Anspruch genommen, so daß desto mehr davon verbraucht wird, je niedriger der Spiegel an inaktiven Hormonen im Serum ist. Der im Versuchsansatz nicht verbrauchte Teil von radioaktivem Trijodthyronin kann durch ein Harz oder in einer Säule zurückgewonnen und als Index berechnet werden. Es gibt Modifikationen des Verfahrens auch mit Verwendung von Radiothyroxin, doch bieten sie keine Vorteile.

Die Methode läßt sich weitgehend standardisieren. Hyperthyreosen gehen mit einem erhöhten Index, Hypothyreosen mit einem erniedrigten Index einher. Der Ausfall des Testes hängt, seiner Grundlage entsprechend, von der durch zahlreiche Krankheiten z. B. über das Blut-pH und -CO_2 veränderten physikalischen Bindungsfähigkeit der Proteine für Hormone sowie von der ebenfalls variablen Zusammensetzung der Bluteiweißkörper und ihrer Beanspruchung als Vehikel für zahlreiche Medikamente ab, bleibt bemerkenswerterweise aber unbeeinflußt von der Anwesenheit jodhaltiger Substanzen. Insgesamt gesehen ist deshalb die Hormonbindungskapazität der Serumeiweißkörper kein quantitativ so konstanter Faktor für eine Untersuchungsmethode, als daß eine besonders hohe diagnostische Treffsicherheit resultieren könnte. Sie liegt bei etwa 60—70% und damit nicht höher als die einer gründlichen körperlichen Untersuchung oder einer regelrechten Grundumsatzbestimmung. Als alleiniges Verfahren kommt sie nicht in Betracht, wohl aber als zusätzliche Methode anstelle einer chemischen Hormonjodanalyse, wenn diese infolge Jodmedikation falsche Werte ergibt. Im gleichen Sinne kann sie anstelle einer chemischen Hormonjodanalyse für die Therapiekontrolle von Hyperthyreosen wertvolle Dienste leisten.

3. Chromatographie und Radiochromatographie

Von Alkohol-, meist Butanolextrakten des Serums auf Papier oder in der Säule durchgeführt, dienen sie zur Identifizierung einzelner thyreogener Blutjodverbindungen. Die Ergebnisse können in Zusammenhang mit chemischen Hormonjodanalysen quantitativ ausgewertet werden. Diese Verfahren sind unerläßlich zur Feststellung unphysiologischer Jodverbindungen im Blut bei Jodfehlverwertungen und des Verhältnisses von Thyroxin zu Trijodthyronin, gehören jedoch nicht zum Routine-Repertoire. Normalerweise lassen sich nur Thyroxin und Trijodthyronin als thyreogene Inkretionsprodukte in einer Relation T_4/T_3 von

16*

etwa 90/10 feststellen. Der relative Anteil von Trijodthyronin kann unter thyreotroper Stimulierung, z. B. nach Strumektomie und bei manchen Hyperthyreosen zunehmen, ohne indessen diagnostische Schlüsse zuzulassen.

4. Das Radiojodstoffwechselstudium

Es beruht auf der Spürtechnik und soll über die beiden wichtigsten Abschnitte des thyreoidalen Jodumsatzes, die Jodanreicherung (Jodidphase) und die Jodabgabe in Hormonform (Hormonphase) informieren. Mit geeigneten Meßgeräten registriert man unter Berücksichtigung von *„Background"* und *„Backscatter"* zu bestimmten Zeiten nach Verabreichung einer Spürdosis Radiojod in Prozent dieser Dosis als Maß für die Jodidphase die Radioaktivität der Schilddrüse (sowie in der Regel zum Zeitpunkt des maximalen Aktivitätsgehaltes szintigraphisch die Aktivitäts*verteilung*, um als Szintigramm ein Schilddrüsenabbild zu erhalten). Die inzwischen radioaktiv markierten und die Drüse verlassenden Hormone werden mit dem PB^{131}I im Blut in vitro als Maß für die Hormonphase erfaßt. Der zeitliche Ablauf des thyreoidalen Jodumsatzes, dem sich die Spürdosis Radiojod anschließt, bringt es mit sich, und die jahrelange Erfahrung hat gezeigt, daß nur ein über 24 bis 48 Std sich hinziehendes sog. Zweiphasenstudium von diagnostischem Wert und eine Beschränkung auf die Jodidphase unbrauchbar, ja irreführend ist. Die am häufigsten praktizierte und auch am besten bewährte Form des Zweiphasenstudiums besteht in Messungen über der Schilddrüse 2, 24 und 48 Std sowie des PB^{131}I 48 Std nach einer Spürdosis ^{131}J. In manchen Fällen ist die Bestimmung der effektiven Halbwertzeit unentbehrlich. Normalerweise steigt die Radioaktivität der Schilddrüse bis zur 24. oder 48. Std hin in Abhängigkeit vom Blutjodidspiegel regional unterschiedlich stark an, so daß einem noch so hohen Maximum der Jodaufnahme sowie der Aufnahmegeschwindigkeit für sich allein kein Krankheitswert zukommt und lediglich Speicherungsmaxima von weniger als etwa 15% der Dosis auf eine Hypothyreose verdächtig sind. Die Normalwerte für das PB^{131}I nach 48 Std liegen zwischen 0 und 0,25% der Dosis/L-Serum. Es gibt keine untere Grenze, Werte über 0,3% der Dosis/L-Serum sind Ausdruck einer Beschleunigung, nicht aber ohne weiteres einer Vermehrung des thyreoidalen Jodumsatzes. Je höher das PB^{131}I, desto früher wird der Gipfel der Jodaufnahme als Endpunkt der Jodidphase erreicht. Die Meßbedingungen sind weitgehend standardisiert, Messungen über Oberschenkel oder Leber überflüssig.

Es gibt eine große Reihe von Modifikationen des Radiojodstoffwechselstudiums, von denen jedoch nur diejenigen diagnostisch brauchbar sind, welche die beiden genannten Phasen des thyreoidalen Jodumsatzes berücksichtigen (z. B. der sog. Plasmatest). Möglicherweise läßt sich das 2-Phasenstudium in Zukunft abkürzen, ohne daß auf Messungen in der Hormonphase verzichtet wird.

Voraussetzung dafür ist die Verwendung eines nicht allzu kurzlebigen Jodisotopes, so daß ^{132}J das ^{131}J kaum ersetzen kann. Dessen Spürdosis kann durch Verwendung empfindlicher Registriergeräte auf 5—10 µC gesenkt und damit die Strahlenbelastung der Schilddrüse gering gehalten werden. Die Strahlenbelastung anderer Organe spielt keinerlei Rolle, sie liegt um Zehnerpotenzen unter der von üblichen Röntgenuntersuchungen.

Jedes Radiojodstoffwechsel- und so auch das Zweiphasenstudium gibt nur über die Geschwindigkeit des thyreoidalen Jodumsatzes und auch mit seiner sog. Hormonphase nicht über die hormonelle Leistung Auskunft. Diese Umsatzgeschwindigkeit ist verlangsamt bei Hypothyreosen und großen jodreichen blanden Kröpfen, beschleunigt bei Hyperthyreosen sowie infolge eines verkleinerten Jodpools bei euthyreotischen endokrinen Ophthalmopathien, nach Strumektomie, Radiojodtherapie und Absetzen antithyreoidal wirksamer Medikamente (sog. Rebound- oder Rückstoßphänomen), bei bestimmten, weitgehend autonomen Adenomen und bei z. T. sogar hypothyreoten Jodfehlverwertungen. Ohne eigene Kenntnisnahme von Anamnese und körperlichem Befund ist deshalb eine Interpretation der Ergebnisse nicht möglich. Berücksichtigt man sie, so hat das Zweiphasenstudium eine hohe diagnostische Treffsicherheit. Sie wird eingeschränkt durch eine Vormedikation von jodhaltigen oder antithyreoidal wirkenden Substanzen, z. B. Röntgenkontrastmitteln. Zur Verlaufskontrolle ist ein Radiojodstoffwechselstudium angebracht bzw. unentbehrlich bei blanden Strumen unter der Hormontherapie sowie bei Schilddrüsenentzündungen, Hyperthyreosen und Schilddrüsenmalignomen zur Information über den Behandlungseffekt und zwecks weiterer differentialtherapeutischer Erwägungen.

5. Der Depletionstest

Er stellt eine Ergänzung des Zweiphasenstudiums bei Verdacht auf eine bestimmte Art von Jodfehlverwertung bei der Struma lymphomatosa und beim sporadischen Kretinismus dar und besteht in einer Wiederholung der Jodidphase desselben frühestens eine Woche nach dem ersten Test in z. B. folgender Form: 2 Std nach der erneuten Spürdosis werden der Wert für die Jodaufnahme registriert und sofort 1 g Kaliumthiocyanat oder 600—1000 mg Natrium- oder Kaliumperchlorat per os appliziert. 1,2 oder auch noch 3 Std später mißt man erneut über der Schilddrüse. Normalerweise bleibt mit einer Schwankungsbreite von etwa ±10% des Meßwertes dieser zu allen Meßzeiten gleich, d. h. die Schilddrüse nimmt weder weiterhin Jod auf noch verliert sie welches. Bei einem sog. Jodisations-Defekt ist letzteres der Fall.

6. Der Suppressionstest

Er besteht in einer Wiederholung der Jodidphase eines Zweiphasenstudiums unter der Medikation von tgl. 80—100 Gamma L-Trijodthyronin für etwa eine Woche. Es bleibt fraglich, ob man schon nach 3—4 Tagen unter der Hormongabe messen kann, zuweilen sind Trijodthyronin-Tagesdosen bis zu 300 γ notwendig. Abkürzungen der Suppression auf weniger als 3 Tage sind sicher unvorteilhaft, ebenso die Verwendung von Thyreoidea siccata, die infolge des Jodidgehaltes der Droge falsche positive Resultate liefern kann. Normalerweise bremst die Trijodthyronin-Medikation innerhalb der genannten Zeit die TSH-Abgabe aus dem Hypophysenvorderlappen und sinkt demzufolge das Maximum der Jodaufnahme der Schilddrüse auf 50% oder weniger des ursprünglichen Wertes ab (positiver Testausfall). Wahrscheinlich ist schon ein Absinken auf 66% oder sogar 75% des Ausgangswertes als positiv zu akzeptieren, es schließt eine Hyperthyreose so gut wie mit Sicherheit aus. Darin liegt der große Wert der Methode als Routineverfahren bei trotz Zweiphasenstudiums und anderer Methoden fraglicher Diagnose.

Das negative Ergebnis einer ausbleibenden Suppression kommt bei allen Hyperthyreosen, euthyreotischen endokrinen Ophthalmopathien und bei nicht wenigen blanden Knotenkröpfen vor. Es ist also nicht pathognomonisch und läßt unter Einschluß der Szintigraphie auch die seltenen autonomen, aber nicht toxischen Adenome als solche erkennen.

7. Der TSH-Test

Er dient zur Abgrenzung der primären gegen die sekundäre Hypothyreose und hat gewisse therapeutische Konsequenzen, die ihm die Bedeutung eines Routineverfahrens sichern. Ist die Diagnose einer Hypothyreose mit mangelhafter oder fehlender thyreoidaler Jodaufnahme gesichert, so gibt man unmittelbar nach der Injektion von je 5 iE TSH an zwei aufeinander folgenden Tagen eine erneute Spürdosis Radiojod und wiederholt die Messung der Jodidphase. Bleibt auch dabei ein Anstieg der ^{131}J-Aufnahme aus, so handelt es sich um eine auf TSH nicht mehr reagierende primäre Hypothyreose infolge drüseneigener Schädigung. Kommt es zu einer geringen Zunahme der Radiojodspeicherung von weniger als 10% der Dosis, so schließt auch das eine primäre Krankheitsform noch nicht aus, während ein entschiedener Anstieg um mehr als 10% der Dosis auf eine deutliche Funktionsreserve der Schilddrüse und somit eine sekundäre Hypothyreose hinweist. Wahrscheinlich ist es möglich, auch mit einer Injektion von 5 oder 10 iE TSH am Tag zuvor auszukommen, überflüssig ist jedenfalls die früher geübte 3tägige Gabe.

Der TSH-Test kann auch ohne Radiojod durch Kontrollen des Hormonjods im Blut (PBI) vor sowie 2 und 3 Tage nach TSH ausgeführt werden. Ein Anstieg um mehr als 1,5 γ-% belegt eine sekundäre Hypothyreose.

Eine Variante des TSH-Testes stellt die Wiederholung einer Szintigraphie nach Verabreichung von TSH dar, wenn das erste Szintigramm nur eine Aktivitätsansammlung im Bereich eines solitären Kropfknotens ergeben hatte. Stellt sich jetzt ein weiteres Aktivitätsmaximum von etwa Lappengestalt neben dem Knoten dar, so handelt es sich bei diesem um ein autonomes Adenom. Ob es toxisch ist, also eine Hyperthyreose unterhält, oder euthyreot funktioniert, muß auf Grund quantitativer Kriterien entschieden werden. Bleibt das Szintigramm nach TSH unverändert, so liegt eine knotig-kugelig umgebaute Schilddrüse vor, die ebenfalls normal oder überfunktionieren kann.

8. Die Bestimmung von EPF, TSH und TSH-Reserve des Hypophysenvorderlappens

Der Nachweis des EPF im Blut kann nur in Versuchen an Fischen geführt werden und belegt eine endokrin noch aktive und somit medikamentös therapiebedürftige Ophthalmopathie. Für die TSH-Bestimmung im Blut stehen viele und z. T. umstrittene Verfahren zur Verfügung, denen überdies zunächst noch keine diagnostische Bedeutung zukommt. Am zuverlässigsten sind die biologischen Methoden an Mäusen, spezifischer und empfindlicher sind immunologische Verfahren. Von klinischem Interesse wäre die Bestimmung der TSH-Reserve der Hypophyse, die eine Beteiligung dieser Drüse am Krankheitsbild erkennen ließe. Die einzige bisher ausgearbeitete Methode, die mittels Radiojod das Rückstoß-Phänomen der Schilddrüse nach Abbruch einer kurzdauernden antithyreoidalen Medikation registriert und in Details auswertet, ist anfechtbar und bedarf der weiteren Nachprüfung.

9. Die Grundumsatzbestimmung

Die modernen Methoden mit geschlossenem oder offenem System sind gleich brauchbar, ein verbindliches Ergebnis ist nur bei stationärer Bestimmung unter optimalen Bedingungen nach am Vorabend eiweißfreier Kost zu erwarten. Auch dabei sind häufig Wiederholungen nötig, eine 3 Tage lange Eiweißkarenz ist überflüssig. Die sog. Grundumsatzbestimmung im Schlaf (nach Narkotica) ist der einfachen Grundumsatzbestimmung überlegen, aber mit Risiken behaftet, die Bestimmung des sog. „Grundumsatz im engeren Sinne" bedarf eines kaum zu vertretenden apparativen Aufwandes. Auch wenn der echte metabolische Sauerstoffverbrauch erfaßt wird, ist die Methode nicht schilddrüsenspezifisch, extrathyreoidale Grundumsatzerniedrigungen kommen bei der Anorexia nervosa und beim M. Addison, extrathyreoidale Steigerungen bei zahlreichen Krankheiten wie Hypertonien, Lungenleiden, Leukämien, chronischen Entzündungen, Diabetes mellitus und anderen vor. Die Normalwerte liegen zwischen -15 und $+30\%$. Erniedrigte Werte können bei entsprechendem klinischem Verdacht eine Hypothyreose belegen, erhöhte Werte niemals eine Hyperthyreose. Letztere sind kontrollbedürftig und Anlaß zu weiteren diagnostischen Maßnahmen. Normale Ergebnisse schließen in der Regel eine Hyperthyreose, nicht aber eine Hypothyreose aus.

Der Wert der Methode liegt darin, daß der Grundumsatz bei Schilddrüsenkranken weitgehend ein Maß für die Schwere der Erkrankung darstellt und für Verlaufskontrollen nützlich, bei Störungen der Jodstoffwechseldiagnostik durch exogene Jodverbindungen sogar unentbehrlich ist.

10. Die Bestimmung des Serumcholesterins

Ein in Abhängigkeit vom Lebensalter auf über 250—350 mg-% erhöhtes Gesamtcholesterin im Nüchternserum sollte stets an eine Hypothyreose denken lassen, kann sie sogar in Zusammenhang mit klinischen Symptomen und einem erniedrigten Grundumsatz sichern. Ein erniedrigtes Serumcholesterin hat hinsichtlich der Schilddrüse im Einzelfall keine diagnostische Bedeutung, wenngleich Hyperthyreosen im Kontingent niedrigere Durchschnittswerte als Schilddrüsengesunde haben. Der Abfall eines erhöhten Serumcholesterins unter der Substitution von Hypothyreosen und der Anstieg unter der antithyreoidalen Behandlung von Hyperthyreosen sind jedoch sehr zuverlässige und auch heute noch unentbehrliche Kriterien für den Therapieverlauf, wenn Hormonjodanalysen nicht zur Verfügung stehen oder wegen exogener Jodzufuhr nicht möglich sind. Empfehlenswert sind Serumcholesterinbestimmungen ferner als Routine-Kontrollen auch noch Jahre nach jeder Radiojodtherapie, weil sie eine sich entwickelnde Hypothyreose besonders frühzeitig zu erkennen erlauben.

11. Die Achillessehnen-Reflexzeit

Sie ist in den letzten Jahren als neues Kriterium für die Reaktion des Organismus auf die Versorgung mit Schilddrüsenhormonen erarbeitet und einer relativ genauen Registrierung auf elektromagnetischem oder photoelektrischem Wege zugänglig geworden. Die nicht allzu zahlreichen Erfahrungen zeigen, daß eine Verkürzung der normalen Reflexzeit (0,25—0,35 sec vom Beginn der Kontraktion bis

Ende der Relaxation) kaum diagnostisch verwertet und auf die Schilddrüse bezogen werden kann, während eine Verlängerung den Verdacht auf eine Hypothyreose stützt. Die klinische Brauchbarkeit des Verfahrens entspricht etwa der der Serumcholesterinbestimmung, es kann als Zusatzmethode zur Verlaufskontrolle einer Substitution ausgenutzt werden.

12. Kombinationen von Methoden

Die Frage nach der leistungsfähigsten Form der Schilddrüsen-Funktionsdiagnostik im Laboratorium wurde eindeutig dahingehend beantwortet, daß Zweiphasenstudium mit Radiojod und chemische Jod- bzw. Hormonjodanalysen einander so sinnvoll ergänzen, daß sie eine nahezu optimale Kombination ergeben und, wenn möglich, stets zusammen durchgeführt sowie hinsichtlich der Lokalisation durch ein Szintigramm vervollständigt werden sollen. Auf diese Weise lassen sich nahezu alle Schilddrüsenkrankheiten diagnostizieren und auch der Einfluß iatrogener Maßnahmen beurteilen. Die Beschränkung auf eine Grundumsatzbestimmung oder die Jodidphase des Jodstoffwechselstudiums (auf den sog. kleinen Radiojodtest) ist nicht nur völlig unzureichend sondern häufig irreführend. Falls weitere Methoden erforderlich oder Hormonjodanalysen nicht durchführbar sind, leisten bei Hyperthyreose-Verdacht der Suppressionstest, bei Hypothyreoseverdacht die Serumcholesterinbestimmung und für beide der ^{131}Trijodthyronin- in vitro-Test am meisten. Spezielle Situationen sind durch die übrigen Verfahren abzuklären und unter Umständen sogar durch weitere, hier nicht erörterte zu ergänzen (z. B. bei Verdacht auf Gewebsunempfindlichkeit gegen Schilddrüsenhormone durch Umsatzuntersuchungen mit radioaktivem Thyroxin). Für Verlaufskontrollen unter einer Therapie eignen sich zweifellos am besten Hormonjodanalysen, als Ersatz dafür sind etwa gleichwertig der ^{131}Trijodthyronin- in vitro-Test und die Bestimmung von Serumcholesterin und Grundumsatz.

Aus der Universitäts-Kinderklinik Würzburg
(Direktor: Prof. Dr. J. Ströder)

Die Neugeborenen-Struma

Von

H. Niggemeyer

Eine normale Schilddrüsenfunktion in der Fetalzeit wie auch während der postpartalen Lebensperiode ist eine der Voraussetzungen für eine volle Ausreifung genetisch gegebener Potenzen. Störungen können zu Fehl- oder Frühgeburt, Hyperbilirubinämie, mangelnder Skelet- und vor allem Cerebralreifung führen. Als Ursachen werden hypothalamisch-hypophysäre Defekte, Schilddrüsenaplasie, -hypoplasie, aber auch -ektopie, Störungen der Hormonsynthese, des Transportes oder mangelnde Freisetzung aus der Eiweißbindung des Vehikels angeführt. Für das Einzugsgebiet unserer Klinik spielt darüber hinaus der exogene Jodmangel eine sicher nicht unbedeutende Rolle.

In den Jahren 1964—1966 haben wir als eine Art "screening-Test" PBI-Bestimmungen bei körperlich und geistig retardierten Kindern, Kropfträgern und Präpubertäts-Adipositas durchgeführt. An diesem, wenn auch ausgewählten Material war der Anteil erniedrigter PBI-Werte bei insgesamt 873 Erstbestimmungen mit 72% so überraschend hoch, daß wir auf der Suche nach Zusammenhängen eine geographische Verteilung nach Wohnorten vornahmen. Hierbei fanden wir unternormale Werte verhältnismäßig häufiger im Randgebiet der Rhön und im Sinntal. Die im Gegensatz zu Würzburg auffällige Aussparung der Städte Aschaffenburg und Schweinfurt ist wohl auf das Vorhandensein eigener Fachabteilungen zurückzuführen. In Konsequenz dieser Beobachtung führen wir seit 1966 bei möglichst allen Patienten unserer Klinik und Ambulanz PBI-Bestimmungen durch und hoffen, in der Folge ausgesprochene, umschriebene Kropf-Nester sicherer eingrenzen zu können. Wir können schon jetzt sagen, daß Jodmangel für den Gesundheitszustand unserer Bevölkerung, vor allem der Kinder, von größerem Einfluß ist als bisher vermutet wurde.

Die Neugeborenen-Struma ist hier in fast allen Fällen Folge einer besonderen materno-fetalen Situation, nämlich des relativen Jodmangels. Wir konnten bei 21 Neugeborenen und deren Müttern PBI-Bestimmungen durchführen. Wie aus der tabellarischen Übersicht zu ersehen ist, sind die Werte bei Mutter und Kind durchweg erniedrigt. Die Mütter waren entweder schon lange Strumaträgerinnen oder entwickelten unter der Gravidität eine erhebliche Struma; eine wirksame Behandlung hatte nicht stattgefunden. Alle Neugeborenen reagierten auf Jodzufuhr prompt mit schneller Rückbildung der Struma und hatten auch bei späteren Nachuntersuchungen bis zum 2. Lebensjahr keine Hypothyreose-Zeichen. Dies gilt für statisch-geistige Entwicklung, Knochenkernreifung und PBI-Werte.

Demgegenüber spielen Störungen der Schilddrüsenfunktion im Sinne der eigentlichen, nicht durch Jodzufuhr zu behebenden Defekte keine größere Rolle

Tabelle. *Proteingebundenes Jod im Serum von Mutter und Kind bei Neugeborenen mit Struma (1964—1966)*

Mutter	Kind
1,3 µg-%	5,6 µg-%
1,6 µg-%	3,4 µg-%
1,7 µg-%	5,6 µg-%
1,8 µg-%	unter 1,0 µg-%
1,8 µg-%	2,0 µg-%
2,1 µg-%	4,4 µg-%
2,2 µg-%	5,1 µg-%
2,5 µg-%	10,0 µg-%
2,6 µg-%	2,8 µg-%
2,6 µg-%	2,1 µg-%
2,9 µg-%	5,3 µg-%
3,0 µg-%	6,0 µg-%
3,2 µg-%	6,2 µg-%
3,4 µg-%	4,8 µg-% (Zwillinge)
	7,6 µg-%
3,5 µg-%	unter 1,0 µg-%
3,8 µg-%	3,9 µg-%
4,1 µg-%	5,0 µg-%
4,2 µg-%	unter 1,0 µg-%
4,9 µg-%	3,9 µg-%
5,4 µg-%	unter 1,0 µg-%

als anderenorts. Eine genaue Differenzierung ist im Neugeborenenalter schwer möglich und wegen der erheblichen Strahlenbelastung ja auch nicht ratsam. Als Faustregel kann gelten, daß schnelle Rückbildung der Struma nach zweimaliger Einreibung eines erbsgroßen Stückes einer 5%igen Jodsalbe in die Haut (nicht über der Struma!) unter Ansteigen des PBI-Wertes auf intrauterine Jodmangel-Situation mit hypophysärer Kompensierung hinweist. Im Zweifelsfall ist die Verabreichung von Thyreoidea siccata über das ganze 1. Lebensjahr angezeigt, da ein Hormonmangel in dieser Zeit zu erheblichem, unter Umständen irreversiblem Schaden führt. Wir möchten zur Diskussion stellen, ob man nicht schon im Rahmen der prophylaktischen Schwangerschaftsuntersuchungen dem Struma-Problem — hier einem Jodmangel-Problem — das erforderliche Gewicht beimessen sollte. Darüber hinaus müßte die Frage der Notwendigkeit und Durchführbarkeit einer Jodvollsalz-Prophylaxe generell überprüft werden; denn die Einführung einer gezielten Prophylaxe für jede mit Kropf belastete Familie neben der individuellen Therapie des Kropfträgers scheitert, so einfach sie wäre, an menschlichen Unzulänglichkeiten.

Schließlich erklärt sich das Interesse des Pädiaters an einer wirksamen Kropfprophylaxe noch aus anderen Gesichtspunkten. Auf die besondere Empfindlichkeit der maximal stimulierten Drüse gegenüber fast allen beliebigen Noxen — Hypoxie, Toxine — kann in Analogie aus experimentellen Studien von TONUTTI geschlossen werden. Hinzu kommt die Gefahr des Geburtstraumas bei den ja zum Teil riesigen Strumen. Die intrauterine, aus Jodmangel entstandene Schilddrüsenhyperplasie führt bei Hinzutreten sonst bedeutungsloser Noxen zur bleibenden Schädigung der Schilddrüse; auch die Rolle der placentar übertragenen maternellen Schilddrüsen-Antikörper ist hier zu diskutieren.

Abteilung für Endokrinologie der Medizinischen Universitäts-Poliklinik Heidelberg

Erfahrungen über die Behandlung der Struma mit Schilddrüsenhormonen

Von

F. Bahner

Mit 1 Abbildung

Die relativ kleine Statistik von 160 Fällen mit euthyreoter Struma, die ich vorlege, hat den Vorzug, daß sie nur solche Patienten enthält, die sehr genau nachuntersucht worden sind. Kranke mit Hyperthyreose oder mit Hashimoto-Struma sind darin nicht enthalten. Alle Patienten hatten das Schilddrüsenhormon bei der Nachuntersuchung über 6 Monate lang, ein Drittel davon über 1 Jahr lang eingenommen. Der Erfolg der Behandlung wurde folgendermaßen beurteilt:

Ein *sehr guter* Erfolg lag vor, wenn die Struma ganz oder fast ganz verschwunden war.

Einen *guten* Erfolg stellten wir fest, wenn die Struma einwandfrei kleiner und weicher geworden war. Dies läßt sich nicht immer zuverlässig als Abnahme des Halsumfanges ausdrücken, besonders wenn der Hals breit und adipös ist. Am besten bewährte es sich, die Größe der Seitenlappen oder der Knoten mit der Größe geläufiger Gegenstände zu vergleichen. Es ist leicht die Größe einer Bohne, Kirsche, Pflaume, eines Tischtennisballes, eines Hühner- oder Gänseeies usw. beim Abtasten wiederzuerkennen.

Ein *geringer* Erfolg lag vor, wenn nicht nachzuweisen war, daß die Größe oder die Konsistenz sich verändert hatte, die Beschwerden von der Struma aber verschwunden waren.

Kein Erfolg war eingetreten, wenn sich nichts geändert hatte.

Wir fanden einen sehr guten Erfolg in 6%, einen guten Erfolg in 52%, einen geringen Erfolg in 24% und keinen Erfolg in 18%.

Dieses Ergebnis stimmt mit dem anderer Autoren, wenn man ihre verschiedene Erfolgseinteilung berücksichtigt, völlig überein. Es sagt in Worten: $^4/_5$ der Kropfträger wird durch die Behandlung mit Schilddrüsenhormon beschwerdefrei, und bei über der Hälfte der Patienten geht der Kropf so zurück, daß keine medizinische Indikation mehr besteht, auf die operative Entfernung der Struma zu drängen.

Im einzelnen ergab sich folgendes:

1. Zwischen jungen und alten Patienten wie auch zwischen Männern und Frauen war kein Unterschied im Behandlungserfolg.

2. Je kürzer die Struma bestand, desto sicherer war der Erfolg. Aber fast die Hälfte unserer Patienten, bei denen wir einen guten Erfolg sahen, hatte die Struma über 10 Jahre lang.

3. Der Erfolg zeigt sich manchmal schon in kurzer Zeit, gelegentlich innerhalb weniger Tage, manchmal läßt er ein halbes Jahr auf sich warten.

4. Die Behandlung ist wirksam bei diffusen und bei nodösen Strumen.

	diffus	nodös
Guter Erfolg	68%	47%
Geringer Erfolg	20%	30%
Kein Erfolg	12%	23%

Die Erfolgsrate ist bei diffusen Strumen größer, bei nodösen Strumen kleiner, aber dennoch hat knapp die Hälfte der nodösen Strumen gut reagiert.

5. Auch kalte Knoten können reagieren, denn manchmal werden sie weicher. Dies ist wohl so zu erklären, daß auch in kalten Knoten die morphologischen Strukturen noch unter dem Einfluß des TSH stehen. Wir sehen daher im Radiojod-Test nicht unbedingt einen Gewinn für die Indikation zur Hormonbehandlung.

6. Der Hauptunterschied vor und nach der Behandlung besteht in der Konsistenz der Schilddrüse. Sie wird in weit über der Hälfte aller Fälle weicher, vielfach so weich, daß man die Konturen einer vorher festen Schilddrüse überhaupt nicht mehr tasten kann. Wenn die Schilddrüse weicher wird, so muß dies als ein sicheres Zeichen dafür gelten, daß die Struma, wenn sie weiter mit Schilddrüsenhormon behandelt wird, nicht weiter wächst. Man kann dann in gewissem Sinne von einer Heilung sprechen, selbst wenn noch eine Struma da ist. Man muß bedenken, daß der progressive Prozeß einer länger dauernden Strumaentstehung nicht vollständig, sondern nur unvollständig reversibel sein kann. Selbst in den Fällen, in denen nur ein geringer Erfolg eingetreten war, ist mit einem Wachstumsstillstand zu rechnen, wenn man die Hormonbehandlung fortsetzt. Auch bei einer Behandlung während der Gravidität konnte das Strumawachstum immer verhütet werden.

7. Wir haben bisher selten gesehen, daß unter der Behandlung die Struma größer geworden ist. Solche Kröpfe lassen wir natürlich entfernen.

8. Eine besondere Indikation ist die sehr große oder Riesenstruma. Erfahrungsgemäß haben Riesenstrumen im Szintigramm noch sehr große Speicherbezirke und es ist daher nicht verwunderlich, aber doch erstaunlich zu sehen, daß gerade Riesenstrumen sich unter Schilddrüsenhormon ganz erheblich verkleinern können und in bedeutenden Anteilen weicher werden. Bei Riesenstrumen findet man häufig Zeichen der Hypothyreose, die natürlich auch eine Indikation zur Hormonbehandlung ist. Es ist daher verständlich, daß der Stridor bei großen Strumen verschwinden kann. Gleichzeitig können stark gestaute Halsvenen abschwellen. Dennoch wird man bei Riesenstrumen die Operation anstreben, aber die Behandlung mit Schilddrüsenhormon vor der Operation kann den Zustand des Patienten deutlich verbessern und die Operation erleichtern.

9. Über die Dosierung und die Wahl des Präparates gehen die Meinungen etwas auseinander. Manche Autoren empfehlen ziemlich hohe Dosen von Schilddrüsenhormon, weil sie es offenbar für notwendig halten, daß man an die Grenze der Hyperthyreosis factitia kommen muß. Das ist nach unseren eigenen Erfahrungen mit Bestimmtheit nicht notwendig. Meist erreicht man mit 50 mg Thyreoidin ebensoviel wie mit höheren Dosen, weshalb wir stets mit 50 mg Thyreoidin oder 0,1 mg Thyroxin beginnen und dabei bleiben, solange wir eine Wirkung sehen.

10. Soll man Thyreoidin oder Thyroxin vorziehen? Nur die Hälfte des im Thyreoidin enthaltenen Jods ist Hormonjod, der Rest kann als Jod in der Schilddrüse angesammelt werden. Mir scheint dies kein Vorteil zu sein. Ein wichtiges Argument, das Thyroxin dem Thyreoidin vorzuziehen, ist der offensichtlich wech-

selnde Hormongehalt des Thyreoidins. Wir beobachteten kürzlich, daß zwei unserer Patientinnen mit Myxödem, die auf 0,1 Thyreoidin täglich sehr gut eingestellt waren, bei der gleichen Dosis einer neuen Charge desselben Präparates hyperthyreot wurden. Die üblichen Standardisierungsmethoden des Thyreoidins sind offenbar unzureichend, wie die folgende Tabelle zeigt (aus BROCK und LORENZ: Verhdlg. d. Dtsch. Ges. inn. Med. 57. Band, 1951):

0,1 g Thyr. sicc. (Luitpold): 19 St. E.
0,1 g Thyr. sicc. (Merck) : 23 St. E.
0,1 g Thyr. sicc. (Wolff) : 30 St. E.
0,1 g Thyr. sicc. (Mack) : 31 St. E.

Beim Vergleich in Stoffwechseleinheiten zeigten die Präparate verschiedener Firmen erhebliche Unterschiede. Man braucht sich daher nicht zu wundern, daß die Wirkung des Thyreoidins schwanken kann, und wir haben uns daher entschlossen, dem Thyroxin von nun an den Vorzug zu geben.

11. Kleine Mengen Schilddrüsenhormon haben keinen Einfluß auf die Stoffwechselperipherie, denn sie treten in den Regelkreis Hypophyse-Schilddrüse ein. Dies geht aus einer schematischen Dosiswirkungskurve des Schilddrüsenhormons hervor:

Wenn man einen euthyreoten Menschen mit Schilddrüsenhormon behandelt, so beginnt die Wirkung in der Stoffwechselperipherie erst oberhalb einer gewissen Minimaldosis, die der endogenen Sekretion an Schilddrüsenhormon entspricht. Es ist also völlig unbegründet, kleinere Dosen als etwa 0,1 g Thyreoidin oder 0,2 g Thyroxin für irgendwie gefährlich zu halten. Wir sehen daher selbst im Herzinfarkt keine Gegenindikation gegen die Behandlung, wenn man nur beachtet, daß man sich im Beginn der Behandlung immer mit kleineren Dosen einschleichen muß.

Wenn man auch nur in einem kleinen Teil der Fälle von euthyreoter Struma durch eine Behandlung mit Schilddrüsenhormon den Kropf vollständig beseitigen

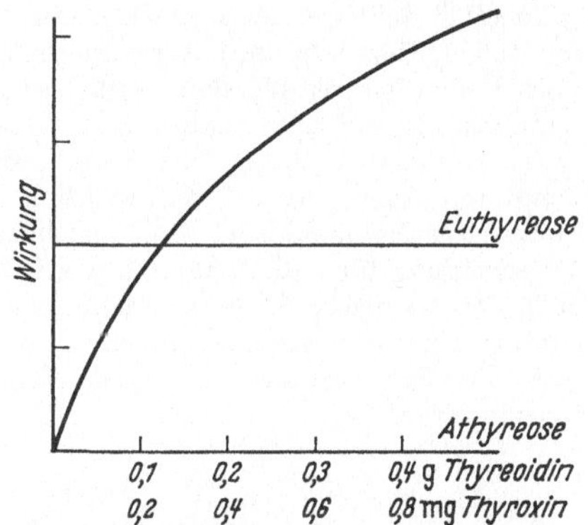

Abb. Dosiswirkungskurve (schematisch) für Schilddrüsenhormon. Bei Athyreose haben kleinste Mengen von Schilddrüsenhormon eine nachweisbare Wirkung. Bei Euthyreose beginnt die Wirkung des verabreichten Schilddrüsenhormons erst bei Dosen, die höher sind als die Hormonmenge, die von der Schilddrüse sezerniert wird

kann, so ist der Einfluß bei über der Hälfte der Patienten so günstig, da die Struma zwar nicht verschwindet, aber kleiner und vor allem weicher wird, daß man bei euthyreoter Struma immer einen Versuch mit Schilddrüsenhormon machen soll, es sei denn, man hat begründeten Verdacht dafür, daß ein Carcinom vorliegen könnte.

Diskussion

G. DHOM (Homburg):

Für den Morphologen stellt sich die Frage, was dem Weicherwerden der Struma unter Schilddrüsenhormon-Behandlung zugrunde liegt. Kann es eine Abnahme der Durchblutungsgröße sowie des Kolloidgehaltes des Einzelfollikels sein?

Bei der Beurteilung des Behandlungserfolges an einer nodösen Struma muß man wohl davon ausgehen, daß es einen fließenden Übergang von der diffusen über die nodöse Hyperplasie bis zum autonomen Adenom gibt. Es ist eigentlich verwunderlich, daß dies für die Schilddrüse bisher kaum diskutiert ist.

H. Kutzim (Köln):

Mit der negativen Beurteilung des Jodstoffwechselstudiums durch Herrn Bahner bin ich nicht einverstanden. So bietet die szintigraphische Untersuchung gerade bei der Knotenstruma große diagnostische Möglichkeiten, von denen erhebliche therapeutische Konsequenzen abhängen. Ich möchte vor allem die Diagnose des kompensierten toxischen Adenoms nennen, die nur mit Hilfe des ^{131}J-Testes möglich ist. Wir führen diese Patienten der chirurgischen Behandlung oder der Radioresektion zu und sind von der klinisch eindeutigen Besserung nach der Therapie sehr beeindruckt.

Als weitere Möglichkeiten der Diagnose mit Hilfe der Szintigraphie möchte ich die Aufdeckung von „kalten Knoten" erwähnen, die im Hinblick auf das Vorliegen eines Carcinoms nicht ganz unbedeutend sind.

F. Gauwerky (Hamburg):

Ein Radiojodfunktions-, Regulations- und vor allem Lokalisationsstudium muß gerade für die sog. euthyreoten Knotenstrumen für unentbehrlich gehalten werden, weil nur nach Kenntnis der topographischen Verhältnisse die Indikation zum geeigneten Behandlungsverfahren rationell gestellt werden kann. Das gilt vor allem aber auch für die autonomen Adenome, bei denen ohne Regulationsstudium unter Einschluß der Szintigraphie weder eine richtige Diagnose noch Behandlungsindikation möglich sind. In diesem Zusammenhang ist darauf hinzuweisen, daß mehr als die Hälfte der autonomen Adenome mit Sicherheit euthyreot ist. Man kann daher nicht regelmäßig vom „toxischen Adenom" sprechen und sollte daher diesen häufig benutzten Ausdruck auf die wirklich hyperthyreoten Fälle beschränken. Diese Überlegungen zur Nomenklatur, zur Unentbehrlichkeit des ^{131}J-Studiums für die Vorbereitung einer Entscheidung über die Therapie werden noch unterstrichen durch den Umstand, daß etwa 40% der nodulären Strumen mehr oder weniger ausgedehnte kühle oder kalte Bezirke im Szintigramm aufweisen. Rund 30% von 4200 Schilddrüsen in unserem Krankengut wiesen uninodöse Strumen auf, über deren Behandlungsbedürftigkeit und Behandlungsplan zu entscheiden war.

Aus der II. Medizinischen Klinik der Universität München
(Direktor: Prof. Dr. Dr. G. Bodechtel)
Aus dem Institut und Poliklinik für Physikalische Therapie
und Röntgenologie der Universität München
(Direktor: Prof. Dr. H. v. Braunbehrens)

Untersuchungen der Schilddrüsenfunktion bei Strumapatienten unter Behandlung mit D-Trijodthyronin

Von

J. Richter, H. Alberts, J. Beckebans, K. W. Frey, U. Haubold, K. Schwarz
und P. C. Scriba[1]

Die konservative Behandlung der Struma mit Schilddrüsenhormonen geht auf Bruns [1] zurück. Diese Therapie hat von ihrer Aktualität bis heute kaum etwas verloren. Eine genaue Diagnostik ist Vorbedingung für jede Strumatherapie.

Bei 721 von über 2000 im Jahre 1966 zum Radiojodspeicherungstest überwiesenen Patienten aus dem Münchener Einzugsgebiet fanden sich die in Tab. 1 angegebenen Werte des $PB^{127}I$, der Radiojodspeicherung und des Gesamt-^{131}Jod im Serum nach 48 Std. Hyperthyreosen, toxische Adenome, Thyreoditiden und diagnostizierte Schilddrüsenmalignome wurden im Rahmen dieser Fragestellung natürlich nicht berücksichtigt.

Die ersten beiden Spalten der Tab. 1 geben die Werte von Gesunden und von Patienten, die zum Ausschluß einer Schilddrüsenerkrankung überwiesen wurden, wieder. Letztere sind unter der endgültigen Diagnose normale bzw. normalgroße ^{131}jodavide Schilddrüse aufgeführt. Die klinische Untersuchung konnte bei diesen Patienten keine Schilddrüsenvergrößerung aufdecken. Die Werte des Radiojodspeicherungstestes waren mit Ausnahme der Fälle von Radiojodavidität nicht erhöht. Die Werte des von uns bestimmten $PB^{127}I$ (offene alkalische Veraschung nach Barker [2, 3]) lagen hier im Normalbereich von Gesunden $(3,2—7,2\ \gamma\text{-}\%)$.

Bei den angeführten (Tab. 1) drei großen Strumagruppen (Struma diffusa, ^{131}jodavide Struma diffusa und Struma nodosa) fand sich eine signifikante Erniedrigung der mittleren $PB^{127}I$-Werte im Vergleich zu Gesunden und zu unserer Gruppe mit normaler Schilddrüse (Tab. 1). Auch bei allen weiteren dargestellten Strumagruppen ist der mittlere $PB^{127}I$-Wert signifikant gegenüber Normalpersonen erniedrigt. Auch für andere endemische Strumagebiete wurde eine Erniedrigung der $PB^{127}I$-Werte berichtet [4—6], während Studer eine Erniedrigung des $PB^{127}I$ bei der Jodmangelstruma bezweifelt [7].

Die bis 48 Std nach ^{131}Jodgabe erreichten Speicherungsmaxima (Tab. 1) der Strumen sind abgesehen von den Patienten mit normalgroßer Restschilddrüse nach Strumaresektion und mit ^{131}Jod behandelten sog. euthyreoten Strumen [8]

---

[1] Mit Unterstützung der Deutschen Forschungsgemeinschaft.

erhöht. Ein beschleunigter [131]Jodumsatz — gemessen als Gesamt-[131]Jod im Serum nach 48 Std (normal bis 0,3%/l) fand sich bereits bei der jodaviden diffusen Struma. Deutlich vermehrt ist der Umsatz bei Knotenstrumen und verständlicherweise auch bei den Zuständen nach Strumaresektion. Die letzte Gruppe der Tab. 1 wurde wegen auffällig hoher Werte des Gesamt-[131]Jod im Serum zusammengestellt. Die Patienten hatten z. T. diffuse Strumen, z. T. normalgroße Schilddrüsen. Klinisch waren diese Patienten euthyreot. Auch ihre PB[127]I-Werte waren im Mittel niedrig. Soweit durchgeführt, war der Perchlorat-Test negativ.

Tabelle 1. *PB[127]I-Werte, [131]Jodspeicherungsmaxima und Gesamt[131]Jod im Serum bei Strumapatienten. Angegeben sind Mittelwerte ($\bar{x}$) von n Patienten mit der Standardabweichung (σ)*

Diagnose	n	PBI γ-% $\bar{x} \pm \sigma$	[131]Jodspeicherung, Maxim. % Dosis $\bar{x} \pm \sigma$	Gesamt[131]Jod i.S. %/l nach 48 Std $\bar{x} \pm \sigma$	Signifikanz gegen Normalkollektiv	Signifikanz gegen normale Schilddrüse
Normalpersonen	37	5,09 ± 0,97	—	—	—	p < 0,0025
normale Schilddrüse	156	4,55 ± 1,00	54,1 ± 11,7	0,16 ± 0,08 n = 20	p < 0,0025	—
normalgroße [131]Jodavide Schilddrüse	27	4,27 ± 1,36	74,8 ± 6,6	0,22 ± 0,12 n = 7	p < 0,01	p < 0,10
Struma diffusa	99	4,18 ± 1,02	60,3 ± 11,1	0,16 ± 0,15 n = 15	p < 0,0005	p < 0,005
[131]jodavide Struma diffusa	115	3,99 ± 1,11	77,2 ± 7,6	0,48 ± 0,28 n = 25	p < 0,0005	p < 0,0005
Struma nodosa z. T. mit kalten Knoten	91	4,29 ± 1,14	61,9 ± 11,7	0,74 ± 0,76 n = 24	p < 0,0005	p < 0,05
„normalgroße" Schilddrüse mit kalten Knoten	23	4,14 ± 1,26	61,7 ± 13,4	—	p < 0,0025	p < 0,05
normalgroße Restschilddrüse nach Strumaresektion	66	3,91 ± 1,20	50,2 ± 15,2	1,00 ± 0,90 n = 24	p < 0,0005	p < 0,0005
Rezidivstruma nach Resektion	81	4,22 ± 1,08	62,1 ± 14,0	1,01 ± 0,30 n = 31	p < 0,0005	p < 0,0125
[131]Jod-behandelte „euthyreote" Stru.	28	4,35 ± 1,66	48,5 ± 14,2	0,83 ± 0,76 n = 9	p < 0,01	p < 0,20
Strumen u. normalgr. Schilddrüsen m. beschleunigt. [131]Jod-Umsatz	35	4,00 ± 1,11	68,7 ± 13,1	1,84 ± 1,67 n = 24	p < 0,0005	p < 0,0025

Bekanntlich läßt sich durch die alleinige Anwendung von Jod als Therapeuticum im allgemeinen nur eine langsame und oft nicht zufriedenstellende Rückbildung einer Struma [9] erreichen. Den rationelleren Behandlungsweg stellt ohne Zweifel die Anwendung von Schilddrüsenhormonen dar, die über eine Unterdrückung der TSH-Produktion die Proliferationstendenz der Schilddrüse hemmt und bei rechtzeitigem Therapiebeginn eine Rückbildung der Struma erzielen kann [*10, 11*].

Zur erfolgreichen Therapie sind allerdings Schilddrüsenhormondosen erforderlich, die oft zu Überdosierungserscheinungen bezüglich der Stoffwechselwirkung führen. Man sucht daher seit langem nach Schilddrüsenhormonalogen, die eine Dissoziation der hypophysären Hemmwirkung und der Stoffwechselsteigerung aufweisen. Diese Forderungen erfüllt nach den tierexperimentellen Untersuchungen von Boyd und Oliver [12] unter anderen Hormonanalogen besonders auch das D-Trijodthyronin [13]. Nach den Daten dieser Untersucher gaben wir den Strumapatienten D-Trijodthyronin[2] in Dosen von 12,5 γ/kg Körpergewicht und Tag.

Obwohl in etwa 80% der Fälle bereits nach vierwöchiger Therapie subjektive Angaben über eine Besserung gemacht wurden, entzog sich zu diesem Zeitpunkt diese Befundänderung meist noch einer Objektivierung. Als Kriterien der Schilddrüsenverkleinerung bewährte sich uns vor allem die wiederholte Messung des Halsumfanges unter weitgehend genormten Bedingungen und die Palpation zur Konsistenzbestimmung. Die allgemeine Stoffwechselwirkung des Präparates wurde im wesentlichen an Hand von Gewicht, Puls und Blutdruck kontrolliert (Tab. 2). Daneben wurden regelmäßig Serumcholesterin, Gesamteiweiß, Elektrophorese, Blut- und Urinstatus überprüft.

Tab. 2 zeigt die Abnahme von Halsumfang und Körpergewicht sowie eine leichte Zunahme der Herzfrequenz. Dabei kamen etwa $^2/_3$ der Strumen völlig zur Rückbildung, während etwa $^1/_3$ der Fälle, unter ihnen in überwiegender Zahl die bereits jahrelang bestehenden Knotenstrumen, z. T. nur mangelhaft auf diese Therapie ansprachen.

Tabelle 2. D-*Trijodthyronin-Behandlung (12,5 γ pro kg) von Strumapatienten. Die Blutabnahmen erfolgten nüchtern und etwa 15 Std nach der letzten Dextronin-Einnahme*

	PB[127]I γ-% $\bar{x}\pm\sigma$	% sog. freies T$_3$-125 $\bar{x}\pm\sigma$	Halsumfang $\bar{x}\pm\sigma$	Gewicht $\bar{x}\pm\sigma$	Puls $\bar{x}\pm\sigma$	Blutdruck $\bar{x}\pm\sigma$
vor Therapie	4,26 $\pm$ 1,14 n = 33	13,78 $\pm$ 2,55 n = 30	36,8 $\pm$ 3,0 n = 31	62,9 $\pm$ 13,1 n = 30	81 $\pm$ 12 n = 32	128/86 $\pm$ 12/8 n = 31
unter Therapie nach 4 Wochen	5,25 $\pm$ 1,36 n = 24	15,60 $\pm$ 2,49 n = 22	36,7 $\pm$ 3,0 n = 20	61,8 $\pm$ 11,0 n = 19	81 $\pm$ 10 n = 15	126/85 $\pm$ 14/8 n = 14
nach 8 Wochen	6,02 $\pm$ 1,07 n = 21	15,23 $\pm$ 2,43 n = 19	35,7 $\pm$ 2,7 n = 22	63,3 $\pm$ 12,2 n = 19	84 $\pm$ 12 n = 20	123/82 $\pm$ 11/8 n = 18
nach 12 Wochen	6,11 $\pm$ 1,23 n = 11	15,64 $\pm$ 2,40 n = 11	35,6 $\pm$ 3,0 n = 11	63,0 $\pm$ 12,6 n = 8	88 $\pm$ 18 n = 9	129/79 $\pm$ 10/9 n = 8
nach 16 Wochen	6,10 $\pm$ 0,94 n = 14	15,86 $\pm$ 2,87 n = 14	35,0 $\pm$ 2,3 n = 13	59,1 $\pm$ 7,9 n = 11	90 $\pm$ 10 n = 11	127/85 $\pm$ 9/9 n = 12

Die Tab. 2 zeigt ferner einen Anstieg des PB[127]I und der Werte des sog. freien T$_3$-125, das bei uns mittels der Dextrangelfiltration [3] bestimmt wird. Die mittleren Werte des PB[127]I und des sog. freien T$_3$-125 dieser 33 Strumapatienten sind vor der Therapie (Tab. 2) signifikant (p < 0,0005) gegenüber dem Normalkollektiv

[2] Wir danken den Farbwerken Hoechst AG für die Überlassung von Dextronin, welches nach den Angaben des Herstellers weniger als 1% L-Trijodthyronin enthält.

($\bar{x} \pm \sigma$: 5,09 $\pm$ 0,97 γ-% bzw. 15,01 $\pm$ 1,78%) erniedrigt. Unter Therapie bleiben diese Werte in der beobachteten Zeit im Normalbereich.

Problematisch sind dagegen unsere Erfahrungen mit der D-T_3-Behandlung von Patienten mit euthyreotem, endokrinen Exophthalmus [14, 15]. Von 12 Patienten, die wir mit der bereits angeführten Dosis von 12,5 γ/kg Körpergewicht behandelten, entwickelten fast alle eine Hyperthyreosesymptomatik. Die Werte des PB[127]I und des sog. freien T_3-125 stiegen dabei weit über die Normalbereiche, ohne daß dabei eine eindeutige Besserung des Exophthalmus erzielt wurde.

Frau T. Jaegy und Frl. R. Fischer danken wir für ihre ausgezeichnete technische Assistenz.

Literatur

1. Bruns, P.: Über Kropfbehandlung mit Schilddrüsenverfütterung. Dtsch. med. Wschr. **20**, 785 (1894).
2. Barker, S. B.: Determination of protein bound iodine. J. biol. Chem. **173**, 715 (1948).
3. Scriba, P. C., R. Landgraf, H. G. Heinze u. K. Schwarz: Bestimmung der Bindung von Trijodthyronin an Serumproteine mittels Dextran-Gel-Filtration. Klin. Wschr. **44**, 69 (1966).
4. Butterfield, I. H., M. L. Black, M. J. Hoffmann, E. K. Mason, M. L. Wellby, B. F. Good, and B. S. Hetzel: Studies of the control of thyroid function in endemic goiter in eastern New Guinea. J. clin. Endocr. **26**, 1201 (1966).
5. Malamos, B., K. Miras, D. A. Koutras, P. Kostamis, D. Binopoulos, J. Mantzos, G. Levis, G. Rigopoulos, N. Zerefos, and C. N. Tassopoulos: Endemic goiter in Greece: Metabolic studies. J. clin. Endocr. **26**, 696 (1966).
6. De Luca, F., L. Cramarossa, S. Tonelli, G. A. Benedetti, M. Negri, L. Baschieri, and C. Cassano: Iodine deficiency in two endemic goiter areas of central and southern Italy. J. clin. Endocr. **26**, 393 (1966).
7. Studer, H., u. M. A. Greer: Die Regulation der Schilddrüsenfunktion bei Jodmangel. Bern-Stuttgart: Huber 1966.
8. Horst, W., A. Jores u. C. Schneider: Strahlenbehandlung euthyreoter Strumen mit Radiojod J-131. Dtsch. med. Wschr. **85**, 723 (1960).
9. Stanbury, J. B., G. L. Brownhell, D. S. Riggs, H. Perinetti, J. Itoiz, and E. B. Del Castillo: Endemic goiter: The adaptation of man to iodine deficiency. Cambridge, Mass.: Harvard University Press 1954.
10. Reinwein, D.: Über die Pathogenese der Struma. Dtsch. med. Wschr. **88**, 2493 (1963).
11. Klein, E.: Therapie der juvenilen blanden Struma. Dtsch. med. Wschr. **89**, 190 (1964).
12. Boyd, G. S., and M. F. Oliver: Various effects of thyroxine analogues on the heart and serum cholsterol in the rat. J. Endocr. **21**, 25 (1960).
13. Stötter, G.: Die Schilddrüsenhormone in der Therapie. Dtsch. med. J. **15**, 661 (1964).
14. Horster, F. A.: Therapie der endokrinen Ophthalmopathie mit D-Thyroxin. Dtsch. Ärztebl. **1966**, 2018.
15. — Pathogenese und Klinik der endokrinen Ophthalmopathie. Med. Klin. **62**, 1 (1967).

Diskussion

F. A. Horster (Düsseldorf):

Sie bemerkten bei euthyreoten endokrinen Ophthalmopathien unter der Medikation mit D-T_3 die Provokation einer Hyperthyreose. Auch wir halten D-T_3 für die Therapie der euthyreoten endokrinen Ophthalmopathie für ungeeignet, da die objektiven Indicatoren EPF und PB[131]I im Serum nicht beeinflußt werden. Die Provokation von Hyperthyreosen sahen wir unter D-T_3 und D-T_4 nur bei sekundären euthyreoten endokrinen Ophthalmopathien, d. h. eine scheinbar remissionierte Hyperthyreose rezidivierte wieder. Handelt es sich bei den beiden von Ihnen beobachteten Fällen um in diesem Sinne primäre oder sekundäre euthyreote endokrine Ophthalmopathien?

Richter u. Mitarb.:

Es handelte sich um primär euthyreote endokrine Ophthalmopathien.

H. Kutzim (Köln):

Wir haben den Übergang von euthyreoten endokrinen Ophthalmopathien in Hyperthyreosen unter der Behandlung mit D-T_4 ebenfalls häufig beobachtet. Wir konnten aber auch feststellen, daß euthyreote endokrine Ophthalmopathien unter der Gabe von Thyreoidin in eine Hyperthyreose übergingen, die auch dann bestehen blieb, wenn die Substitutionstherapie für Wochen unterbrochen wurde, so daß man eine thyreostatische oder eine Radiojodtherapie durchführen mußte.

Richter u. Mitarb.:

Wir möchten noch einmal darauf hinweisen, daß der Übergang eines sog. euthyreoten endokrinen Exophthalmus in eine Hyperthyreose bei uns unter der Behandlung mit *Dextronin* beobachtet wurde. Dieses verwunderte uns um so mehr, da Dextronin sicher *unter* 1% Verunreinigung an L-T_3 enthält, während doch wohl von Dethyrona mit einer höheren Verunreinigung in der von Horster empfohlenen durchschnittlichen Dosierung von 3 mg eher entsprechende Nebenwirkungen zu erwarten sind.

17*

Aus der I. Med. Univ.-Klinik Hamburg-Eppendorf
(Direktor: Prof. Dr. H. Bartelheimer)
und der II. Med. Univ.-Klinik u. -Poliklinik Hamburg-Eppendorf
(Direktor: Prof. Dr. A. Jores)

Der Stoffwechsel von ^{131}J-Humanalbumin bei Kranken mit substituiertem primären Myxödem

Von

D. Glaubitt und H. Frahm

Mit 2 Abbildungen

Während der Einfluß der Schilddrüse auf den Jodstoffwechsel (Horst, Klein) intensiv erforscht worden ist, hat man der Frage nach einem Zusammenhang zwischen Schilddrüsenfunktion und Eiweißstoffwechsel geringe Beachtung geschenkt.

Experimentelle Untersuchungen sprechen dafür, daß die Eiweißsynthese bei der Hypothyreose eingeschränkt ist.

In vitro findet man eine Verminderung des Einbaus von ^{14}C-Alanin in Leberproteine thyreoidektomierter Ratten und einen normalen Einbau bei Tieren unter Substitution mit Thyroxin (Du Toit). Ratten, die durch eine 30 Tage dauernde orale Verabreichung von 6-Methylthiouracil hypothyreot gemacht wurden, weisen einen Tag nach subcutaner Injektion von ^{35}S-Methionin eine um 20% niedrigere Radioaktivität in Leber, Niere und Milz auf (Epelbaum u. Dergousova). Mit ^{15}N-Glykokoll läßt sich zeigen, daß bei Ratten kurze Zeit nach Thyreoidektomie der Eiweißabbau zu Aminosäuren abnimmt, jedoch durch Thyroxin auf normale Werte angehoben werden kann (Hoberman u. Graf).

Die Stickstoffbilanz beim Menschen ist bei lange bestehendem unbehandelten Myxödem im allgemeinen positiv (Knowlton u. Mitarb.; Asper u. Mitarb.; Crispell u. Mitarb., 1956). Sie wird unter der Therapie mit l-Trijodthyronin, z. B. mit täglich 100 µg über 6 Monate, längere Zeit vor dem Ausgleich negativ (Crispell u. Mitarb., 1957); die gleiche Behandlung wirkt sich bei gesunden Personen nur gering aus (Crispell u. Mitarb., 1961).

Es liegen wenige Untersuchungen mit radioaktiv markierten Eiweißkörpern beim Myxödem vor.

Schwartz stellt bei einem Kranken eine Verlängerung der biologischen Halbwertzeit von ^{131}J-Serumalbumin fest. Nach 10 Wochen dauernder Behandlung mit Schilddrüsenextrakt waren die biologische Halbwertzeit im Plasma normal und das austauschbare Albumin vermindert, ohne daß sich das Plasmavolumen und der Pool des intravasculären Albumins verändert hatten. Lewallen u. Mitarb. beobachteten bei Kranken, bei denen wegen eines Schilddrüsencarcinoms die Schilddrüse operativ entfernt oder radioreseziert worden war, unter Substitution mit l-Trijodthyronin (teilweise zusammen mit Thyreoidea sicca) eine kürzere biologische Halbwertzeit von ^{131}J-Serumalbumin im Plasma, einen kleineren Pool des gesamten austauschbaren Albumins und ein größeres Plasmavolumen, als es nach Absetzen der Substitutionsbehandlung der Fall war. Nach den Befunden von Iber u. Mitarb. bewirkt l-Trijodthyronin bei euthyreoten Kranken wahrscheinlich eine Verkürzung der biologischen Halbwertzeit von ^{131}J-Serumalbumin im Plasma.

Es sind uns keine Untersuchungen an Myxödemkranken bekannt, bei denen gesunde Personen zum Vergleich herangezogen wurden und bei denen die absolute Umsatzgeschwindigkeit von ^{131}J-Humanalbumin bestimmt wurde, die eine unentbehrliche Stoffwechselgröße darstellt.

Im Rahmen des Stoffwechselstudiums von ^{131}J-Humanalbumin bei endokrinen Erkrankungen haben wir Kranke mit primärem Myxödem unter Substitutions-therapie untersucht.

Methodik

Die Kinetik der Plasmaradioaktivität, die Poolgrößen des intravasculären Albumins und des gesamten austauschbaren ^{131}J-Humanalbumins sowie die absolute Umsatzgeschwindigkeit wurden bei 3 Patienten im Alter von 24—33 Jahren und 8 Patientinnen im Alter von 41 bis 66 Jahren nach intravenöser Injektion von 10 µCi ^{131}J-Humanalbumin (Sonderanfertigung der Farbwerke Hoechst AG, Frankfurt/Main-Höchst) bestimmt. Sämtliche Kranken wurden mit täglich 0,10 oder 0,15 g Thyreoidea sicca behandelt. 5 männliche und 4 weibliche gesunde Per-sonen im Alter von 24—36 Jahren dienten zum Vergleich. Wir bestimmten das Plasma-volumen mit Hilfe ^{51}Cr-markierter Erythrocyten im Hemolitre (Picker Nuclear, White Plains/ N. Y., USA) und des Hämatokrit. Die Plasmaradioaktivität im Niederschlag nach Eiweiß-fällung wurde möglichst täglich in einem Bohrlochkristall (Frieseke & Hoepfner GmbH, Erlangen-Bruck) gemessen.

Wir ermittelten graphisch die biologische Halbwertzeit $T_{1/2}$ im Plasma für die Zeit vom 6.—18. Tag nach der Verabreichung des ^{131}J-Humanalbumins und berechneten seine absolute Umsatzgeschwindigkeit nach KOBLET.

Ergebnisse

Die Gesamteiweißkonzentration im Serum ist bei einer Patientin leicht ver-mindert, bei den übrigen Kranken normal. Sämtliche Kranken haben einen nor-malen prozentualen Albuminanteil am Gesamteiweiß im Serum. Das Plasma-volumen ist bei einer Patientin erheblich verringert. Bei 4 Patientinnen ist der

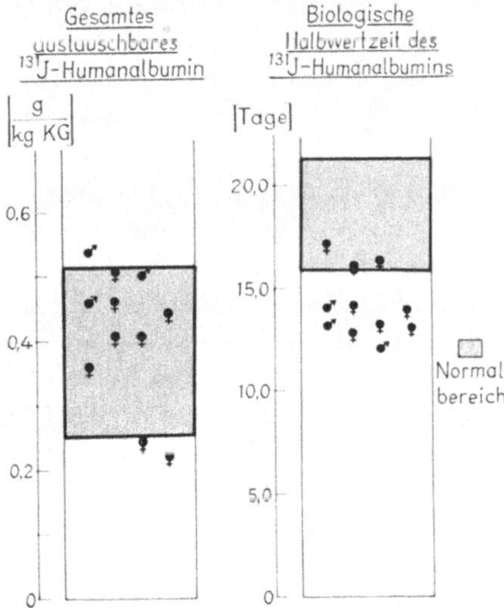

Abb. 1. Umsatzuntersuchungen mit ^{131}J-Humanalbumin bei Kranken mit substituiertem primären Myxödem

Pool des intravasculären Albumins verkleinert. 2 Patientinnen zeigen eine Ver-ringerung und ein Patient eine Vermehrung des Pools des gesamten austausch-baren ^{131}J-Humanalbumins (Abb. 1). Die biologische Halbwertzeit des radioaktiv markierten Albumins ist bei allen 3 Patienten und bei 5 Patientinnen deutlich verkürzt; bei 3 Patientinnen ist $T_{1/2}$ normal. Besonders eindrucksvoll sind die Ergebnisse bei dem Patienten B.: die biologische Halbwertzeit ist verkürzt, der Pool des intravasculären Albumins und des gesamten austauschbaren [131]J-Humanalbumins sind deutlich vergrößert und die absolute Umsatzgeschwindigkeit erheblich erhöht. Die absolute Umsatzgeschwindigkeit ist bei den drei Patienten und bei 4 Patientinnen gesteigert, jedoch bei 4 Patientinnen normal (Abb. 2).

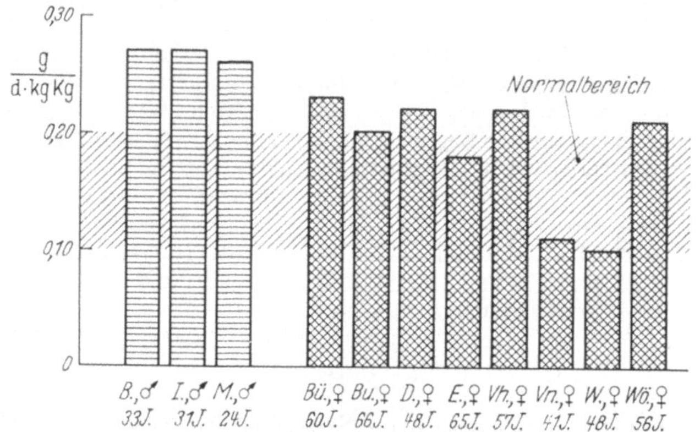

Abb. 2. Die absolute Umsatzgeschwindigkeit von [131]J-Humanalbumin bei Kranken mit substituiertem primären Myxödem

Diskussion

Bei einer Kranken fällt die erniedrigte Gesamteiweißkonzentration im Serum bei normalem Albuminanteil im Gesamteiweiß auf.

Das Plasmavolumen ist bei nur einer eigenen Patientin vermindert und weicht damit von der Beobachtung von Lewallen u. Mitarb. an substituierten Hypothyreosekranken ab.

Der Pool des intravasculären Albumins ist im Gegensatz zu den Befunden von Schwartz bei vier Patientinnen verringert, während in grundsätzlicher Übereinstimmung mit den Resultaten von Schwartz sowie Lewallen u. Mitarb. der Pool des gesamten austauschbaren [131]J-Humanalbumins bei zwei Patientinnen vermindert ist. Diese Resultate dürften auf der Behandlung mit Thyreoidea sicca beruhen. Die Vermehrung des Pools des gesamten austauschbaren [131]J-Humanalbumins bei einem Patienten läßt sich nicht ohne weiteres deuten. Die Veränderungen der Poolgröße des gesamten austauschbaren [131]J-Humanalbumins sind wahrscheinlich auf Änderungen des Transports des radioaktiv markierten Eiweißkörpers zwischen dem intra- und extravasculären Raum zurückzuführen.

Die Abweichungen der biologischen Halbwertzeit des [131]J-Humanalbumins sind einheitlicher als die der Poolgrößen. Für die Verkürzung der biologischen Halbwertzeit, die zu den Ergebnissen von Schwartz und von Lewallen u. Mitarb. paßt, sind gleichfalls die Substitutionstherapie mit Thyreoidea sicca und möglicherweise andere mit der Regulation der Schilddrüsenfunktion zusammenhängende Faktoren verantwortlich zu machen.

Entsprechend der biologischen Halbwertzeit und der Poolgröße des gesamten austauschbaren [131]J-Humanalbumins ist die absolute Umsatzgeschwindigkeit bei den meisten Kranken erhöht.

Eine Erhöhung der absoluten Umsatzgeschwindigkeit bei einer Verkürzung der biologischen Halbwertzeit von ¹³¹J-Humanalbumin haben wir auch bei Kranken mit substituierter HVL-Insuffizienz nach Hypophysektomie wegen eines HVL-Tumors (GLAUBITT u. FRAHM, 1966), mit Erkrankungen der Nebennierenrinde (GLAUBITT u. OVERZIER, 1965b) und mit dem Turner-Syndrom (GLAUBITT u. OVERZIER, 1965a) beobachtet. Kranke mit dem sog. echten Klinefelter-Syndrom wiesen eine Verkürzung der biologischen Halbwertzeit bei normaler oder sogar erniedrigter absoluter Umsatzgeschwindigkeit auf (GLAUBITT u. OVERZIER, 1966). Die Verkürzung der biologischen Halbwertzeit, die wiederum die absolute Umsatzgeschwindigkeit beeinflußt, kann offensichtlich durch zahlreiche endokrine und wahrscheinlich auch andere Einflüsse zustandekommen.

Nach unseren Ergebnissen kann der Stoffwechsel von ¹³¹J-Humanalbumin beim substituierten primären Myxödem deutlich von den normalen Werten abweichen, wobei sich in erheblichem Maße die Therapie auswirken dürfte. Rein klinisch ist jedoch die Substitution in der genannten Dosierung als optimal anzusehen.

Die mit dem radioaktiv markierten Albumin erhaltenen Befunde dürfen nicht vorbehaltlos auf das physiologische Plasmaalbumin übertragen werden, da sich vorläufig nicht beweisen läßt, daß das markierte Albumin in allen Eigenschaften dem nativen entspricht. Aus verschiedenen Gründen, u. a. wegen der bei den einzelnen Lieferungen von ¹³¹J-Humanalbumin gut reproduzierbaren Stoffwechselgrößen und der ausreichend langen biologischen Halbwertzeit von 15,7—21,2 Tagen bei gesunden Personen, darf jedoch ein besonders schonend hergestelltes Präparat wie das von uns verwendete ¹³¹J-Humanalbumin als Modellsubstanz für das native Plasmaalbumin angesehen werden.

Zusammenfassung

Wir führten Umsatzuntersuchungen mit ¹³¹J-Humanalbumin bei 3 Patienten und 8 Patientinnen mit substituiertem primären Myxödem durch. Bei den meisten der 11 Kranken waren das Plasmavolumen, der Pool des intravasculären Albumins und des gesamten austauschbaren ¹³¹J-Humanalbumins normal, jedoch die biologische Halbwertzeit verkürzt. Die absolute Umsatzgeschwindigkeit war bei 7 Kranken erhöht und bei 4 normal. Bemerkenswert ist, daß die biologische Halbwertzeit viel stärker als die Poolgrößen von den Normalwerten abweicht.

Literatur

1. ASPER, S. P. JR., H. A. SELENKOW, and C. A. PLAMONDON: Bull. Johns Hopk. Hosp. **93**, 164 (1953).
2. CRISPELL, K. R., W. PARSON, and G. HOLLIFIELD: J. clin. Invest. **35**, 164 (1956).
3. — G. WILLIAMS, W. PARSON, and G. HOLLIFIELD: J. clin. Endocrinol. **17**, 221 (1957).
4. — — G. HOLLIFIELD, and W. PARSON: J. chron. Dis. **14**, 507 (1961).
5. DU TOIT, C. H.: In: Symposium on phosphorus metabolism, Vol. 2, p. 597. Baltimore: Johns Hopkins Press 1952.
6. EPELBAUM, S. E., and E. A. DERGOUSOVA: Biochemistry **21**, 505 (1956).
7. GLAUBITT, D., u. H. FRAHM: 12. Symposion Dtsch. Ges. Endokrinol., Wiesbaden, 1966, im Druck.
8. —, u. C. OVERZIER: In: HOFFMANN, G.: Radionuklide in der klinischen und experimentellen Onkologie, S. 269. Stuttgart: F. K. Schattauer-Verlag 1965a; Acta Endocr. Suppl. **100**, 199 (1965b); In: PEETERS, H.: Protides of the biological fluids, S. 466. Amsterdam: Elsevier Publ. 1966.
9. HOBERMAN, H. D., and J. GRAF: Yale J. biol. Med. **23**, 195 (1950/1951).

10. HORST, W.: Klinische Radiojoddiagnostik der Schilddrüsenerkrankungen. In: Strahlen-
    biologie, Strahlentherapie, Nuklearmedizin und Krebsforschung, Ergebnisse 1952 bis
    1958. Stuttgart: G. Thieme 1959.
11. IBER, F. L., K. NASSAU, I. C. PLOUGH, F. M. BERGER, W. H. MERONEY, and K. FREMONT-
    SMITH: J. clin. Invest. 37, 1442 (1958).
12. KLEIN, E.: Der endogene Jodhaushalt des Menschen und seine Störungen. Stuttgart: G.
    Thieme 1960.
13. KNOWLTON, A. I., J. W. JAILER, H. HAMILTON, and R. WEST: Amer. J. Med. 8, 269 (1950).
14. KOBLET, H.: Physikalische Begriffe in der klinischen Biochemie, S. 188. Stuttgart: G.
    Thieme 1964.
15. LEWALLEN, C. G., J. RALL u. M. BERMAN: J. clin. Invest. 38, 88 (1959).
16. SCHWARTZ, E.: J. Lab. clin. Med. 45, 340 (1955).

Aus dem Institut für Biophysik der Universität des Saarlandes, Boris-Rajewsky-Institut, 665 Homburg/Saar (Direktor: Prof. Dr. H. Muth)

Der zeitliche Verlauf verschiedener Komponenten des extrathyreoidalen ^{131}J

Von

E. Oberhausen, R. Kunkel, B. Glöbel und H. D. Binder

Mit 1 Abbildung

Zur Aufklärung des zeitlichen Verlaufs des extrathyreoidalen ^{131}J wandten wir die drei folgenden Verfahren an:

1. Messung des gesamten extrathyreoidalen ^{131}J mit dem Ganzkörperzähler.

2. Bestimmung der verschiedenen Komponenten des extrathyreoidalen ^{131}J mittels Dünnschichtchromatographie.

3. Bestimmung der Umsatzrate des extrathyreoidalen ^{131}J durch Messung der ^{131}J-Ausscheidung im Urin.

Um nach einer oralen Gabe von 25 μCi ^{131}J über einen Zeitraum von mehreren Wochen das gesamte extrathyreoidale ^{131}J zu bestimmen, benötigt man eine Meßanordnung, mit der man noch 100 nCi ^{131}J, verteilt im Gesamtorganismus, nachweisen kann. Dies ist nur mit dem Ganzkörperzähler mit genügender Genauigkeit möglich. Allerdings muß hierbei noch durch eine Abschirmung dafür gesorgt werden, daß die wesentlich größere ^{131}J-Aktivität in der Schilddrüse ausgeblendet wird. Eine vollkommene Abschirmung ließ sich in der von uns benutzten Meßanordnung zwar nicht erreichen, jedoch wurde von der Schilddrüse herrührend im wesentlichen nur Streustrahlung verminderter Energie registriert. Daher konnte durch eine Messung in zwei verschiedenen Energiebereichen eine saubere Auftrennung zwischen dem ^{131}J in der Schilddrüse und demjenigen im extrathyreoidalen Raum erreicht werden. Die Kalibrierung wurde durch Injektion bekannter Aktivitäten von ^{131}J-Thyroxin vorgenommen.

Die Abb. 1 zeigt den zeitlichen Verlauf des extrathyreoidalen ^{131}J bei verschiedenen Funktionszuständen der Schilddrüse. Beim Euthyreoten bleibt zwischen 2 und 5 Tagen nach der Verabreichung des ^{131}J die Aktivität im extrathyroidalen Raum relativ konstant. Nach etwa 5 Tagen setzt dann ein langsamer Anstieg über einen langen Zeitraum ein. Aus diesem Kurvenverlauf kann man schließen, daß sehr schnell nach der Speicherung in der Schilddrüse ein Teil des ^{131}J in organisch gebundener Form wieder abgegeben wird und binnen kurzer Zeit bezüglich dieser Komponente Gleichgewicht erreicht wird. Der nach 5 Tagen deutlich werdende langsame Anstieg erfolgt entsprechend einer biologischen Halbwertszeit von 8—10 Tagen und es dauert 20—30 Tage bis bezüglich dieser zweiten Komponente Gleichgewicht zwischen der Schilddrüse und dem extrathyreoidalen Raum vorhanden ist. Die biologische Halbwertszeit und das gemessene Verteilungsvolumen lassen vermuten, daß in diesem Zeitraum das ^{131}J-Thyroxin die wesentliche Komponente ist. Beim Myxödem fällt auf, daß zwar relativ schnell ein Gleichgewicht erreicht ist, die extrathyreoidale ^{131}J-Aktivität jedoch verglichen mit dem Euthyreoten um den Faktor 10 tiefer liegt. Bei der Hyperthyreose können aus dem Anstieg keine verschiedenen Komponenten klar abgetrennt werden, sondern man erkennt nur einen insgesamt schnellen Anstieg und ein Erreichen des Gleichgewichtes bereits nach 10 Tagen. Im Gleichgewicht befinden sich etwa 60% des ^{131}J in der Schilddrüse und 40% im extrathyreoidalen Raum. Sowohl der schnelle

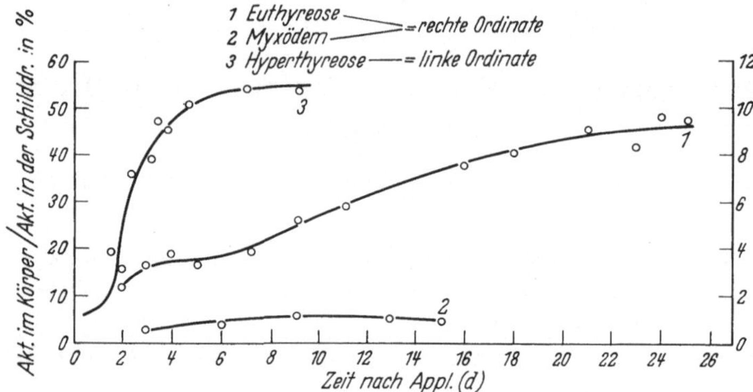

Abb. 1. Verlauf des extrathyreoidalen Jods bei verschiedenen Funktionszuständen der Schilddrüse

Anstieg als auch die große Gleichgewichtsaktivität im extrathyreoidalen Raum sind Ausdruck für den schnellen Umsatz des hormongebundenen ^{131}J und den kleinen Jodpool der Schilddrüse.

Die Messungen des zeitlichen Verlaufs des ^{131}J im extrathyreoidalen Raum geben zwar Aufschluß über die Gesamtaktivität und lassen auch auf Grund der ermittelten Zeitkonstanten verschiedene Komponenten vermuten; zu deren genauer Ermittlung sind jedoch ergänzende Untersuchungen notwendig. Wir benutzten hierzu die Auftrennung der ^{131}J-Aktivität im Serum mittels Dünnschichtchromatographie. Da wir eine zu große Strahlenbelastung der Patienten vermeiden und nicht mehr als 25 µCi ^{131}J verabreichen wollten, würde eine direkte Auftrennung des Serums keine meßbaren Aktivitäten ergeben. Es war daher notwendig, die ^{131}J-haltigen Komponenten des Serums über eine Ionenaustauschersäule Dowex 1 × 2 200—400 mesh anzureichern. Die Dünnschichtchromatographie wurde mit Kieselgel HF 254 nach E. Stahl durchgeführt. Als Fließmittel wurde ein Gemisch von Isopropanol-Essigsäureäthylester-Ammoniak (25%) im Verhältnis 35 : 55 : 20 (Volumenteile) verwendet. Die Trennzeit betrug 2 Std.

Die Ergebnisse dieser Bestimmungen von T_3 und T_4, die bisher an 22 Patienten zu verschiedenen Zeiten nach der Applikation von ^{131}J vorgenommen wurden, sind in der Tabelle dargestellt. Man sieht, daß bei Euthyreoten der Prozentsatz des Trijodthyronin in der ersten Zeit nach der Applikation des ^{131}J am größten ist, um dann nach einer Woche auf sehr geringe Werte abzufallen. Bei den Hyperthyreosen ist der Anteil des T_3 größer als bei den Euthyreoten. Zur Auswertung dieser Ergebnisse muß man noch berücksichtigen, daß das Verteilungsvolumen des Trijodthyronin um etwa den Faktor 3 größer ist als dasjenige des Thyroxin [4].

Demnach liegen etwa 8 Std nach der Applikation bis zu 40% des hormongebundenen ^{131}J in der Form von Trijodthyronin vor. Wenn man nun noch weiter bedenkt, daß die biologische Halbwertszeit des Trijodthyronin etwa um den Faktor 6 kürzer ist als diejenige des Thyroxin [1, 5], so bedeutet dies, daß in der ersten Phase das ^{131}J vorwiegend in der Form von Trijodthyronin abgegeben wird. Wie das Verhältnis der Abgabe der beiden Schilddrüsenhormone zu späteren Zeitpunkten ist, läßt sich aus den bisherigen Meßergebnissen nicht genau bestimmen. Denn in diese Rechnung geht als entscheidender Faktor der prozentuale Anteil des T_3 im Serum ein, dessen Bestimmung mit einer großen Fehlerbreite behaftet ist. Die Annahme, daß ein wesentlicher Anteil des ^{131}J nicht in Form von Thyroxin die Schilddrüse verläßt, wird noch durch die Bestimmung der jeweiligen biologischen Halbwertszeit des extrathyreoidalen ^{131}J unterstützt. Die Halbwertszeit wurde über das im Urin ausgeschiedene ^{131}J berechnet. Zu keinem Zeitpunkt wurde eine Halbwertszeit erreicht, die derjenigen von Thyroxin allein entspricht. Ob diese kürzeren Halbwertszeiten allein durch T_3 oder vielleicht noch durch die Abgabe von T_1 und T_2 zu erklären sind, muß noch durch weitere Untersuchungen gezeigt werden.

Tabelle. *Prozentuale Verteilung von Trijodthyronin und Thyroxin im Serum*

Zeit nach der Applikation von ^{131}J	bei Euthyreosen		bei Hyperthyreosen	
	T_3	T_4	T_3	T_4
8 Std	5,5—13,0	87,0— 94,5	12—16	84—88
48 Std	<1 — 5,5	94,5— 99	5—12	88 95
7 Tage	<0,5— 2	98 —100	4— 7	93—96

Literatur

1. OBERHAUSEN, E., R. KUNKEL, H. D. BINDER, K. H. MATT u. B. GLÖBEL: Messung der Umsatzrate von Thyroxin-^{131}J mit dem Ganzkörperzähler. Nucl.-Med. (Stuttg.), 6, 65—75 (1967).
2. KUNKEL, R., u. E. OBERHAUSEN: Eine Methode zur Messung des extrathyreoidalen ^{131}J. Nucl.-Med. (Stuttg.), im Druck.
3. STAHL, E., u. I. PFEIFLE: Dünnschicht-Chromatographie, XII. Mitteilung. Z. anal. Chem. 200, 377 (1964).
4. FISHER, D. A., and T. H. ODDIE: Whole-body counting of ^{131}J-labeled triiodothyronine. J. clin. Endocr. 24, 733—739 (1964).
5. — — Comparison of thyroidal iodide accumulation and thyroxine secretion in euthyroid subjects. J. clin. Endocr. 24, 1143—1154 (1964).
6. OBERHAUSEN, E., H. D. BINDER u. R. KUNKEL: Ergebnisse der Messung des gesamten extrathyreoidalen ^{131}J mit dem Ganzkörperzähler. Nucl.-Med. (Stuttg.), im Druck.

Aus dem Pathologischen Institut der Universität Hamburg
(Direktor: Prof. Dr. G. SEIFERT)

Die C-Zellen der Rattenschilddrüse
bei Hyper- und Hypocalcämie*

Von

U. HACHMEISTER, J. BÖNICKE, M. LENKE u. J. KRACHT

Mit 2 Abbildungen

Die Entdeckung von Thyreocalcitonin, eines potenten hypocalcämisierenden Polypeptids aus Schilddrüsen, durch HIRSCH u. Mitarb., 1963, hat die Vorstellungen über die hormonale Regelung des Calcium- und Phosphatstoffwechsels beträchtlich verändert. Auch morphologisch haben sich eine Reihe neuer Fragen ergeben. Das Hauptaugenmerk richtet sich dabei auf die Frage nach der Lokalisation der Thyreocalcitoninproduktion in der Schilddrüse.

Erste Ergebnisse hierzu wurden 1964 von FOSTER u. Mitarb. vorgelegt. Die Autoren beobachteten in hypercalcämisch perfundierten Hundeschilddrüsen die wesentliche Reaktion in den sog. parafollikulären Zellen. Es fand sich in diesen, üblicherweise an α-Glycerophosphatdehydrogenase besonders reichen Zellen, eine Abnahme dieser Fermentaktivität und eine regelmäßig auftretende, jedoch als Artefakt beurteilte Vacuolisierung des Cytoplasmas.

Damit waren die sog. parafollikulären Zellen der Schilddrüse, deren Existenz als von den Follikelepithelzellen unterscheidbares Zellsystem noch vor wenigen Jahren umstritten erschien, in den Blickpunkt gerückt. Die Eigenständigkeit dieser Zellen, auch interfollikuläre Zellen, C-Zellen und im englischen Schrifttum clear cells genannt, kann jedoch auf Grund der heute vorliegenden Daten nicht mehr bestritten werden.

Sie finden sich besonders gut sichtbar in Schilddrüsen von Ratte und Hund, vorwiegend in den zentralen Partien der Schilddrüsen teils zwischen den Follikeln, in der Mehrzahl jedoch in den Verband der Follikelepithelien eingefügt. Das Cytoplasma ist lichtmikroskopisch fast klar mit geringer, kaum färbbarer Granulierung. Der Kern ist nahezu rund und weist eine fast regelmäßig festzustellende kleine nabelartige Einziehung auf. Nach TSH-Gabe findet sich im Cytoplasma im Gegensatz zu den Follikelepithelzellen kein tropfenförmiges Kolloid. Bemerkenswert sind die häufige Zuordnung zu Capillaren und die bei einigen Species auffällig starke Aufnahme von 5-Hydroxytryptophan (FALCK u. Mitarb., PEARSE). Letztere Eigenschaft teilen sie mit einer Reihe von Polypeptidhormone produzierenden Zellen wie z. B. den β-Zellen der Pankreasinseln. Auch elektronenmikroskopisch unterscheiden sich parafollikuläre Zellen vom Follikelepithel deutlich (WISSIG, YOUNG u. LEBLOND). Bisher vorliegende immunhistologische Untersuchungen mit

* Mit Unterstützung der Deutschen Forschungsgemeinschaft

Antikörpern gegen Thyreocalcitonin haben zu widersprechenden Ergebnissen geführt. Während HARGIS u. Mitarb. eine Lokalisation der markierten Antikörper in allen Schilddrüsenstrukturen fanden, geben BUSSOLATI und PEARSE die Reaktion als auf die parafollikulären Zellen und möglicherweise die Gefäßpericyten beschränkt an. Eigene Untersuchungen zu dieser Frage sind noch nicht abgeschlossen.

Die vorliegenden Untersuchungen hatten das Ziel, morphokinetische Anhaltspunkte für eine Thyreocalcitoninproduktion in den C-Zellen der Rattenschilddrüse bei artifizieller Änderung des Plasmacalciumspiegels zu gewinnen.

Material und Methodik

Untersucht wurden die Schilddrüsen von durchschnittlich 130 g schweren weiblichen Sprague-Dawley-Ratten.

10 Tiere erhielten 8 Tage lang AT 10 (Bayer) per Schlucksonde verabfolgt. In den ersten Tagen wurden 0,5 ml, in den letzten 4 Tagen 0,3 ml AT 10 pro die und Tier gegeben. Wasser und normale Rattendiät (Altromin) ad libitum.

5 Tiere erhielten normale Diät und Wasser ohne Zusatzbehandlung. 10 Tiere erhielten 8 Tage lang eine calciumarme Diät und Wasser ad libitum.

Die Tötung erfolgte gleichzeitig am 8. Tag in Chloroform. 90 min vorher wurde allen Tieren 30 ME TSH/100 g intraperitoneal injiziert. Die Schilddrüsen wurden in neutralem Formalin fixiert und in Serienschnitten nach Paraffineinbettung geschnitten und mit PAS-Hämalaun gefärbt.

Die Zellkerndurchmesser der C-Zellen wurden mit dem Schraubenocularmikrometer (Leitz) gemessen. Pro Versuchsreihe wurden 100 Zellkerne ausgewertet.

Ergebnisse

Kerngrößenunterschiede zwischen Kontrollen und calciumarm ernährten Tieren einerseits und mit AT 10 behandelten Tieren andererseits sind leicht erkennbar (Abb. 1). Unter AT 10 sind die C-Zellen durch die Vergrößerung und Hypochromasie der Kerne und durch den vergrößerten Cytoplasmaleib deutlich von den Follikelepithelzellen abgrenzbar. Doppel- und Dreifachkerne finden sich nach AT 10-Gaben stark gehäuft. Mitosen sind extrem selten. In der Kontrollgruppe und bei calciumarm ernährten Tieren sind die Kerne vergleichsweise pyknotisch. Ihre Identifizierung ist deutlich erschwert. Die durchschnittlichen Kerndurchmesser betrugen:

AT 10: 7,5 μ; Kontrollen: 6,7 μ; Calciummangeldiät: 6,5 μ. Die Unterschiede betragen somit +0,8 μ für die AT 10-Gruppe und −0,2 μ für die Calciummangelgruppe gegenüber Kontrollen. Die Kerngrößenvariabilitäten sind in Abb. 2 kurvenmäßig dargestellt. Auffallend ist dabei die Vereinheitlichung der Kerndurchmesser nach AT 10-Belastung.

Besprechung

Die Befunde besitzen im Hinblick auf die zu kleine Tierzahl keine statistische Beweiskraft. Die Ergebnisse sprechen jedoch dafür, daß mit karyometrischer Methodik morphokinetische Reaktionen an C-Zellen der Rattenschilddrüse faßbar sind. Die Vergrößerung der Kerne nach AT 10-Belastung entspricht der Vorstellung von der Thyreocalcitoninbildung in den C-Zellen. Ihre verstärkte Aktivität unter AT 10 ist als Ausdruck einer Gegenregulation auf Hypercalcämie zu verstehen. Die Vereinheitlichung der Kerndurchmesser nach AT 10-Belastung dürfte

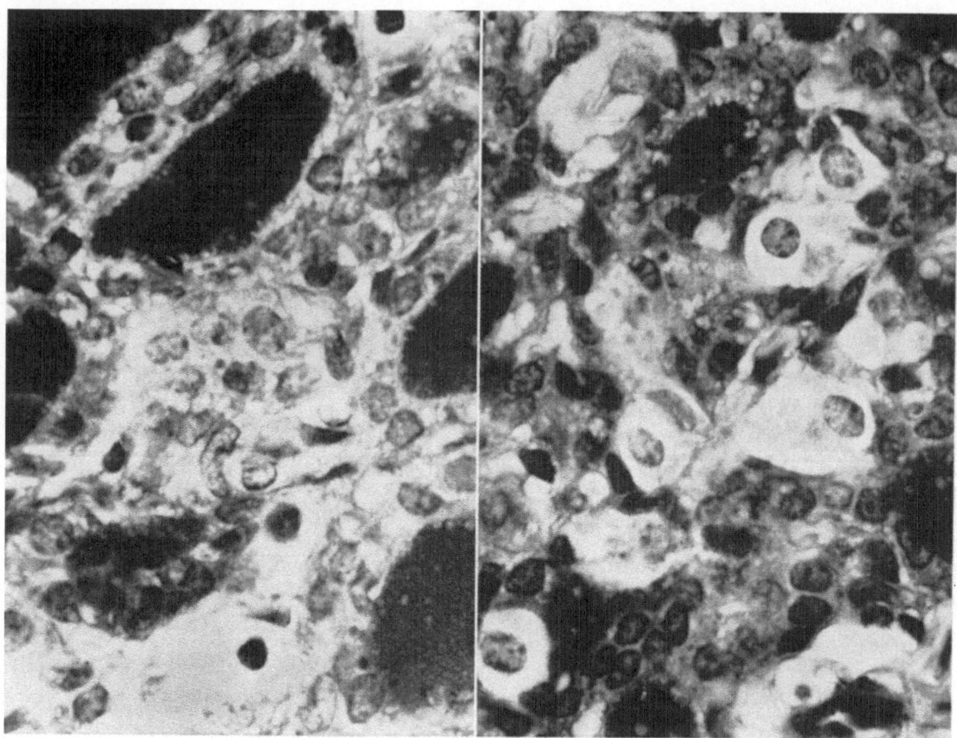

Abb. 1. C-Zellen der Rattenschilddrüse bei exogenem Calciummangel (links) und nach AT 10-
Applikation (rechts) PAS-Hämalaun, 1200fach

Ausdruck der Stimulation des gesamten Zellpotentials sein. Der nur geringe Unterschied zwischen Kontrolltieren und calciumarm ernährten Tieren ist nicht überraschend. Der geringe Einfluß eines kurzzeitigen Calciummangels auf den Plasma-
calciumspiegel bei der Ratte ist bekannt.

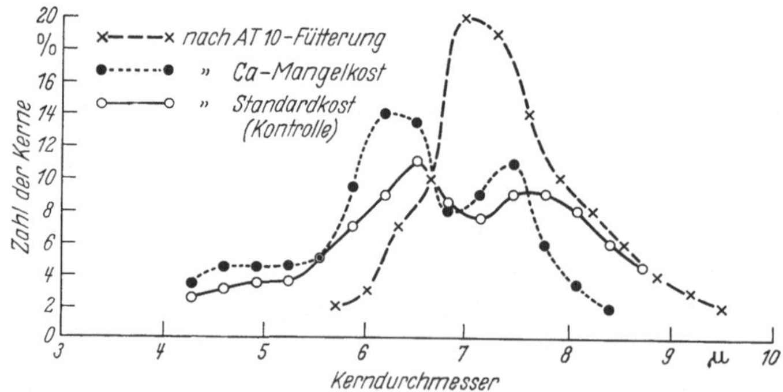

Abb. 2. Ergebnisse von Kerngrößenbestimmungen an den c-Zellen der Rattenschilddrüse

Zusammenfassung

Kerngrößenmessungen an C-Zellen der Rattenschilddrüse nach experimenteller
Hyper- und Hypocalcämie ergeben eine eindeutige Kernvergrößerung nach Hyper-

calcämie. Sie wird als Zeichen der Aktivitätssteigerung der Thyreocalcitonin produzierenden Zellen gedeutet.

Literatur

Bussolati, G., and A. G. E. Pearse: J. Endocr. **37**, 205 (1967).

Falck, B., B. Larson, C. v. Mecklenburg, E. Rosengren, and K. Svenaeus: Acta physiol. scand. **62**, 491 (1964).

Foster, G. V., I. MacIntyre, and A. G. E. Pearse: Nature (Lond.) **203**, 1029 (1964).

Hargis, G. K., F. A. Williams, A. Tenenhouse, and D. C. Arnaud: Science **152**, 73 (1966).

Hirsch, P. F., G. F. Gauthier, and P. L. Munson: Endocrinology **73**, 244 (1963).

Pearse, A. G. E.: Nature (Lond.) **211**, 589 (1966).

Wissig, S. L.: Proc. 5th Int. Congr. Electron Microscopy. Vol. 2, 1 Philadelphia, Academic Press, 1962.

Young, B. A., and C. P. Leblond: Endocrinology **73**, 669 (1963).

Diskussion

P. C. Scriba (München):

Die Zunahme der hellen Zellen nach Hypophysektomie ist vielleicht Folge einer Hypercalcämie infolge sekundärerer NNR-Insuffizienz. Welches Tier wurde für die Untersuchung benutzt?

U. Hachmeister:

Es wurden Rattenschilddrüsen untersucht. Substitution mit Prednisolon verhinderte die Hyperplasie der parafolliculären Zellen nicht.

Aus dem Anatomischen Institut der Universität Hamburg
(Direktor: Prof. Dr. Dr. E. Horstmann)
und der Chirurgischen Klinik der Universität Hamburg
(Direktor: Prof. Dr. L. Zukschwerdt)

Elektronenmikroskopische Befunde zur Sekretion des Kolloids in der menschlichen Schilddrüse

Von

P. Matthaes

Mit 2 Abbildungen

Mit histochemischen, radioautographischen und elektronenmikroskopischen Untersuchungsmethoden ist in den letzten Jahren viel Neues auf dem Gebiet der Schilddrüsensekretion erarbeitet worden.

Funktionseinheit der Schilddrüse ist der Follikel, der aus Zellen und aus einem mit Kolloid gefüllten Hohlraum besteht.

Die Schilddrüsenzelle hat eine einzigartige Stellung unter den innersekretorischen Drüsenzellen.

Sie besitzt keine Sekretionspolarität, d. h. in ihr laufen zwei gegensinnige Vorgänge ab, von denen der eine strenggenommen als Sekretions-, der andere als Resorptionsvorgang bezeichnet werden muß. Die Zelle produziert Protein und gibt es in das Follikellumen ab, wo es gespeichert wird. Über die gleiche Zelle muß es nach außen in die Blut- oder Lymphbahn gelangen. Welche Vorgänge sind nun morphologisch sichtbar? Mit radioaktivem Leucin konnten Leblond u. a. die Proteinsynthese verfolgen. Wie bei anderen Drüsenzellen spielt hierbei Golgiapparat und Ergastoplasma der Schilddrüsenzelle eine vorherrschende Rolle. Diese Organellen und die Mitochondrien zeigen bei erhöhten Anforderungen an die Proteinsynthese einen Formwechsel, wie er auch bei anderen innersekretorischen Drüsenzellen vorkommt (Palay). Ein morphologisches Substrat zum Transport des Proteins in das Kolloidlumen fehlt. — Nach den radioautographischen Untersuchungen von Wollmann, Spicer und anderen ist anzunehmen, daß neugebildetes Protein erst im Follikellumen jodisiert wird. Bereits Sekunden nach einer J^{131}-Injektion färbt sich radioautographisch die Peripherie des Follikellumens. Die Rolle der im elektronenmikroskopischen Bild unauffälligen apikalen Zellmembran ist dabei noch unklar.

Thyreoglobulin wird also im Kolloidlumen fertiggestellt, der Follikel ist nicht nur reines Speicherorgan.

Ein direkter Kontakt des Kolloids mit einer Capillare oder einem Lymphgefäß ist bisher noch nicht beschrieben worden. Das Kolloid muß also über die Drüsenzelle wieder abtransportiert werden.

Bereits im lichtmikroskopischen Bild sind Zelleinschlüsse beschrieben worden, deren Inhalt sich färberisch wie das Kolloid verhält.

Im elektronenmikroskopischen Bild entsprechen sie größeren membranumhüllten Vesiceln, deren Inhalt im apikalen Bereich dem feingranulären Kolloid ähnelt. Die Abb. 1 zeigt ein derartiges Bläschen direkt an der oberen Zellmembran. Man kann diesen Vesicel als pinocytotisches Bläschen deuten. Im elektronenmikroskopischen Bild wurde der pinocytotische Vorgang durch Radioautographie und

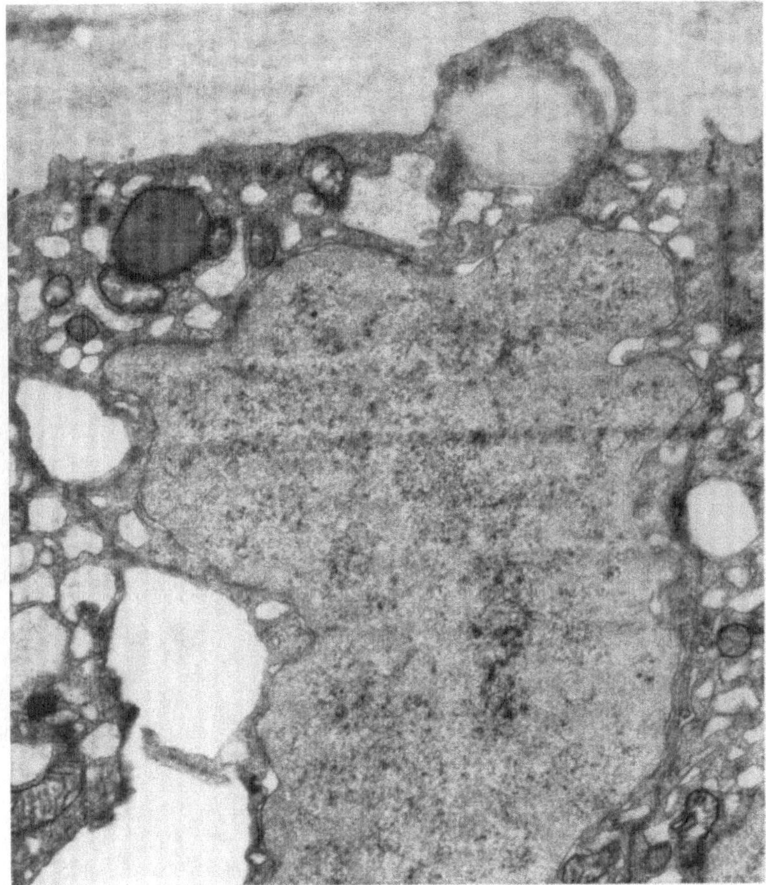

Abb. 1

durch Eisenteilchen direkt sichtbar gemacht. Nach Wollman u. a. färben sich nach Gaben von radioaktivem Jod erst das Kolloid im Follikellumen, sehr viel später dann auch die Tröpfchen in der Zelle. Seljelid hat nach Einspritzen von Eisenteilchen in das Follikellumen diese in denselben Zellbläschen wieder gefunden. Auf dem Weg durch die Zelle ändert sich die elektronenoptische Struktur der Kolloidbläschen: Sie werden kleiner und dichter. Abbildung 2 zeigt Ihnen eine solche Transformation. Zwei größere und mehrere kleinere dunklere Vesicel, die alle als Kolloidbläschen anzusprechen sind. Sie zeigen z. T. an ihrer Peripherie halbmondförmige Kappen eines elektronenoptisch dichten grob granulären Materials. Dieses dichte granuläre Material ist auch in kleinen Bläschen basal in der Zelle konzentriert.

Im Schrifttum werden sie als "dense bodies" oder als Lysosome bezeichnet. In der vermehrt produzierenden Zelle des toxischen Adenoms finden wir eine größere Anzahl der Lysosome als in einer normalen Zelle. Histochemische Reaktionen zeigen in den Lysosomen saure Phosphatasen und Esterasen. Auch Proteasen sind

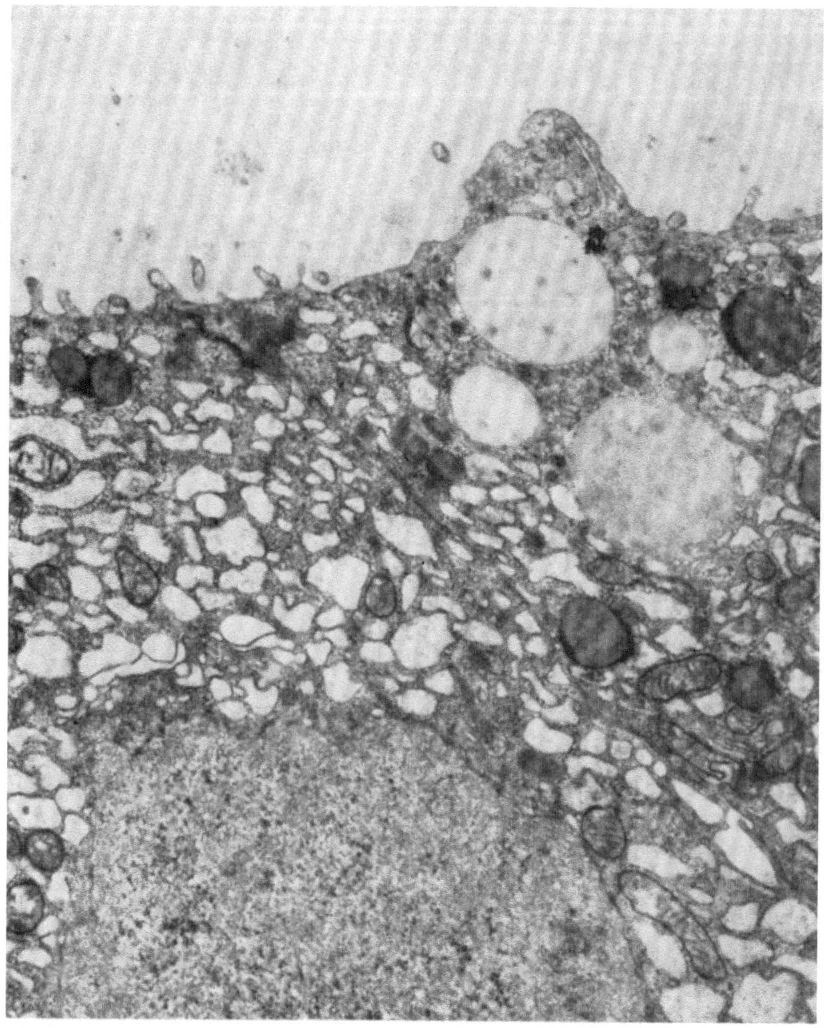

Abb. 2

dort nachgewiesen worden. Die enge Verbundenheit der Lysosome mit den Kolloidbläschen während des Sekretionscyclus weist daraufhin, daß in den Vesiceln eine chemische Aufspaltung des Thyreoglobulin stattfindet. Die Änderung der elektronenoptischen Dichte der Kolloidbläschen während ihres Weges durch die Zelle deutet eine physikalische Veränderung ihres Inhaltes an: Eine Kondensation bedingt durch Wasserentzug.

Der weitere Weg des abgespaltenen Thyroxin in die Blut- oder Lymphbahn ist unklar. Der Resorptionsvorgang schlägt jetzt in eine Sekretion um. Vorstellbar ist, daß das verhältnismäßig kleine Molekül Thyroxin keinen morphologisch sichtbaren Apparat benötigt, um aus der Zelle in die Capillare zu gelangen. Auffällig ist eine vermehrte Fältelung der basalen Zellmembran in aktivierten Zellen. Auch das Endothel der Capillaren zeigt eine deutliche Unruhe in Form vermehrter pinocytotischer Bläschen.

Zusammenfassung

Die Schilddrüsenzelle produziert und sezerniert ein Protein, das im Follikellumen mit Jod gekoppelt wird. Die vermehrte Proteinsynthese kann man elektronenoptisch indirekt an der Strukturänderung des Golgiapparates und des Ergastoplasmas bei Aktivierung nachweisen. Die Resorption des Kolloids kann durch pinocytotische Bläschen sichtbar gemacht werden. Die elektronenoptische Veränderung ihres Inhaltes und ihr Zusammentreffen mit Lysosomen sprechen für chemische und physikalische Umwandlungen.

Literatur

IRVINE, W. J., and A. R. MUIR: Exp. Cell Res. 29, 73—81 (1963).
LEBLOND, C. P., and J. GROSS: Endocrinology 43, 306 (1948).
LUPULESCU, A.: Experientia (Basel) 21/1, 8—9 (1965).
— E. MERCULIEV, and M. NICOLAE: Acta Anat. 57, 37—51 (1964).
MATTHAES, P.: Bruns' Beitr. klin. Chir. (im Druck).
NADLER, N. J., S. K. SARKAR, and C. P. LEBLOND: Endocrinology 71, 120—129 (1962).
— B. A. YOUNG, C. P. LEBLOND, and B. MITMAKER: Endocrinology 74, 333—354 (1964).
NOVIKOFF, A. B., and A. VORBRODT: J. Cell Biol. 19, 53A (1963).
NUNEZ, E. A.: Acta endocr. (Kbh.) 51, 369—376 (1966).
PALAY, S. L.: Frontiers in Cytology. New Haven, Yale Univ. Press 1958.
SELJELID, R.: Exp. Cell Res. 41, 688—691 (1966).
STEIN, O., and J. GROSS: Endocrinology 75, 787—798 (1964).
— — Exp. Cell Res. 31, 208—211 (1963).
WETZEL, B. K., S. S. SPICER, and S. H. WOLLMAN: J. Cell Biol. 25, 593—618 (1965).
WISSIG, S. L.: In: The thyroid gland. London: Butterworth 1964.
WOLLMAN, S. H., S. S. SPICER, and M. S. BURSTONE: J. Cell Biol. 21, 191—201 (1964).

Aus der II. Medizin. Univ.-Klinik Homburg/Saar

Untersuchungen über die Biosynthesewege des Aldosterons mit Hilfe des Isotopenverdünnungsprinzipes

Von

P. VECSEI[1], D. LOMMER, H. G. STEINACKER und H. P. WOLFF

Mit 2 Abbildungen

Der Biosyntheseweg, welcher zur Aldosteronbildung führt, ist bis heute nicht restlos geklärt. Die üblichen Inkubationsexperimente mit überlebenden Nebennierenschnitten oder Homogenaten bei Anwesenheit radioaktiv markierter Präkursoren haben keine eindeutigen Auskünfte geben können über die Einzelschritte der Aldosteronbildung, insbesondere über die Rolle der C_{18}-hydroxylierten Corticosteroide als Zwischenstufen. Angaben über den Einbau radioaktiv markierten 18-OH-Corticosterons in Aldosteron sind unterschiedlich [1, 2, 3]. Untersuchungen mit 18-OH-DOC und 18-OH-Progesteron erbrachten sehr niedrige Einbauwerte [1].

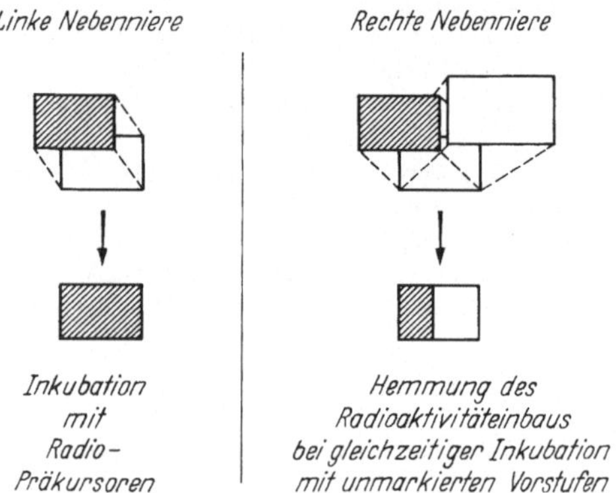

Abb. 1. Schematische Darstellung der Versuchsanordnung. Die schwarzen Rechtecke symbolisieren die radioaktiven Präkursore (oben) und Endprodukte (unten). Zu der rechten Nebenniere wurden große Mengen (4µg/mg) von dem vermutlichen Zwischenprodukt in nicht markierter Form zugegeben. Wenn unsere Vermutung über die Zwischenstufenrolle des untersuchten Steroids richtig war, nahm die in die Endprodukte eingebaute Radioaktivität durch die Verdünnung ab

Es wurde angenommen, daß die bei den 18-OH-Corticosteroiden bekannte Tautomerisationserscheinung, die 20→18-Hemiketalbildung, für den niedrigen Radioaktivitätseinbau verantwortlich ist. In diesem Vortrag soll über Resultate referiert werden, welche mit Hilfe eines seltener angewendeten Biosyntheseuntersuchungsprinzipes gewonnen worden sind.

[1] Stipendiat der Alexander von Humboldt Stiftung (1964—1967).

Beide Nebennieren derselben Ratte wurden jeweils getrennt inkubiert und beiden die gleiche Menge an Radio-Präkursoren: 4-^{14}C-Progesteron oder 1-2-^{3}H-DOC zugesetzt und geprüft, in wieweit der Einbau der Präkursorradioaktivität in 18-OH-Corticosteron, Aldosteron, 18-OH—DOC und Corticosteron durch die Zugabe nicht markierter Zwischenprodukte verhindert werden kann. Die folgenden nicht markierten Zwischenprodukte wurden dem Inkubationsmedium zugegeben: DOC, Corticosteron, Subst. A., 18-OH-Progesteron, 18-OH—DOC und 18-OH-Corticosteron. Die Menge der inaktiven Steroide betrug immer 4 µg/mg frisches Nebennierengewebe. Diese Menge hatte sich bei Voruntersuchungen als optimal erwiesen.

Die Abb. 2 zeigt unsere Ergebnisse. Der Radioaktivitätseinbau wurde jeweils mit dem der kontralateralen Nebennieren verglichen und die beobachtete Verminderung des Einbaus in Prozenten ausgedrückt. Jede Säule repräsentiert den Durchschnitt aus 5—6 Experimenten. Die gestrichelte Linie zeigt den möglichen maximalen Unterschied zwischen den Radioaktivitätseinbauwerten linker und rechter Nebennieren desselben Tieres unter normalen Bedingungen.

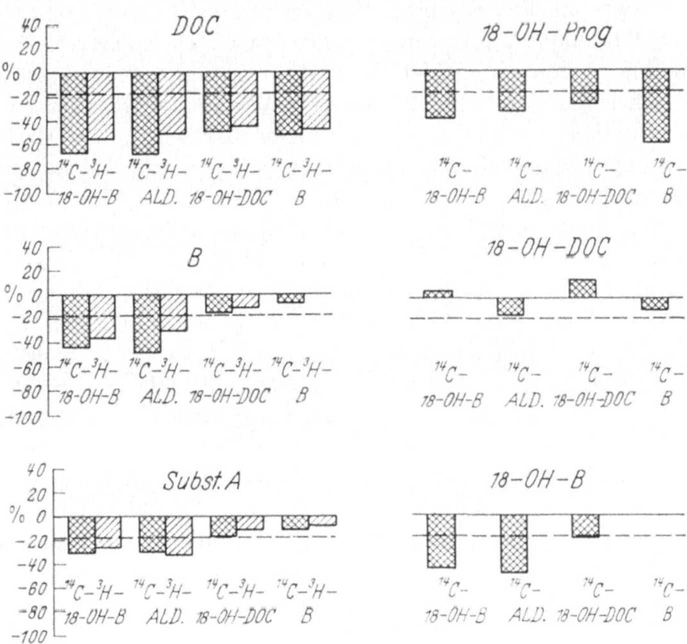

Abb. 2. Abnahme des Radioaktivitätseinbaues aus 4-^{14}C-Progesteron (schwarze Säulen) und aus 1-2-^{3}H-DOC (leere Säulen)

Nicht markiertes *DOC* hemmte deutlich die Synthese aller vier untersuchten Steroide.

Nicht markiertes *Corticosteron* hemmte die Bildung radioaktiven 18-OH-Corticosterons und Aldosterons. Die Synthese von 18-OH-DOC blieb dagegen unbeeinträchtigt.

Die Zugabe von *Subst. A* führte zu ähnlichen Ergebnissen wie die Zugabe von unmarkiertem Corticosteron. In den Untersuchungen mit Subst. A konnte jedoch das Erscheinen beträchtlicher Mengen an Corticosteron festgestellt werden, so daß diese Biosynthesehemmung sowohl durch Subst. A wie auch durch die Anwesenheit von Corticosteron verursacht worden sein kann.

Die Zugabe von nicht markiertem *18-OH-Progesteron* hatte eine relativ mäßige Synthesehemmung aller vier untersuchten radioaktiven Steroide zur Folge.

Nicht markiertes *18-OH-DOC* hatte keinen Effekt.

Nicht markiertes *18-OH-Corticosteron* führte zu einer Synthesehemmung des markierten 18-OH-Corticosterons und des Aldosterons. Der Einbau der Präkursorradioaktivität in 18-OH-DOC und Corticosteron blieb hierbei unbeeinflußt.

Progesteron →   18-OH-Progesteron →   18-Oxo-Progesteron
↓   ↓   ↓
DOC →   18-OH-DOC   18-Oxo-DOC
↓   ↓
Corticosteron →   18-OH-Corticosteron →   (18-Oxo-Corticosteron)
                                                     Aldosteron

Wir möchten die Resultate auf Grund des Biosyntheseschemas diskutieren. Nach Zugabe des möglichen Endproduktes der Synthese Aldosteron (in der Abb. 2 nicht dargestellt) konnte keine Abnahme der Synthesen festgestellt werden.

Die Experimente mit unmarkiertem DOC und Corticosteron bestätigten weitgehend die bisherigen Vorstellungen über die Wichtigkeit dieser Steroide in der Aldosteronbiosynthese. Die Zugabe von nicht markiertem 18-OH-Progesteron zum Inkubationssystem erzielte eine Hemmung nicht nur bei der Bildung des radioaktiven 18-OH-DOC, sondern auch bei der Bildung des 18-OH-B, Aldosterons und Corticosterons. Besonders die Abnahme der Corticosteronsynthese deutet auf einen nicht sehr spezifischen Hemmeffekt, möglicherweise eine Hemmung der 21-Hydroxylase. Bezüglich der Rolle des 18-OH-B bei der Biosynthese des Aldosterons konnten die Untersuchungen keine eindeutigen Erkenntnisse erbringen. Wäre die Aldosteronbildung durch die Zugabe von nicht markierten 18-OH-B, bei unbeeinflußter Synthese von Radio-18-OH-B, -18-OH-DOC und -B, gehemmt worden, so wäre dies ein bejahender Hinweis für die Bedeutung des 18-OH-B als Zwischenglied bei der Aldosteronbildung gewesen. Die Ergebnisse zeigen aber neben der Hemmung der Aldosteronsynthese auch eine Abnahme des Radioaktivitätseinbaues in die 18-OH-B-Fraktion. Ähnliche Resultate konnten von Sharma et al. [4] unter einer anderen Versuchsanordnung erzielt werden.

Nach Zugabe von nicht markiertem 18-OH-DOC konnte kein Hemmungseffekt beobachtet werden. Dieses Ergebnis macht die Zwischenstufenrolle des 18-OH-DOC bei der Synthese des Aldosterons und des 18-OH-B, welche bisher als möglich diskutiert wurde, unwahrscheinlich. Dieses Ergebnis scheint um so überraschender bei der Untersuchung von Rattennebennieren, da bei diesen Tieren stets eine erhebliche Produktion von 18-OH-DOC nachgewiesen werden konnte.

Literatur

1. Ulick, S., G. L. Nicolis, and K. Vetter Kusch: In: Baulieu, E. E., and P. Robel: Aldosterone. An international symposium, p. 3. Oxford: Blackwell 1964.
2. Pasqualini, J. R.: Nature (Lond.) **201**, 501 (1964).
3. Kahnt, F. W., R. Neher: Helv. chim. Acta **48**, 1457 (1965).
4. Sharma, D. C., P. B. Raman, R. I. Dorfman: Excerpta Medica Intern. Congr. Series **111**, 215 (1966).

II. Medizinische Klinik und Poliklinik der Universität des Saarlandes, Homburg
(Professor Dr. H. P. Wolff)

Corticosteroidbildung
in kompensatorisch hypertrophierten Nebennieren

Von

H. G. Steinacker, P. Vecsei und D. Lommer

Mit 1 Abbildung

Zahlreiche experimentelle Untersuchungen haben bisher auf die Frage nach Angriffsort, Mechanismus und Spezifität des ACTH in seiner Wirkung auf die Corticosteroidbiosynthese keine eindeutigen Antworten erbracht. Eine Ursache der Unklarheiten scheint darin zu liegen, daß diese Untersuchungen meist unter Einfluß von exogenem, speciesfremden ACTH in verschiedenen, oft unphysiologischen Dosen erfolgte. Als ein günstigeres Modell zum Studium des ACTH-Effektes auf die Steroidogenese bietet sich die kompensatorisch hypertrophierte Nebenniere nach einseitiger Adrenalektomie an, da hier die Wirkung endogenen, durch physiologische Stimuli freigesetzten ACTHs auf die Nebennierenrinde untersucht werden kann und Dosierungsprobleme vermieden werden. Die Ergebnisse derartiger Studien können, über ihre biochemische Bedeutung hinaus, auch zum Verständnis der endokrinen Folgen einer partiellen Adrenalektomie oder einer partiellen Nebennierenzerstörung beitragen.

In dieser Mitteilung soll über Untersuchungen der Corticosteroidbiosynthese in kompensatorisch hypertrophierten Nebennieren berichtet werden. Männlichen Sprague Dawley-Ratten gleichen Alters wurde die linke Nebenniere entfernt. 11 bzw. 18 Tage danach wurde die verbleibende kompensatorisch hypertrophierte Nebenniere entnommen und in Krebs Ringer-Bicarbonat-Glucose-Lösung 4 Std lang bei 37° C unter einer Atmosphäre von 95% O_2 und 5% CO_2 zusammen mit den Radiopräkursoren 4-^{14}C-Progesteron oder 1-2-^{3}H-Desoxycorticosteron inkubiert. Aus den Dichlormethan-Extrakten der Inkubationslösungen wurden 18-OH-Corticosteron, Aldosteron, 18-OH-Desoxycorticosteron und Corticosteron im System Toluol/Propylenglykol isoliert und die eingebaute Präkursorradioaktivität in einem Flüssigkeits-Szintillations-Spektrometer (Packard Tri-Carb) gemessen. Die Identität und Reinheit der isolierten radioaktiven Steroidfraktionen wurde durch Derivatbildung und Rechromatographie in mehreren papier- und dünnschichtchromatographischen Systemen kontrolliert.

Ergebnisse

In Abb. 1 ist das gefundene Synthesemuster nach Inkubation der hypertrophierten Nebennieren mit 4-^{14}C-Progesteron und 1-2-^{3}H-Desoxycorticosteron dargestellt. Im Vergleich mit normalen Kontrollnebennieren hat sich der Einbau der Radioaktivität aus 4-^{14}C-Progesteron und 1-2-^{3}H-Desoxycorticosteron in 18-OH-

Corticosteron und Aldosteron nicht verändert. Der Radioaktivitätseinbau in 18-OH-Desoxycorticosteron und Corticosteron dagegen hat aus beiden Präkursoren signifikant zugenommen. Die rechte Seite der Abb. 1 zeigt zum Vergleich Resultate aus früheren Experimenten von Vecsei und Kemeny, 1963, über Untersuchungen

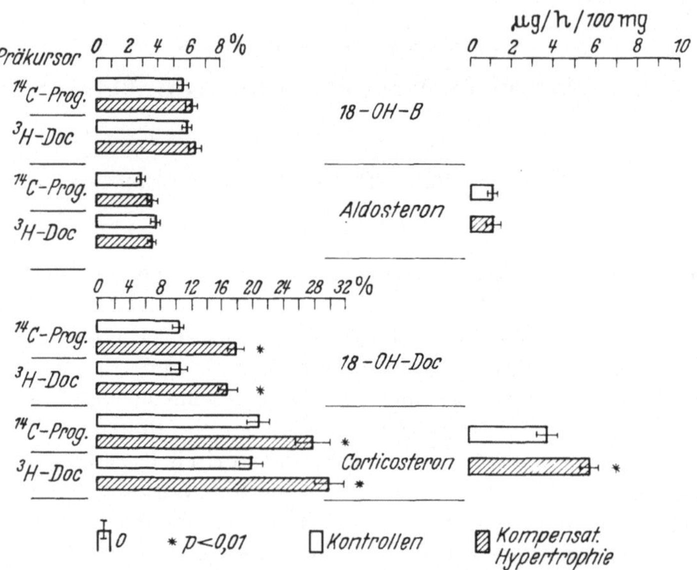

Abb. 1. In vitro-Corticosteroidsynthese kompensatorisch hypertrophierter Nebennieren, verglichen mit normalen Kontrollen. *Linke Seite:* prozentualer Einbau der Präkursorradioaktivität aus 4-^{14}C-Progesteron und 1-2-^{3}H-Desoxycorticosteron. *Rechte Seite:* Aldosteron- und Corticosteronsynthese aus endogenen Vorstufen

der Aldosteron- und Corticosteronbildung in kompensatorisch hypertrophierten Nebennieren aus endogenen Vorstufen. Auch hier konnte eine Zunahme nur in der Corticosteronbildung beobachtet werden, die Aldosteronsynthese aus endogenen Präkursoren blieb unverändert.

Tabelle 1 vergleicht die Ergebnisse von Inkubationsversuchen an kompensatorisch, d. h. unter dem Einfluß von endogenem ACTH hypertrophierten Nebennieren mit denen von Inkubationsversuchen, die an Nebennieren nach exogenen ACTH-Gaben durchgeführt wurden (Vecsei et al., 1966). Sie unterscheiden sich deutlich. Nach chronischer exogener ACTH-Gabe vermindert sich die Bildung von 18-OH-Corticosteron und Aldosteron in der Nebenniere beträchtlich, in den kompensatorisch hypertrophierten Nebennieren dagegen nicht. Die Biosynthese von 18-OH-Desoxycorticosteron und Corticosteron ist unter beiden Versuchsbedingungen vermehrt.

Eine experimentell begründete Interpretation der Ergebnisse bietet sich vorerst nicht an. Es erscheint möglich, daß bei der raschen und starken Hypertrophie der Nebennierenrinde nach Zufuhr exogenen ACTHs Substrate verbraucht werden, welche sonst für die Biosynthese von 18-OH-Corticosteron und Aldosteron zur Verfügung stünden.

Die Ergebnisse der Untersuchungen zeigen, daß nach Ausfall eines großen Teiles des Nebennierengewebes eine kompensatorische Stimulierung der Aldosteronproduktion zunächst ausbleibt. Die experimentellen Befunde liefern eine Erklärungsmöglichkeit für die klinische Beobachtung, daß nach Entfernung des Aldosteronoms von Kranken mit Conn-Syndrom oder nach partiellem Verlust der Nebennierenrindenfunktion die Aldosteronsekretion oft auch dann noch erniedrigt ist, wenn die Sekretion von Cortisol und Corticosteron bereits im Normbereich liegt (BIGLIERI et al., 1966).

Tabelle 1. *Veränderungen der in vitro-Synthese von 18-OH-Corticosteron, Aldosteron, 18-OH-Desoxycorticosteron und Corticosteron in kompensatorisch hypertrophierten Nebennieren, verglichen mit Syntheseänderungen hypertrophierter Nebennieren nach exogener ACTH-Gabe*

	Kompensatorische Hypertrophie	Exogene ACTH-Gabe
Maß der Hypertrophie	90%	180%
18-OH-B		
^{3}H-DOC	=	—
^{14}C-Progesteron	=	—
^{3}H-Pregnenolon		—[1]
Aldosteron		
^{3}H-DOC	=	—
^{14}C-Progesteron	=	—
^{3}H-Pregnenolon		—[1]
Endogene Vorstufen	=	—+[2]
18-OH-DOC		
^{3}H-DOC	+	+
^{14}C-Progesteron	+	+
^{3}H-Pregnenolon		+[1]
Corticosteron		
^{3}H-DOC	+	+
^{14}C-Progesteron	+	+
^{3}H-Pregnenolon		+[1]
Endogene Vorstufen	+	=+[2]

[1] Eigene unveröffentlichte Befunde
[2] Angaben nach ENDRÖCZI, E., 1962
   u. E. STARK et al., 1963.

— vermindert
= unverändert
+ vermehrt

Auffällig ist die Zunahme der 18-OH-Desoxycorticosteron- und Corticosteronproduktion nach Inkubation der kompensatorisch hypertrophierten Nebennieren mit den Präkursoren 4 ^{14}C Progesteron und 1-2-^{3}H-Desoxycorticosteron. Der Befund ließe die Schlußfolgerung zu, daß sich die chronische ACTH-Wirkung nicht nur auf die Synthese vor Pregnenolon erstreckt (LOMMER und WOLFF, 1966), sondern auch einen stimulierenden Effekt bei der Umwandlung von Progesteron bzw. Desoxycorticosteron zu Corticosteron bzw. 18-OH-Desoxycorticosteron ausübt.

Zusammenfassung

Die Bildung von 18-OH-Corticosteron, Aldosteron, 18-OH-Desoxycorticosteron und Corticosteron in kompensatorisch hypertrophierten Rattennebennieren nach einseitiger Adrenalektomie wurde untersucht a) nach Inkubation mit ^{14}C-Progesteron und ^{3}H-Desoxycorticosteron und b) aus endogenen Präkursoren. Die einseitige Adrenalektomie und damit die Verminderung des Spiegels an im Rückkoppelungsmechanismus wirksamen Steroiden führte über eine Stimulierung der ACTH-Inkretion zu einer Vermehrung der 18-OH-Desoxycorticosteron- und Corticosteronproduktion. Eine Vermehrung der 18-OH-Corticosteron- und Aldosteronbildung dagegen war nicht nachzuweisen.

Das Fehlen der kompensatorischen Aldosteronhypersekretion könnte, auch in der menschlichen Pathologie, einen länger anhaltenden Hypoaldosteronismus nach partiellen Nebennierenausfällen erklären.

Literatur

Biglieri, E. G., P. E. Slaton jr., W. S. Silen, M. Galante, and P. H. Forsham: J. clin. Endocr. **26**, 553 (1966).

Endröczi, E.: In: A Kiserleti Orvostudomany Vizsagalo Modszerei, Kovach, A., Ed., S. 640. Budapest: Akademiai Kiadó 1962.

Lommer, D., u. H. P. Wolff: Experientia (Basel) **22**, 654 (1966).

Stark, E., J. Fachet, and K. Mihaly: Canad. J. Biochem. **41**, 1771 (1963).

Vecsei, P., D. Lommer, H. G., Steinacker, A. Vecsei-Görgenyi, and H. P. Wolf: Acta endocr. (Kbh.) **53**, 24 (1966).

Vecsei (Weisz), P., u. V. Kemény: Experientia (Basel) **19**, 540 (1963).

Aus der Abteilung für Experimentelle Endokrinologie, Universitäts-Frauenklinik, Mainz

Einwirkung von Gonadotropinen auf adrenale Steroide beim Meerschweinchen*

Von

W. Rindt und G. W. Oertel

Untersuchungen an Meerschweinchen, die eine intravenöse Injektion von 4-C^{14}-Cortisol erhielten, ließen einen Einfluß von Gonadotropinen auf Metabolismus und Conjugation von Hydrocortison erkennen [3]. Hierbei zeigte sich, daß erst das Zusammenwirken von ACTH *und* Gonadotropinen die steroidhormonellen Veränderungen im Operationsstress experimentell zu reproduzieren vermochte. Neben der Möglichkeit einer direkten oder indirekten Beteiligung der Gonaden am Stressgeschehen erhob sich die Frage, ob Gonadotropine die Nebennierenrindenfunktion direkt beeinflussen. Diesbezügliche Hypothesen wurden zwar verschiedentlich in der Literatur beschrieben, ohne daß jedoch eine einheitliche Meinung vorläge [4, 7, 9, 16, 20, 21].

Zur Klärung dieses Problems boten sich zunächst Plasmauntersuchungen an normalen und kastrierten Meerschweinchen an, denen man jeweils Gonadotropin verabreichte [1]: Nach intramusculärer Injektion von 10 IE Predalon-S (Organon, Oss/Holland) pro Tier kam es zu einem Anstieg der freien 17-Ketosteroide und deren Sulfatide im Plasma normaler wie auch kastrierter Tiere (Tab. 1). Die quantitative Bestimmung der 17-Ketosteroide erfolgte dabei nach einer Methode von Treiber u. Mitarb. [23] durch Überführung der Ketosteroide in 2,4-Dinitrophenylhydrazone und deren Chromatographie auf Kieselgel-G (Merck) im Lösungsmittelsystem Chloroform: Dioxan 94:6.

Tabelle 1. *Plasma-17-Ketosteroide in µg/100 ml nach Gabe von Gonadotropinen bei normalen und kastrierten Meerschweinchen*

	Normaltiere	+ Serum-Gonadotropin	Kastraten	+ Serum-Gonadotropin
freie 17-KS	5,3	14,0	7,1	9,0
17-KS-Sulfatide	10,6	17,8	15,2	21,9
		+ FSH		+ FSH
DHEA-Sulfatid	6,5	12,2	4,7	8,4

Eine quantitative Aussage über den hier auftretenden Gonadotropineffekt scheint allerdings nicht möglich, da andere Faktoren, wie etwa die reduzierte

---

* Mit Unterstützung der Deutschen Forschungsgemeinschaft, Bad Godesberg.

Androgenwirkung auf die Nebennierenrinde bei Kastraten [6, 11, 14, 15, 22], oder eine eventuelle Änderung der peripheren Conjugation nicht berücksichtigt wurden.

Analoge Untersuchungen mit einem FSH-Präparat (Organon, Oss/Holland) erbrachten sinngemäß eine Erhöhung von DHEA-Sulfatid (Tab. 1) unter Gonadotropineinwirkung. Das gleichzeitig analysierte, an Sulfatidsäure gebundene Cortisol, das nach Dünnschichtchromatographie auf Kieselgel-G im System Chloroform:Äthanol (9:1, v/v) mit Hilfe der Porter-Silber-Reaktion [19] bestimmt wurde, ergab keine signifikanten Schwankungen. Diese Ergebnisse sprechen sicherlich für eine Wirkung der Gonadotropine auf die Nebennierenrinde.

Weitere Aufschlüsse sollte ein Bebrütungsversuch erbringen, bei dem Nebennieren normaler und kastrierter Meerschweinchen unter dem Einfluß von Serum-Gonadotropin — entweder 10 IE pro Tier in vivo oder 2 IE pro Probe in vitro — mit etwa 0,6 µc 7α-3H-Cholesterin inkubiert wurden [5]. Die Aufarbeitung der Inkubate erfolgte in gewohnter Weise [18] und umfaßte:

Extraktion der freien Steroide mit Methylenchlorid, Ausfällen des Eiweißes mit Äthanol:Aceton 1:1 (v/v), Chromatographie des Extraktes an DEAE-Sephadex-A-50 zur Abtrennung der Sulfate, Lösungsmittelverteilung zur Trennung von Sulfatiden und Glucuronosiden, Chromatographie der freien und freigesetzten Steroide.

Folgende Systeme wurden zur chromatographischen Trennung der Steroide angewandt:

Dünnschichtchromatographie auf Kieselgel-G in den Lösungsmittelsystemen: Hexan:Diäthyläther:Methanol:Eisessig (90:20:3:2, v/v), Chloroform:Äthanol (9:1, v/v), Chloroform:Dioxan (94:6, v/v) sowie Papierchromatographie auf Whatman I im System Prophylenglykol/Methylcyclohexan.

Auch hier ergab sich als Folge der Gonadotropineinwirkung eine vermehrte Ausbeute an Sulfoconjugaten (Tab. 2). Unter den gewählten Versuchsbedingungen einer 2stündigen Bebrütung bei 37° C konnte DHEA lediglich nach Einwirkung von Serum-Gonadotropin in nachweisbaren Mengen isoliert werden. Die Ausbeute betrug bei den Kontrolltieren etwa 0,3%, bei den Kastraten dagegen 6—7% der wiedergefundenen Radioaktivität.

Tabelle 2. *Prozentualer Anteil an der wiedergefundenen Radioaktivität nach Bebrütung von Nebennieren mit 7α-3H-Cholesterin*

		Normaltiere Serum-Gonadotropin			Kastraten Serum-Gonadotropin	
	Kontrolle	in vivo	in vitro	Kontrolle	in vivo	in vitro
Sulfatide	11,4	39,7	27,0	19,1	12,3	24,9
Sulfate	6,6	5,4	2,4	7,6	25,4	11,5
Summe	18,0	45,1	29,4	26,7	37,7	36,4
		FSH			FSH	
freies Pregnenolon	0,98	0,35	0,77	1,20	0,51	0,22
Pregnenolon-Sulfatid	1,61	2,42	3,06	2,93	3,41	5,51
Pregnenolon-Sulfat	0,39	0,56	0,74	0,73	1,04	1,00
Summe	2,98	3,33	4,57	4,86	4,96	6,73
DHEA-Sulfatid	0,19	0,38	0,27	0,17	0,25	0,20

Bei einem analogen, einstündigen Inkubationsversuch benutzte man anstelle des Serum-Gonadotropin ein FSH-Präparat. Die Aufarbeitung der Inkubate wurde geringfügig modifiziert, indem man die Ketosteroide wie DHEA und Pregnenolon nach Aufspaltung der Conjugate und Chromatographie der freien Steroide in ihre 2,4-Dinitrophenylhydrazone überführte und als solche vermittels zusätzlicher Dünnschichtchromatographie auf Kieselgel-G im Lösungsmittel-system Chloroform:Dioxan 94:6 (v/v) weiter charakterisierte und quantitativ analysierte.

Aus diesem Versuch geht hervor, daß sich die Ausbeute an Pregnenolon aus Cholesterin unter FSH-Einfluß erhöhte (Tab. 2). Diese Steigerung betraf vornehm-lich das Pregnenolon-Sulfatid, während das Pregnenolon-Sulfat nur geringfügig zunahm und das freie Pregnenolon sogar eine Abnahme erfuhr. Eine relativ hohe Ausbeute an Pregnenolon bei den unbehandelten Kastraten im Vergleich zu den unbehandelten Normaltieren mag seine Ursache in einer vermehrten Ausschüttung endogenen Gonadotropins haben.

Außer Pregnenolon interessierte hier auch die Bildung von DHEA. Die Aus-beute an DHEA als dem wichtigsten, adrenalen Androgen, das zum größten Teil als Sulfatid vorliegt, ließ sich durch Zugabe von FSH ebenfalls steigern. Eine direkte Relation zwischen der Bildung von Pregnenolon und DHEA ist nicht zu erkennen, und könnte wohl nur an Hand der zeitabhängigen Bildungskurve beider Steroide festgestellt werden.

Zusammenfassend läßt sich aus den angeführten Versuchen eine Wirkung der Gonadotropine auf die Nebennierenrinde ableiten. Inwieweit solchen Befunden einer vermehrten Bildung von Pregnenolon- und DHEA-Sulfatid eine physiolo-gische Bedeutung zukommt, bleibt abzuwarten. Da Gonadotropine im Corpus luteum offenbar die Bildung von 20α-OH-Cholesterin begünstigen [10, 12, 17], die ersten Schritte in der Biogenese von Steroiden im Corpus luteum und in der Neben-nierenrinde aber einander entsprechen dürften [13], wäre eine verstärkte Bereit-stellung von Präkursoren obiger Verbindungen zu erwägen. Es fragt sich weiterhin, inwiefern eine direkte Umwandlung von Cholesterin bzw. 20α-OH-Cholesterin zu DHEA [2, 8] durch Gonadotropine beeinflußt wird, und dies insbesondere in Hin-sicht auf den direkten Metabolismus von Sulfaten bzw. Sulfatiden.

Literatur

1. Bühner, P., W. Rindt u. G. W. Oertel: Endokrinologie (im Druck).
2. Burstein, S., and R. I. Dorfman: Acta endocr. (Kbh.) **40**, 188 (1962).
3. Dieterich, P., W. Rindt u. E. Kaiser: Endokrinologie **50**, 251 (1966).
4. Dinerstein, J., and J. T. Lanman: Endocrinology **68**, 164 (1961).
5. Ebersohl, C., W. Rindt u. G. W. Oertel: Endokrinologie (im Druck).
6. Fraschini, F., G. Gavazzi, and G. Giuliani: In: Hormonal steroids, ed. by L. Martini, and A. Pecile, p. 325. New York-London: Academic Press 1965.
7. Giuliani, G., L. Martini, A. Pecile, and M. Fochi: I. Intern. Congr. Endocrinology, Copenhagen 1960, Periodica Copenhagen 1960, p. 29.
8. Gual, C., A. E. Lamp, I. T. Kline, M. Gut, and R. I. Dorfman: J. clin. Endocr. **22**, 1193 (1962).
9. Huis in 't Veld, L. G., B. Louwerens, and P. A. F. van der Spek: I. Intern. Congr. Endocrinology, Copenhagen 1960, Periodica Copenhagen 1960, p. 539.
10. Ichii, S., E. Forchielli, and R. I. Dorfman: Steroids **2**, 631 (1963).
11. Kitay, J. I.: Acta endocr. (Kbh.) **43**, 601 (1963).

12. Koritz, S. B.: Biochim. biophys. Acta (Amst.) **56**, 63 (1962).

13. Kowal, J., E. Forchielli, and R. I. Dorfman: Steroids **3**, 531 (1964).

14. Krüskemper, H. L.: Anabole Steroide, S. 64. Stuttgart: G. Thieme 1963.

15. Linet, O.: IInd Intern. Congr. Hormonal Steroids, Milan 1966, Excerpta Med. Found., Intern. Congr. Series No. 111, 1966, p. 250.

16. Mattioli, G., e E. Moneta: Ann. Ost. Ginec. **84**, 518 (1962).

17. Menon, K. M. J., M. Drosdowsky, R. I. Dorfman, and E. Forchielli: Steroids Suppl. I, 95 (1965).

18. Oertel, G. W., u. E. Kaiser: Biochem. Z. **336**, 10 (1962).

19. Porter, C. C., and R. R. Silber: J. biol. Chem. **185**, 201 (1950).

20. Roels, H.: Exp. Cell Res. **31**, 407 (1963).

21. Sundsraraj, B. I., and S. V. Goswami: IInd Intern. Congr. Hormonal Steroids, Milan 1966, Excerpta Med. Found., Intern. Congr. Series No. 111.

22. Telegdy, G., A. Hergenroder, and K. Lissak: IInd Intern. Congr. Hormonal Steroids, Milan 1966, Excerpta Med. Found., Intern. Congr. Series No. 111, p. 250.

23. Treiber, L., W. Rindt u. G. W. Oertel: Z. klin. Chem. (im Druck).

Diskussion

H. Steinbeck (Berlin):

Könnten die in Ihrem Vortrag erwähnten und auf einer Abbildung gezeigten FSH-Effekte nicht dem ICSH-Gehalt der verwendeten Präparation zugeschrieben werden? Wurde auch mit anderen FSH-Präparationen (z. B. NIH-FSH) gearbeitet?

C. Lauritzen (Kiel):

Durch welche Methoden haben Sie ausgeschlossen, daß das von Ihnen verwendete FSH-Präparat durch ACTH verunreinigt war?

J. Hammerstein (Berlin):

In welchem Vehikel wurde das markierte Cholesterin dem Inkubationsansatz zugefügt und wie hoch war die Umwandlung dieses Substrats in Steroide?

Wenn man in vitro mit Ovarien arbeitet, dann penetriert markiertes Cholesterin entweder gar nicht oder nur sehr unzureichend in die Gewebsschnitte [s. Savard, K., J. M. Marsh and B. F. Rice: Rec. Prog. Hormone Res. **21**, 325, (1965)]. Im Falle größerer Ausbeuten bei ihren Versuchen müßte man an Species- bzw. Organunterschiede denken.

Oertel:

Zur Frage des LH-Gehaltes der verwendeten Gonadotropinpräparate läßt sich nur sagen, daß Reindarstellungen von derartigen Peptidhormonen bisher nicht gelungen sind. Wir ziehen es daher vor, im Zusammenhang mit den dargestellten Befunden nur ganz allgemein von Gonadotropinen zu sprechen.

Als spezifischer Effekt der Gonadotropine wäre an eine Aktivierung der $20\,\alpha$-Hydroxylase zu denken. Einen eventuellen ACTH-Gehalt der Gonadotropine kann man aus dem Fehlen signifikanter Veränderungen der mituntersuchten Coricosteroidbiosynthese ausschließen.

Zur Frage des Einbaus von Cholesterin in Nebennierenschnitte muß eine Sulfurylierung des zugesetzten Cholesterins in Betracht gezogen werden sowie der nicht bestimmte Anteil an verletzten Zellen.

Aus der Abteilung für Experimentelle Endokrinologie, Universitäts-Frauenklinik Mainz
(Direktor: Prof. Dr. med. V. Friedberg)

Bestimmung von Ketosteroiden
mittels der 2,4-Dinitrophenylhydrazin-Reaktion

Von

L. Treiber und G. W. Oertel

Nachdem sich die Reaktion von Carbonylgruppen mit 2,4-Dinitrophenylhydrazin in der organischen Chemie hinlänglich bewährt hatte, versuchten bereits 1952 Reich u. Mitarb. eine quantitative Bestimmung von Ketosteroiden durch Photometrie ihrer 2,4-Dinitrophenylhydrazone. In diesen Experimenten, wie auch in den späteren Untersuchungen von Stupnicki und Stupnicka, Szereday und Sachs und Starnes u. Mitarb. führte man die Umsetzung der Steroide mit 2,4-Dinitrophenylhydrazin in alkoholischer Lösung durch unter Verwendung von Salzsäure als Kondensationsmittel bzw. Katalysator und entfernte überschüssiges Reagens mit Brenztraubensäure.

Aufbauend auf den genannten Arbeiten wurde nun eine verbesserte Bestimmung von Ketosteroiden entwickelt, die eine Erfassung geringster Konzentrationen von Einzelverbindungen zum Ziele hatte. Durch den Einsatz von Benzol als Lösungsmittel und Trichloressigsäure als Katalysator gelang es, entstehendes Wasser aus dem Reaktionsgleichgewicht zu entfernen und dadurch letzteres rasch und vollständig zugunsten des entstehenden Derivates zu verschieben. So konnte bei der Reaktion von 0,1–5,0 µg 7 α-³H-Dehydroepiandrosteron mit 2,4-Dinitrophenylhydrazin eine 97–99 %ige Ausbeute an markiertem Derivat festgestellt werden. Auf die Entfernung des überschüssigen Reagenses wurde verzichtet, stattdessen nur eine Dünnschichtchromatographie des Reaktionsgemisches eingeführt. Diese erlaubt eine einwandfreie Abtrennung des Reagenses von den gesuchten Derivaten oder anderen reagierenden Verunreinigungen. Da die 2,4-Dinitrophenylhydrazone stabile Verbindungen darstellen, ist eine wiederholte Chromatographie ohne größere Einbußen möglich. Das Absorptionsmaximum der gebildeten Steroid-2,4-dinitrophenylhydrazone und ihr molarer Extinktionskoeffizient hängen von Zahl und Stellung der Ketogruppen ab. In der Tab. 1 findet man eine Zusammenstellung entsprechender Angaben. Hiernach weisen die 2,4-Dinitrophenylhydrazone von Steroiden mit isolierter Ketogruppe im Ringsystem (C-3 oder C-17) ein Absorptionsmaximum bei 369–370 mµ und einen molaren Extinktionskoeffizienten von 22600–24100 auf in Übereinstimmung mit entsprechenden Daten für Cyclopentanon- und Cyclohexanon-2,4-dinitrophenylhydrazon ($\varepsilon = 23000$ bei 370 mµ). Bei Anwesenheit einer Ketogruppe in der Seitenkette (C-20) verschiebt sich das Absorptionsmaximum des Derivates auf 373—374 mμ. Die 2,4-Dinitro-phenylhydrazone conjugiert ungesättigter Monoketone (Δ^4-3-Ketone) besaßen ein Absorptionsmaximum bei 390 mμ mit einem molaren Extinktionskoeffizienten von 31000—32500. Enthielten derartige Steroide eine zusätzliche Ketogruppe in C-17 oder C-20, so beobachtete man im Absorptionsspektrum des jeweiligen Bis-2,4-dinitrophenylhydrazons ein breiteres Maximum bei 380—381 mμ bzw. bei 383 bis 384 mμ, welches der sich überlagernden Absorption beider 2,4-Dinitrophenyl-hydrazongruppen zuzuschreiben ist. Der zugehörige molare Extinktionskoeffizient

Tabelle 1. *Photometrische Daten von Ketosteroid-2,4-dinitrophenylhydrazonen*

2,4-Dinitrophenylhydrazone folgender Ketosteroide	Wellenlänge des Maximums	molarer Extinktions-koeffizient
Dehydroepiandrosteron	369—370	23200
Androsteron	369—370	23550
Ätiocholanolon	369—370	23500
c-Hexanon	369—370	23000
Pregnenolon	373—374	24150
Testosteron	390	31000
epi-Testosteron	390	31000
Androstandion	369—370	42000
Progesteron	383—384	52000
Androstendion	380—381	50800

bewegte sich zwischen 50800 und 52400 und dürfte der Summe der ε-Werte von isolierter und conjugierter Ketogruppe darstellen. In gleicher Weise addieren sich die molaren Extinktionskoeffizienten der 2,4-Dinitrophenylhydrazone isolierter Ketogruppen in Diketosteroiden, deren Summe 40000—42000 betrug. Zwecks Überführung von Ketosteroiden in ihre Derivate verfährt man wie folgt: Der bis zu 0,1 μMol Ketosteroid enthaltende Trockenrückstand wird mit 0,1 ml 0,2% 2,4-Dinitrophenylhydrazin in Äthylacetat unter Stickstoff bei 35—40° C zur voll-kommenen Trcokne gebracht. Anschließend löst man den Rückstand in 1,0 ml 0,03% Trichloressigsäure in abs. Benzol und dampft nach 30 min bei 35—40° C im Stickstoffstrom zur Trockne ein. Der Rückstand wird in wenig Chloroform auf-genommen und quantitativ auf eine 0,3 mm dicke Dünnschicht aus aktiviertem Kieselgel-G überführt. In gleicher Weise trägt man zu beiden Seiten der Probe jeweils 5 μg des entsprechenden Steroid-2,4-dinitrophenylhydrazons als Standard auf (Tab. 2). Die Entwicklung des Chromatogramms erfolgt vorzugsweise in den Lösungsmittelsystemen Chloroform-Äthanol (19:1 v/v), Benzol-Dioxan (4:1 v/v), Chloroform-Dioxan (94:6 v/v) und Chloroform. Bereits 1 μg Derivat ist auf der entwickelten Platte gut sichtbar, so daß eine Lokalisierung der gesuchten Verbin-dung selbst bei ungleichmäßiger Aktivierung leicht gelingt. Erscheint eine zusätz-liche Reinigung oder Charakterisierung des betreffenden Derivates wünschenswert, so schließt sich an die Elution des jeweiligen Abschnitts mit zweimal je 5 ml Chloroform eine zweite Dünnschichtchromatographie des darin enthaltenen Deri-vats an. Die Photometrie wird in 3 ml (1 ml) Chloroform bei den aus Tab. 1 ersichtlichen Wellenlängen durchgeführt. Nach zusätzlicher Absorptionsmessung

35 mμ unter- und oberhalb des Maximums korrigiert man die maximale Absorption in Anlehnung an die Formel von ALLEN.

Tabelle 2. *Rf-Werte von Ketosteroid-2,4-dinitrophenylhydrazonen*

2,4-Dinitrophenylhydrazone folgender Ketosteroide	Lösungsmittelsysteme			
	1	2	3	4
Dehydroepiandrosteron	0,59	0,43	0,50	0,17
Ätiocholanolon	0,64	0,47	0,56	0,14
Androsteron	0,68	0,52	0,61	0,18
Testosteron	0,65	0,49	0,58	0,13
11 β-Hydroxyätiocholanolon	0,52	0,38	0,38	0,048
11 β-Hydroxyandrosteron	0,55	0,41	0,38	0,054
11-Ketoandrosteron	0,63	0,43	0,46	0,057
Pregnenolon	0,61	0,46	0,52	0,13
Androstandion	0,87	0,74	0,84	0,50
Androstendion	0,87	0,72	0,84	0,50
Progesteron	0,88	0,75	0,88	0,57
Ätiocholandion	0,85	0,75	0,84	0,50
11 β-Hydroxyandrostendion	0,79	0,67	0,69	0,14
11-Ketoandrostendion	0,83	0,70	0,76	0,31
Ätiocholantrion	0,83	0,72	0,78	0,30
2,4-Dinitrophenylhydrazin	0,35	0,31	0,38	0,17

Aktiviertes Kieselgel-G
Schichtdicke: 0,3 mm
Lösungsmittelsysteme: 1. Chloroform:Äthanol = 19:1 v/v
2. Benzol   :Dioxan   = 4:1 v/v
3. Chloroform:Dioxan   = 94:6 v/v
4. Chloroform

Was die Anwendung vorstehender Methode zur Bestimmung von Ketosteroiden in Körperflüssigkeiten angeht, so lassen sich Dehydroepiandrosteron, Androsteron und Ätiocholanolon in 10 ml menschlichen Plasmas mit einer Richtigkeit von 79—82% nachweisen. Bei einer Abweichung der Einzelwerte um 6—10% liegt die Empfindlichkeit des Verfahrens zwischen 0,1 und 0,2 μg. Die Ergebnisse, die im Verlauf der Analyse von 5—20 ml Plasma erzielt wurden, entsprachen denjenigen anderer, bewährter Methoden. Desgleichen können freies Ätiocholanolon, wie auch Progesteron in Plasmaextrakten mittels der 2,4-Dinitrophenylhydrazinreaktion quantitativ bestimmt werden. Die Zuverlässigkeitskriterien erfüllen hier gleichfalls die üblichen Anforderungen. Außerdem aber hat sich die hier beschriebene Endpunktbestimmung bei der Analyse von 11-Desoxy-17-ketosteroiden im Harn hinlänglich bewährt, ebenso wie bei der Erfassung von Testosteron. Für die Spaltung der Steroidconjugate empfahl sich hier eine modifizierte Solvolyse der Harnextrakte in Äther-Perchlorsäure, die gleichermaßen Steroidsulfate und -glucuronoside quantitativ zerlegt. Eine Richtigkeit von über 90%, eine Genauigkeit um 5% und eine Empfindlichkeit von 0,2 μg genügen den Bedingungen, die an derartige Verfahren zu stellen sind.

Zusammenfassend sei festgestellt, daß die 2,4-Dinitrophenylhydrazin-reaktion sich für die quantitative Bestimmung verschiedenster Ketosteroide in Körperflüssigkeiten hervorragend eignet, vor allem auf Grund ihrer großen Empfindlichkeit und relativen Einfachheit.

Vorstehende Arbeit wurde mit Unterstützung der Deutschen Forschungsgemeinschaft, Bad Godesberg, durchgeführt.

Literatur

Reich, H., K. F. Crane, and S. J. Sanfilippo: J. org. Chem. 18, 822 (1953).
Starnes, W. R., T. F. Partlow, M. C. Grammer, L. Kornel, and S. R. Hill jr.: Anal. Biochem. 6, 82 (1963).
Stupnicki, R., and E. Stupnicka: J. Chromatog. 9, 235 (1962).
Szereday, Z., and L. Sachs: Experientia (Basel) 21, 165 (1965).

Aus dem Physiologisch-chemischen Institut der Universität Düsseldorf

Wirkungen von Cortisol auf den Energiestoffwechsel im Bindegewebe und in der Muskulatur

Von

H. Kröner und W. Staib

Schon früh wurde die gesteigerte Gluconeogenese als eine der wesentlichen Wirkungen der Nebennieren-Steroide erkannt [1]. In den letzten Jahren konnten verschiedene Autoren zeigen, daß die Synthese von Glykogen verbunden ist mit einer Enzyminduktion [2], d. h., einer Neusynthese von RNS [3] und Enzymprotein [4]. Da alle diese Phänomene beim nüchternen Tier zu beobachten sind, bedeutet dies einen zusätzlichen Bedarf an Substraten und Energie zur Synthese. Als Quelle bleibt unseres Erachtens daher nur die Peripherie in Form der Muskulatur und des subcutanen Bindegewebes.

Es ergeben sich dabei zwei Möglichkeiten für diese periphere Cortisolwirkung: 1. ein gesteigerter Proteinkatabolismus oder 2. ein verminderter Anabolismus. In beiden Fällen kommt es zum Anstieg der freien Aminosäuren [5]. Ein verminderter Anabolismus eröffnet wieder zwei Möglichkeiten: Da genügend Substrat für die Synthese vorhanden ist, könnte die Hemmung angreifen: 1. an der Energiebereitstellung, 2. an der eigentlichen Synthesereaktion. Im ersten Falle sollte man einen Abfall des Energiepotentials entsprechend dem Verhältnis ATP/ADP in der Peripherie erwarten, im letzteren Falle auf Grund mangelnder Verwertung der Energie vielleicht einen Anstieg.

Von diesen Vorstellungen ausgehend haben wir bei nicht adrenalektomierten Ratten, denen 20 Std vor der Tötung das Futter entzogen wurde, die Wirkung von 50 mg Cortisolhemisuccinat/kg Körpergewicht untersucht. Untersuchungsmaterial war die Haut einschließlich Subcutis, ferner die Bauchmuskulatur. Wir bestimmten ATP, ADP, AMP, Lactat und Pyruvat, im Muskel zusätzlich Kreatinphosphat mit dem optisch-enzymatischen Test 2 und 4 Std nach der subcutanen Injektion von Cortisolhemisuccinat 50 mg/kg Körpergewicht, Methodik siehe [6].

Die Ergebnisse sind in Tab. 1 zusammengefaßt. Die Absolutwerte der Adeninnucleotide betragen 0,77 μMol ATP, 0,18 μMol ADP und 0,07 μMol AMP pro Gramm Bindegewebe der Cutis und Subcutis und 5,09 μMol ATP und 0,66 μMol ADP je Gramm Muskulatur.

Unter der Wirkung von Cortisol kommt es in der Haut zu einem Anstieg des Triphosphats auf Kosten des Adenosindiphosphats. Der Anstieg nach 4 Std ist signifikant mit $p < 0,05$. Die Summe der Adeninnucleotide bleibt konstant. Es fällt ferner eine fortschreitende Abnahme der Lactatwerte im Bindegewebe bei konstantem Gehalt an Pyruvat auf, diese Abnahme ist allerdings nicht signifikant.

Für die Muskulatur ist eine entsprechende Veränderung der energiereichen Phosphate nicht nachzuweisen. Das ist nicht verwunderlich, da hier der über-

19*

wiegende Teil für die Kontraktion erforderlich ist, und daneben die geringen Mengen für Synthesezwecke nicht ins Gewicht fallen. Es findet sich allerdings auch hier ein Abfall des Lactatgehaltes bei konstantem Gehalt an Brenztraubensäure. Diese Abnahme ist 4 Std nach der Injektion von Cortisol mit $p < 0,02$ signifikant.

Tabelle 1. *Verhalten der energiereichen Phosphate sowie Lactat, Pyruvat und Glykogen im Bindegewebe der Haut und im Muskel nach Gabe von Cortisol-Hemisuccinat 50 mg/kg s.c. (ATP, ADP, AMP in Prozent der Summe der Adeninnucleotide, Kreatinphosphat, Lactat und Pyruvat in µ Mol/g Frischgewicht, Glykogen in mg/g Frischgewicht. Mittelwert von 6 Einzelwerten ± s)*

| | Bindegewebe | | | Muskulatur | | |
	Kontrollen	2 Std nach Cortisol	4 Std nach Cortisol	Kontrollen	2 Std nach Cortisol	4 Std nach Cortisol
% ATP	76,0 ± 4,8	80,7 ± 3,9	81,7 ± 3,1[1]	88,4 ± 1,6	90,2 ± 2,0	87,9 ± 1,4
% ADP	17,7 ± 4,3	14,5 ± 3,2	14,0 ± 2,4	11,6 ± 1,6	9,8 ± 2,0	12,1 ± 1,4
% AMP	6,3 ± 2,0	4,8 ± 1,8	4,3 ± 1,2	—	—	—
CP	—	—	—	18,2 ± 2,1	19,0 ± 1,4	17,9 ± 1,0
Lactat	0,92 ± 0,37	0,73 ± 0,14	0,58 ± 0,13	1,01 ± 0,21	0,77 ± 0,19	0,62 ± 0,16[2]
Pyruvat	0,12 ± 0,02	0,12 ± 0,03	0,12 ± 0,02	0,20 ± 0,02	0,25 ± 0,09	0,18 ± 0,05
Glykogen	—	—	—	4,2 ± 2,2	4,2 ± 1,1	4,9 ± 2,4

[1] pc 0,05, [2] pc 0,02.

Wir haben versucht, unter Verwendung von Hemmstoffen des Energiestoffwechsels in vivo zu Aussagen über den ATP-Verbrauch unter Cortisol im Muskel zu kommen. Dies scheiterte aber, wahrscheinlich weil andere Organe viel eher und stärker betroffen wurden als der Muskel. Möglich erschien uns eine Hemmung des oxydativen Stoffwechsels durch Ischämie. Praktisch führten wir das so durch, daß wir die freigelegte Bauchmuskulatur der Ratte nicht wie bei den anderen Versuchen sofort zwischen zwei mit flüssigem Stickstoff gekühlte Metallplatten legten, sondern sie herausschnitten und 5 min bei 37° in einer feuchten Kammer inkubierten. Unter diesen Bedingungen ist eine Energiegewinnung nur aus der Glykolyse möglich, ein Maß dafür ist das gebildete Lactat.

Tabelle 2.: *Muskulatur, Frierstopp nach 5 min Inkubation bei 37° C. Verhalten der energiereichen Phosphate sowie von Lactat und Pyruvat nach Gabe von Cortisol-Hemisuccinat 50 mg/kg s.c. Alle Angaben in µ Mol/g Frischgewicht. Mittelwerte von 6 Einzelwerten ± s*

	Kontrollen	2 Std nach Cortisol	4 Std nach Cortisol	Adrenalektom.	Adrenalektom. 4 Std nach Cortisol
CP	13,5 ± 1,2	14,8 ± 1,8	14,2 ± 1,1	13,2 ± 1,4	14,1 ± 1,7
ATP	5,09 ± 0,58	4,85 ± 0,39	5,21 ± 0,15	5,02 ± 0,33	4,74 ± 0,31
ADP	0,69 ± 0,05	0,69 ± 0,07	0,70 ± 0,09	0,64 ± 0,06	0,64 ± 0,06
AMP	0,05 ± 0,02	0,05 ± 0,03	0,04 ± 0,02	0,05 ± 0,02	0,06 ± 0,04
Lactat	3,32 ± 0,53	2,53 ± 0,33[2]	2,09 ± 0,28[3]	1,87 ± 0,33	1,46 ± 0,26[1]
Pyruvat	0,19 ± 0,09	0,19 ± 0,04	0,19 ± 0,01	0,24 ± 0,04	0,19 ± 0,02

[1] pc 0,05; [2] pc 0,02; [3] pc 0,001.

Unter Ausschaltung des oxydativen Stoffwechsels kommt es in 5 min zu einem Abfall des Kreatinphosphats um 20%. Durch Cortisol wird dieser Wert nicht beeinflußt (Tab. 2). Die ATP- und ADP-Werte sind praktisch unverändert gegenüber dem sofort fixierten Muskel und werden auch unter der Wirkung von Cortisol nicht verändert. Das gleiche gilt für den Gehalt an AMP und Pyruvat. Anders dagegen verhält sich die Milchsäure. Nach Gabe von Cortisol wird in 5 min Anaerobiose weniger Lactat produziert, und zwar 2 Std nach Hormongabe 25% ($p < 0{,}02$), 4 Std nach Hormongabe 37% weniger ($p < 0{,}001$).

Wir haben die Versuche wiederholt mit Tieren, die 5—6 Tage vor dem Versuch adrenalektomiert waren. Die energiereichen Phosphate der Muskulatur sind unverändert gegenüber denen bei nicht adrenalektomierten Ratten und werden durch Cortisol ebenfalls nicht verändert. Auffallend ist die geringe Lactatbildung bei den adrenalektomierten Kontrollen, sie wird jedoch in Übereinstimmung mit den bei nicht adrenalektomierten Tieren durch Cortisol weiter signifikant reduziert um 22% ($p < 0{,}05$).

Unsere Interpretation der Ergebnisse am ischämischen Muskel ist folgende: Unter der Wirkung von Cortisol reicht eine geringere Glykolyserate aus, um die ATP-Werte konstant zu halten, d. h., es muß weniger ATP gebildet werden und das wiederum, weil weniger ATP verbraucht wird. In diesem Sinne möchten wir auch die signifikant erniedrigten Lactatgehalte 4 Std nach Cortisolgabe in der Muskulatur bei sofortigem Frierstopp werten. Aus den gleichen Gründen kommt es im Bindegewebe der Cutis und Subcutis direkt zu einem Anstieg des ATP auf Kosten des ADP.

Literatur

1. Long, C. N. H., B. Katzin, and E. G. Fry: Endocrinology 26, 309 (1940).
2. Degenhardt, G., H. J. Hübener u. J. Alester: Hoppe-Seylers Z. phys. Chem. 323, 278 (1961); Sekeris, C. E., and N. Lang: Life Sci. 3, 169 (1964).
3. Feigelson, P., and M. Feigelson: J. biol. Chem. 238, 1073 (1963); Kenney, F. T., and F. J. Kull: Proc. nat. Acad. Sci. 50, 493 (1963).
4. —, and O. Greengard: J. biol. Chem. 237, 3714 (1962); Kenney, F. T.: J. biol. Chem. 237, 652 (1962).
5. Friedberg, F., and D. M. Greenberg: J. biol. Chem. 168, 405 (1947); Bondy, P. K., D. J. Ingle, and R. C. Meeks: Endocrinology 55, 354 (1954).
6. Kröner, H., u. W. Staib: Z. klin. Chem. Klin. Biochem. 5, 89 (1967).

Aus der 2. Medizinischen Klinik und Poliklinik der Universität Düsseldorf
(Direktor: Prof. Dr. K. Oberdisse)

Untersuchungen über die Nebennierenrindenfunktion bei der Anorexia nervosa*

Von

W. Winkelmann[1], H. Bethge, H. G. Solbach und H. Zimmermann

Mit 1 Abbildung

Hormonanalytische Untersuchungen über die Nebennierenrinden (NNR)-Funktion bei dem Krankheitsbild der Anorexia nervosa (A. n.) ergaben eine leicht erniedrigte bis normale oder vereinzelt auch mäßig erhöhte Basalausscheidung der Corticosteroide im Harn sowie normale bis erhöhte Hydroxycorticosteroide im Plasma [*1, 2, 3, 4, 5, 6, 7, 8*].

In Anbetracht dieser z. T. widersprüchlichen Ergebnisse ist die Bestimmung der Cortisolsekretion von Bedeutung, die eine quantitative Aussage über die NNR-Funktion ermöglicht.

Wir haben deshalb bei einem Kollektiv von 12 Anorexie-Patientinnen die tägliche Cortisolsekretion, die Basalausscheidung der Gesamtcorticoide und des ICSH im Urin sowie die 11-Hydroxycorticosteroide im Plasma unter Basalbedingungen und nach Stimulierung mit ACTH bestimmt. Bei 52 weiteren Patientinnen wurde die Corticoidausscheidung im Urin unter Basalbedingungen, bei 13 davon unter ACTH und unter Metopiron gemessen.

Die Cortisolsekretion wurde nach der Methode von Cope u. Mitarb. [*9*] in der Modifikation von Karl u. Mitarb. [*10*] nach i.v. Applikation von je 0,3 µC 4-^{14}C-Cortisol (spez. Aktivität 29,2 mC/mmol) ermittelt. Die Gesamtcorticoide im Urin wurden als Tetrazoliumblauchromogene nach Staib u. Mitarb. [*11*], das ICSH wurde mit einer quantitativen immunologischen Methode nach Solbach u. Mitarb. [*12*] bestimmt. Die 11-OHCS im Plasma wurden fluorometrisch gemessen [*13, 14*].

Bei einem Kollektiv von 52 Patientinnen mit einer A. n. betrug die Basalausscheidung der Gesamtcorticoide im Urin durchschnittlich 7,2 ± 4,0 mg/24 Std und lag damit absolut erniedrigt im unteren Streubereich eines Normalkollektivs (Mittelwert 10,6 ± 3,6 mg/24 Std), bezogen auf kg Körpergewicht jedoch im mittleren Normbereich. — Bei 13 dieser Patientinnen wurde die Ausscheidung der Corticoide unter 25 E. ACTH untersucht, die auf 16,5 ± 9,0 mg/24 Std anstieg. Dieser Wert war gegenüber einem Mittelwert von 25,5 ± 8,1 mg/24 Std bei Normalpersonen absolut erniedrigt, prozentual jedoch statistisch nicht different gegenüber der Norm. — Unter 3 g Metopiron erhöhte sich die Corticoidausscheidung bei den 13 Anorexie-Patientinnen im Durchschnitt auf 20,5 ± 14,5 mg/24 Std. Dieser

---

* Mit dankenswerter Unterstützung der Deutschen Forschungsgemeinschaft.
[1] Jetzige Anschrift: Med. Univ.-Poliklinik der Universität Köln.

Anstieg war gegenüber einem Mittelwert von 26,4 ± 9,5 mg/24 Std bei Normalpersonen absolut ebenfalls erniedrigt, prozentual jedoch leicht erhöht.

Bei einem weiteren Kollektiv von 12 Patientinnen mit einer A. n. wurden die 11-Hydroxycorticosteroide im Plasma unter Basalbedingungen sowie nach Stimulierung der NNR mit ACTH bestimmt. Wie Abb. 1 zeigt, betrug der mittlere Plasmaspiegel der 11-OHCS vormittags um 9 Uhr 24,0 ± 8,0 γ % und war damit gegenüber dem Mittelwert von 14,0 ± 4,5 γ % bei einem Normalkollektiv signifikant erhöht ($p < 0,001$). Nach ACTH kam es bei den Anorexie-Patientinnen zu einem überschießenden Anstieg der 11-OHCS auf durchschnittlich 65,9 ± 18,7 γ % gegenüber einem Mittelwert von 51,5 ± 11,5 γ % bei Normalpersonen ($p = 0,08$).

Aus Tab. 1 sind neben den klinischen Daten die Ausscheidung des ICSH und der Gesamtcorticoide im Urin sowie die absolute und die auf kg Körpergewicht bezogene tägliche Cortisolsekretion bei den 12 Anorexie-Patientinnen zu ersehen.

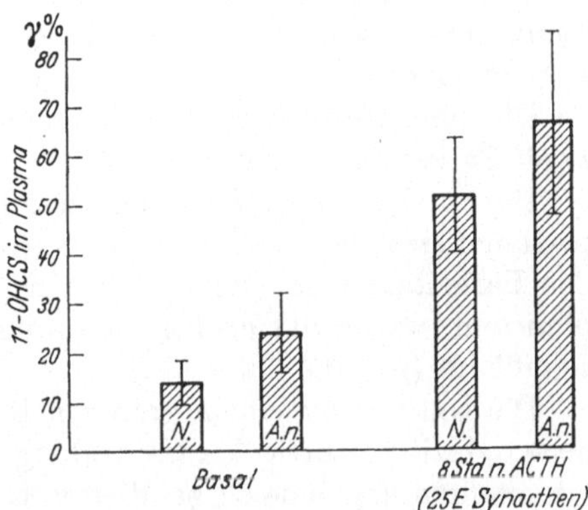

Abb. 1. Mittlere Plasmaspiegel der 11-OHCS unter Basalbedingungen und nach ACTH bei 12 Anorexiepatientinnen (A. n.) und bei Normalpersonen (N.)

Bei zwei Patientinnen (U. B. und E. Sch.) bestand eine Oligomenorrhoe, eine Patientin (C. N.) hatte trotz sonst typischer klinischer Symptomatik noch einen regelmäßigen Menstruationscyclus, während die übrigen Patientinnen eine sekundäre Amenorrhoe entwickelt hatten.

Tabelle 1. *Klinische Daten, Ausscheidung von ICSH und Corticoiden sowie Cortisolsekretion bei zwölf Patientinnen mit einer Anorexia nervosa*

Name	Alter	Gr.	Gew.	Unter-gewicht	RR.	Amen-orrhoe	ICSH	Corti-coide	Cortisolsekretion	mg/kg K.-Gew.
	Jhr.	cm	kg	%	mm Hg		E/24Std	mg/24Std	mg/24Std	24 Std
1. M.-L. M.	19	168	40,6	—30	100/70	+	64	4,7	13,5	0,33
2. M. E.	27	157	30,4	—44	85/60	+	8	9,0	22,6	0,75
3. E. R.	27	172	48,7	—23	90/65	+	19	6,3	13,9	0,29
4. M. W.	25	160	33,7	—39	105/60	+	15	6,7	14,9	0,44
5. C. B.	29	157	31,5	—41	130/80	+	10	7,0	29,6	0,94
6. U. B.	30	170	43,0	—33	110/75	(+)	29	6,1	10,7	0,25
7. M. S.	30	167	42,0	—33	90/65	+	52	7,0	8,5	0,20
8. U. F.	26	162	40,1	—29	115/75	+	44	8,6	26,0	0,65
9. E. Sch.	23	162	46,1	—20	125/95	(+)	9	9,2	11,9	0,26
10. U. H.	23	168	42,1	—28	105/70	+	3	7,5	15,1	0,36
11. A. B.	28	156	32,6	—39	100/60	+	∅	10,1	17,9	0,55
12. C. N.	25	168	45,9	—24	120/80	∅	98	7,4	15,4	0,34
Mittelwert				—32			—	7,5±1,4	16,7±6,3	0,45±0,22
Normalwert							50—400	10,6±3,6	16,0±3,8	0,27±0,08

Die immunologisch meßbare ICSH-Ausscheidung schwankt bei der geschlechts-
reifen Frau in Abhängigkeit vom Cyclus zwischen 50 und 400 E. Bei neun der
untersuchten Patientinnen war die ICSH-Ausscheidung eindeutig erniedrigt bis
fehlend, bei zwei weiteren lag sie im untersten Normalbereich (M.-L. M. und M. S.).
Lediglich bei der Patientin C. N. ließ sich ein Wert im cyclusabhängigen normalen
Streubereich bestimmen; bei regelmäßigen Menses und sonst typischer klinischer
Symptomatik war hier möglicherweise ein Grenzfall im Sinne einer beginnenden
A. n. anzunehmen.

Die durchschnittliche Ausscheidung der Gesamtcorticoide im Urin war bei den
zwölf Patientinnen erniedrigt.

Die mittlere Cortisolsekretion war bei ihnen gegenüber 12 weiblichen Normalpersonen statistisch nicht different. Bezogen auf kg Körpergewicht ließ sich bei
den Patientinnen mit einer A. n. eine höhere durchschnittliche Cortisolsekretion
ermitteln, wegen der großen Streuung ist die Differenz jedoch statistisch nicht
signifikant $(p = 0,2)$.

Die von uns bei einem größeren Kollektiv von Anorexie-Patientinnen gefundene reduzierte Corticoidausscheidung im Urin stimmt gut überein mit den bisher
mitgeteilten Ergebnissen bei diesem Krankheitsbild [1, 2, 3, 4, 5].

Im Plasma waren von mehreren Arbeitsgruppen mit verschiedenen Methoden
hochnormale bis erhöhte Corticoidspiegel gemessen worden [3, 4, 7, 8]. Diese
Befunde konnten von uns für die unkonjugierten 11-OHCS an einem größeren
Kollektiv bestätigt werden.

Die Cortisolsekretion wurde bei der A. n. bisher nur von Hoet u. Mitarb.
bestimmt, die bei 6 Patientinnen vormittags während eines begrenzten Zeit-
raumes einen hochnormalen Wert pro Stunde fanden [8]. Bei dieser Methode ist
die Berechnung der Cortisolsekretion jedoch direkt vom aktuellen Plasmacortisol-
spiegel abhängig, und über die gesamte Sekretion pro Tag ist keine Aussage
möglich. — Die von uns mit einer anderen Methode bestimmte tägliche Cortisolsekretion, die bei der A. n. keine Abweichung gegenüber dem Normalkollektiv
zeigte, ist daher für die Beurteilung der NNR-Funktion bei diesem Krankheitsbild
von Bedeutung.

Als Ursache für die verminderte Ausscheidung der Gesamtcorticoide kommt
eine reduzierte NNR-Funktion bei normaler Cortisolsekretion und erhöhten
11-OHCS im Plasma nicht in Betracht. Über eine Einschränkung der glomerulären
Filtration der Corticoide als weitere mögliche Ursache kann nach unseren Untersuchungen keine Aussage gemacht werden; eine sicher pathologische Nierenfunktion liegt jedoch bei der A. n. nicht vor. — Andererseits gibt es einige Hinweise auf eine Störung des metabolischen Abbaues der Steroidhormone bei diesem
Krankheitsbild. Die Halbwertszeit für exogen zugeführtes Cortisol ist deutlich
verlängert; unter Basalbedingungen sowie unter ACTH sind die freien 17-OHCS
im Plasma erhöht, die konjugierten dagegen vermindert [4]. Von Bedeutung ist
in diesem Zusammenhang auch der Befund von Herbst u. Mitarb., die bei Ratten
im Hunger eine Aktivitätsverminderung der Δ 4-Steroiddehydrogenase in der
Leber nachweisen konnten [15].

Die Erhöhung der unkonjugierten Plasmacorticosteroide bei der A. n. könnte
auf den verzögerten metabolischen Abbau und auf den verkleinerten Verteilungs-
raum zurückzuführen sein. Es kann gegenwärtig noch nicht entschieden werden,

ob darüber hinaus möglicherweise Änderungen der Eiweißbindung der freien Plasmasteroide und eine zumindest latente Störung des negativen Rückkopplungs-mechanismus zwischen NNR und Hypothalamus-HVL-System vorliegen.

Literatur

1. Jores, A.: Acta endocr. (Kbh.) **17**, 206 (1954).
2. Decourt, J.: Dtsch. med. Wschr. **78**, 1619 (1953).
3. Bliss, E. L., and C. J. Migeon: J. clin. Endocr. **17**, 766 (1957).
4. Ceresa, F.: In: Les Maigreurs. Problèmes actuels d'endocrinologie et de nutrition, Collège de Médecine, p. 337, Paris 1965.
5. Oberdisse, K., H. G. Solbach u. H. Zimmermann: In: Anorexia nervosa Symposium. Hrsg. Meyer, J.-E., u. H. Feldmann. Göttingen 1965.
6. Bell, E. T., R. A. Harkness, J. A. Louraine, and G. F. M. Russel: Acta endocr. (Kbh.) **51**, 140 (1966).
7. Moore, P. DE, en C. Evenepoel: Ned. T. Geneesk. **108**, 2285 (1964).
8. Hoet, J. J., P. Mathieu, R. de Hertogh et P. Osinski: Ann. Endocr. (Paris) **23**, 116 (1962).
9. Cope, C. L., and E. G. Black: Clin. Sci. **17**, 147 (1958).
10. Karl, H. J., L. Raith u. W. Decker: 9. Symp. Dtsch. Ges. Endokrinologie, S. 84, 1963.
11. Staib, W., u. W. Teller: Röntgen- u. Lab.-Prax. **13**, L 151 (1960).
12. Solbach, H. G., u. H. Zimmermann: Klin. Wschr. **42**, 445 (1964).
13. Moore, P. de, O. Steeno, M. Ruskin, and A. Hendrikx: Acta endocr. (Kbh.) **33**, 297 (1960).
14. Bethge, H., W. Winkelmann u. H. Zimmermann: Klin. Wschr. **43**, 1274 (1965).
15. Herbst, A. L., F. E. Yates, D. W. Glenister, and J. Urquhart: Endocrinology **67**, 222 (1960).

Aus der II. Medizinischen Klinik der Universität München
(Direktor: Prof. Dr. Dr. G. Bodechtel)

Fluorimetrische Bestimmung der sog. 11-Hydroxycorticosteroide im Plasma bei Hyperthyreose und bei Nebennierenrindeninsuffizienz*

Von

W. Hochheuser, M. Müller-Bardorff, K. Schwarz und P. C. Scriba

Mit 2 Abbildungen

Die fluorimetrische Bestimmung der sog. 11-OHCS in Plasma und Urin zur Beurteilung der NNR-Funktion gewinnt immer weitere Verbreitung. Sie ist im Vergleich zu früheren Methoden einfach auszuführen und besitzt doch eine relativ hohe Spezifität. Im wesentlichen werden mit dieser Methode, die wir in der von Mattingly [1] angegebenen Modifikation benützen, Cortisol und Corticosteron erfaßt. Vereinfachend nennen wir die sog. 11-OHCS im folgenden Cortisol.

Wir haben an dieser Stelle [2] über die Suppression der Corticosteroidinkretion durch synthetische Corticoide und ihre Fortdauer nach Absetzen der Corticoide berichtet. In Abb. 1 sind durch die untere Kurve Mittelwerte der Suppression bei 14 stoffwechselgesunden Patienten dargestellt. Der Zeitpunkt der letzten Prednisolongabe wurde dabei jeweils variiert, die Blutentnahme aber bei all diesen Punkten stets gegen 9 Uhr durchgeführt. Dadurch sollte vermieden werden, daß Schwankungen durch den physiologischen 24 Std-Rhythmus des Plasmacortisols in die Bestimmung eingehen [2].

Unter den wegen verschiedenartiger Erkrankungen mit Prednisolon behandelten Patienten befand sich seinerzeit auch eine Patientin mit schwerer Thyreotoxikose. Sie erhielt Prednisolon unter der Vorstellung, daß zumindest bei der thyreotoxischen Krise eine latente Nebennierenrindeninsuffizienz besteht [3]. Bei dieser Patientin zeigte sich nun eine erheblich kürzere Dauer der Suppression nach Absetzen des synthetischen Präparates als bei den euthyreoten Patienten. Wir sind diesem Befund nachgegangen und haben bei 12 Patienten mit Hyperthyreose die Dauer der Suppression der Corticosteroid-Inkretion geprüft. Die Hyperthyreose war in jedem Fall durch PBI-Bestimmung und Radiojodtest gesichert. Die PBI-Werte lagen zwischen 8 und 20, im Mittel bei 13,5 γ-% (Normalbereich 3,2—7,2 γ-%) [4].

Die hyperthyreoten Patienten erhielten ebenso wie die euthyreoten 25—30 mg Prednisolon per os gleichmäßig über den Tag verteilt für die Dauer von mehreren Wochen. Der 9-Uhr-Cortisolspiegel im Plasma vor Beginn der Behandlung, der für die hyperthyreoten Patienten mit 16,6 γ-% im Mittel etwas höher lag als für die euthyreoten Patienten, wurde jeweils = 100% gesetzt (Abb. 1). Bei den Patienten mit normaler Schilddrüsenfunktion findet noch bis mindestens 18 Std nach Absetzen des Prednisolons keine meßbare Inkretion von Cortisol statt.

---

* Mit Unterstützung der Deutschen Forschungsgemeinschaft.

Dagegen ist bei den Patienten mit Hyperthyreose (obere Kurve, Abb. 1) bereits nach 12 Std ein deutlicher Wiederanstieg der Plasmafluorescenz auf über 50% des Ausgangswertes zu sehen, nach 18 Std schon auf etwa 70%. Die Differenz der

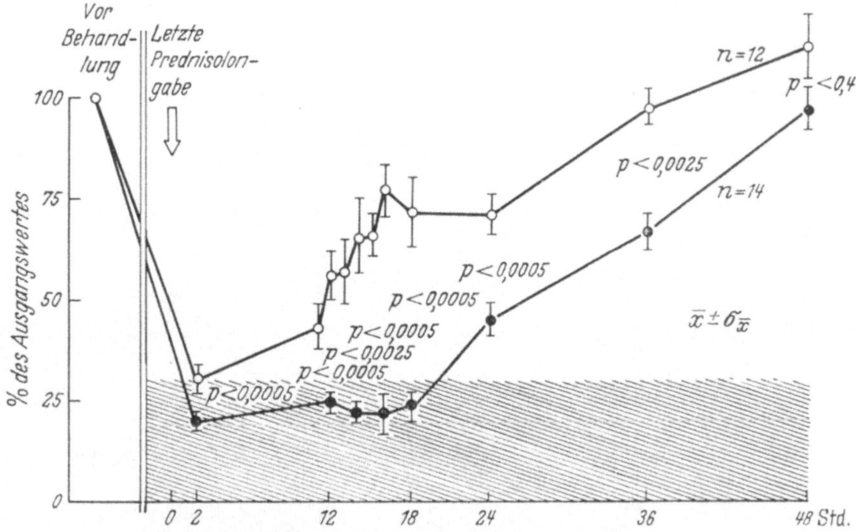

Abb. 1. *Suppression der Cortisolinkretion bei hyperthyreoten (n = 12, ○—○) und euthyreoten (n = 14, ●—●) Patienten.* Angegeben sind die Mittelwerte ($\bar{x}$) und die Standardabweichungen der Mittelwerte ($s_{\bar{x}}$). Der getönte Bereich unten entspricht der unspezifischen Basisfluorescenz in Höhe von 3—5 γ-%, die bei der angewandten Methode beobachtet wird

Mittelwerte der beiden Gruppen ist bis zu 36 Std nach Absetzen des Prednisolons signifikant (p-Wert). Dieser Unterschied der Suppressionsdauer fand sich auch bei einer Patientin, die vor und nach Behandlung ihrer Hyperthyreose untersucht wurde. Bei einer praktisch athyreoten Patientin (kleine Zungengrundstruma) stieg das Plasmacortisol nach Absetzen einer entsprechenden Corticoidbehandlung auf folgende Werte: nach 24 Std = 47%, nach 48 Std = 58% und nach 72 Std = 66% des Ausgangswertes. Die Erklärung dieser Beobachtung liegt vermutlich darin, daß der Corticoidabbau wie auch der Abbau von Cortisol bei der Hyperthyreose beschleunigt ist [5].

Ein zweites klinisches Problem, das uns besonders interessiert hat, ist die optimale Substitution von Patienten mit Morbus Addison. Warum werden bei Addison-Kranken oder bei Patienten nach beiderseitiger totaler Adrenalektomie trotz mengenmäßig scheinbar ausreichender Substitution mit Cortisol so hohe ACTH-Spiegel im Plasma [6, 7] beobachtet? Die Sekretionsrate [8] von Cortisol wird je nach Autor mit 18—30 mg pro 24 Std angegeben. Demnach sollte eine Behandlung mit täglich 30 mg Cortisol zur Substitution vollauf genügen. Das könnte man auch aus der Ausscheidung der sog. 11-OHCS im 24 Std-Urin [9] schließen, die bei 3 Addison-Kranken unter einer solchen Substitution zwischen 390 und 450 γ pro 24 Std betrug. Damit lag sie oberhalb der oberen Grenze unseres Normalbereichs von 350 γ pro 24 Std.

Die fluorimetrische Methode erfaßt auch das exogen zugeführte Cortisol und erlaubt uns, den 24 Std-Ablauf des Plasmacortisolspiegels unter Substitutionsbehandlung zu beobachten. 7 Patienten mit primärer und 1 Patient mit sekundärer NNR-Insuffizienz sowie 3 totaladrenalektomierte Patienten erhielten nach dem Vorschlag von Thorn [10] um 7 Uhr 20 mg und um 17 Uhr 10 mg Cortisol per os (Abb. 2) als Versuch, den physiologischen Rhythmus des Plasmacortisols in etwa

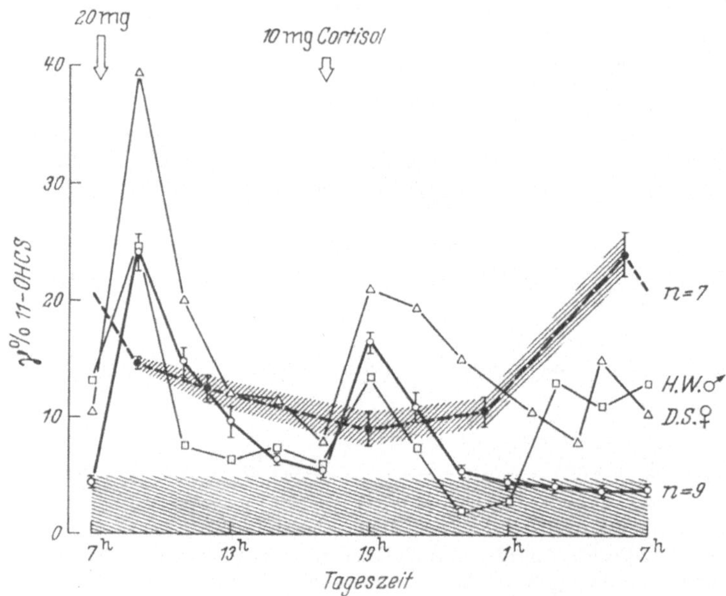

Abb. 2. *11-OHCS im Plasma von NNR-insuffizienten Patienten unter Cortisolsubstitution.* Stark ausgezogene Kurve: 9 Patienten unter Substitution. H. W. und D. S.: 2 substituierte Patienten mit unvollständiger NNR-Insuffizienz. Zum Vergleich der normale Tagesrhythmus von 7 stoffwechselgesunden Patienten. Mittelwerte und Standardabweichung der Mittelwerte $(\bar{x} \pm s_{\bar{x}})$

nachzuahmen. Die Plasmafluorescenz der Addisonpatienten um 9 Uhr liegt beim Vergleich mit dem normalen 24 Std-Profil beträchtlich über unserem Normalwert. Dagegen ist sie vor der zweiten Cortisolgabe, also 10 Std nach der Einnahme von 20 mg, auf Basiswerte abgesunken. Noch wesentlich unzureichender ist aber die Substitution in den Nachtstunden. Bereits 6 Std nach der zweiten Cortisolgabe von 10 mg ist praktisch kein Cortisol mehr im Plasma nachweisbar, und dieser Mangel bleibt 8 Std lang bestehen (Abb. 2). In den frühen Morgenstunden sind aber normalerweise ACTH-Inkretion und Cortisolspiegel am höchsten. Der fehlende Anstieg des Plasmacortisols beim nebennierenrindeninsuffizienten Patienten dürfte von der Hypophyse mit noch verstärkter ACTH-Produktion beantwortet werden.

Bei 2 Patienten mit unvollständiger Nebennierenrindeninsuffizienz (H. W., D. S.) war in den frühen Morgenstunden ein spontanes, aber subnormales Ansteigen des Plasmacortisols nachweisbar, ohne daß Cortisol zugeführt wurde.

Aus diesen Beobachtungen haben wir für die Substitution der 51 Patienten mit primärer NNR-Insuffizienz, die wir betreuen, folgende Konsequenz gezogen: Die Patienten erhalten beim Aufstehen 15—20 mg Cortisol, mittags 5 mg und am Abend weitere 10 mg. In einigen Fällen hat sich bei den AddisonKranken die alleinige Therapie mit Cortisol als ausreichend erwiesen. Sie wird besonders bei Hypotension und Hyperkaliämie durch zusätzliche Gabe von 0,05—0,15 mg 9 α-Fluorohydrocortison ergänzt.

Die Autoren danken Frl. M. KLEIBÖMER für ihre ausgezeichnete technische Assistenz.

Literatur

1. MATTINGLY, D.: J. clin. Path. 15, 374 (1962).
2. HOCHHEUSER, W., M. MÜLLER-BARDORFF, P. C. SCRIBA u. K. SCHWARZ: 12. Symposion der Deutschen Gesellschaft für Endokrinologie, Wiesbaden 1966. Berlin-Heidelberg-New York: Springer 1967, S. 255.
3. SCHWARZ, K.: Klin. Wschr. 37, 654 (1959).
4. SCRIBA, P. C., R. LANDGRAF, H. G. HEINZE u. K. SCHWARZ: Klin. Wschr. 44, 69 (1966).
5. BEISEL, W. R., V. C. DI RAIMONDO, and P. H. FORSHAM: Ann. intern. Med. 60, 641 (1964).
6. SCRIBA, P. C., R. HACKER, P. DIETERLE, F. KLUGE, W. HOCHHEUSER u. K. SCHWARZ: Klin. Wschr. 44, 1393 (1966).
7. SCHWARZ, K., P. DIETERLE, W. HOCHHEUSER, A. KOLLMANNSBERGER, M. MÜLLER-BAR-DORFF u. P. C. SCRIBA: Med. Klinik 62, 551 (1967).
8. COPE, C. L., and E. G. BLACK: Clin. Sci. 17, 147 (1958).
9. MATTINGLY, D., P. M. DENNIS, J. PEARSON, and C. L. COPE: Lancet 1964 II, 1046.
10. THORN, G. W.: Nebennierenrindeninsuffzienz, Diagnose und Behandlung. Bern und Stuttgart: Huber 1953.

Aus der Abteilung für Stoffwechselforschung (Leiter: Professor Dr. H. Weicker) der Medizinischen Universitäts-Poliklinik (Direktor: Professor Dr. H. Plügge), Heidelberg und der Abteilung für Experimentelle Endokrinologie (Leiter: Professor Dr. G. W. Oertel) der Universitäts-Frauenklinik (Direktor: Professor Dr. V. Friedberg), Mainz

Steroid-Fieber

Von

K. Huhnstock, D. Kuhn u. G. W. Oertel

Mit 1 Abbildung

1957 entdeckten unabhängig voneinander Kappas u. Mitarb. [6] sowie Segaloff u. Mitarb. [10] die pyrogene Wirkung von Ätiocholanolon, einem hormonell inaktiven Abbauprodukt des Dehydroepiandrosterons und des Testosterons. Besonders die Arbeitsgruppe von Kappas konnte in der Folgezeit nachweisen [3], daß zahlreiche Steroide mit 3α-Hydroxy-5β-Konfiguration pyrogen wirken. Diese Eigenschaft geht bei Veresterung oder Konjugierung verloren. Im Vergleich zu bakteriellen und endogenen Pyrogenen bestehen deutliche Unterschiede: Die pyrogenen Steroide zeigen eine strenge Speciesspezifität für den Menschen, nur die intramuskuläre Injektion ist voll wirksam, bei starker lokaler Entzündungsreaktion beträgt die Latenzzeit bis zum Fieberanstieg mehrere Stunden, eine Toleranz entwickelt sich nicht, die Fieberreaktion ist bei Frauen geringer als bei Männern [7]. Ebenso wie bei bakteriellen und endogenen Pyrogenen läßt sich der Fieberanstieg durch Corticoide unterdrücken [11]. — Der Pathomechanismus des Steroidfiebers ist — trotz zahlreicher experimenteller Untersuchungen — bislang noch völlig ungeklärt. Eine Störung der Konjugation (etwa durch Lebererkrankungen) liegt zweifellos nicht vor [2].

Klinische Bedeutung erlangten die pyrogenen Steroide durch die Befunde von Bondy u. Mitarb., 1958 [1], welche bei Patienten mit bislang ungeklärten rezidivierenden Fieberattacken signifikante Erhöhungen des freien Ätiocholanolons im Fieber nachwiesen, bei Normalwerten im fieberfreien Intervall.

Bereits 1948 hatte Reimann [8] periodisch rezidivierende Krankheitssymptome, zu denen neben Fieberschüben auch Arthralgien, Abdominalbeschwerden, Hautveränderungen, EEG-Störungen usw. gehörten, unter dem Begriff der „periodischen Krankheit" zusammengefaßt. Als Ursache vermutet Reimann eine zentrale Thermoregulationsstörung [9]. 1958 gelang es Heller u. Mitarb. (4) aus diesem recht vielgestaltigen Syndrom das sog. „familiäre Mittelmeerfieber" abzugrenzen. Es handelt sich hierbei um eine erbliche Erkrankung des Jugendalters bei Juden und Armeniern im Mittelmeerraum, welche ebenfalls durch chronisches Fieber, Arthralgien und Abdominalkrisen gekennzeichnet ist und die in vielen Fällen zum Nierenversagen durch Amyloidose führt, aber nach den Untersuchungen von Bondy nicht mit Ätiocholanolon-Erhöhungen einhergeht.

Bondy u. Mitarb. konnten bis 1965 an der Yale-Universität 12 Patienten mit ätiocholanolonbedingtem Fiebermechanismus beobachten [2]. Es ließen sich 3 Gruppen unterscheiden:

1. Patienten mit adreno-genitalem Syndrom,

2. Patienten mit „unechtem" Mittelmeerfieber (zwar gleicher Symptomatik, aber fehlender Rassenzugehörigkeit),

3. Patienten mit verschiedenen oder auch fehlenden Grunderkrankungen.

Durch die Arbeiten von Bondy aufmerksam gemacht, konnten wir an unserer Klinik im Verlauf der letzten 2 Jahre bei 5 Patienten mit chronisch rezidivierenden Fieberzuständen eine Erhöhung des freien Ätiocholanolons über das mehrfache der Norm im Fieber objektivieren. Über 3 dieser Patienten wurde bereits an anderer Stelle berichtet [5].

Bei allen Patienten wurden zunächst sämtliche zur Verfügung stehenden diagnostischen Möglichkeiten zur Klärung der periodischen Fieberzustände ausgeschöpft, ohne daß sich jedoch eine primäre Grunderkrankung als Fieberursache nachweisen ließ. Alle Patienten wurden über einen Zeitraum von mehreren Monaten wiederholt untersucht und stehen noch jetzt in laufender Kontrolle. Intensive und langdauernde Antibiotica-Behandlung vermochte das Fieber nicht zu senken, wohl aber Corticoid-Gaben (Abb. 1 zeigt einen typischen Fieberverlauf

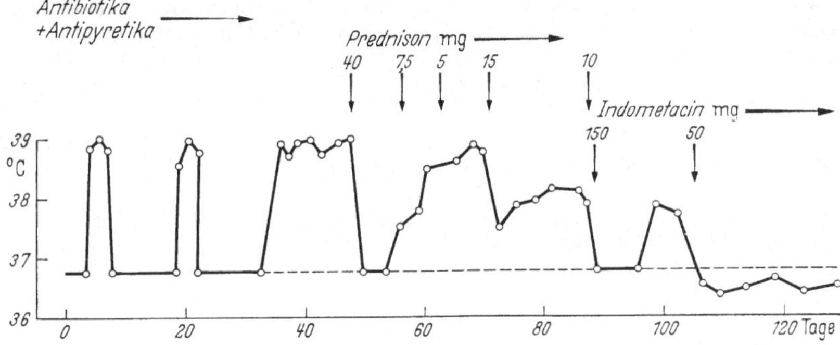

Abb. 1. Verhalten der Körpertemperatur über 130 Tage bei einem Patienten[1] mit 16,6 γ-% freiem Ätiocholanolon im Serum während des Fiebers (fieberfrei 0,21 γ-%) unter verschiedenen Medikationen

und seine therapeutische Beeinflußbarkeit durch Prednison und Indometacin). Unsere inzwischen gewonnenen Erfahrungen zeigen, daß bei Fieber aus anderer, d. h. bekannter Ursache die Werte des freien Ätiocholanolons nicht signifikant erhöht sind, obwohl auch hierbei — im Gegensatz zu den Befunden von Bondy — leichte Erhöhungen eintreten können (s. Tab.), so daß der obere Normwert unter Fieberbedingungen sicherheitshalber bei 4 γ-% für das freie Ätiocholanolon im Serum anzusetzen ist.

Es scheint sich beim Ätiocholanolon-Fieber somit um eine gar nicht so seltene Steroid-Stoffwechselstörung zu handeln, welche durchaus in die differential-

---

[1] Wir danken Herrn OA. Dr. Vondong, Theresienkrankenhaus Mannheim, für die freundliche Überweisung des Patienten.

diagnostischen Erwägungen bei chronisch rezidivierenden Fieberzuständen aufgenommen werden sollte, zumal sie trotz ihrer noch ungeklärten Ätiologie in vielen Fällen therapeutisch zugängig ist.

Tabelle. *Zusammenfassung der Mittelwerte für das freie Ätiocholanolon im Serum (γ-%) von* Bondy u. Mitarb. *[2] im Vergleich zu* Oertel u. Mitarb. *bei Normalpersonen, Patienten mit Fieber aus anderen Ursachen und Ätiocholanolon-Fieber (n = Zahl der Bestimmungen; jeweilige Grenzwerte in Klammern)*

	normal	Fieber anderer Ursachen	Ätiocholanolon-Fieber fieberfrei	im Fieber
Bondy et al.	<0,5	<0,5	0,9 (0—2,0)	7,3 (2,4—14,2)
	n = 10	n = 12	n = 7	n = 12
Oertel et al.	*1,2* (0,06—2,6)	*2,7* (0,8—4,8)	*1,5* (0,2—2,4)	*11,6* (6,1—18,0)
	n = 23	n = 22	n = 7	n = 10

Literatur

1. Bondy, P. K., G. L. Cohn, W. Herrmann, and K. R. Crispell: Yale J. Biol. Med. **30**, 495 (1958).
2. — —, and P. B. Gregory: Medicine (Baltimore) **44**, 249 (1965).
3. Glickman, P. B., R. H. Palmer, and A. Kappas: Arch. intern. Med. **114**, 46 (1964).
4. Heller, H., E. Sohar, and L. Sherf: Arch. intern. Med. **102**, 50 (1958).
5. Huhnstock, K., D. Kuhn u. G. W. Oertel: Dtsch. med. Wschr. **91**, 1641 (1966).
6. Kappas, A., L. Hellmann, D. K. Fukushima, and T. F. Gallagher: J. clin. Endocr. **17**, 451 (1947).
7. Kimball, H. R., S. M. Wolff, J. M. Vogel, and S. Perry: J. clin. Endocr. **26**, 222 (1966).
8. Reimann, H. A.: J. Amer. med. Ass. **141**, 175 (1949).
9. — Amer. J. med. Sci. **243**, 162 (1962).
10. Segaloff, A., C. Y. Bowers, D. L. Gordon, J. V. Schlosser, and P. J. Murison: Cancer (Philad.) **10**, 1116 (1957).
11. Tillig, W.: Med. Klin. **57**, 305 (1962).

Diskussion

F. Husmann (Würzburg):

Haben Sie bei Ihren Patienten mit Ätiocholanolon-Fieber auch die Ausscheidung an Tetrahydro-11-desoxycortisol [5 β-Pregnantriol-(3 α · 17 α · 21)-on-(20)] bestimmt? Wir selbst haben eine Erhöhung der Ausscheidung dieser Verbindung in einem uns von Herrn Dr. Schilling (Rheumaklinik Bad Kreuznach) übermittelten 24 Std-Sammelurin eines Patienten mit Ätiocholanolonfieber im Fieberschub beobachten können. Ich halte die Bestimmung dieses Steroids für wichtig, denn seit den Untersuchungen von Bongiovanni u. Mitarb. sowie von Birke wissen wir, daß dieses Steroid bzw. sein Vorläufer, das 11-Desoxycortisol durch Abspalten der Seitenkette zu 17-Ketosteroiden, und zwar überwiegend zu Ätiocholanolon, abgebaut wird. Es ist durchaus nicht so, daß Ätiocholanolon, wie in Ihrem Schema dargestellt, ausschließlich als Testosteron-Metabolit in Erscheinung tritt. Meines Erachtens könnte auch der Abbau des 11-Desoxycortisols zu Ätiocholanolon ein das Fieber auslösender Mechanismus sein, z. B. über eine partielle oder passagere Insuffizienz der 11 β-Hydroxylase mit Anstieg des 11-Desoxycortisolblutspiegels und Abbau zu Ätiocholanolon. Zum Ausschluß eines solchen Mechanismus würde ich Belastungsuntersuchungen mit 11-Desoxycortisol vorschlagen.

Bei der chromatographischen Auftrennung der einzelnen Steroide und ihrer Metaboliten fanden sich, abgesehen von der erwähnten Erhöhung der Ausscheidung an Tetrahydro-11-desoxycortisol, keine weiteren Abweichungen von der Norm im 24 Std-Sammelurin des Patienten mit Ätiocholanolonfieber im Fieberschub.

Aus der Universitäts-Frauenklinik Heidelberg (Direktor: Prof. Dr. J. ZANDER)
und aus der Abteilung für Endokrinologie der Medizinischen Universitäts-Poliklinik Heidelberg
(Leiter: Prof. Dr. F. BAHNER)

Ausscheidung von Testosteron und Epitestosteron bei einem ektopischen ACTH-Syndrom

Von

K. HOLZMANN, B. RUNNEBAUM, F. BAHNER und J. ZANDER

Mit 2 Abbildungen

1928 hat BROWN [2] eine Frau mit einem Bronchialcarcinom beobachtet, welches von einem Hypercorticismus mit Virilisierung begleitet war. Er sprach von einem "diabetes of bearded women". In der Folgezeit wurden gelegentlich Bronchialcarcinome, seltener Thymus- und Mediastinalcarcinome, aber auch vereinzelt Pankreas-, Prostata-, Mamma- und Schilddrüsencarcinome mit gleichzeitigem Hypercorticismus beschrieben. 1962 wiesen LIDDLE u. Mitarb. [6] im Tumorgewebe solcher Fälle sowie in Metastasen Substanzen mit adrenocorticotroper Aktivität nach. Damit stellte sich die Frage, ob ein ursächlicher Zusammenhang zwischen einer extrahypophysären Bildung und Abgabe ACTH-wirksamer Substanzen im Tumor und dem Hypercorticismus besteht. LIDDLE u. Mitarb. [5] sprechen von einem „ektopischen ACTH-Syndrom", von anderer Seite [4] wird das Syndrom als „paraneoplastischer Hypercorticismus" bezeichnet.

Wir beobachteten kürzlich eine 32jährige Patientin mit einem Bronchialcarcinom und gleichzeitigem Hypercorticismus. Die Patientin suchte unsere Sprechstunde primär wegen dysfunktioneller Blutungen und einer ausgeprägten Vermännlichung auf.

Die Erkrankung begann nach einer unauffälligen Vorgeschichte mit zeitweise auftretenden Gelenködemen, Durchfällen sowie der Entwicklung eines vergrößerten Lymphknotens am rechten Kieferwinkel. Gleichzeitig stellten sich dysfunktionelle Blutungen ein. Es kam nach vorher normal weiblicher Entwicklung zu einer ausgeprägten Vermännlichung.

Klinisch sprach für einen Hypercorticismus die Virilisierung (Klitorishypertrophie, Bartwuchs, Entwicklung einer männlichen Schambehaarung, Entwicklung von Geheimratsecken, Vermännlichung der Stimme und Acne), eine stetig sich steigernde Adynamie, ein erhöhter Blutdruck (160/100 mm Hg), eine Hypokaliämie (2,8 maequ/l), eine Eosinopenie sowie die Entwicklung eines Diabetes und einer Osteoporose.

Die Ausscheidung der 17-Ketosteroide lag bei 30 mg in 24 Std; die Ausscheidung der 17-Hydroxycorticosteroide zwischen 30 und 40 mg in 24 Std. (Abb. 2).

Unter einer täglichen Gabe von 8 mg Dexamethason sank die Ausscheidung der 17-Ketosteroide sowie der 17-Hydroxycorticosteroide von 30 mg auf Werte um 20 mg in 24 Std ab. Nach 25 IE ACTH stieg die Ausscheidung der 17-Hydroxy-corticosteroide bis auf etwa 50 mg in 24 Std an, während es nur zu einem leichten Anstieg der 17-Ketosteroide kam.

Auffällig waren die Befunde bei Verwendung des kombinierten Dexamethason-HCG-Testes. Unter Dexamethasonhemmung mit 8 mg täglich bei gleichzeitiger

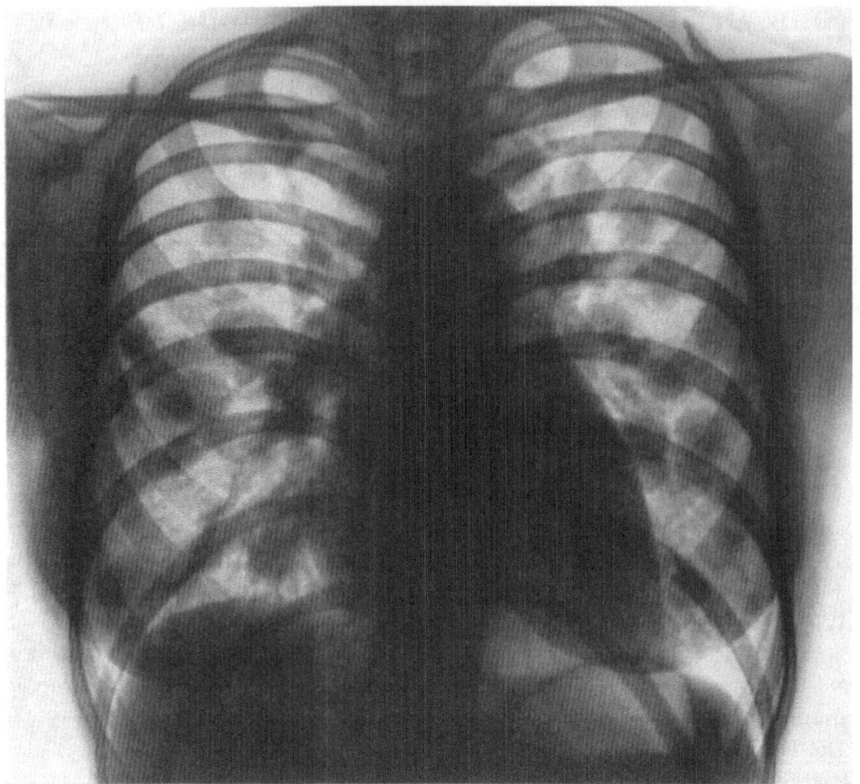

Abb. 1. Multiple Rundschatten als Metastasen bei einem ACTH bildenden kleinzelligen Bronchialcarcinom (Thoraxübersicht)

Stimulierung mit 5000 IE HCG täglich war ein paradoxer Anstieg der 17-Hydroxy-corticosteroidausscheidung auf Werte über 80 mg in 24 Std zu beobachten. Die Ausscheidung der 17-Ketosteroide blieb hingegen unverändert. Eine Deutung dieser Befunde ist vorerst nicht möglich.

Röntgenologisch wurde eine Metastasenlunge (Abb. 1) nachgewiesen. Es handelte sich um ein sog. "oat cell"-Carcinom im linken Oberlappen mit diffuser Metastasierung in beiden Lungen.

G. W. Liddle in Nashville/USA führte freundlicherweise nach dem Tode der Patientin (Krankheitsdauer 6 Monate) quantitative Bestimmungen der adreno-corticotropen Substanzen im Plasma und im Metastasengewebe durch. Sie lagen im Plasma bei 0,97 mE/100 ml und im Metastasengewebe bei 0,32 mE/g. Diese Werte entsprechen in ihrer Größenordnung den bisher beim ektopischen ACTH-

Syndrom mitgeteilten Werten (Übersicht bei LIDDLE [5]). Die Hypophyse war auf ihren ACTH-Gehalt hin nicht untersucht worden. Beide Nebennieren erwiesen sich bei der Obduktion als stark hyperplastisch.

Nachweis von Testosteron und Epitestosteron im Harn der Patientin

Jeweils 50 ml Urin wurden bei einem pH von 4,62 während 48 Std bei 37° mit 1000 IE β-Glucuronidase/ml Urin inkubiert. Als carrier wurden 10000 cpm ^{3}H-Testosteron und 5000 cpm 4-^{14}C-Androstendion zugegeben. Extraktion mit

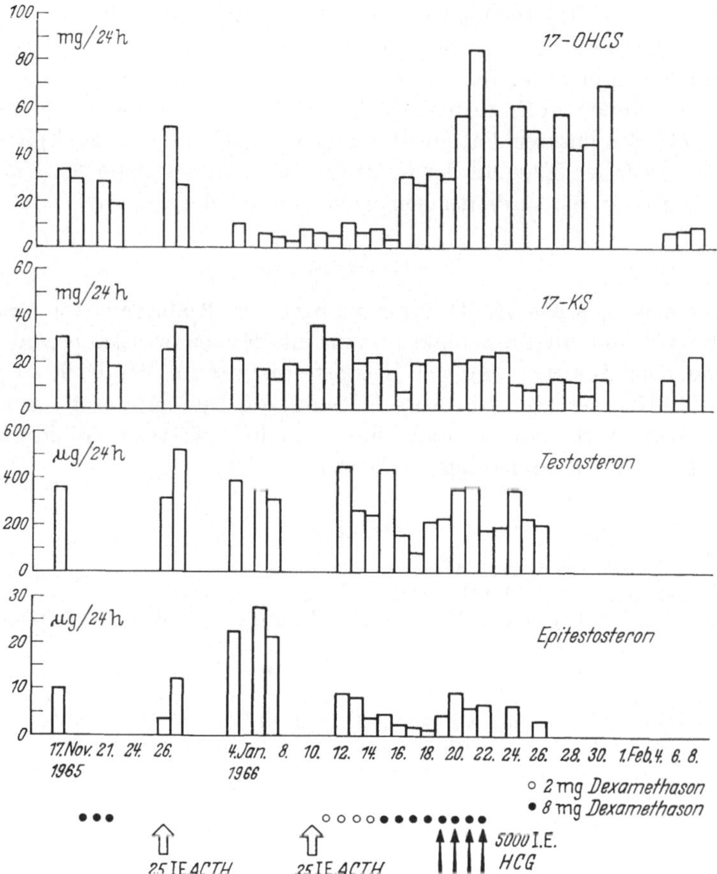

Abb. 2. Ausscheidung von 17-Hydroxycorticosteroiden, 17-Ketosteroiden, Testosteron und Epitestosteron im 24 Std-Urin bei einer 32jährigen Frau mit ektopischem ACTH-Syndrom unter ACTH-Stimulierung, abgestufter Dexamethasonhemmung und anschließend gleichzeitiger HCG-Stimulierung

gleichem Volumen Äther [8]. Dünnschichtchromatographie im System Chloroform: Aceton (9 : 1, v/v) zur Trennung von Androstendion und Testosteron [7]. Rechromatographie im Busch-3-System Petroläther : Benzol; Methanol : Wasser (3 : 17; 40 : 10) mit 45 min Überlauf zur Trennung von Testosteron und Epitestosteron. Chloroacetylierung von Testosteron und Epitestosteron mit Monochlor-

20*

essigsäureanhydrid während 18 Std bei Zimmertemperatur [*3*]. Dünnschicht-chromatographie von Testosteronchloroacetat und Epitestosteronchloroacetat im System Benzol : Essigester (5 : 1, v/v). Gaschromatographie von Testosteron-chloracetat und Epitestosteronchloroacetat mit dem EED über einer 12-Fuß-Säule XE-60 2%. Retentionszeit für Testosteronchloracetat 20,2 min; für Epi-testosteronchloroacetat 17,2 min; Genauigkeit der Methode ±8%.

Während eine Frau normalerweise in 24 Std um 5 µg Testosteron ausscheidet, fand sich bei dem untersuchten ektopischen ACTH-Syndrom eine 40—100fach höhere Ausscheidung (Abb. 2). Sie scheint durch die verschiedenen Funktionsteste (Dexamethason, ACTH, Dexamethason-HCG) nicht beeinflußt zu werden. Als Ursache für die Virilisierung der Patientin kommt eine gesteigerte adrenale Testosteronbildung in Betracht.

Die Ausscheidung von Epitestosteron liegt bei der Frau normalerweise zwischen 30—50 µg [*1*]. Bei unserer Patientin lag die Ausscheidung von Epitestosteron während der testfreien Tage an der unteren Grenze dieses Bereichs. Unter Dexa-methason kam es zu einem deutlichen Abfall unter 10 µg.

Zusammenfassung

Es wird ein ektopisches ACTH-Syndrom bei einer 32jährigen Frau beschrieben. Es handelte sich um ein Bronchialcarcinom mit Hypercorticismus und extremer Virilisierung. Die Ausscheidung von Testosteron war im Vergleich zu gesunden Frauen 40—100fach erhöht. Die Ausscheidung von Epitestosteron lag im Norm-bereich. Es wird angenommen, daß eine vermehrte Testosteronbildung für die Entwicklung der Vermännlichung verantwortlich ist.

Literatur

1. Brooks, R. V.: Steroids **4**, 117 (1964).
2. Brown, W. H. A.: Lancet **1928II**, 1022.
3. Brownie, A. C., H. J. van der Molen, E. E. Nishizawa, and K. B. Eik-Nes: J. clin. Endocr. **24**, 1091 (1964).
4. Hänze, S., u. C. A. Pierach: Dtsch. med. Wschr. **91**, 837 (1966).
5. Liddle, G. W., J. R. Given, W. E. Nicholson, and D. P. Island: Proceed. 2nd Internat. Congress Endocrinol. London 1964, Excerpta Med. Found. (1965), 1063.
6. Meador, C. K., G. W. Liddle, D. P. Island, W. E. Nicholson, C. P. Lucas, J. G. Nuck-ton, and J. A. Luetscher: J. clin. Endocr. **22**, 693 (1962).
7. Tamm, J., M. Apostolakis, and K. D. Voigt: Acta Endocr. **53**, 61 (1966).
8. Voigt, K. D., U. Volkwein u. J. Tamm: Klin. Wschr. **42**, 642 (1964).

Diskussion

P. C. Scriba (München):

Bei gleichzeitiger Bestimmung von ACTH-Spiegeln im Bulbus cranialis venae jugularis und in der V. cubitalis läßt sich im Einzelfall schon in der Klinik entscheiden, ob bei Bronchial-Carcinom mit Cushing-Syndrom die erhöhten ACTH-Spiegel aus dem Hypophysenvorder-lappen oder aus dem Tumor kommen.

Aus der Medizinischen Poliklinik der Universität Würzburg
(Direktor: Prof. Dr. med. H. FRANKE)

Die Therapie des Hirsutismus

Von

F. HUSMANN

Mit 1 Abbildung

Die Behandlung des Hirsutismus gehörte bisher zu den undankbarsten Problemen der Endokrinologie. In vielen Fällen ließ sich zwar durch eine Dexamethason-Langzeitbehandlung eine Normalisierung der begleitenden Cyclusstörungen erreichen, der Hirsutismus war aber nur in seltenen Ausnahmefällen günstig beeinflußbar und ließ sich allenfalls durch kosmetische Maßnahmen in begrenztem Umfange beseitigen [3, 4]. Im Jahre 1963 und 1964 beobachtete erstmals MAGGIOLO [6, 7], daß sich unter Verabreichung von Ovulationshemmern ein Hirsutismus zurückbilden konnte. In der uns zugänglichen Literatur finden sich sehr wenige Mitteilungen, die diese Beobachtung bestätigen [1, 2, 9], so daß eine Überprüfung an einem größeren Krankengut gerechtfertigt erschien.

Unsere Untersuchungen an insgesamt 40 Patientinnen im Alter von 15 bis 42 Jahren mit ausgeprägtem Hirsutismus bzw. Hypertrichose gingen der Frage nach, ob sich eine Normalisierung des Behaarungstyps durch Langzeitbehandlung mit Ovulationshemmern erreichen läßt, welche Veränderungen sich unter dieser Behandlung im Hormonhaushalt ergeben und wie sich das Krankheitsbild nach Absetzen der Medikamente verhält. Der Begriff „Langzeittherapie" umfaßt dabei einen Zeitraum von mindestens 8 Cyclen und beträgt maximal (einschließlich der therapiefreien Intervalle) fast 3 Jahre.

Das Krankengut gliedert sich wie folgt auf: Bei 9 Patientinnen ließen sich vor der Behandlung Veränderungen der Hormonausscheidung nicht nachweisen; Cyclusanomalien bestanden jedoch in 3 Fällen. 26 Patientinnen, davon 23 mit Cyclusanomalien, wiesen Veränderungen im Hormonhaushalt auf mit Erhöhung der Ausscheidung an 17-Ketosteroiden oder verzögertem Abfall im Dexamethason-Test, der allerdings nur mit $4 \times 0{,}5$ mg pro die über 3 Tage durchgeführt wurde und somit nach JAYLE [5] nicht ganz zuverlässig ist. Alle Patientinnen waren eingehend gynäkologisch[1] durchuntersucht. In manchen Fällen wurde noch ein Retropneumoperitoneum angelegt und Schichtaufnahmen der Nebennierenregion angefertigt. ACTH- und Metopiron-Tests sowie Pregnandiol- und Pregnantriolbestimmungen gehören mit zu den Routineuntersuchungen. Bei 4 Patientinnen fanden wir ein behandlungsbedürftiges adrenogenitales Syndrom. Diese 4 Patientinnen und eine weitere, bei der die Ovulationshemmer frühzeitig abgesetzt werden

---

[1] Wir danken Herrn Prof. Dr. H. SCHWALM, Direktor der Univ.-Frauenklinik, Würzburg, und Herrn Chefarzt Priv.-Doz. Dr. RUMMEL, Miss.-ärztliche Klinik Würzburg, für die Durchführung der entsprechenden Untersuchungen.

mußten, sind in den folgenden Tabellen nicht berücksichtigt. Bei dieser einen Patientin sank die Ausscheidung an Porter-Silber-Chromogenen unter der Gabe von Ovulationshemmern im 5. Behandlungscyclus auf Werte unter 1,0 mg/24 Std ab. Hierbei dürfte es sich um ein außergewöhnlich seltenes Ereignis handeln, denn in der uns zugänglichen Literatur fand sich keine entsprechende Mitteilung. — Von 9 unserer Patientinnen dürfen wir auf Grund hormonanalytischer Untersuchungen, in Verbindung mit den klinischen Symptomen annehmen, daß ein sog. „idiopathischer Hirsutismus" vorlag. Bei 22 Patientinnen fand sich ein erworbenes, subklinisch verlaufendes adrenogenitales Syndrom, bei 3 weiteren lag eine vermehrte Androgenproduktion der Ovarien vor, und bei einer Patientin bestand ein Zustand nach Operation eines Stein-Leventhal-Syndroms, wobei der Hirsutismus auch durch eine Corticosteroid-Langzeittherapie unbeeinflußbar blieb.

Tabelle 1. *Steroidausscheidung im Urin in mg/24 Std vor und nach Therapie mit Ovulationshemmern über 8 Cyclen*

Pat. ohne Änderung der Hormonausscheidung				Pat. mit Änderung der Hormonausscheidung ohne Cyclusstörungen					mit Cyclusstörungen		
	vor		nach			vor		nach			vor		nach	
n	17-KS	PS	17-KS	PS	n	17-KS	PS	17-KS	PS	n	17-KS	PS	17-KS	PS
9	11,3	6,6	4,9	3,4	3	19,2	7,0	4,9	4,4	23	22,6	8,1	7,3	4,8
2s	±3,7	±1,4	±2,1	±0,9		±5,6	±1,5	±3,4	±0,8		±7,4	±1,1	±2,3	±2,7
	Rückgang in %													
	17-KS		56,6			17-KS		74,5			17-KS		63,3	
	PS		48,3			PS		37,1			PS		40,7	

35 unserer Patientinnen erhielten Ovulationshemmer, die wir cyclisch vom 5. bis 25. Cyclustag verabreichten mit 2monatiger Behandlungspause nach dem 8. Cyclus. Als Medikament wählten wir ein Präparat mit 3,0 mg Chlormadinonacetat + 0,1 mg 17-Äthinylöstradiol-3-methyläther, das als Aconcen®[2] im Handel ist. Hormonuntersuchungen wurden vor und unter der Behandlung jeweils am 14. Cyclustag bzw. 14 Tage vor dem mutmaßlichen Beginn des nächsten Cyclus durchgeführt.

Ergebnisse. Bei allen von uns über einen längeren Zeitraum mit Ovulationshemmern behandelten Patientinnen beobachteten wir ein Absinken der Ausscheidung an 17-Ketosteroiden und Porter-Silber-Chromogenen (Tabelle). Das Ausmaß der Hemmung der Hormonausscheidung hängt dabei ab von der Behandlungsdauer, der Höhe der Ausgangswerte und dem Grundleiden. Es besteht darüber hinaus auch eine Beziehung zum Alter insofern, als bei Jüngeren die Hormonausscheidung rascher absinkt. Im Laufe der Behandlung nähern sich die Werte einer unteren Grenze, die nicht bzw. nur in Ausnahmefällen unterschritten wird. Der Rückgang der Hormonausscheidung konnte ferner in parallel durchgeführten chromatographischen Bestimmungen gesichert werden. Nach Absetzen der Medikamente werden nach 8 behandelten schon im 1. therapiefreien Cyclus bei älteren Patientinnen die Ausgangswerte wieder erreicht; bei jüngeren liegt die

² Wir danken der Firma E. Merck A.G., Darmstadt, für die freundliche Überlassung ausreichender Versuchsmengen des Präparates.

Hormonausscheidung nach Absetzen der Ovulationshemmer auch im 6. behandlungsfreien Cyclus oft noch erheblich unter den Ausgangswerten, wenn diese erhöht waren, wie aus der Abb. 1 ersichtlich ist.

Die therapeutischen Ergebnisse bezüglich einer Normalisierung des Behaarungstyps sind in vielen Fällen ausgezeichnet. Parallel mit der Rückbildung des Hirsutismus, die vom 4. Behandlungscyclus beginnt, vom 6. an deutlicher wird

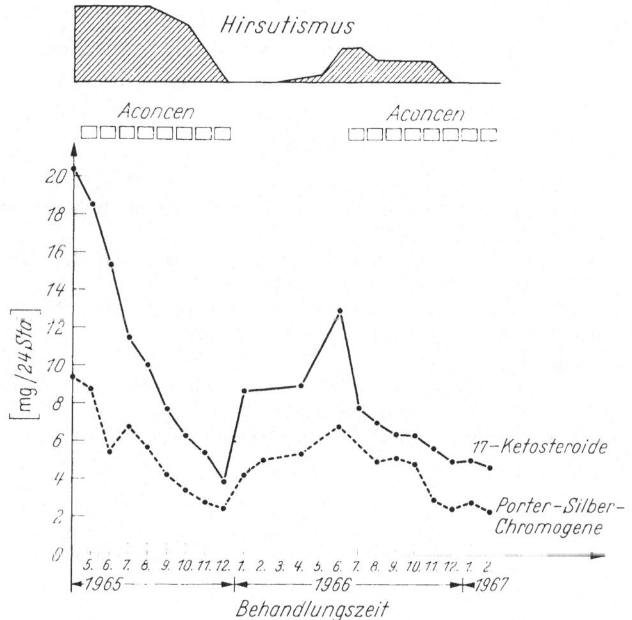

Abb. 1. Patientin M. Be., geb. 2. 2. 1950. Verhalten der Ausscheidung an Porter-Silber-Chromogenen und der 17-Ketosteroide im Urin (in mg/24 Std) und des Hirsutismus unter Langzeitbehandlung mit Ovulationshemmern

und bei jüngeren Patientinnen in etwa 60% der Fälle nach dem 8. weitgehend abgeschlossen ist, verläuft das Abklingen der psychischen Störungen, die bei vielen Patientinnen stark ausgeprägt sind [8]. Im Gegensatz zu MAGGIOLO [7] konnten wir nach 8 Behandlungscyclen nicht in allen Fällen eine Normalisierung des Haarkleides erreichen. Bei manchen Patientinnen gelang das erst nach dem 2. oder 3. Behandlungszeitraum über je 8 Cyclen, in anderen Fällen, besonders bei älteren Patientinnen, war selbst nach dieser Zeit kein völliger Rückgang des Hirsutismus eingetreten. Eine Tendenz zur Ausbildung eines femininen Haarkleides bestand aber in allen Fällen, sogar bei Patientinnen mit Hypertrichose ohne Cyclusstörungen, mit teilweisem Ausfall der Haare an den Beinen, in der Nabelregion, perimammillär sowie im Kinn- und Wangenbereich. Als erstes Anzeichen beobachtet man meist eine Abnahme des Pigmentgehaltes der Haare in den genannten Bereichen. Die Haare werden dann dünner und brüchiger, bevor sie schließlich ausfallen.

Setzt man die Medikamente nach Umschlag des Behaarungstyps ab, so kommt es in den meisten Fällen mit dem Wiederanstieg der Hormonausscheidung auch zum Wiederauftreten des Hirsutismus. Nach unseren bisherigen Erfahrungen sollten daher die Ovulationshemmer nach Eintritt des gewünschten Therapieerfolges nicht ganz abgesetzt, sondern in Abständen von 2 bis 3 Cyclen mit ebenso langer Pause, also intermittierend, weiter verabreicht werden. Für eine Stellungnahme, ob und wann die Medikamente ganz abgesetzt werden können, reichen unsere bisherigen Erfahrungen noch nicht aus bzw. ist der Beobachtungszeitraum noch zu kurz. Zusammenfassend darf gesagt werden, daß die Langzeitapplikation von Ovulationshemmern eine neue und erfolgversprechende Therapiemöglichkeit zur Behandlung des Hirsutismus darstellt, die den bisherigen Methoden überlegen ist, auch wenn der Therapieerfolg gelegentlich erst relativ spät eintritt.

Literatur

1. Casey, J. H., A. Noxham, and J. D. N. Nabarro: Lancet **1964 I**, 587.
2. — — H. G. Burger, J. R. Kent, A. E. Kellie, A. Noxham, J. Nabarro, and J. N. D. Nabarro: J. clin. Endocr. **26**, 1370 (1966).
3. Ferriman, D. A., A. W. Purdie, and J. W. Tindall: Brit. med. J. **1**, 1006 (1961).
4. Forbes, A. P.: New Engl. J. Med. **273**, 646 (1965).
5. Jayle, M. F.: 1th Int. Congr. Horm. Steroids, Milano, 1962. Abstr. Nr. 85, S. 89.
6. Maggiolo, J.: An. Fac. Med. Montevideo **48**, 118 (1963).
7. — Med. Klin. **59**, 1318 (1964).
8. Meyer, A. E.: Zur Endokrinologie und Psychologie intersexueller Frauen. Beitr. Sex-Forschg. Heft 27. Stuttgart: Enke 1963.
9. Zundel, W. S., C. S. Nugent, and F. H. Tyler: Clin. Res. **14**, 180 (1966).

Aus der Universitäts-Frauenklinik Kiel
(Direktor: Prof. Dr. H. Huber)

Ausscheidung und Stoffwechsel von Dehydroepiandrosteron in der normalen und pathologischen Schwangerschaft

Von

C. Lauritzen

Mit 2 Abbildungen

Die Placenta ist alleine nicht in der Lage, Oestrogene *de novo* zu synthetisieren. Sie ist daher auf die Anlieferung bestimmter Vorstufen der Biogenese von Oestrogenen angewiesen. Dehydroepiandrosteron (3β-Hydroxyandrost-5-en-17-on = DHEA) ist der wichtigste Vorläufer für diese Oestrogenbildung in der Placenta. Nach den vorliegenden Untersuchungen wird der größere Anteil des DHEA vom Feten in Form von adrenalem DHEA-Sulfat zur Verfügung gestellt. Der andere, kleinere Anteil entstammt der Sekretion der mütterlichen Nebennierenrinde [*1, 2, 4, 7, 10, 12, 14, 18*].

Zweck unserer Untersuchungen war es, einige Aspekte der Ausscheidung und des Stoffwechsels von Dehydroepiandrosteron bei der schwangeren Frau näher zu analysieren und damit zum Verständnis der Oestrogenbildung in der Gravidität beizutragen.

Material und Methodik

Die Untersuchungen wurden an bisher 17 Schwangeren aller Monate durchgeführt.

Die Oestrogenbestimmungen im Harn wurden nach der Methode von Ittrich, 1958, vorgenommen.

Zur Bestimmung der C-17-Ketosteroide benutzten wir das Verfahren nach Peterson und Pierce, 1960.

Die Messung von Dehydroepiandrosteron erfolgte nach Fotherby, 1959. Über die Zuverlässigkeitskriterien haben wir früher berichtet (Lauritzen und Lehmann, 1965).

Ergebnisse

1. Ausscheidung von Dehydroepiandrosteron in der normalen Schwangerschaft

Die Werte für DHEA im 24 Std-Harn bei normalen Schwangeren liegen zwischen 0,2 und 3,1 mg. Sie bewegen sich demnach etwa im gleichen Bereich wie außerhalb der Schwangerschaft. Ein der Zunahme der 17-Ketosteroide entsprechender Anstieg des DHEA im Verlaufe der Schwangerschaft ist nicht nachweisbar.

Die Mittelwerte zeigen mit zunehmender Schwangerschaftsdauer eher eine leicht abfallende Tendenz. Eine Korrelation zwischen der DHEA-Konzentration im Harn und dem Geschlecht des Kindes besteht nicht. Auch ist zwischen der Höhe des Oestrogen- und des DHEA-Spiegels kein Zusammenhang erkennbar.

Nach Verabfolgung von ACTH (120 E/Tag über 3 Tage an 5 Schwangere) stieg die Ausscheidung von DHEA und von Gesamtoestrogenen deutlich an (Abb. 1).

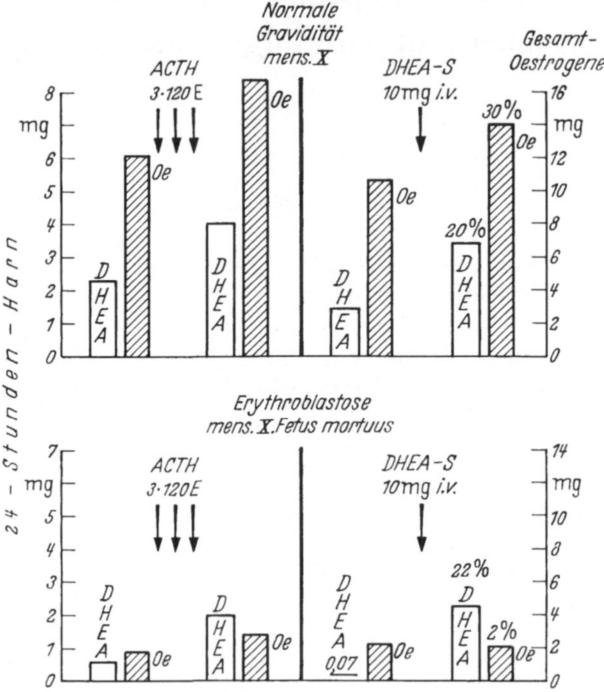

Abb. 1. In der normalen Gravidität steigert ACTH die Ausscheidung von DHEA und Oestrogenen (links oben). Injektion von DHEA-Sulfat führt bei Schwangeren zu einer hohen Umwandlungsrate in Oestrogene (rechts oben). Bei gestörter Schwangerschaft mit Fetus mortuus steigert dagegen ACTH die DHEA und Oestrogenausscheidung kaum (links unten). Injektion von DHEA-Sulfat führt hier zu keiner deutlichen Umwandlung in Oestrogene (rechts unten)

Intravenöse Injektion von 10 mg DHEA-Sulfat (in 12 Fällen) führte zu einem Anstieg sowohl der Ausscheidung von DHEA als auch von Gesamtoestrogenen im Harn. Dabei betrug die zusätzliche DHEA-Ausscheidung etwa 5—20% der verabfolgten Dosis, die zusätzliche Oestrogenausscheidung 120—140% des Kontrollwertes oder ungefähr 10—35% der verabfolgten DHEA-Dosis in mg. Nie konnten wir im Fruchtwasser der untersuchten Patientinnen eine Erhöhung der DHEA- oder Oestrogenwerte feststellen. Nach Verabfolgung von freiem DHEA (10 mg i. m. in 3 Fällen) konnte eine Zunahme der Oestrogenausscheidung im Harn der Schwangeren nicht nachgewiesen werden.

Nach oraler Medikation von 6 mal 0,5 mg Dexamethason in 4 Fällen am Ende der Schwangerschaft sank die DHEA-Ausscheidung im Harn auf Nullwerte ab. Auch die Oestrogenausscheidung ging leicht, aber deutlich zurück (Abb. 2).

Injektionen von 20 000 IE HCG pro Tag über 5 Tage hin führten zu keiner Veränderung der DHEA- oder Oestrogenwerte im Harn bei je drei Frauen in der späten Schwangerschaft und im Wochenbett. Injektion von ACTH im Wochenbett

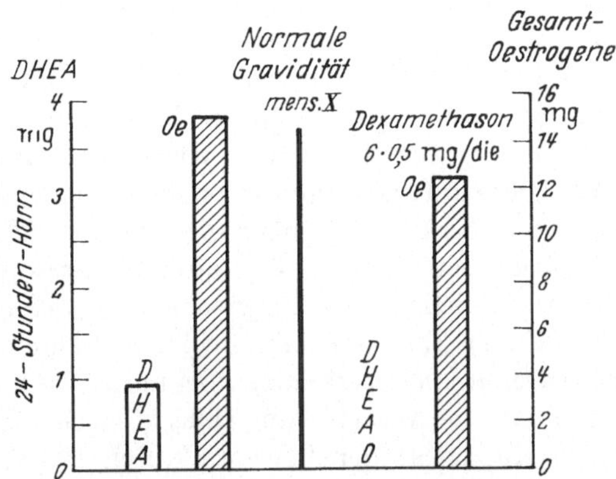

Abb. 2. Verabfolgung eines Corticosteroids reduziert in der normalen Schwangerschaft die Ausscheidung von DHEA auf Nullwerte und senkt die Oestrogenausscheidung offenbar entsprechend dem Anteil der mütterlichen Nebennierenrinde an der Bildung dieses Oestrogenvorläufers

führt zu einem der Erwartung entsprechenden mittleren Anstieg der DHEA- und Oestrogenausscheidung. Die i.v.-Injektion von DHEA-Sulfat bewirkt keine Zunahme der Oestrogenausscheidung.

2. Ausscheidung von Dehydroepiandrosteron in der pathologischen Schwangerschaft

Bei abgestorbener Frucht liegen die Ausscheidungswerte für Gesamtoestrogene wesentlich niedriger als in der normalen Schwangerschaft. Die DHEA-Werte sind normal oder ebenfalls niedrig. Das gilt auch für die Spätgestosen, wenn eine starke Proteinurie vorhanden ist. In Übereinstimmung mit anderen Autoren konnten wir durch Wiederfindensversuche in stark proteinhaltigem Harn zeigen, daß die Rückgewinnung des DHEA bei der Extraktion durch das Protein behindert wird [15, 16].

3. Die Clearance des DHEA-Sulfat: Der Harn/Plasma-Quotient für DHEA beträgt im Mittel 1 (1:0,6—1,7). Die Clearancewerte liegen dementsprechend zwischen 0,9 und 5,9 (Mittelwert 2,7) [3, 6, 9, 17].

Aus diesen Zahlen ist bereits zu schließen, daß das DHEA-Sulfat glomerulär filtriert und größtenteils tubulär rückresorbiert wird. Wir konnten diese Annahme durch Verabfolgung von Tubulusblockern weiter sichern. Verabfolgt man (5 Patientinnen) 4mal 500 mg Probenecid pro Tag, so kann man die Spontanausscheidung des DHEA-Sulfats bis etwa 50% steigern. Die Ausscheidung von DHEA-Sulfat nach i.v.-Injektion steigt um etwa den gleichen Betrag an.

Diskussion und Zusammenfassung

Die Werte für die DHEA-Ausscheidung im Harn Schwangerer unterscheiden sich nicht wesentlich von denen nichtschwangerer Frauen. Man muß daraus schließen, daß die Placenta für das vom Feten gebildete DHEA in Richtung Mutter nicht durchlässig ist. Die schwangere Frau metabolisiert allerdings auch zwischen 10—55% des DHEA-Sulfats zu Oestrogenen. Hierzu ist die nicht schwangere Frau oder die Frau im Wochenbett nicht in der Lage. Es ist daher anzunehmen, daß die Funktion der Placenta für diese Umwandlung des DHEA in Oestrogene erforderlich ist. Die Versuche mit ACTH-Stimulierung, mit DHEA-Sulfat-Belastung und Dexamethason-Hemmung zeigen, daß die mütterliche Nebennierenrinde in der Schwangerschaft einen Beitrag zur Entstehung von Oestrogenen aus DHEA leistet und daß dieser Anteil der Oestrogenproduktion medikamentös beeinflußbar ist.

Die Ausscheidung des DHEA-Sulfats über die Nieren erfolgt wahrscheinlich durch glomeruläre Filtration bei teilweiser tubulärer Rückresorption.

Die deutlichen und reproduzierbaren Unterschiede in der prozentualen Ausscheidung des DHEA-Sulfats und die dementsprechenden Differenzen in der Konversionsrate des DHEA-Sulfats zu Oestrogenen bei normalen und pathologischen Schwangerschaften scheinen die Ausarbeitung eines klinischen Funktionstests für die steroidbiogenetische Kapazität der Placenta durch Belastung mit DHEA-Sulfat nahezulegen. Hierüber wird in einer späteren Arbeit ausführlich berichtet werden, die alle Originaldaten enthalten soll.

Dankvermerk: Der Schering A.G. Berlin danke ich für die großzügige Bereitstellung von DHEA und DHEA-Sulfat.

Literatur

1. Baulieu, E. E., and F. Dray: J. clin. Endocr. **23**, 1298 (1963).
2. Bolté, E., S. Mancuso, G. Erikson, N. Wiquist, and E. Diczfalusy: Acta endocr. (Kbh.) **45**, 576 (1964).
3. Bongiovanni, A. M., and W. R. Eberlein: J. clin. Endocr. **17**, 238 (1957).
4. Colas, A., W. Le Roy Heinrichs, and H. J. Tatum: Steroids **3**, 417 (1964).
5. Fotherby, K.: Biochem. J. **73**, 399 (1959).
6. Gardner, L. I., J. F. Crigler, and C. J. Migeon: Proc. Soc. exp. Biol. **78**, 460 (1951).
7. Hausknecht, R. U.: Obstet. Gynec. **26**, 544 (1965).
8. Ittrich, G.: Z. physiol. Chem. **312**, 1 (1958).
9. Kellie, A. E., and E. R. Smith: J. Endocr. **66**, 490 (1957).
10. Kirschner, M. A., N. Wiquist, and E. Diczfalusy: Acta endocr. (Kbh.) **53**, 584 (1966).
11. Lauritzen, C., u. W.-D. Lehmann: Arch. Gynäk. **200**, 578 (1965).
12. Mancuso, S., F. P. Mancuso, K.-G. Tillinger, and E. Diczfalusy: Acta endocr. (Kbh.) **49**, 248 (1965).
13. Peterson, R. E., and C. E. Pierce: J. clin. Invest. **5**, 741 (1960).
14. Siiteri, P. K., and P. C. MacDonald: Steroids **2**, 713 (1963).
15. Simmer, H., I. Simmer u. O. Tellmer: Klin. Wschr. **37**, 966 (1959).
16. —, u. N. Scariano: Klin. Wschr. **37**, 975 (1959).
17. Vande Wiele, R., and S. Lieberman: The metabolism of dehydroisoandrosterone. In: Pincus, G., and E. P. Vollmer Ed.: Biological activities of steroids in relation to cancer. New York-London: Academic Press 1960.
18. Warren, J. C., and Ch. E. Timberlake: Obstet. Gynec. **23**, 689 (1964).

Diskussion

G. Dhom (Homburg/Saar):

Wenn ich Sie recht verstanden habe, so versuchen Sie mit Ihren Untersuchungen die Funktionseinheit Placenta-fetale Nebenniere in vivo zu erfassen. Dabei ist wohl die Funktion der fetalen Nebenniere nicht isoliert zu erfassen. Das ist schade, da ja Placenta-Funktionsstörungen auch Rückwirkungen auf die fetale Nebenniere haben. So findet man bei Toxikosen und Erythroblastosen eine Hypoplasie oder eine vorzeitige Involution der fetalen Nebenniere.

C. Lauritzen:

In der Schwangerschaft nimmt die Ausscheidung der C-17-Ketosteroide bis zum Ende der Zeit um wenige mg zu. Dagegen sinkt die Ausscheidung von Androsteron, Ätiocholanolon und Dehydroepiandrosteron im Mittel deutlich ab. Diese Diskrepanz ist dadurch zu erklären, daß die Produktion der C-11-oxygenierten C-19-Steroide aus Corticosteroiden erhöht ist und daß ein Teil der C-20-Oxosteroide (Pregnanderivate) die Zimmermann-Reaktion gibt.

Mit der soeben geschilderten Untersuchungsmethodik erfassen wir den ungefähren Prozentsatz der Umwandlung des von der mütterlichen Seite her eingebrachten DHEA-Sulfats in Oestrogene durch die Placenta und die prozentuale Ausscheidung des DHEA in unveränderter Form im Harn. Das von Feten sezernierte DHEA-Sulfat spielt dabei natürlich keine Rolle. Es dürfte die Placenta in unveränderter Form nicht durchdringen.

Aus der Abteilung für Innere Medizin, Endokrinologie und Stoffwechsel (Prof. Dr. E. F.
Pfeiffer) des Zentrums für Innere Medizin, Medizinisch-Naturwissenschaftliche Hochschule
Ulm und aus dem Department of Physiology, Baylor University, Houston, Texas, U.S.A.

Vergleichende Studie über endokrine Rhythmen bei Ratten

Von

K. Retiene, E. Zimmermann, W. Schindler und H. S. Lipscomb

Mit 1 Abbildung

Tageszeitliche Schwankungen der Funktion endokriner Drüsen sind seit langem
bekannt. Bis heute wurden exakte cirkadiane Rhythmen für die Synthese und Freisetzung von ACTH und Corticosteroiden [1, 2, 3], in jüngster Zeit auch für LH [4],
Oxytocin [5], Prolaktin [6] und TSH [7] beschrieben. Jedoch fehlt noch der Nachweis solcher Rhythmen für Vasopressin und die hypothalamischen "Releasing Factors".

Sämtliche Beobachtungen lassen vermuten, daß diese tageszeitlichen Schwankungen ein Grundphänomen des Endokriniums der Säugetiere darstellen und deshalb von biologischem Interesse sind. Die physiologische Bedeutung, die Amplitu-
den und Phasen sowie die gegenseitige Beeinflussung der Tagesrhythmen sind bis
heute unbekannt. Wir haben jetzt erstmals an einer Gruppe von Tieren gleichzeitig die Tagesrhythmik von Corticosteron in den Nebennieren (NN) und im
Plasma, von ACTH im Plasma und Hypophysenvorderlappen (HVL), von hypophysärem TSH und Vasopressin und schließlich von hypothalamischem Corticotro-
pin-releasing-factor (CRF) bestimmt.

40 männliche und 40 weibliche Sprague-Daley-Ratten wurden 3 Wochen vor
dem Experiment in Einzelkäfigen und einem völlig isolierten Raum mit konstanter
Temperatur und Luftfeuchtigkeit gehalten. Eine automatische Uhr schaltete das
Licht regelmäßig von morgens 4 Uhr bis abends 18 Uhr ein. Am Versuchstag wurden jeweils um 5 Uhr, 11 Uhr, 17 Uhr, 23 Uhr und um 5 Uhr des darauffolgenden
Tages je 8 männliche und 8 weibliche Ratten einzeln aus ihren Käfigen genommen
und innerhalb von 30 sec in einem benachbarten Raum durch Scherenschlag
dekapitiert. Das Blut wurde in heparinisierten Gläsern aufgefangen, zentrifugiert
und eingefroren. Die NN, HVL und HHL wurden sofort entnommen, gewogen und
dann in 20%iger Alkohol-Kochsalzlösung bzw. 0,1 N HCL-Lösung mit Sand zerrieben und der Überstand eingeforen. Zur Gewinnung von CRF-haltigem Material
aus dem Zwischenhirn benutzten wir einen Trepan mit 4 mm Durchmesser, mit
dem wir ein Gewebsstück, das vom Chiasma optici, den Corpora mammillaria und
dem dritten Ventrikel begrenzt wird, ausstanzten. Auch diese fixierten Frag-
mente wurden gewogen, in 0,1 N HCL und Sand zerrieben und der Überstand eingefroren. Corticosteron wurde fluorometrisch nach Zenker und Bernstein [8],
ACTH an Hand des Corticosteronanstiegs im NN-Venenblut bestimmt [9].
0,1 mg Hypophysen-Extrakt diente jeweils als Einzeldosis.

Der HVL-Extrakt wurde in gleicher Weise auch zur TSH-Bestimmung nach McKenzie [*10*] benutzt. USP-Thyreotropin-Standard diente als Vergleich. Je 4 Mäuse wurden für jeden Standard oder jedes Extrakt benutzt und jeder Versuch 2—4mal an verschiedenen Tagen wiederholt.

Der Vasopressingehalt des HHL wurde mit Hilfe der Messung des arteriellen Blutdruckanstieges bei enthirnten Ratten bestimmt. Dafür wurde den Versuchstieren ein Draht durch den Augenwinkel in den Wirbelkanal vorgestoßen und die Tiere dann nach Tracheotomie an ein Beatmungsgerät angeschlossen. Eine Arteria carotis wurde kanuliert und der Blutdruck laufend auf einen Schreiber übertragen. Sodann wurden 0,01 mg Gewebsextrakt in eine Vena femoralis injiziert. USP-Vasopressin-Standard zwischen 1 und 5 mE hatten bei dieser Versuchsanordnung eine lineare Eichkurve ergeben.

Die Hypothalamusextrakte wurden auf eine Konzentration von 30 mg pro ml Flüssigkeit gebracht und jeweils 3mal auf ACTH und CRF-Gehalt geprüft. Der zu erwartende größere Corticosteronanstieg in Tieren, die mit Dexamethason und Nembutal blockiert worden waren und der wahrscheinlich niedrigere Anstieg in hypophysektomierten Ratten sollte als Maß für eine eventuelle CRF-Aktivität dienen.

Die Ergebnisse dieser Untersuchungen sind in der folgenden Übersicht zusammengefaßt (Abb. 1). Der Corticosterongehalt in NN und Plasma zeigt die typische, bekannte Tagesrhythmik mit einem Gipfel kurz vor Einbruch der Dunkelheit. Die absoluten Werte entsprechen den Ergebnissen anderer Autoren, die ebenso wie wir, einen deutlichen Geschlechtsunterschied, d. h., den mehr als doppelt so hohen Blutspiegel bei weiblichen Ratten gefunden haben [*1*].

ACTH im Blut konnte zu jeder Tageszeit nur einmal bestimmt werden, weil für jede Injektion 5 ml gemischtes Plasma einer Gruppe verbraucht wurden. Diese einmaligen Bestimmungen erlauben keine endgültige Entscheidung über den absoluten ACTH-Blutspiegel bei Ratten, jedoch fand sich ein dem Corticosteronspiegel völlig parallel verlaufender Tagesrhythmus, den wir schon vor einigen Jahren für den Menschen nachgewiesen hatten [*3*]. Die Schwankungen des hypophysären ACTH-Gehaltes waren den Rhythmen des Plasma-ACTH und des Corticosterons ähnlich. Es fand sich lediglich die auch von Critchlow u. Mitarb. [*1*] nachgewiesene Verschiebung des Gipfels um 6 Std bei männlichen Ratten. Für den von Halberg u. Mitarb. [*2*] postulierten generellen Phasenunterschied von 12 Std zwischen Plasma- und hypophysärem ACTH fanden wir keinen Anhalt.

Die CRF-Bestimmungen ergaben wider Erwarten größere Corticosteronanstiege in den hypophysektomierten Tieren als in den chemisch blockierten Ratten. Die Schwankungen entsprechen keinem der anderen cirkadianen Rhythmen. Für dieses unerwartete Resultat haben wir keine Erklärung, aber wir möchten auf den hypothalamischen Faktor hinweisen, der die Freisetzung von hypophysärem ACTH unterdrücken soll und für unsere Ergebnisse verantwortlich sein könnte. Unser Versuch, CRF-Aktivitäten in hypothalamischen Extrakten zu erfassen, ist daher gescheitert. Selbstverständlich können methodische Gründe dafür angegeben werden. Im Gegensatz zu anderen Autoren haben aber wir nur mit Ratten unter absoluten Ruhebedingungen gearbeitet. Aus anderen Versuchen [*11*] möchten wir schließen, daß der für die Tagesrhythmik verantwortliche "clock-Mechanismus" hauptsächlich die Synthese von Hormonen kontrolliert, während unter Belastungs-

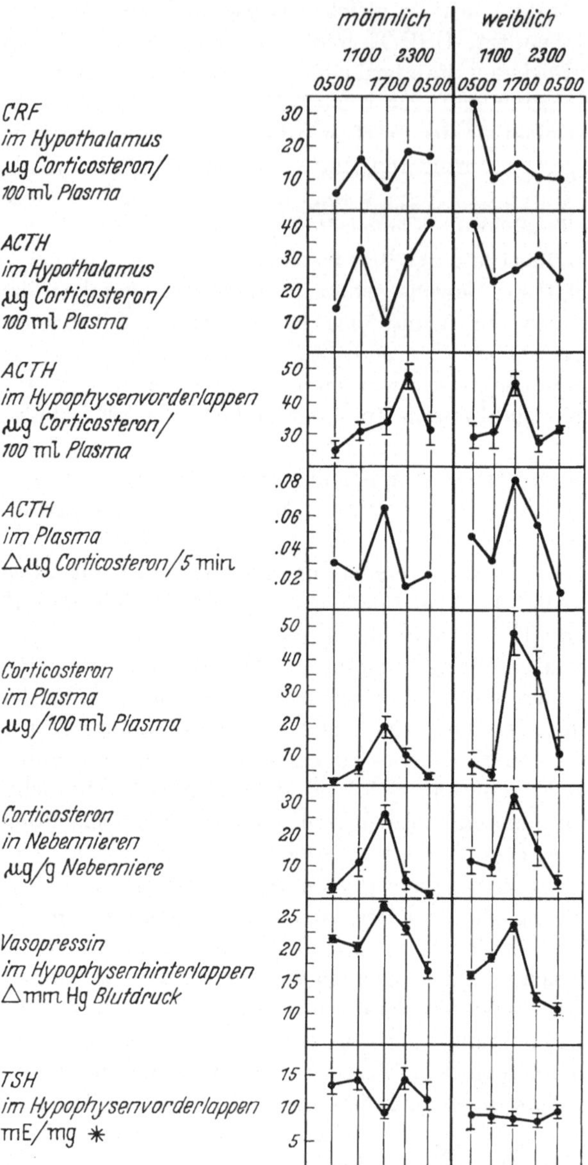

Abb. 1

situationen ausschließlich Hormonsekretion stattfindet. Da unsere CRF-Bestim-
mungsmethode allein auf der Sekretion von ACTH beruht, wäre es denkbar, daß
nur unter "stress"-Situationen ein CRF-Material im Hypothalamus nachgewiesen
werden kann. Experimente zur Stützung dieser Hypothese werden z. Z. durchgeführt.

Der Vasopressingehalt des HHL zeigte eine völlig gleichsinnige Tagesrhythmik wie ACTH und Corticosteron mit signifikanten Gipfeln um 17 Uhr.

Die TSH-Messungen ergaben lediglich bei männlichen Ratten Schwankungen mit einem signifikanten Abfall um 17 Uhr. Keine Änderung trat bei weiblichen Ratten auf. Diese Ergebnisse stehen in Übereinstimmung mit verschiedenen Autoren [7], die tiefste Werte von TSH und der Radiojodaufnahme in der Schilddrüse nur bei männlichen Ratten am späten Nachmittag beobachteten, aber keinerlei Änderung des TSH-Spiegels bei weiblichen Tieren gesehen haben. Ein gegensätzliches Verhalten von ACTH und TSH unter Belastung [12] und nach Injektion von TRF und CRF-Präparationen [13] unterstützen diese Befunde. Wir möchten deshalb annehmen, daß die TSH-Schwankungen kein cirkadianer Rhythmus sind, sondern indirekt durch den Tagesrhythmus der ACTH-Synthese im HVL zustande kommen.

Zusammenfassend können wir feststellen: Bei Ratten zeigen Synthese und Sekretion von ACTH, Vasopressin und Corticosteroiden eine parallele Tagesrhythmik mit höchsten Werten vor Einbruch und tiefsten Werten am Ende der Dunkelheit. Ein Geschlechtsunterschied findet sich nur bei den absoluten Corticosteronblutspiegeln zugunsten weiblicher Tiere.

CRF konnte unter Ruhebedingungen nicht nachgewiesen werden. Bei männlichen Ratten zeigt das TSH ein umgekehrtes Verhalten. Diese Schwankungen werden jedoch nicht als endogener Rhythmus angesehen.

Literatur

1. CRITSCHLOW, V., R. A. LIEBELT, N. BAR-SELA, W. MOUNTCASTLE, and H. S. LIPSCOMB: Amer. J. Physiol. **205**, 807 (1963).

2. HALBERG, F., J. H. GALICICH, F. UNGAR, and L. A. FRENCH: Proc. Soc. exp. Biol. **118**, 414 (1965).

3. RETIENE, K., A. ESPINOZA, K.-H. MARX u. E. F. PFEIFFER: Klin. Wschr. **43**, 205 (1965).

4. LAWTON, J. E., and N. B. SCHWARTZ: Physiologist **7**, 3 (1964).

5. EZRIN, C., L. W. LOACH, and T. F. NICHOLSON: Canad. med. A. J. **87**, 673 (1962).

6. CLARK, R. H., and B. L. BAKER: Science **143**, 375 (1964).

7. BAKKE, J. I., and N. LAWRENCE: Metabolism **14**, 841 (1964).

8. ZENKER, N., and D. E. BERNSTEIN: J. biol. Chem. **231**, 659 (1958).

9. RETIENE, K., H. DITSCHUNEIT, M. FISCHER, K. KOPP u. E. F. PFEIFFER: Acta endocr. (Kbh.) **41**, 211 (1962).

10. McKENZIE, I. M.: Endocrinology **63**, 372 (1958).

11. RETIENE, K., F. SCHULZ u. I. MARCO: 12. Symp. Dtsch. Ges. Endokrinologie, Wiesbaden 1966.

12. FORTIER, C., and DE GROOT: Amer. J. Physiol. **196**, 589 (1959).

13. GUILLEMIN, R.: Verh. Dtsch. Gesellschaft Innere Medizin, Wiesbaden 1965.

Diskussion

A. KÖNIG (Göttingen):

Wir haben auf der Tagung der Deutschen Physiologischen Gesellschaft im April 1966 und in der Acta endocr. (Kbh.) Befunde über tagesrhythmische Schwankungen des neurohypophysären Vasopressingehaltes bei ♂ Wister-Ratten publiziert. Als Kriterium benutzten wir die antidiuretische Aktivität des Vasopressins. Wir fanden Maximalwerte während der Dunkelperiode. Mich wundert, daß Sie bei ♀-Ratten genau den gleichen tagesrhythmischen Verlauf fanden wie bei ♂. BÖTTCHER und ich konnten zeigen, daß der Vasopressingehalt der Neurohypophyse ovarialcyclischen Schwankungen unterliegt. Da die einzelnen Stadien des Sexualcyclus z. T. nicht einmal 24 Std andauern, ist es m. E. nur bei Verwendung einer Riesenanzahl von Tieren möglich, evtl. eine Tagesrhythmik nachzuweisen.

Aus der II. Medizinischen Klinik der Universität München
(Direktor: Prof. Dr. Dr. G. Bodechtel)

Bedeutung der Bestimmung von ACTH-Plasmaspiegeln im Bulbus cranialis venae jugularis*

Von

P. C. Scriba, P. Dieterle, R. Hacker, F. Kluge und K. Schwarz

Mit 2 Abbildungen

Normale ACTH-Spiegel liegen nach den Untersuchungen einer Reihe von Autoren zwischen 3 und 6 µE/ml Plasma. Wollte man ein rein chemisches Bestimmungsverfahren für ACTH-Spiegel im Plasma entwickeln, so müßte man in der Lage sein, 3—6mal 10^{-11} g ACTH-Peptid aus 1 ml Plasma zu isolieren und nachzuweisen. Es sieht zur Zeit nicht so aus, als ob es gelingen könnte, diese analytische Aufgabe zu bewältigen. Die Struktur der im Blut zirkulierenden ACTH-Aktivität ist nämlich obendrein noch nicht gesichert. Ob das ACTH im Blut ebenso wie das aus der Hypophyse extrahierte ACTH aus 39 Aminosäuren besteht, ist insofern fraglich, als bekanntlich schon erheblich kürzere Peptide die volle biologische Wirkung zeigen. Zur Erfassung von ACTH-Spiegeln im Plasma sind wir daher noch immer auf biologische Bestimmungsmethoden angewiesen.

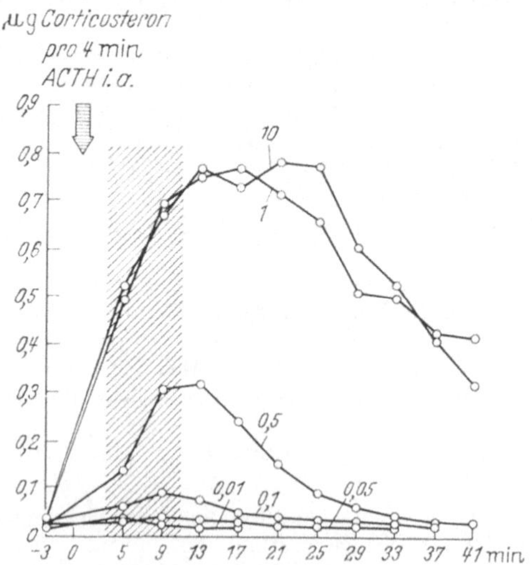

Abb. 1. *Ablauf der Stimulation der Corticosteroninkretion durch steigende ACTH-Dosen.* Die Corticosteroninkretion in die Nebennierenvene wurde fortlaufend in 4 min-Intervallen gemessen

* Mit Unterstützung der Deutschen Forschungsgemeinschaft.

Das von uns benützte Verfahren wurde erstmals von LIPSCOMB und NELSON [1] und in Deutschland von PFEIFFER u. Mitarb. [2] angewandt. Diese aufwendige und problematische Methode wurde in der von uns durchgeführten Form bereits beschrieben [3]. Alle ACTH-Lösungen oder Plasmen (1 ml) wurden in die Aorta der hypophysektomierten Ratte infundiert [4], wobei Plasmen mit hohem ACTH-gehalt z. T. 1:5 verdünnt wurden.

Abb. 1 zeigt die kontinuierlich gemessene Steigerung der Corticosteron-Inkretion jeweils pro 4 min. Mit zunehmender ACTH-Dosis (Synacthen®, Ciba) hält die Steigerung der Corticosteron-Inkretion länger an und wird das Maximum später erreicht. — Man beobachtet mit steigenden ACTH-Dosen (linear aufgetragen) eine Zunahme der Gesamtsteigerung der Corticosteron-Inkretion in einer logarithmischen Funktion. Für den Bereich 0,01—1,00 mE ACTH gilt:

$$\text{Dosis ACTH} = {}^{a}\!\log \int_{0}^{t} \text{Corticosteronanstieg pro 4 min,}$$

wobei a = Basis des Logarithmus, 0 = Zeitpunkt des Beginns der ACTH-Infusion und $t \to \infty$ = beliebiger Zeitpunkt nach Wiedereintritt der Basissekretion sind.

Bei der Festlegung der Zeit, während der man Nebennierenvenenblut zur fluorimetrischen Corticosteron-Bestimmung entnimmt, muß man sich zu einem Kompromiß entschließen. Sammelt man von der 3. bis zur 11. min nach ACTH-Infusion Blut (Abb. 1), so erfaßt man die Steigerung der Corticosteron-Inkretion durch kleinste ACTH-Dosen vollständig. Bei höheren ACTH-Dosen verzichtet man dabei allerdings auf einen mit steigender Dosis immer größeren Anteil der Gesamtsteigerung der Corticosteron-Inkretion. Darauf ist zurückzuführen, daß bei dem von uns gewählten 8 min-Intervall eine etwa lineare Funktion (Abb. 2) zwischen

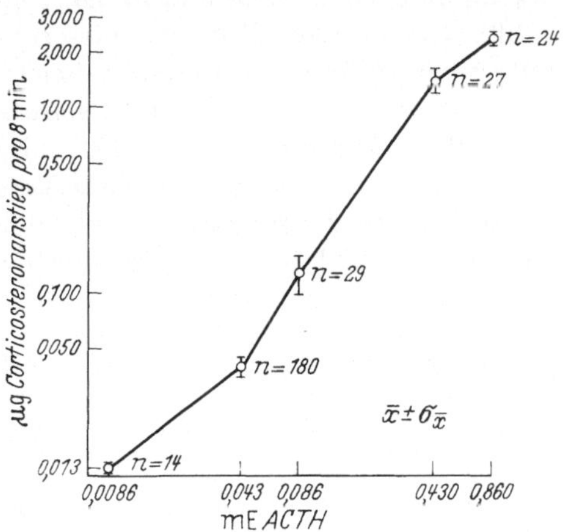

Abb. 2. *Eichkurve von Dosis ACTH und Steigerung der Corticosteroninkretion pro 8 min.* Wie beschrieben [3] wurden je 1 ml ACTH-Lösung (β^{1-23}-Corticotropin-23-amid, Farbwerke Hoechst AG, in 0,9% NaCl — 0,001 NHCl) in 94 sec infundiert. Die Lösungen wurden zweimal wöchentlich frisch zubereitet, das Präparat hatte eine Aktivität von 86 E pro mg (persönliche Mitteilung von Dr. H. G. VOGEL, Farbwerke Hoechst AG). Genauigkeitsindex $\lambda = 0,19$, Korrelationskoeffizient $r = 0,874$ (vgl. [3])

dem Logarithmus der ACTH-Dosis und dem Logarithmus der Steigerung der Corticosteron-Inkretion pro 8 min gefunden wurde. Die statistische Überprüfung der Ergebnisse hatte gezeigt [3], daß die Empfindlichkeitsgrenze der Methode zwischen 0,01 und 0,015 mE ACTH liegt. Überlegungen, wie man die Unempfindlichkeit dieser Methode umgehen könnte, brachten uns auf die Idee, ACTH-Plasmaspiegel von Blut zu untersuchen, welches aus der venösen Abflußstrecke des Hypophysenvorderlappens stammte. Dabei kam uns zu Hilfe, daß man beim Menschen ohne größere Schwierigkeiten den Bulbus cranialis venae jugularis punktieren kann [3].

Welche ACTH-Spiegel waren im Bulbus cranialis venae jugularis zu erwarten? Das sei an Hand folgender Gleichung erläutert:

$$\Delta \text{ACTH} = \frac{[\text{Verteilungs-Volumen ACTH}] \times [\text{ACTH-Spiegel V. cubitalis}] \times 0{,}5}{[\text{cerebraler Plasmafluß pro min}] \times [\text{HWZ ACTH}]}$$

Das gesamte im Körper befindliche extrahypophysäre ACTH berechnet sich durch Multiplikation des fiktiven Verteilungsvolumens für ACTH mit dem ACTH-Plasmaspiegel in der Vena cubitalis. Die Hälfte dieser ACTH-Menge (Multiplikation mit 0,5) wird in einer Halbwertszeit für ACTH durch den Hypophysenvorderlappen ersetzt. Dieses in einer Halbwertszeit abgegebene ACTH gelangt über den Sinus cavernosus und die Sinus petrosi in die Bulbi c.v.j. und verteilt sich auf das eben in einer Halbwertszeit für ACTH durch die Bulbi abfließende cerebrale Durchblutungsvolumen bzw. Plasma. Der Quotient, der in einer Halbwertszeit vom Hypophysenvorderlappen abgegebenen ACTH-Menge (Zähler) und des in dieser Zeit durch das Hirnkreislaufgebiet fließenden Plasmavolumens (Nenner), das ist diejenige Größe, um die der ACTH-Plasmaspiegel im Bulbus höher sein muß als in der Peripherie (Δ ACTH). Eine Reihe von Voraussetzungen, die — wie schon früher diskutiert [3] — vielleicht nicht alle ohne weiteres akzeptiert werden dürfen, haben zu gelten, wenn wir aus dieser Gleichung Schlüsse ziehen wollen.

Bei 15 Patienten (M. Addison, totale Adrenalektomie wegen eines Cushing-Syndroms, adrenogenitales Syndrom) mit wesentlich erhöhten, also sicher nachweisbaren ACTH-Spiegeln, fand sich im Bulbus c.v.j. ein mittlerer Wert von 0,6 mE/ml (Zahl der Bestimmungen: n = 39) und in der Vena cubitalis ein Wert von 0,377 mE/ml (n = 38). Die mittlere Differenz dieser Werte ist signifikant (p < 0,01, Zahl der Freiheitsgrade: 14). Alle Blutentnahmen erfolgten um 6 Uhr morgens nach 24stündiger Unterbrechung der Cortisolsubstitution, und zwar 10 min, nachdem der Bulbus c.v.j. punktiert war. Das mittlere Körpergewicht dieser Patienten war 58,8 kg, woraus sich ein mittleres Verteilungsvolumen für ACTH von 28,0 l (43% des Körpergewichts nach Wolf [5]) berechnete. Bei einer mittleren Hirndurchblutung von 0,8 l pro min. [6] berechnet sich der mittlere Plasmafluß zu 0,44 l pro min. Setzt man diese Werte in die o. a. Gleichung ein und löst nach der Halbwertszeit für endogenes ACTH auf, so errechnet sich eine Halbwertszeit für endogenes ACTH von 53,8 min.

Dazu ist zu sagen, daß wir diesen Wert in Anbetracht der zahlreichen Voraussetzungen und der Schwierigkeiten der Bestimmungsmethode als größenordnungsmäßige Abschätzung verstanden wissen möchten. Die in der Literatur für eine akute intravenöse Belastung mit ACTH mitgeteilten Halbwertszeiten lagen in der Größenordnung von nur wenigen Minuten (Lit. bei [3]). Lediglich Retiene, Pfeiffer u. Mitarb. [7] haben bei intravenöser Infusion von 25 E ACTH eine längere Halbwertszeit, nämlich von 29 min gefunden.

Die überraschend lange Halbwertszeit läßt verständlich erscheinen, daß bei 7 Normalpersonen (V. cubitalis: < 0,01 mE ACTH/ml) keine mit unserer Methode sicher meßbar höheren Spiegel im Bulbus c.v.j. (< 0,01 mE ACTH/ml Plasma) gefunden wurden [3]. Wir haben mit o. a. Gleichung und unter Berücksichtigung der Empfindlichkeitsgrenze der Methode sowie der oberen Grenze ihres 95%-Vertrauensbereichs (0,05 mE) berechnet, daß bei normalem ACTH-Spiegel (z. B. 6 µE/ml) die Halbwertszeit kürzer als 4 min sein müßte, wenn wir eine sicher meßbare Differenz der Spiegel zwischen Bulbus und Vena cubitalis bei einmaliger Bestimmung finden sollten.

Literatur

1. LIPSCOMB, H. S., and D. H. NELSON: A sensitive biologic assay for ACTH. Endocrinology **71**, 13 (1962).
2. RETIENE, K., H. DITSCHUNEIT, M. FISCHER, K. KOPP u. E. F. PFEIFFER: Corticotropin-Bestimmung anhand des Corticosteron-Anstieges im Nebennierenvenenblut hypophysektomierter Ratten. Vergleich von Dexamethasonblockade und Hypophysektomie. Acta endocr. (Kbh.) **41**, 24 (1962).
3. SCRIBA, P. C., R. HACKER, P. DIETERLE, F. KLUGE, W. HOCHHEUSER u. K. SCHWARZ: ACTH-Bestimmungen im Plasma aus dem Bulbus cranialis venae jugularis. Klin. Wschr. **44**, 1393 (1966).
4. GIRARD, F., and V. K. VANCE: Modification of the Lipscomb-Nelson bioassay for ACTH. Endocrinology **71**, 325 (1962).
5. WOLF, R. L., M. MENDLOWITZ, L. J. SOFFERS, J. ROBOZ, and S. E. GILTOW: Metabolism of corticotropin in man. Proc. Soc. exp. Biol. (N. Y.) **119**, 244 (1965).
6. BERNSMEIER, A., U. GOTTSTEIN u. W. RUDOLPH: Herzkrankheiten als Ursache cerebraler Zirkulationsstörungen. Dtsch. med. Wschr. **87**, 16 (1962).
7. RETIENE, K., M. FISCHER, H. DITSCHUNEIT u. E. F. PFEIFFER: Biologische Halbwertszeit von exogenem ACTH im menschlichen Blut. 9. Symp. Dtsch. Ges. Endokrinol. Berlin-Göttingen-Heidelberg: Springer 1962.

Aus dem Anatomischen Institut der Universität Bonn
(ehem. Direktor: Prof. Dr. med. E. Tonutti)

Histochemische und biometrische Befunde zur Frage der Sekretionsumschaltung*

Von

M. Herrmann, V. Mehta und B. Stein

Eine wechselseitige Beeinflussung des Hypothalamus-Hypophysenvorderlappen-Nebennierenrinden-Systems (HVL-NNR-S) und des Hypothalamus-Hypophysenvorderlappen-Schilddrüsen-Systems (HVL-SD-S) wird schon länger diskutiert. Untersuchungen an den peripheren Drüsen führten zu den Begriffen der Sekretionsumschaltung (Tonutti, 1944, 1945) oder shift (Selye, 1950). Dhom konnte 1963 zeigen, daß nach Eingriffen in einen der beiden Funktionskreise Veränderungen des TSH- bzw. ACTH-produzierenden Zellanteiles des Hypophysenvorderlappens auftreten. Nach Guillemin (1965) sowie Sakiz und Guillemin (1965) führt die Stimulierung mit TRF neben einer starken Reaktion des Schilddrüsenparenchyms zu einer Funktionseinschränkung der Nebennierenrinde.

Material und Methodik

Die Untersuchungen wurden an 89 männlichen Meerschweinchen im Gewicht um 250 g durchgeführt. Die Haltung der Tiere erfolgte bei $23 \pm 1°$ C. „altromin-Me" und Wasser standen im Überfluß zur Verfügung.

Folgende Versuchsgruppen wurden gebildet:

15 unbehandelte Kontrolltiere.

8 Meerschweinchen 4 Wochen nach Hypophysektomie.

je 6 Tiere 14 Tage nach täglicher Behandlung mit:

8 i.E. ACTH (3. internat. Stand.) i.m., 5 mg Cortison i.m., Metopiron 10 mg/kg Körpergewicht i.m., 10 MSE TSH i.m., 0,01 mg Trijodthyronin (T_3) s.c., 0,1 mg Thyroxin (T_4) s.c., 10 mg Methylthiouracil (MTU) i.p.

je 6 Tiere 14 Tage nach 3/4 Resektion der Nebennierenrinde sowie 7, 14 und 28 Tage nach Thyreoidektomie.

Die Operationen bzw. die Injektionen erfolgten jeweils gegen 9 Uhr morgens wie auch das Abtöten mit Chloroform. Die Organe wurden sofort nach dem Tode entnommen. Für die Fermentnachweise wurden die linke Schilddrüsenhälfte und die linke Nebenniere sofort in CO_2-Schnee eingefroren und im Kryostaten bei —20° C zu Schnitten von 20 μ Dicke weiterverarbeitet. Ein Teil der rechten Schilddrüsenhälfte und der rechten Nebenniere wurden in Formol 1:9 (1 Teil Formol : 9 Teile physiol. NaCl) bei 4° C für 24 Std fixiert. Von dem formolfixierten Material wurden 18 μ dicke Schnitte hergestellt. Der Rest der Organe und die Leber wurden nach Fixierung in Bouinscher Lösung wie üblich in Paraffin eingebettet.

Folgende Reaktionen wurden ausgeführt:

a) an unfixierten Kryostatschnitten: 1. NAD-Cytochrom-c-reductase (früher DPN-Diaphorase) (Scarpelli, Hess und Pearse, 1958). 2. Succinodehydrogenase (modifiziert nach Pearse, 1961). 3. Glucose-6-phosphatdehydrogenase (Scarpelli, Hess und Pearse, 1958).

---

* Mit Unterstützung durch die Deutsche Forschungsgemeinschaft.

4. 3β-ol-Steroiddehydrogenase (WATTENBERG, 1958), bei diesen Fermentnachweisen diente TNBT als Wasserstoffacceptor. 5. Adenosin-tri-phosphatase (PADYKULA und HERMAN, 1955 a,b). 6. Leucylaminopeptidase (NACHLAS, CRAWFORD und SELIGMAN, 1957);

b) an formolfixierten Gefriermikrotomschnitten: 1. alkalische Phosphatasen (α-Naphthylphosphat, pH 9,2), 2. saure Phosphatasen (α-Naphthylphosphat, pH 6,5) (beide Reaktionen modifiziert nach GÖSSNER, 1958).

Zum Zwecke der Kernmessung wurden von Nebenniere, Schilddrüse und Leber 5 μ dicke Paraffinschnitte hergestellt und HOPA gefärbt. Zeichnen von 200—400 Kernen pro Tier bei 2000facher Vergrößerung. Bestimmung des größten und kleinsten Durchmessers und Errechnung des Kernvolumens mit Hilfe eines Nomogramms. Umrechnung auf 100 Kerne pro Tiergruppe.

Wie aus Tab. 1 hervorgeht, ergeben sich bei Eingriffen in eines der Systeme völlig klare, histochemisch und histometrisch erfaßbare Verhaltensweisen der jeweils zugehörigen Drüse in beiden untersuchten Regulationskreisen. So hat die exogene Zufuhr des peripheren Hormons (T_3, T_4 bzw. Cortison) in Schilddrüse und Nebennierenrinde einen Rückgang des Kernvolumens und eine Abnahme der Fermentaktivität auf Grund der Blockierung der glandotropen Partialfunktion des Hypophysenvorderlappens zur Folge. Die Zufuhr des jeweiligen tropen Hormons (TSH bzw. ACTH) bewirkt an beiden peripheren Organen eine Zunahme von Kernvolumen und Fermentreaktion entsprechend der Stimulierung der peripheren

Tabelle 1. *Verhalten der Fermentaktivität in Nebenniere und Schilddrüse und der Kernvolumina von Nebennierenrinde, Schilddrüse und Leber nach 14tägiger Behandlung mit Cortison, Trijodthyronin, ACTH, TSH, Metopiron und MTU. Die Kernvolumina sind als Indexzahlen bezogen auf Normal = 100 angegeben. Es bedeuten: G-6-PD = Glucose-6-phosphatdehydrogenase, NAD = NAD-cytochrom-c-reductase, SDH = Succinodehydrogenase, LAP = Leucylaminopeptidase, 3 β-ol = 3 β-ol-Steroiddehydrogenase, ATP = Adenosintriphosphatase, alk. Ph. = alkalische Phosphatasen, saure Ph. = saure Phosphatasen*

	Zufuhr des peripheren glandulären Hormones		Zufuhr des tropen Hypophysenvorderlappenhormones		Blockierung der Hormonsynthese im peripheren Organ, vermehrte Ausschüttung von Hypophysenvorderlappenhormon	
Behandlung	Cortison	T 4	ACTH	TSH	Metopiron	MTU
Auswirkung auf	Nebenniere	Schilddrüse	Nebenniere	Schilddrüse	Nebenniere	Schilddrüse
Kernvolumen	72	30	153	247	141	130
Fermentverhalten Zunahme			G-6-PD SDH 3 β-ol ATP alk. Ph.	NAD SDH LAP ATP alk. Ph. s. Ph.	G-6-PD 3 β-ol alk. Ph.	NAD SDH LAP ATP alk. Ph. s. Ph.
Normal					ATP	
Abnahme	G-6-PD SDH 3 β-ol ATP alk. Ph.	NAD SDH LAP ATP alk. Ph. s. Ph.			SDH	
Kernvolumen Leber	98	149	76	140	115	158

M. Herrmann, V. Mehta und B. Stein

Drüse. Der gleiche Effekt wird durch Zufuhr von Metopiron bzw. MTU erzielt, da durch Blockierung der Hormonsynthese im peripheren Organ entsprechend dem homöostatischen Prinzip die glandotrope Partialfunktion angeregt wird.

Betrachtet man das Verhalten der peripheren Organe nach Eingriffen in den nicht zugehörigen Regulationskreis (Tab. 2), so kann man z. T. übereinstimmende, z. T. erheblich differente histochemische und histometrische Befunde erheben. Bei Blockierung der thyreotropen Partialfunktion durch Zufuhr von T_3 ist eine deutliche Stimulierung der Nebennierenrinde an Hand des Kernvolumens festzustellen. Dem entspricht auch eine Zunahme der 3β-ol-Steroiddehydrogenase- und Succinodehydrogenaseaktivität. Dieses Verhalten ist durch die Anregung des Stoffwechsels und Veränderungen im Steroidmetabolismus in einfacher Weise zu erklären (Stein, 1967). Auffallend dagegen ist die Abnahme der ATP-ase- und der alkalischen Phosphatasenaktivität. Eine Deutung für dieses Verhalten der ATP-ase kann in der Entkopplung der oxydativen Phosphorylierung durch die unphysiologisch hohen T_3-Mengen gesehen werden (Stein, 1967). Die Blockierung der corticotropen Partialfunktion des Hypophysenvorderlappens durch Cortisongaben hat in der Schilddrüse eine Aktivitätssteigerung aller untersuchten Fermente, dagegen eine Abnahme des Kernvolumens in den Follikelepithelzellen zur Folge. Eine befriedigende Erklärung dieser Differenz ist uns zur Zeit nicht möglich.

Tabelle 2. *Verhalten der Fermentaktivität in Nebenniere und Schilddrüse und der Kernvolumina in Nebenniere, Schilddrüse und Leber nach 14tägiger Behandlung mit Trijodthyronin, Cortison, TSH, ACTH und 14 Tage nach Thyreoidektomie (Thyrex) oder sog. 3/4-Resektion der Nebennierenrinde (Adrex). Weitere Erklärungen s. Tab. 1*

		Blockierung eines glandotropen Prinzips durch Zufuhr von peripherem glandulärem Hormon		Blockierung eines glandotropen Prinzips durch Zufuhr von Hypophysenvorderlappenhormon		Verstärkung der endogenen Sekretion aus dem HVL durch Ausschaltung des peripheren Organes	
	Behandlung	T 3	Cortison	TSH	ACTH	Thyrex	Adrex
	Auswirkung auf	Nebenniere	Schilddrüse	Nebenniere	Schilddrüse	Nebenniere	Schilddrüse
	Kernvolumen	153	90	135	52	110	71
Fermentverhalten	Zunahme	SDH 3β-ol	NAD SDH LAP ATP alk. Ph. s. Ph.	G-6-PD SDH 3β-ol ATP alk. Ph.	NAD SDH LAP ATP alk. Ph. s. Ph.	NAD alk. Ph.	
	Normal	G-6-PD NAD				G-6-PD SDH 3β-ol ATP	alk. Ph.
	Abnahme	ATP alk. Ph.					NAD SDH LAP ATP s. Ph.
	Kernvolumen Leber	T3:108 T4:149	98	140	76	105	98

Wird ein glandotropes Prinzip (ACTH, TSH) zugeführt, dann findet man histochemisch im anderen Regulationskreis eine Aktivitätszunahme in den Zellen des peripheren Organs. Dem entspricht eine Zunahme des Kernvolumens in der Nebennierenrinde nach TSH-Zufuhr. Abweichend davon ist aber nach ACTH-Gaben eine Verminderung der Kernvolumina in den Follikelepithelzellen der Schilddrüse nachzuweisen.

14 Tage nach Thyreoidektomie ist überwiegend eine Normalisierung des Fermentverhaltens in der Nebennierenrinde festzustellen. Die Hinzuziehung der Fermentverteilung vom 7. und 28. Tag nach dem Eingriff läßt erkennen, daß eine Tendenz zur Verminderung der Fermentaktivität in der Nebennierenrinde besteht. Das gleiche Verhalten ist auch an den Kernvolumina der Zona fasciculata abzulesen. Eindeutiger reagiert die Schilddrüse auf die Adrenalektomie. Hier findet man nach 14 Tagen ein Absinken der Aktivität aller untersuchten Fermente unter die Norm. Auch das Kernvolumen nimmt ab.

Die Kernvolumina der Leber, des wesentlichen zentralen Stoffwechselorgans, ergeben verschiedene ergänzende Daten. Hervorstechender Befund ist die Abnahme der Kernvolumina nach ACTH- und Cortisonbehandlung und die Zunahme nach TSH und T_4. Ein auffallender Unterschied wird zwischen den Auswirkungen der T_4- und T_3-Medikation gefunden, wobei die nach T_3 gemessenen Werte im Normbereich bleiben. Eine Erklärung für dieses Verhalten ergibt sich aus den Befunden von KLEMPERER (1955) wonach T_4 eine stärker entkoppelnde Wirkung auf die oxydative Phosphorylierung hat als T_3. Nicht in die Diskussion einzubeziehen sind die Werte nach Metopiron und MTU, da sie im Sinne unserer Versuchsanordnung zu unspezifisch sind. Es muß nämlich beachtet werden, daß die Kernvolumenwerte der Leber nichts über die Funktion des Organes, sondern bestenfalls etwas über die Anforderungen an das Organ aussagen können.

Wie unsere Befunde erkennen lassen, sind im Verhalten der peripheren Organe durchaus Reaktionen im Sinne der Sekretionsumschaltung nachweisbar. So sind die histochemischen Veränderungen an der Schilddrüse nach Eingriffen in das HVL-NNR-S dahingehend zu erklären, daß Bremsung der corticotropen Partialfunktion zu einer Sekretionssteigerung, Steigerung der corticotropen Partialfunktion umgekehrt zu einer Sekretionsminderung im HVL-SD-S führt. Auffallend ist dabei die Abweichung des Kernvolumens, für die wir vorläufig keine Erklärung haben. Nach Beeinflussung des HVL-SD-S sind die histochemischen Veränderungen an der Nebennierenrinde nicht ganz so sicher ausgeprägt. Histochemischer Befund wie auch die Kernvolumina der Zona fasciculata zeigen hier aber eine deutliche Veränderung entsprechend den Theorien der Sekretionsumschaltung. Die gefundenen Abweichungen einzelner Fermente — im Sinne unserer Versuche — sind gut zu erklären. Sie geben einen Hinweis auf die Möglichkeit eines direkten Stoffwechseleffektes der Schilddrüsenhormone auf die Nebennierenrinde. Die Beobachtungen am HVL-SD-S nach Eingriffen in das HVL-NNR-S sind insgesamt eindeutiger, da unspezifische Reaktionen (z. B. Operationsstress) keine ausschlaggebende Rolle spielen. Zusammenfassend können wir sagen, daß der Organismus über die Möglichkeit der Sekretionsumschaltung verfügt, aber nicht zwangsläufig davon Gebrauch machen muß.

Literatur

Dhom, G.: Fortschritte der Histophysiologie des Hypophysenvorderlappens. Klin. Wschr. 41, 1117—1124 (1963).

Gössner, W.: Histochemischer Nachweis hydrolytischer Enzyme mit Hilfe der Azofarbstoffmethode. Histochemie 1, 48—96 (1958).

Guillemin, R.: Biochemie und Physiologie der hypothalamischen Hormone. Verhandlungen d. Dtsch. Ges. f. Innere Med., 71. Kongreß, Wiesbaden 1965, S. 61—66. München: J. F. Bergmann 1965.

Klemperer, H. G.: The uncoupling of oxydative phosphorylation in rat-liver mitochondria by thyroxine, triiodothyronine and related substances. Biochem. J. 60, 122—128 (1955).

Nachlas, M. M., D. T. Crawford, and A. M. Seligman: The histochemical demonstration of leucine aminopeptidase. J. Histochem. Cytochem. 5, 264—278 (1957).

Padykula, H. A., and E. Herman: Factors affecting the activity of adenosine triphosphatase and other phosphatases as measured by histochemical techniques. J. Histochem. Cytochem. 3, 162—169 (1955a).

— — The specifity of the histochemical method for adenosine triphosphatase. J. Histochem. 3, 170—195 (1955b).

Pearse, A. G. E.: Histochemistry, theoretical and applied. 2nd. ed. London: J. and A. Churchill Ltd. 1961.

Sakiz, E., and R. Guillemin: Inverse effects of purified hypothalamic TRF on the acute secretion of TSH and ACTH. Endocrinology 77, 797—802 (1965).

Scarpelli, D. G., R. Hess, and A. G. E. Pearse: The cytochemical localisation of oxydative enzymes. I. Diphospho pyridine nucleotide diaphorase and triphospho pyridine nucleotide diaphorase. J. biophys. biochem. Cytol. 4, 747—752 (1958).

Selye, H.: The physiology and pathology of exposure to stress. Acta Inc. Montreal 1950.

Stein, B.: Histochemische Untersuchungen an der Nebennierenrinde nach Eingriffen in den Regulationskreis Hypophysenvorderlappen-Schilddrüse. Acta histochem. 26, 222—236 (1967).

Tonutti, E.: Über die Sekretionsbiologie des Hypophysenvorderlappens, betrachtet an den Wechselbeziehungen von Schilddrüse und Nebennierenrinde. Vitam. u. Horm. 5, 108—123 (1944).

— Über die wechselseitige Beeinflussung der thyreotropen und corticotropen Leistung der Hypophyse. Z. exp. Med. 114, 336—355 (1945).

Wattenberg, L. W.: Microscopic histochemical demonstration of steroid-3 β-ol-dehydrogenase in tissue sections. J. Histochem. Cytochem. 6, 225—232 (1958).

Aus dem Pathologischen Institut der Universität Hamburg
(Direktor: Prof. Dr. G. SEIFERT)

Zur gonadotropen Funktion der S-Zellen im Hypophysenvorderlappen des Menschen*

Von

J. KRACHT, U. HACHMEISTER und H.-J. BREUSTEDT

Mit 1 Abbildung

Experimentelle Eingriffe in das System Hypothalamus-Adenohypophyse-Keimdrüsen führten bei der Ratte zur Charakterisierung der für die Gonadotropinsekretion verantwortlichen Zellelemente im Hypophysenvorderlappen. Sie sind beispielhaft durch den Begriff der sog. Kastrationszellen gekennzeichnet. Die entsprechenden mucoiden Zellen werden deshalb auch ICSH- und FSH-Zellen oder „Gonadotrope" genannt. Komplizierter liegen die Verhältnisse im Hypophysenvorderlappen des Menschen. Eine funktionsgebundene Nomenklatur hat sich hier aber immer noch als korrekturbedürftig erwiesen. Selbst auf immunhistologischer Ebene erscheint sie zum gegenwärtigen Zeitpunkt verfrüht. Bei der Korrelation von Cytologie und Funktion muß berücksichtigt werden, daß sich nicht nur der Ausfall der Erfolgsorgane auf den entsprechenden Tropinsektor, sondern auch Wechselbeziehungen zwischen peripheren Drüsen und anderen Tropinen sowie hypothalamische Impulse auf die Struktur der Vorderlappenepithelien auswirken. Diese Situation wird durch die variable Cytologie ein und desselben Zellpotentials bei verschiedenen Funktionszuständen kompliziert. Hiermit werden die Schwierigkeiten umrissen, mit denen man bei der funktionellen Deutung cytologischer Veränderungen konfrontiert wird. Eine Basis zur Abklärung der Problematik ist die Anwendung immunhistologischer Methoden, u. a. der Immunfluorescenztechnik. Sie setzt den Einsatz gut gereinigter oder synthetischer hormonaler Antigene und eine exakte Präparation der Antiseren voraus. Die bisher vorliegenden Teilergebnisse haben neben der Bestätigung der STH- und LTH-Lokalisation in acidophilen Zellen als wesentlichen Fortschritt die bis dahin offene Zuordnung von ACTH zu den mucoiden R-Zellen erbracht.

Die Untersuchungen von MIDGLEY jr. konzentrierten sich auf die Immunhistologie der Gonadotropine. Zur Darstellung von LH bediente er sich der immunologischen Kreuzreaktion zwischen Anti-HCG und LH. Parallel hierzu wird die biologische Aktivität von HCG durch Antihuman-LH neutralisiert (MOUDGAL und LI) und umgekehrt jene von Human-LH durch ein spezifisches Anti-HCG-Serum aufgehoben (WIDE, ROOS u. GEMZELL). Aus diesen Befunden darf nicht auf eine chemische Identität von LH und HCG geschlossen werden, zumal MIDGLEY jr. u. Mitarb. beide Hormone durch Gelfiltration trennen konnten. Die Verwendung von Anti-HCG zur immunhistologischen Lokalisation von LH wird hierdurch zwar

---

* Mit Unterstützung der Deutschen Forschungsgemeinschaft.

nicht beeinträchtigt, doch bedürfen die Ergebnisse der immunhistologischen Kontrolle mit Antihuman-LH. Zur Darstellung von FSH im Hypophysenvorderlappen verwendete Midgley jr. als Antigen eine FSH-reiche und LH-arme Gonadotropinpräparation aus dem Harn von Eunuchen. Der Autor stellte fest, daß die mit markierten Antigonadotropinen erzielten Immunfluorescenzphänomene in den alcianblauen S-Zellen lokalisiert sind. Diese unterteilen sich in zwei nach Lage, Größe und Färbbarkeit und Zahl unterschiedene Gruppen: den S_1- und den S_2-Typ. Fluorescierendes Anti-HCG markierte die S_1-Zellen, Anti-FSH einen Teil der S_2-Zellen.

Unsere Untersuchungen hatten das Ziel, diese Angaben zu überprüfen und eigene immunhistologische Befunde am Vorderlappen zu erweitern.

1. LH

Zur Immunisierung von Kaninchen verwendeten wir HCG-Organon (Pregnyl Nr. 411, 3100 IE/mg). Die Präparation der Fluorescein-markierten γ-Globuline erfolgte in Anlehnung an Goldstein u. Mitarb. in Form der von Hachmeister angegebenen und kürzlich von uns detailliert dargestellten Methodik (Kracht u. Mitarb.). Im direkten Verfahren wurden Paraffinschnitte wenige Stunden nach dem Tode entnommener und in Hellyscher Flüssigkeit fixierter Hypophysen (Bossaert u. Pasteels) mit der optimal gekoppelten Fraktion bei einer Proteinkonzentration von 1 mg/ml Serum inkubiert. Für das indirekte Verfahren wurde ein FITC-markiertes Antikaninchen γ-Globulin von der Ziege (Behring-Werke) säulenchromatographisch aufgetrennt. Bei beiden Schnittbeschichtungsverfahren wurden auf parallel laufende Spezifitätskontrollen Wert gelegt. Absorptionskontrollen mit FSH erwiesen sich als unzulänglich, da die zur Verfügung stehende FSH-Präparation kontamiert war. Sie wirkte deshalb ähnlich neutralisierend wie das Antigen selbst.

Im Ergebnis können die Befunde von Midgley jr. bestätigt werden. Mit markiertem Anti-HCG werden in der Umfärbung die alcianblau gefärbten S_1-Zellen dargestellt. Bei einem Vergleich von Fluorescenzphänomenen und Granulafärbungen ergibt sich eine nur unregelmäßige Übereinstimmung zwischen der Intensität der Anti-HCG-Fluorescenz und dem Granulierungsgrad der S_1-Zellen. Die Abweichungen sind in der Regel derart, daß die Granulierung hinter der Intensität von Fluorescenzphänomenen zurücksteht. Nur selten ist ein umgekehrtes Verhalten feststellbar. Während sich in immunhistologischen Untersuchungen mit Anti-ACTH Verteilung und Intensität von Fluorescenzphänomenen mit denen der Granulafärbung in R-Zellen stets deckten, fehlen derartige Korrelationen im Falle der Anti-HCG-Fluorescenz von S_1-Zellen. Letzterer Befund sollte nicht als Gegenbeweis für die Hypothese einer Hormonkonzentration im Granula geltend gemacht werden, da sekundäre Extraktionsvorgänge für derartige Dissoziationen verantwortlich sein können (s. a. Bahn und Ross). Wir haben darauf hingewiesen, daß lichtmikroskopisch die Frage der Identität von Fluorescenzphänomenen und Granulum nicht bewiesen werden kann (Hachmeister u. Kracht). Es wurde festgestellt, daß alle eindeutigen S_1-Zellen durch das markierte Antiserum tingiert werden, daß aber auch einige wenige nach Granulierung und Anfärbbarkeit eher als S_2-Zellen einzustufende Elemente eine positive Reaktion aufweisen. Auf eine gewisse Unsicherheit in der Klassifizierung von S_1- und S_2-Zellen muß hingewiesen

werden. Schließlich ist auf die Existenz einzelner Anti-HCG-positiver R-Zellen einzugehen. Dieser zunächst unbequeme Befund deckt sich mit Angaben von BECK u.
Mitarb., wonach außer dem Kollektiv der acidophilen Zellen 5% der chromo-
phoben und 3,2% der ausgezählten mucoiden Zellen auf markiertes Antihuman-
STH-positiv reagierten. Während BECK u. Mitarb. hiernach eine funktionsbezogene
Gültigkeit der orthodoxen Zellklassifikation in Frage stellen, neigen wir dazu, derartige Phänomene in erster Linie auf Zellanschnitte bzw. Überlagerungen verschiedener Zelltypen zurückzuführen. Die Möglichkeit einer Granula-Amophilie konnte
im Einzelfall nicht ausgeschlossen werden. Chromophobe Zellen, Acidophile,

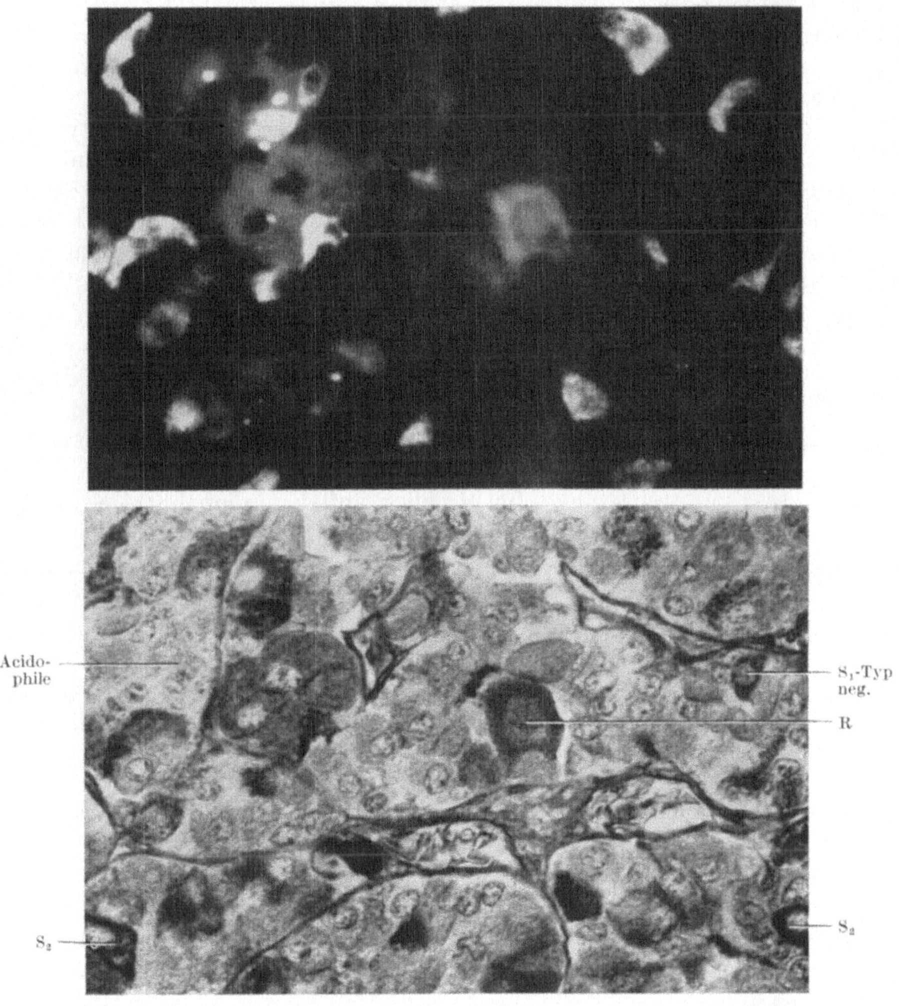

Abb. 1. S.-Nr.: 1438/66, ♀ 25 J. Immunhistologische Darstellung von S₁-Zellen im Hypophysenvorderlappen mit einem FITC-markierten Anti-HCG-Serum (oben). Umfärbung: Perameisen-
säure-Alcianblau-PAS-Orange-G (unten). S₂-Zellen und weniger granulierte türkisblaue Zellen
vom S₁-Typ negativ, leichte Eigenfluorescenz der R-Zellen (siehe Pfeile). Fixierung: Hellysche
Flüssigkeit, 516fach. Zur Heraushebung der alcianblauen S-Zellen wurde die Umfärbung mit
einem Rotfilter fotografiert

R-Zellen und sichere S_2-Zellen verhielten sich gegenüber Anti-HCG negativ. Schwach alcianblaue, aber türkisfarbene kleine Zellen vom S_1-Typ wurden durch Anti-HCG gleichfalls nicht markiert (Abb. 1).

2. FSH

Im indirekten Beschichtungsverfahren verwendeten wir ein mit HCG absorbiertes Antihuman-FSH-Serum.[1] In Übereinstimmung mit Midgley jr. finden sich positive Fluorescenzphänomene in S_2-Zellen bei weitgehender Übereinstimmung von Fluorescenzintensität und Granulierungsgrad. Zur Frage, ob alle S_2-Zellen markiert werden oder ob dies nur teilweise der Fall ist, erlaubt der Stand unserer Untersuchungen keine Aussagen. R- und S_1-Zellen, acidophile und chromophobe Elemente verhalten sich gegenüber Anti-FSH negativ. Die Spezifitätskontrollen fielen negativ aus.

Aus den Befunden folgert, daß LH und FSH in verschiedenen Zelltypen des Vorderlappen beim Menschen lokalisiert sind. Die Zuordnung von LH zum S_1-Typ und jene von FSH zum S_2-Typ unterstreicht, daß beide Gonadotropine distinkte Hormone sind und offenbar auch in verschiedenen Zellkollektiven gebildet werden. Den immunhistologisch gewonnenen Befund von Mosca und Chiapinno über LH-Lokalisation in R-Zellen konnten wir nicht bestätigen. Wir vermuten, daß es sich hierbei um unspezifische Phänomene gehandelt hat. Diese sind nach eigenen Erfahrungen bevorzugt an die R-Zellen des Vorderlappens gebunden (Hachmeister). Die von Pearse und van Noorden als möglich diskutierte Lokalisation von LH in R_1-Zellen und von FSH in S_1-Zellen kann fallen gelassen werden. Im Hinblick auf die immunhistologische Darstellung von FSH in S_2-Zellen ist auch die von diesen Autoren deduktiv vorgenommene Zuordnung von TSH zu S_2-Zellen fraglich geworden. Beweiskräftige immunhistologische Befunde mit Anti-TSH im Hypophysenvorderlappen des Menschen stehen aus. Der derzeitige Stand immunhistologischer Ergebnisse zur Hormonlokalisation im Hypophysenvorderlappen des Menschen in Verbindung mit der Perameisensäure-Alcianblau-PAS-Orange-G-Färbung ergibt sich aus der Tabelle. Danach scheint die Mehrzahl der Tropine aus verschiedenen Zelltypen zu stammen. Es wäre verfrüht, hieraus verallgemeinernde Schlußfolgerungen derart zu ziehen, daß generell jedes Hormon einer besonderen Zellklasse zugeordnet werden könnte (ein Hormon — ein Zelltyp Hypothese). Diese Einschränkung ist deshalb notwendig, weil plurihormonale Leistungen einzelner Zelltypen bisher weder bewiesen, noch widerlegt sind und im Falle von ACTHMSH besonders diskutabel sind.

Tabelle 1. *Hormonlokalisation im Hypophysenvorderlappen des Menschen (Immunfluorescenz, Perameisensäure-Alcianblau-PAS-Orange G*

STH	Acidophile
LTH	Acidophile
ICSH/LH	S_1
FSH	S_2
ACTH	R
MSH	?
TSH	?

Literatur

Bahn, R. C., and G. T. Ross: In: Albert, A.: Human pituitary gonadotropins. Springfield: Ch. C. Thomas 1961.

[1] Herrn Dr. Krebs, Univ.-Frauenklinik, Hamburg-Eppendorf, danken wir für die Überlassung des Antihuman-FSH-Serums.

BECK, I. S., S. T. ELLIS, J. S. LEGGE, T. B. PORTEOUS, A. R. CURRIE, and C. H. READ: J. Path. Bact. **91**, 531 (1966).
BOSSAERT, Y., and J. L. PASTEELS: 1st. Congr. European Soc. of Pathology, Warsaw 1966.
GOLDSTEIN, G., I. S. SLIZYS, and M. W. CHASE: J. exp. Med. **114**, 89 (1961).
HACHMEISTER, U.: 1st Congr. European Soc. of Pathology, Warsaw 1966, Endokrinologie **51**, 145 (1967).
—, u. J. KRACHT: Virchows Arch. path. Anat. **339**, 254 (1965).
KRACHT, J., U. HACHMEISTER, H.-J. Breustedt u. H.-D. ZIMMERMANN: Mat. Med. Nordmark **19**, 224 (1967).
MIDGLEY, A. R. JR.: J. Histochem. Cytochem. **14**, 159 (1966).
— I. F. FONG, and R. B. JAFFÉ: Nature (Lond.) **213**, 733 (1967).
MOSCA, L., and G. CHIAPINNO: Lancet **1964**, II, 1016.
MOUDGAL, N. R., and C. H. LI: Nature (Lond.) **191**, 192 (1961).
PEARSE, A. G. E., and S. VAN NOORDEN: Canad. med. Ass. J. **88**, 462 (1963).
WIDE, L., R. ROOS, and C. A. GEMZELL: Acta endocr. (Kbh.) **37**, 445 (1961).

Diskussion

F. NEUMANN (Berlin):

Wenn ich mich recht erinnere, so sollen sich die LH- von den FSH-produzierenden Zellen auch hinsichtlich ihres Granulierungsschemas und färberisch etwas voneinander unterscheiden. Dies sind Untersuchungen von PURVES und GRIESBACH an Ratten. Schließlich sollen die FSH-produzierenden Zellen mehr peripher liegen, die LH-produzierenden Zellen mehr zentral in dem der pars intermedia benachbarten Gebiet des HVL, der im angeloamerikanischen Schrifttum auch als „Sexzone" bezeichnet wird.

Ich war erstaunt, weshalb Sie hinter TSH ein Fragezeichen gemacht haben. Nach Untersuchungen von PURVES und GRIESBACH, PEARSE, BARRNETT u. Mitarb. und anderen Untersuchungen wird TSH ebenfalls in den basophilen oder besser glyonophilen Zellen des HVL gebildet. Dies sind Untersuchungen an Ratten. Die TSH-produzierenden Zellen sollen im Zentrum des HVL liegen, sie sind mehr polygonal als die sog. gonadatropen Zellen, verändern sich im Gegensatz zu letzteren nicht nach der Kastration, wohl aber im Gegensatz zu den gonadotropen Zellen nach Thyreoidektomie. Außerdem stehen sie nicht in Kontakt zu den großen Portalgefäßen und Capillaren wie die gonadotropinproduzierenden Zellen.

Eine letzte Frage: Ist es mit der von Ihnen benutzten immunologischen Methode möglich, bei den sog. Kastrationszellen zwischen LH- und FSH-produzierenden Kastrationszellen zu unterscheiden?

J. KRACHT:

Die Feststellungen von Herrn NEUMANN beziehen sich auf den Hypophysenvorderlappen der Ratte; ich habe dagegen nur über den Vorderlappen des Menschen berichtet. Es liegen Anhaltspunkte dafür vor, daß Analogieschlüsse von einer Species auf eine andere generell nicht möglich sind. Im Hypophysenvorderlappen des Menschen ist die Lokalisation von TSH noch offen. Deduktiv wurde dieses Tropin in die S_2-Zellen (PEARSE und VAN NOORDEN) bzw. in die hiermit identischen β_2-Zellen (EZRIN und MURRAY) lokalisiert. In diesem Zelltyp fanden wir in Bestätigung der Befunde von MIDGLEY FSH. Immunhistologische Befunde über die Lokalisation von TSH im Vorderlappen des Menschen liegen bisher nur von McGARRY u. Mitarb. vor. Die Autoren diskutieren die Möglichkeit der Bildung von ACTH und TSH in dem gleichen Zellpotential. Die Ergebnisse sind jedoch mit Skepsis zu betrachten, da ernsthafte Zweifel an einer immunologischen Kreuzreaktion zwischen menschlichem und Rinder-TSH geäußert worden sind (UTIJER u. a.).

Aus dem Hormonforschungslaboratorium (Leitung: Prof. Dr. ANNEMARIE KÖNIG) der Univ.-
Frauenklinik Göttingen (Direktor: Prof. Dr. H. KIRCHHOFF)

Neurohypophysäre Hormone und Gonadenfunktion bei Wistar-Ratten*

Von

A. KÖNIG, D. BÖTTGER und O. EHLERS

Oxytocin- und Adiuretingehalte des Hypophysenhinterlappens (HHL) schwanken bei weiblichen, geschlechtsreifen Ratten synchron mit dem Ovarialcyclus (KÖNIG u. BÖTTCHER, 1966). Die höchsten Hormonwerte finden sich im Prooestrus und Oestrus, d. h. jenen Stadien, in denen das Ovar maximale Oestrogenmengen produziert. In den vorliegenden Untersuchungen wollten wir klären, welchen Einfluß ein Stilbenpräparat mit starker Oestrogenwirksamkeit, das Stilboestrol, in verschiedenen Dosen verabfolgt, auf den neurohypophysären Hormongehalt bei intakten, weiblichen, geschlechtsreifen Ratten hat.

Methodik

Etwa 200 g schwere, weibliche Wistar-Ratten, die unter konstanten Bedingungen lebten, erhielten in den verschiedenen Stadien des Sexualcyclus, wobei Tiere im Prooestrus- und Oestrusstadium zusammengefaßt wurden, 100 µg bzw. 200 µg bzw. 300 µg Stilboestrol (Cyren B der Fa. Bayer) pro Tier subcutan injiziert. Die pro Tag verabfolgte Dosis betrug 100 µg, so daß die Tiere bei Applikation von 200 bzw. 300 µg an zwei bzw. drei aufeinanderfolgenden Tagen gespritzt wurden. 24 Std nach der letzten Injektion wurden die Ratten, deren Vaginalabstriche das typische Bild des Oestrus boten, durch Dekapitation getötet, die Köpfe in flüssigem Stickstoff eingefroren und die Neurohypophysen, wie früher beschrieben, präpariert und extrahiert (KÖNIG et al., 1966). Die antidiuretische Aktivität der HHL-Extrakte testeten wir an alkoholnarkotisierten, männlichen Wistar-Ratten in einer Modifikation (MEYER, 1966) der Methode von BERDE und CERLETTI, 1961, die oxytocische Aktivität am oestrogensensibilisierten Uterusmuskel nach FOLLETT u. BENTLEY, 1964. Als Bezugssubstanz für die antidiuretische Aktivität diente synthetisches Lysin-Vasopressin (Sandoz), als Standard für die oxytocische Aktivität benutzten wir synthetisches Oxytocin (Syntocinon Sandoz). Die statistische Auswertung der als 3 + 3- oder 2 + 2-Punktversuche durchgeführten Testungen erfolgte nach GADDUM, 1953.

Ergebnisse

Tabelle 1 gibt zum Vergleich für die unten aufgeführten Befunde die Schwankungen des neurohypophysären Hormongehaltes, bezogen auf 100 g Rattenkörper-

---

* Mit Unterstützung der Deutschen Forschungsgemeinschaft.

gewicht während der vier durch Vaginalabstriche ermittelten Cyclusstadien wieder. In Tab. 2 sind die Oxytocin- und Adiuretingehalte der HHL nach Verabfolgung der drei Stilboestroldosen in Abhängigkeit vom Ausgangscyclusstadium verzeichnet. Bis auf den Oxytocinwert der Tiergruppen, die im Dioestrusstadium 100 µg Stilboestrol erhielten, liegen alle gemessenen Werte im Streubereich der Prooestrus- bzw. Oestruswerte des normalen Cyclus. Bei näherer Analyse wird deutlich, daß die ermittelten Hormongehalte das Ergebnis einer Interferenzwirkung von zugeführter Stilboestroldosis und Ausgangscyclusstadium sind. Dabei treten gewisse Unterschiede in der Reaktionsweise beider Hormone zutage. Mittelt man die zu den jeweiligen Stilboestroldosen gehörigen Hormonwerte ohne Berücksichtigung der Ausgangscyclusstadien, so erhält man für den Adiuretingehalt einen dosisabhängigen Anstieg. Dieser läßt sich für den Oxytocingehalt nicht nachweisen, da die höchste verabfolgte Stilboestroldosis von 300 µg zu einem niedrigeren Wert führt als die 200 µg-Dosis. Legt man der Analyse die Frage nach einer Abhängigkeit vom Ausgangscyclusstadium zugrunde und mittelt die den jeweiligen Ausgangsstadien zugehörigen Werte, so ergibt sich für den Oxytocingehalt eine deutliche Abhängigkeit in dem Sinne, daß vom Dioestrus über den Prooestrus-Oestrus bis zum Metoestrus eine fortschreitende Erhöhung beobachtet wird. Für den Adiuretingehalt ist dieser Zusammenhang nicht deutlich, da zwischen Dioestrusstadium und Prooestrus-Oestrusstadium kaum ein Unterschied besteht.

Tabelle 1. *Oxytocische (Syntocinon-Äquivalent) und antidiuretische (Lysin-Vasopressin-Äquivalent) Aktivitäten der HHL in mE/100 g Körpergewicht mit den dazugehörigen Vertrauensgrenzen und Präcisionsmassen während der vier Cyclusstadien*

	Dioe.	Prooe.	Oe.	Metoe.
Ox mE/100 g	14,6	77,2	88,9	51,4
	11—18	67—86	70—131	49—55
	0,06	0,02	0,18	0,03
ADH mE/100 g	14,9	361,2	261,3	149,6
	9—27	359—379	184—581	143—156
	0,16	0,07	0,10	0,04

Diskussion

Die dargelegten Befunde erlauben den Schluß, daß sowohl die endogene Oestrogenproduktion während des Ovarialcyclus als auch exogen applizierte Substanzen mit Oestrogenwirksamkeit den Hormongehalt des HHL signifikant erhöhen. Damit ergibt sich die Frage, ob diese Erhöhung Folge einer gesteigerten Hormonsynthese oder einer blockierten Freisetzung in die Peripherie ist. Solange adäquate Methoden zur Blutspiegelbestimmung der Peptidhormone fehlen, müssen indirekte Beweismittel herangezogen werden. Aus Untersuchungen von KÖNIG u. MEYER, 1967, über die Tagesperiodik des Adiuretingehaltes im HHL und die Urinausscheidung bei männlichen Wistar-Ratten scheint hervorzugehen, daß einem gesteigerten Hormongehalt im HHL hohe periphere Spiegel entsprechen. In den Cyclusphasen mit vermehrter Oestrogenaktivität findet man eine Neigung zu Ödembildung (THORN, 1957), eine Wasserspeicherung in Uterusgewebe und -lumen (ASTWOOD, 1939; ZUCKERMAN, 1950), eine Zunahme des Flüssigkeitsvolumens im Peritonealraum (HARTVEIT, 1966). Auf Grund unserer Befunde ist zu diskutieren, ob die oestrogenbedingten Wasserretentionen über das neurohypophysäre Adiuretin zustandekommen.

Tabelle 2. *Oxytocische (Syntocinon-Äquivalent) und antidiuretische (Lysin-Vasopressin-Äquivalent) Aktivitäten der HHL in mE/100 g Körpergewicht mit den dazugehörigen Vertrauensgrenzen und Präcisionsmassen nach Verabreichung von 100, 200 und 300 µg Stilboestrol (Cyren B) in Abhängigkeit vom Ausgangscyclusstadium*

Ausgangscyclus-stadium	Dioe.	Prooe.-Oe.	Metoe.
Oxytocin (Syntocinon-Ä.) mE/100 g			
100 µg Cyren	36,9	126,6	159,8
	0	122,8—130,6	154,9—164,8
	0,01	0,03	0,06
200 µg Cyren	87,3	74,7	216,2
	76— 98	68— 81	156—285
	0,08	0,04	0,12
300 µg Cyren	92,3	146,1	94,7
	85— 99	105—201	73—116
	0,02	0,10	0,03
ADH (Lysin-Vasopressin-Ä.) mE/100 g			
100 µg	202,8	254,1	182,7
	196—214	238—262	164—201
	0,08	0,07	0,04
200 µg	224,7	99,3	495,8
	213—227	96—101	460—513
	0,07	0,14	0,08
300 µg	277,1	374,0	210,8
	255—300	348—409	202—224
	0,10	0,09	0,09

Oestrogene fördern die Ansprechbarkeit des Uterusmuskels für Oxytocin. Wenn sie darüber hinaus durch Stimulierung der Oxytocinsynthese den Oxytocinblutspiegel zur Zeit des Oestrus erhöhen, schafft die verstärkte Motilität des Uterus günstige Voraussetzungen für den Spermientransport im Genitaltrakt (CROSS, 1961), da die Eigenbeweglichkeit der Spermien allein nicht genügt, um das Ei zu erreichen (ROTHSCHILD, 1953).

Literatur

ASTWOOD, E. B.: Amer. J. Physiol. **126**, 162 (1939).
BERDE, B., u. A. CERLETTI: Helv. physiol. Acta **19**, 135 (1961).
CROSS, B. A.: In: Oxytocin, p. 24. Oxford-London-New York-Paris: Pergamon Press 1961.
FOLLETT, B. K., and P. J. BENTLEY: J. Endocr. **29**, 277 (1964).
GADDUM, J. H.: Pharmacol. Rev. **5**, 87 (1953).
HARTVEIT, F., and S. THUNOLD: Nature (Lond.) **210**, 1123 (1966).
KÖNIG, A., u. D. BÖTTCHER: Arch. Gynäk. **203**, 485 (1966).
— H. KIRCHHOFF u. D. BÖTTCHER: Arch. Gynäk. **203**, 164 (1966).
—, u. A. MEYER: Acta endocr. (Kbh.) **54**, 275 (1967).
MEYER, A.: Inaugural-Diss. Göttingen 1966.
ROTHSCHILD, LORD: In: Ciba Foundation Symposium, p. 22. London: Churchill 1953.
THORN, G. W.: Amer. J. Med. **23**, 507 (1957).
ZUCKERMAN, S., A. PALMER, and D. A. HANSON: J. Endocr. **6**, 261 (1950).

Aus der Abteilung für klinische Endokrinologie (Leiter: Professor Dr. E. F. Pfeiffer) an der
I. Medizinischen Klinik der Johann Wolfgang Goethe-Universität und der Stadt Frankfurt
am Main

Eine einfache, schnelle Methode zur Bestimmung von Insulin in kleinsten Gewebemengen (bis 10 mg)

Von

J.-M. Meier, J. Ammon, U. Gröschel-Stewart, F. Melani,

J.-E. Yeboah und E. F. Pfeiffer

Mit 1 Abbildung

Zur Bestimmung von Insulin in kleinen Mengen von Pankreasgeweben wurden verschiedene Methoden beschrieben, die auf einer sauren Alkoholextraktion beruhen. Von solchen Verfahren berichten Daroren [3] und auch Taylor et al. [7]. Die genannten Verfahren erfordern aber mindestens 1 g Gewebe.

Wir haben deshalb eine Methode entwickelt, die auch bei kleineren Gewebemengen eine Bestimmung des Insulingehalts ermöglicht und die saure Extraktion nicht erfordert. Sie basiert auf der Verwendung von Antikörpern gegen Insulin. Nach den Untersuchungen von Hildebrandt [5] wird der Komplex Antikörper-Insulin durch Pankreas-Homogenate von Ratten und Kaninchen nicht angegriffen. Es ist deshalb möglich, die für die Insulinbestimmung vorgesehenen Gewebe in Gegenwart von Insulinantikörpern zu homogenisieren. Wie bei der sauren Alkoholextraktion ist dabei keine Zerstörung von Insulin nachzuweisen. Zusatz von ^{131}J-Insulin in Tracermengen ermöglicht die Anwendung einer radioimmunologischen Technik zur Bestimmung on Insulin.

Bei der Durchführung der Methode wurden Stückchen von 10—100 mg Pankreasgewebe in 4 ml Puffer, welcher eine definierte Menge ^{131}J-Insulin und 1 λ bzw. 100 λ eines Insulinantikörpers enthielt, homogenisiert. Nach einer Inkubationszeit von nur 2 Std bei 37° C wurden 2 ml des Überstandes einer Probe zur radioimmunologischen Insulinbestimmung verwendet. Dafür mußte das an Antikörper gebundene Insulin vom freien Insulin getrennt werden. Dies erfolgte in Anlehnung an eine von Herbert et al. [4] vorgeschlagene Methode unter Verwendung von mit Dextran gesättigter Aktivkohle. So konnte durch einfaches Schütteln und Zentrifugieren das freie Insulin aus dem Überstand entfernt werden.

Zunächst wurden Eichkurven für beide Antikörpermengen hergestellt, indem das Insulin der Pankreasgewebe durch steigende Mengen kristallisierten Schweineinsulins ersetzt wurde. Wie aus der Abbildung ersichtlich ist, erhielten wir bei 1 λ Antikörper pro Ansatz eine Standardkurve mit einem Meßbereich zwischen 0 und 10 mE Insulin und eine andere Kurve mit einem Meßbereich zwischen 0 und 1 E bei 100 λ Antikörper pro Ansatz.

Aus der Tabelle ist zu ersehen, daß Pankreata von Ratten — es wurden kleine
Pankreasstückchen (etwa 5 mg) von 10 Ratten gemischt — im Durchschnitt 1,0 E
Insulin pro g enthielten. Ein entsprechendes Gemisch der Pankreasstückchen
dreier Kaninchen ergab einen mittleren Insulingehalt von 3,5 E/g. Bei der Bestimmung des Insulingehalts der Pankreata von 10 Fröschen (Winterzustand) fanden

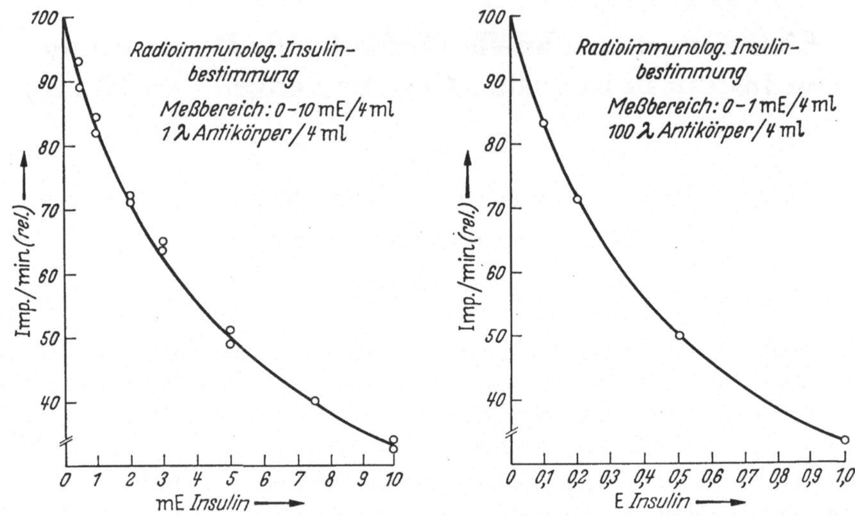

Abb. Eichkurven für dieradioimmunologische Insulinbestimmung: links, Meßbereich
0—10 mE, rechts 0—1 E/Probe

wir einen durchschnittlichen Insulingehalt von 42 mE/g. Die Insulinbestimmung
verschiedener Organe von Schnecken aus Ghana ergab für die Mitteldarmdrüse
4,0 mE/g und 26 mE/g für die Eiweißdrüse.

Tabelle. *Insulin in Pankreata von Ratten, Kaninchen und Fröschen sowie in verschiedenen
Organen von Schnecken aus Ghana*

mg-Ge-webe	Ratten		Kaninchen		Ranatemp. (Winter-zustand)		Schnecken					
							Fußmuskulatur		Mitteldarmdrüse		Eiweißdrüse	
	E/Probe	E/g	E/Probe	E/g	mE/Probe	mE/g	mE/Probe	mE/g	mE/Probe	mE/g	mE/Probe	mE/g
10	0,007	0,7	—	—	—	—	—	—	—	—	—	—
20	0,022	1,1	0,06	3,0	0,8	40	—	—	—	—	—	—
50	0,050	1,0	0,18	3,6	2,2	44	—	—	—	—	—	—
100	0,090	0,9	0,40	4,0	4,2	42	0	0	0	0	2,6	26
200	—	—	—	—	—	—	0	0	0,8	4,0	5,0	25
500	—	—	—	—	—	—	0	0	1,9	3,8	—	—

Die für die Pankreata von Säugetieren gefundenen Werte stimmen gut mit den
von anderen Autoren mitgeteilten Ergebnissen überein [2, 6]. Einige von uns
konnten bereits früher bei Weinbergschnecken Insulin nachweisen [1]. Diese
zeigten ebenfalls mehr Insulin in der Eiweißdrüse als in der Mitteldarmdrüse
(5 mE/g in der Mitteldarmdrüse und 16 mE/g in der Eiweißdrüse).

Es fällt auf, daß bei den so verschiedenen Tierspecies Proportionalität zwischen Pankreasgewicht und Insulingehalt besteht. Das spricht dafür, daß die Antigen-Eigenschaft der einzelnen Insuline denjenigen des Schweineinsulins ähnlich sind. Abschließend ist zu sagen, daß das vorgestellte Verfahren zum Nachweis von Insulin in Geweben durch Verringerung der Antikörpermenge jederzeit für einen noch kleineren Meßbereich und damit zum Nachweis von Insulin in noch geringeren Gewebemengen geeignet erscheint.

Literatur

1. AMMON, J., F. MELANIE u. UTE GRÖSCHEL-STEWART: 12. Symposion der Deutschen Gesellschaft für Endokrinologie, 21^1—23. 4. 1966, Abstr. Nr. 9 erscheint in Symposien der Deutschen Gesellschaft für Endokrinologie. Berlin-Heidelberg-New York: Springer 1967.
2. COORE, H. G., and P. J. RANDLE: Biochem. J. 93, 66 (1964).
3. DAVOREN, R. P.: Biochim. biophys. Acta (Amst.) 63, 150 (1962).
4. HERBERT, V., K.-S. LAU, C. W. GOTTLIEB u. S. J. BLEICHER: J. Clin. Endocr. 25, 1375 (1965).
5. HILDEBRANDT, H.: Veröffentlichung in Vorbereitung.
6. RENOLD, A. E.: Pers. Mitteilung Herbst 1966.
7. TAYLOR, K. W., G. GARDNER, D. G. PARRY, and V. E. JONES: Biochim. biophys. Acta (Amst.) 100, 521 (1965).

Aus der II. Medizinischen Universitätsklinik in Wien
(Vorstand: Prof. Dr. K. FELLINGER)

Zur Frage der Differenzierung
zwischen einfacher und metabolischer Adipositas

Von

H. EGERT und S. RAPTIS[1]

Mit 1 Abbildung

Hand in Hand mit der neueren Entwicklung von Laboratoriumsmethoden zur Untersuchung des Fettstoffwechsels und Fettgewebes konnten in den letzten Jahren bei der Adipositas als der häufigsten Lipopathie eine Reihe von Befunden erhoben werden, die neues Licht auf die Entstehung und Aufrechterhaltung dieser Krankheit werfen. Insbesondere hat GORDON [5, 6, 7] in ausgedehnten Untersuchungen an Fettsüchtigen zahlreiche Anomalien im Stoffwechsel aufzeigen können. Sie waren am stärksten ausgeprägt bei jenen Fällen, die nicht zum Typ der Vielesser zu rechnen waren und die sich einer Abmagerungstherapie gegenüber als sehr resistent erwiesen. In Anlehnung an MAYER [8] werden diese Fälle mit der Bezeichnung „resistente Adipositas" oder „metabolisch bedingte Adipositas" belegt und der „einfachen" oder „regulatorisch bedingten Adipositas" gegenübergestellt. Bei letzterer sind die Stoffwechselveränderungen geringer ausgeprägt, pathogenetisch steht die übermäßige Calorienzufuhr als Folge einer Störung in der Regulation des Hunger- und Sättigungsgefühles im Vordergrund und eine Gewichtsreduktion läßt sich durch eine kalorienarme Diät vergleichsweise leicht erreichen.

Als einen relativ einfach durchzuführenden Test, um die beiden Formen der Adipositas voneinander abzudifferenzieren, haben GOLDBERG und GORDON [3, 4] den Adrenalintest beschrieben, der in der Verfolgung des Plasmaspiegels freier Fettsäuren (FFS) nach der Injektion von Adrenalin besteht. Diese Unterscheidung ist nicht nur von großem theoretischem Interesse, sondern auch insofern von praktischer Bedeutung, als sich gezeigt hat, daß bei metabolischer Adipositas zur Erzielung einer Gewichtsreduktion die zusätzliche Gabe von Schilddrüsenhormon erforderlich ist.

Wir haben daher den Adrenalintest am eigenen Patientengut zur Anwendung gebracht und auf diese Weise 25 Adipöse mit einem durchschnittlichen Übergewicht von 60% nach Broca (Bereich 27% bis 115%) und zur Kontrolle 25 Normalgewichtige überprüft. Endokrine Erkrankungen waren durch entsprechende Untersuchungen ausgeschlossen worden. Zur Durchführung des Testes verabreichten wir dem nüchternen, körperlich ruhiggestellten Patienten 1 mg Adrenalin intramuskulär und entnahmen vorher, nach 30 und nach 60 min Blutproben, in

[1] Derzeitige Anschrift: Abteilung für Innere Medizin, Endokrinologie und Stoffwechsel des Zentrums für Innere Medizin der Medizinisch-Naturwissenschaftlichen Hochschule Ulm.

denen die freien Fettsäuren nach der Methode von DOLE und MEINERTZ [1] bestimmt wurden. Durch die lipolytische Wirkung des Adrenalin kommt es im allgemeinen zu einem markanten Ansteigen der freien Fettsäuren, die nach etwa 30 min ihren höchsten Wert erreichen; nach 60 min ist die Konzentration meist wieder deutlich niedriger, so daß die Betrachtung dieses Wertes hier entfallen soll.

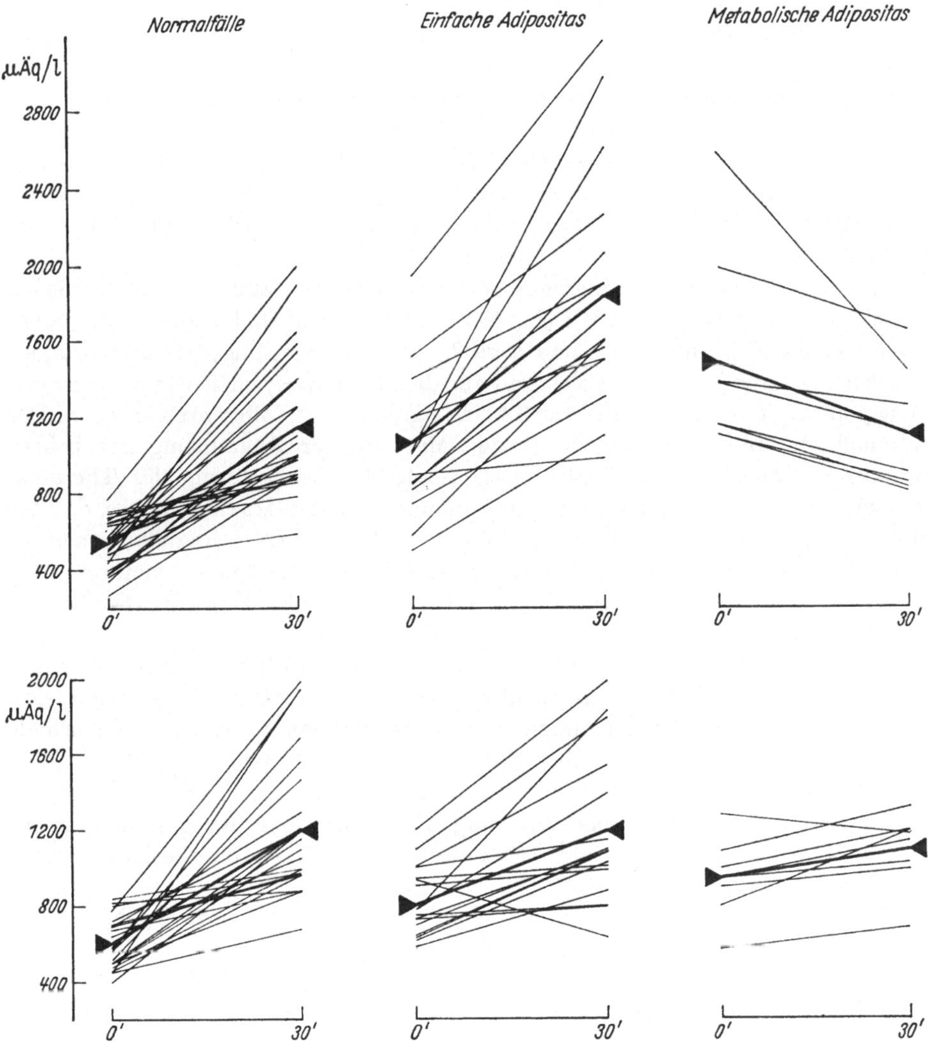

Abb. Einzelergebnisse und Mittelwerte des Adrenalintestes (Veränderungen der freien Fettsäuren) vor (obere Hälfte) und nach (untere Hälfte) Trijodthyronin

Die Abbildung zeigt die Einzelergebnisse und Mittelwerte der durchgeführten Adrenalinteste. In der oberen Hälfte erkennt man in der ersten Linienschar den Anstieg der FFS bei 25 Normalgewichtigen, in der zweiten Schar das weiter gestreute, sonst aber ähnliche Verhalten bei 17 Fällen mit einfacher Adipositas und in der letzten Schar jene 8 Fälle, die paradox mit einem Abfall der FFS reagieren und daher als metabolische Adipositas zu bezeichnen wären. Es soll hervorgehoben werden, daß es bei allen unseren Normalfällen ausnahmslos zu einem FFS-Anstieg kam, der mindestens 125 µÄq/l betrug. Ferner haben wir für die Gruppentrennung nicht wie Goldberg und Gordon [4] einen Anstieg von 200 oder 400 µÄq/l als Grenze angenommen, sondern für die Zuordnung zur metabolischen Adipositas nur den Abfall der FFS gelten lassen.

Die untere Hälfte der Abbildung zeigt den Adrenalintest bei denselben Fällen, nachdem 6 Tage lang 125 γ Trijodthyronin pro die verabreicht worden waren. Bei den Normalgewichtigen kommt es dadurch zu keinen nennenswerten Veränderungen; bei einfacher Adipositas vermindert sich die Streuung, die Werte der FFS sind niedriger als vorher und der Anstieg wird flacher; bei der metabolischen Adipositas kommt es jedoch zu einer eindeutigen Umkehr und Positivierung der Reaktion und der Kurvenverlauf ist jetzt jenem der einfachen Adipositas sehr ähnlich.

Wir haben nun nach anderen laboratoriumsmäßig faßbaren Unterschieden zwischen einfacher und metabolischer Adipositas gesucht und dazu das Verhalten der FFS nach Nahrungszufuhr und nach 22stündiger Nahrungskarenz, Radiojodspeicherung, Grundumsatz, Cholesterin und die 17-Hydroxycorticosteroidausscheidung geprüft, konnten hierbei jedoch keine signifikanten Differenzen erheben. Der Adrenalintest scheint somit die einzige Methode zur Abgrenzung der beiden Adipositasformen zu sein. Andererseits zeigte die Beobachtung des Therapieverlaufes in guter Übereinstimmung mit dem Ausfall des Adrenalintestes, daß bei einfacher Adipositas mit alleiniger Diät befriedigende Gewichtsreduktionen zu erzielen waren, während bei auch sicher kooperativen Patienten mit metabolischer Adipositas praktisch nur durch Trijodthyroninzugabe eine Gewichtsabnahme zu erreichen war.

Nun ist kürzlich von Glennon, Brech und Gordon [2] eine Veröffentlichung erschienen, die den Wert des Adrenalintestes praktisch widerruft. Es ergab sich nämlich in einer größeren Untersuchungsreihe, daß auch bei einigen Normalgewichtigen, und zwar in der selben Häufigkeit wie bei Fettsüchtigen, der Anstieg der FFS nach Adrenalin ausblieb. Die Existenz einer für bestimmte Adipöse charakteristischen metabolischen Störung wird daher in Frage gestellt und ein nicht entsprechender Anstieg der FFS als eine in der Natur eines solchen Testes gelegene Schwankung betrachtet.

Wir glauben, uns dieser Meinung aus mehreren Gründen nicht anschließen zu können:

1. Wie in der Abbildung gezeigt wurde, gab es bei den Normalgewichtigen zwar flache Kurven, niemals jedoch sanken die FFS-Werte ab. Somit konnten wir das Hauptargument gegen den Adrenalintest nicht reproduzieren. Die Ursache dieser Diskrepanz mag darin gelegen sein, daß wir 1 mg anstatt 0,5 mg Adrenalin gaben, und dieses nicht subcutan, sondern intramuskulär injizierten.

2. Die Umkehr der paradoxen Adrenalinreaktion nach Trijodthyroningabe scheint uns nach wie vor am besten durch die ursprüngliche Annahme einer zugrundeliegenden Stoffwechselstörung erklärt zu sein. Glennon u. Mitarb. [2] nehmen zu dieser Normalisierung des Adrenalintestes keine Stellung.

3. Auch die erwähnten Unterschiede in den Therapieerfordernissen deuten in die gleiche Richtung.

Somit kommen wir zu einer günstigeren Beurteilung des Adrenalintestes. Es kann durch ihn zwar sicherlich nicht eine strenge Trennung in zwei separate Gruppen von Adipositas erfolgen, da die Übergänge, gemessen am Ansteigen der FFS, fließend sind und die Festlegung einer Grenze nur willkürlich erfolgen kann. Es scheinen aber doch die Fälle mit fehlender oder negativer Adrenalinreaktion Sonderformen der Fettsucht zu sein, wobei bisher noch unklar ist, ob diese Formen primär angelegt oder erst sekundär im Verlauf einer länger bestehenden Übergewichtigkeit entstanden sind.

Zusammenfassend glauben wir also, daß die Unterteilung der Fettsucht in zwei stoffwechselmäßig sich verschieden verhaltende Typen als Arbeitshypothese durchaus brauchbar ist. Der Adrenalintest in der von uns durchgeführten Weise scheint uns für die weitere Bearbeitung dieser Frage und auch für die im Einzelfall einzuschlagende Therapie nicht ohne Wert zu sein.

Literatur

1. DOLE, V. P., and H. MEINERTZ: Microdetermination of long chain fatty acids in plasma and tissue. J. biol. Chem. **235**, 2595 (1960).
2. GLENNON, J. A., W. J. BRECH, and E. S. GORDON: Evaluation of an epinephrine test in obesity. Metablism **14**, 1240 (1965).
3. GOLDBERG, E. M., and E. S. GORDON: Free fatty acid metabolism in human obesity (Abstract) J. Lab. clin. Med. **60**, 877 (1962).
4. GOLDBERG, M., and E. S. GORDON: Energy metabolism in human obesity. J. Amer. med. Ass. **189**, 616 (1964).
5. GORDON, E. S., E. M. GOLDBERG, J. J. BRANDABUR, J. B. L. GEE, and J. RANKIN: Abnormal energy metabolism in obesity. Trans. Ass. Amer. Physcns **75**, 118 (1962).
6. — M. GOLDBERG, and G. J. CHOSY: A new concept in the treatment of obesity. J. Amer. med. Ass. **186**, 50 (1903).
7. — Metabolic abnormalities found in obese human subjects — cause or result of obesity. Proc. Second Internat. Congr. Endocrin. p. 973, Exc. Med. Found., Amsterdam, 1965.
8. MAYER, S.: Obese-hyperglycemic syndrome of mice as example of "metabolic" obesity. Amer. J. clin. Nutr. 8, 712 (1960).